Marco Bischof

Salutogenese
Unterwegs zur Gesundheit

Neue Gesundheitskonzepte und die Entfaltung einer Integrativen Medizin

DRACHENVERLAG

Library of Healing Arts
Bibliothek der Heilenden Künste
herausgegeben von Johannes Heimrath
Band 10

Europäische Akademie
der Heilenden Künste
European Academy
of Healing Arts
www.eaha.org

Marco Bischof – Salutogenese – Unterwegs zur Gesundheit
Neue Gesundheitskonzepte und die Entfaltung einer Integrativen Medizin

Umschlaggestaltung: Nele Hybsier
Fotos: Anselm Spring (Titel; www.anselmspring.com)
Johannes Groht (Innenteil; www.groht.com)
Layout, Satz und Herstellung: www.humantouch.de
Druck und Bindung: Finidr, s.r.o., Český Těšín
Printed in Czech Republic

ISBN 978-3927369-48-1

Gesundheitsorientiert zu leben, bedeutet,
die eigene Lebensführung aktiv forschend
und mit ärztlicher Beratung so weit als möglich
als ein Gesamtkunstwerk zu gestalten.

(Rolf Verres)

Die wahre Fortentwicklung der Medizin
ist nicht mehr natur-,
sondern geisteswissenschaftlich.

(Ludolf von Krehl)

Unsere Krankheiten sind alle Phänomene
einer erhöhten Sensation,
die in höhere Kräfte übergehen will.

(Novalis)

Inhalt

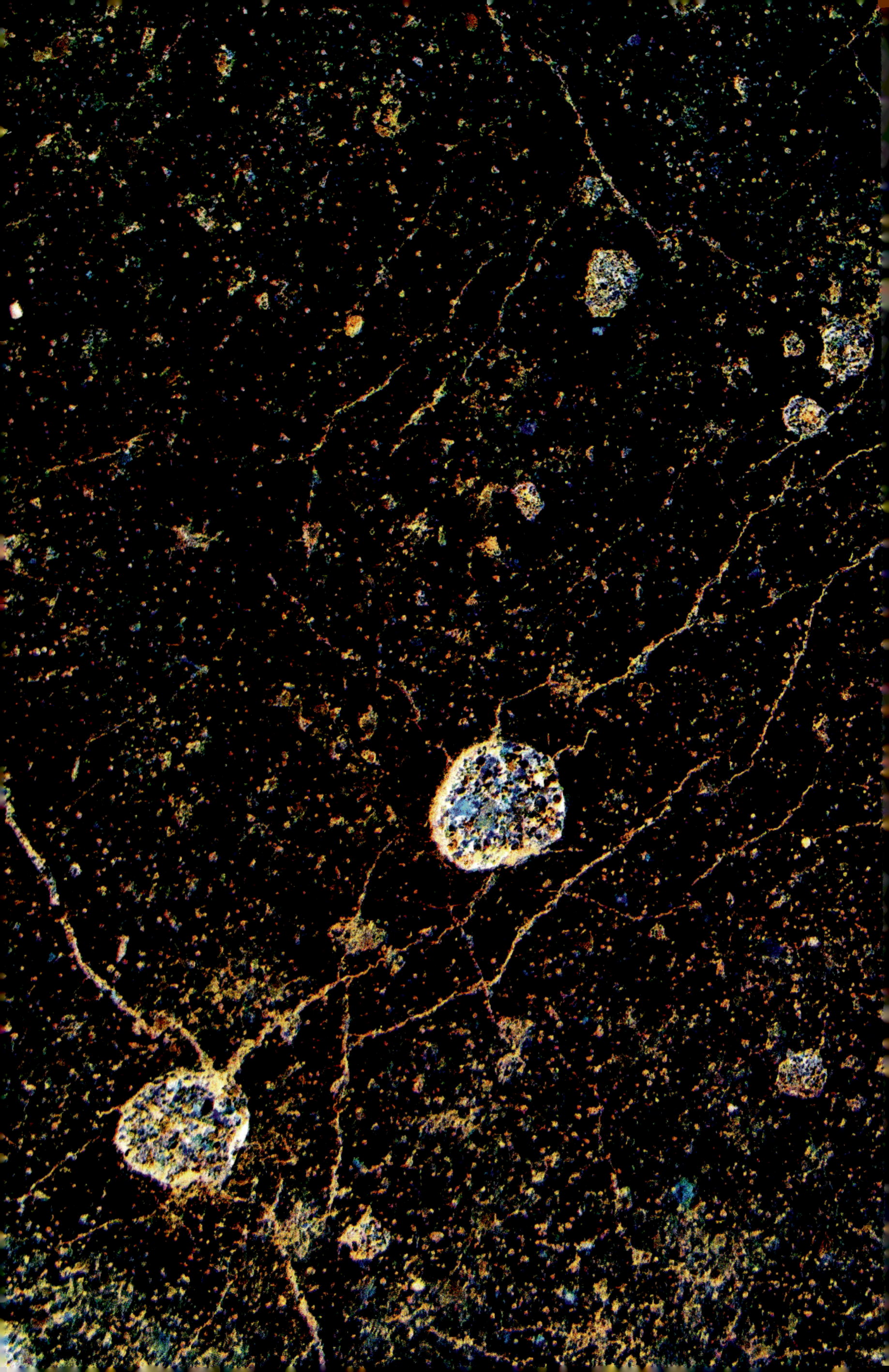

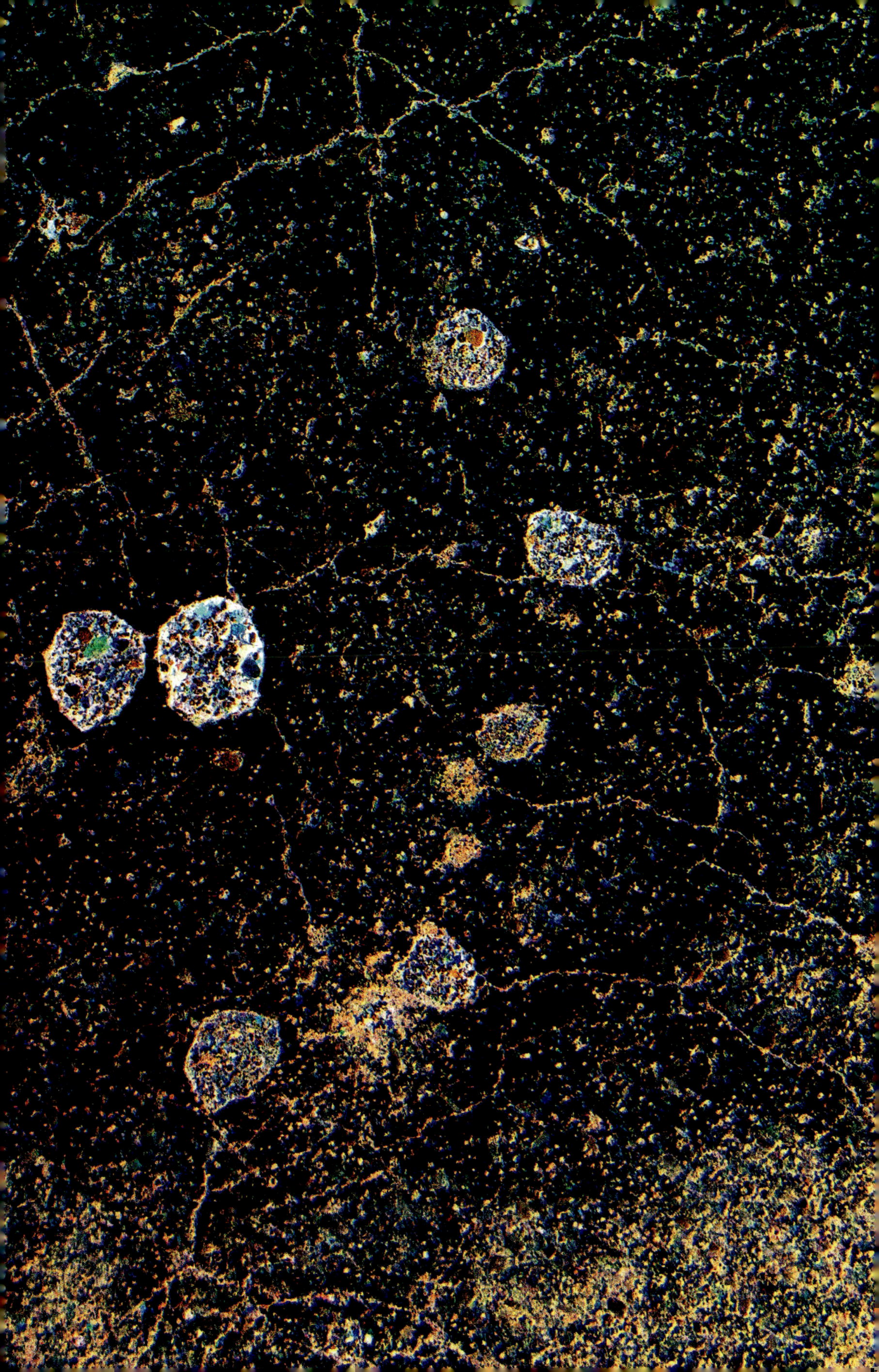

Einleitung

Der Begriff der Salutogenese hat – zumindest als Schlagwort – in den letzten Jahren eine weite Verbreitung gefunden, wenn auch nur wenige seinen Ursprung und seine genaue Bedeutung kennen. Im Wesentlichen steht er für einen grundlegenden Perspektivwechsel in der Betrachtung von Gesundheit und Krankheit. Statt das Hauptaugenmerk auf Krankheiten und ihre Ursachen zur richten, soll die Heilkunde sich auf die Gesundheit hin orientieren und nach den Faktoren fragen, die uns gesund machen oder gesund erhalten. Zum Konzept der Salutogenese gehört es auch, Gesundheit nicht mehr als das Gegenteil von Krankheit zu betrachten und Krankheiten nicht als etwas Negatives und zu Beseitigendes, sondern als Krisen und Herausforderungen auf einem nie endenden Weg der Veränderung und Entwicklung zu verstehen. Gesundheit ist weit mehr als die bloße Abwesenheit von Krankheit: Sie ist das beständige Unterwegssein zu sich selbst und die Bemühung darum, »das zu werden, was man ist« (Nietzsche). Eine »minimale Gesundheit« im Sinn des bloßen Funktionierens darf nicht Ziel der Heilkunde sein, sondern sie muss die »optimale Gesundheit« eines jeden Menschen, die ihm mögliche optimale Form seiner Existenz im Blick haben. Es wird immer deutlicher, dass das Verständnis von Erkrankungen und dasjenige der unausgeschöpften menschlichen Potenziale und der zukünftigen menschlichen Entwicklung eng miteinander verknüpft sind. Die salutogenetische Perspektive einzunehmen, bedeutet, diesen Zusammenhang positiv zu sehen und Krankheit als Ressource zu betrachten, als Chance und Herausforderung zur Entwicklung und Transformation, eine Auffassung, die wir bereits bei Novalis und Goethe finden können.

Man kann davon sprechen, dass die salutogenetische Perspektive, auf die der israelische Medizinsoziologe Aaron Antonovsky mit seiner Arbeit aufmerksam gemacht hat, einen grundlegenden Perspektivwandel in der Betrachtung von Gesundheit herbeigeführt oder zumindest stark gefördert hat. Dieser Perspektivwechsel ist nach meiner Auffassung von grundlegender Bedeutung nicht nur für unser Gesundheitswesen, sondern für unsere Gesellschaft insgesamt, wenn es auch, genau genommen, nicht ganz berechtigt ist, ihn als »Paradigmenwechsel« im Sinn Thomas Kuhns zu bezeichnen, wie dies einige tun, da diese Perspektive nicht wirklich eine neue ist. Die Erkenntnis, wie grundlegend die Bedeutung dieses Perspektivwechsels in Wirklichkeit ist, müsste jedoch nach meiner Auffassung allgemeinere Verbreitung finden.

Ausgangspunkt des vorliegenden Buchs, das auf meiner kulturwissenschaftlichen Dissertation an der Europa-Universität Viadrina in Frankfurt (Oder) beruht, war die Auseinandersetzung mit Antonovskys Salutogenese-Konzept. Aufgrund der Bedeutung des genannten Perspektivwechsels begann ich, mich eingehender mit dem Werk des israelischen Medizinsoziologen zu beschäftigen. Dabei musste ich jedoch feststellen, dass die Ausarbeitung des Salutogenese-Konzepts in Antonovskys eigenen Arbeiten nicht dem entspricht, was ein salutogenetisches Gesundheitskonzept nach meiner Auffassung enthalten sollte. Mit anderen Worten, man muss die Salutogenese unabhängig von Antonovskys eigener Ausarbeitung betrachten. Aus diesem Grund begann ich, andere salutogenetisch orientierte Gesundheitskonzepte zu untersuchen, wie sie z. B. in den Gesundheitswissenschaften, in der hippokratischen Tradition der Medizin, in der Humanistischen Psychologie und in der Medizinischen Anthropologie entwickelt worden sind. Antonovskys Arbeit und diese weiteren salutogenetischen Gesundheitskonzepte behandelt der erste, umfangreichste Teil dieses Buchs, der außerdem auch auf einige medizinische und naturwissenschaftliche Entwicklungen eingeht, die einen solchen salutogenetischen Ansatz stützen und erweitern.

Alle diese verschiedenen Ansätze zeigen aufgrund ihrer gemeinsamen ganzheitlichen und salutogenetischen Orientierung stark konvergente Züge und könnten deshalb in eine sich derzeit bildende »integrative Medizin« einfließen, deren Grundzüge ich im dritten Teil beschreibe. Unter »integrativer Medizin« verstehen ihre Vertreter eine Synthese von konventioneller biomedizinischer Praxis mit Methoden der Komplementär- und Alternativmedizin, wobei meist auch Akupunktur und traditionelle chinesische Medizin (TCM) dabei sind. Das macht darauf aufmerksam, dass die Medizinsysteme anderer Kulturen längst Teil unseres Gesundheitssystems und Gesundheitsmarkts geworden sind. Der gesellschaftliche Wandel und die Folgen der Globalisierung, die Thema des zweiten Teils sind, haben einen beträchtlichen Einfluss auf eine solche Synthese von Gesundheitsvorstellungen und -praktiken unterschiedlichster Herkunft und weltanschaulichen Hintergrunds, wie sie die »integrative Medizin« darstellt. Durch die Globalisierung haben nicht nur viele fremdkulturelle Elemente wie eben chinesische oder indische Medizinsysteme und andere gesundheitsrelevante Vorstellungen und Praktiken bei uns Einzug gehalten. Die Entstehung einer postmodernen Gesellschaft hat darüber hinaus auch eine Reihe weiterer Veränderungen gebracht, die die Entstehung einer solchen salutogenetisch orientierten »integrativen Medizin« ermöglichen oder begünstigen. Dazu gehören die Entstehung eines Pluralismus der Weltanschauungen, Lebensstile und

Märkte und eines neuen Menschentyps, der sein Leben selbst gestalten will und aus dieser Vielfalt der Angebote in eklektischer Weise diejenigen Elemente auswählt und kombiniert, die zu seinem Selbstbild und Lebensgefühl passen. Diese Aufwertung der Subjektivität entspricht einer Entwicklung, die sich auch in den Wissenschaften seit einigen Jahrzehnten beobachten lässt und eine starke Triebkraft für die Herausbildung der neuen Gesundheitskonzepte gewesen ist. Der erste Teil dieser Arbeit zeigt, dass die entscheidende Bedeutung der Subjektivität für die Gesundheit das wohl zentrale Merkmal des neuen Gesundheitsverständnisses ist. Das zeigt sich z. B. daran, dass die Gesundheitswissenschaften die subjektive Einschätzung des eigenen Befindens heute als verlässlichsten Indikator für die Natur und die Prognose des Gesundheitszustands einer Person betrachten und dass die neue Definition von Gesundheit eine Definition der subjektiv gefühlten Gesundheit ist und keine medizinische Definition auf der Basis »objektiver« Befunde.

Damit sind einige der Gründe dafür angesprochen, warum die Geisteswissenschaften eine so zentrale Rolle in der Herausbildung des neuen Gesundheitsverständnisses gespielt haben (Teil 1) und in der weiteren Entwicklung der »integrativen Medizin« wohl auch spielen werden. Der Medizinprofessor Ludolf von Krehl (1861–1937), der Begründer der »Heidelberger Schule« der Medizinischen Anthropologie, sagte bereits 1928 voraus: »Die wahre Fortentwicklung der Medizin ist nicht mehr natur-, sondern geisteswissenschaftlich« (Krehl 1928). Der bekannte Medizinhistoriker Heinrich Schipperges (1918–2003) wandelte diese Feststellung später wie folgt ab: »Die Medizin wird eine Kulturwissenschaft sein – oder sie wird nicht sein«, eine Gegenthese zu der bekannten These von Bernhard Naunyn (1839–1925): »Die Medizin wird eine Naturwissenschaft sein, oder sie wird nicht sein«. In den Vereinigten Staaten gehören die »Medical Humanities« seit längerem zur medizinischen Ausbildung. Es war vor allem die Medizinethnologie (im englischen Sprachgebiet »Medical Anthropology« genannt, aber nicht mit der hier behandelten »Medizinischen Anthropologie« zu verwechseln), deren vergleichende Betrachtung der unterschiedlichen Perspektiven verschiedener Kulturen auf Gesundheit, Krankheit und Heilung einen großen Einfluss auf die geistes- und kulturwissenschaftliche Beschäftigung mit diesen Themen hatte und die große Relevanz der geisteswissenschaftlichen Perspektiven für die Gesundheitsberufe deutlich machte.

Ich hoffe, mit diesem Buch klarzumachen, dass die geisteswissenschaftliche Betrachtungsweise darüber hinaus von grundsätzlicher, unverzichtbarer Bedeutung für eine adäquate Behandlung des Themas Gesundheit ist. Die salutogenetische Betrachtungsweise erfordert ein Aufbrechen der monoperspektivischen Behandlung von Gesundheit, wie sie von der Medizin betrieben wird, und den Übergang zu einer Behandlung aus vielfältigen Perspektiven. Ich bin jedoch davon überzeugt, dass die Geisteswissenschaften diese wichtige Rolle bei der Herausbildung des neuen Gesundheitsverständnisses und der »integrativen Medizin« nur in enger Zusammenarbeit mit der Medizin und den Naturwissenschaften erfüllen können und dass ihre Einbeziehung in die Betrachtung von Gesundheit, Krankheit und Heilung nicht dazu führen darf, dass auf die einseitige medizinische Behandlung des Themas nun eine einseitige sozial- und geisteswissenschaftliche Behandlung folgt, wie es teilweise in den Gesundheitswissenschaften der Fall ist. Dies ist der Grund dafür, warum wir eine »integrative Medizin« brauchen, die alle relevanten Aspekte und Herangehensweisen auf eine neue, transdisziplinäre Art und Weise vereint.

Der in diesem Buch beschriebene »Paradigmenwechsel« im Verständnis von Gesundheit ist nach meiner Auffassung nämlich Teil eines allgemeinen Paradigmenwandels, der seit einigen Jahrzehnten Geistes- und Naturwissenschaften erfasst hat. Er hat nicht nur in den Naturwissenschaften einen ähnlichen und korrespondierenden Perspektivwechsel wie denjenigen der Salutogenese gebracht (siehe Teil 1), sondern ist auch im Begriff, eine neue Auffassung von Wissenschaft entstehen zu lassen. Die künstliche Trennung von Natur- und Geisteswissenschaften und die Absonderung der wissenschaftlichen Disziplinen untereinander wird zunehmend als Hindernis für den weiteren Fortschritt der Erkenntnis gesehen und die Entwicklung von transdisziplinären Synthesen zwischen Geistes- und naturwissenschaftlichen Ansätzen als notwendig für die adäquate Erfassung und Behandlung der Ganzheit der Realität und der menschlichen Existenz betrachtet. Wie ich in Abschnitt 10.7 und Kapitel 18 ausführe, ist diese Entwicklung in einigen naturwissenschaftlichen Disziplinen bereits sehr weit gediehen und entspricht auch den Folgerungen aus dem neuen Realitätsbild der Quantenphysik.

Ein Ziel der vorliegenden Arbeit war es, festzustellen, dass Antonovskys Salutogenese-Konzept in der von ihm selbst erarbeiteten Fassung ungenügend ist, und zu skizzieren, in welche Richtung eine konsequente Weiterentwicklung des Konzepts nach meiner Auffassung gehen sollte. Außerdem wollte ich zeigen, welches Potenzial und welche Vorarbeiten und Ansätze für die Bildung einer salutogenetisch orientierten »integrativen Medizin« vorhanden sind und welche Aspekte bzw. Beiträge welcher Autoren, Denkrichtungen und Wissenschaftsdisziplinen in ihre Bildung bzw. Weiterentwicklung eingehen sollten.

Noch wichtiger ist jedoch, dass diese Arbeit die Betrachtung von Gesundheit in eine Gesamtbetrachtung des gegenwärtigen kulturellen Wandels einbettet und das neue Gesundheitsverständnis mit der Herausbildung eines neuen Verständnisses von Lebensführung und der Rolle des einzelnen Menschen in der Gesellschaft verknüpft. Salutogenese erfordert einen Menschen, der sich selbst für sein eigenes Leben und damit für seine eigene Gesundheit verantwortlich fühlt und sich aktiv und eigenständig für diese einsetzt. Eben diese Lebenshaltung hat die moderne Soziologie als Kennzeichen eines neuen Menschentyps bzw. einer neuen gesellschaftlichen Gruppe identifiziert, der bzw. die sich in der postmodernen Gesellschaft herausgebildet hat.

Das eigene Leben als Gesamtkunstwerk zu behandeln, an dem man unentwegt kreativ gestaltend arbeitet, steht im Zentrum salutogenetischer Lebensführung. Aus diesem Grund nehmen die Methoden einer solchen psychophysischen »Selbstkultivation«, ob sie nun aus unserer eigenen Kultur stammen oder aus fremden kulturellen Traditionen übernommen worden sind, nicht nur heute schon einen bedeutenden Platz im »zweiten Gesundheitsmarkt« der Komplementärmedizin ein, sondern werden nach meiner Überzeugung in Zukunft eine zentrale Rolle in einer salutogenetisch ausgerichteten Gesundheitsversorgung spielen. Dieses Buch möchte auch darauf hinweisen, dass Gesundheit in erster Linie die Angelegenheit und Verantwortung jedes einzelnen Menschen ist und dass jeder Mensch auch bereits die Mittel zu ihrer Kultivation in der Hand hat. Er braucht nur noch darauf aufmerksam zu werden und muss lernen und üben, diese Mittel zu gebrauchen. Menschen, die selber salutogenetisch unterwegs sind, benötigen die Medizin und die verschiedenen Experten des Gesundheitswesens erst sekundär, nämlich als Berater und Trainer bzw. in Notlagen, wenn sie selbst nicht mehr in der Lage sind, etwas für sich zu tun. Dies ist in meinen Augen der eigentliche Kern des salutogenetischen Gedankens.

Ich hoffe, mit diesem Buch einen Beitrag zum notwendigen Wandel in unserem Gesundheitswesen leisten zu können.

Berlin, 18. März 2010
Dr. Marco Bischof

Teil 1

Beiträge zum gesundheitswissenschaftlichen Paradigmenwechsel

Im Rahmen eines allgemeinen Paradigmenwandels, der in den letzten Jahrzehnten in Politik, Philosophie und Wissenschaft der westlichen Gesellschaften begonnen hat, hat sich auch in den Gesundheitswissenschaften ein neues Gesundheits-Paradigma entwickelt, das vor allem aus Sozialmedizin, Psychosomatik und Humanistischer Psychologie stammt und eine Herausforderung für das biomedizinische Weltbild darstellt. Zu den wichtigsten Vorreitern des neuen Gesundheitsverständnisses gehören eine Reihe von amerikanischen Sozialmedizinern und Psychologen. Der bekannteste unter ihnen ist wohl der amerikanisch-israelische Medizinsoziologe Aaron Antonovsky, dessen »Salutogenese«-Konzept zum Leitmotiv des neuen gesundheitswissenschaftlichen Paradigmas geworden ist. Weniger bekannt ist, dass bereits einige Jahrzehnte vor Antonovsky in der Humanistischen Psychologie ein salutogenetisches Gesundheitskonzept entwickelt worden ist, das nach meiner Auffassung umfassender und tiefgründiger ist; sein Urheber ist der amerikanische Psychologe Abraham H. Maslow. Maslows Arbeit wurde in den 1960er und 1970er Jahren von Sydney M. Jourard und später von Wissenschaftlern wie Kenneth Pelletier, Jean Borysenko, Larry Dossey, Bernie Siegel und Andrew Weil weitergeführt. Einen anderen salutogenetischen Ansatz entwickelte der österreichische Neurologe, Psychiater und Psychotherapeut Viktor E. Frankl in den späten 1940er Jahren. Von der Humanistischen Psychologie inspiriert war das Gesundheitskonzept, das der amerikanische Sozialmediziner Halbert L. Dunn, der Begründer des ursprünglichen Wellness-Konzepts, in den 1950er Jahren vorstellte. Auch der Gesundheitsbegriff, den die Weltgesundheitsorganisation WHO seit den späten 40er Jahren vertritt, kann als salutogenetisch bezeichnet werden. Außerdem haben die philosophische und die medizinische Anthropologie sowie die Psychosomatik wesentliche Beiträge zum neuen Gesundheitsverständnis geleistet. Der neue Gesundheitsbegriff der Gesundheitswissenschaften entspricht auch weitgehend dem alten Gesundheitsverständnis der hippokratischen Tradition, auf die sich sowohl die moderne Biomedizin wie auch Naturheilkunde und Komplementärmedizin berufen. Und schließlich dürfen auch die wichtigen Beiträge der Naturwissenschaften zum neuen Gesundheitsverständnis nicht vergessen werden, denn diese Beiträge aus den Geisteswissenschaften, die wichtige Erweiterungen des biomedizinischen Verständnisses von Gesundheit gebracht haben, sollten selbstverständlich ihrerseits wieder die Verbindung mit naturwissenschaftlichen Erkenntnissen nicht verlieren.

1
Salutogenese und verwandte Konzepte

In seinen 1979 und 1987 erschienenen Büchern »Health, Stress and Coping« und »Unraveling the Mystery of Health« stellte der amerikanisch-israelische Medizinsoziologe Aaron Antonovsky (1923–1994) sein Konzept der »Salutogenese« vor, das er seit den frühen 70er Jahren entwickelt hatte und das bald weltweite Aufmerksamkeit erhielt. Darin versuchte er mit seinem »Kohärenzgefühl« oder »Kohärenzsinn« (*sense of coherence*) die salutogenetischen (vor Krankheit schützenden, gesundmachenden) Persönlichkeitseigenschaften bzw. das entsprechende Verhalten des Menschen zu erfassen. Das Salutogenese-Konzept bewirkte eine grundlegende Veränderung der Perspektive in den Gesundheitswissenschaften und wird heute vielfach mit einem Paradigmenwechsel identifiziert, zu dem neben Antonovsky verschiedene weitere Autoren und Denkschulen beigetragen haben und der gegenwärtig unsere Vorstellungen von Gesundheit und Krankheit auf eine neue Basis stellt. Diese neue Perspektive besteht darin, dass nun statt der Forschung nach den Ursachen von gesundheitlichen Störungen und Krankheit (der »Pathogenese« der Medizin) die Untersuchung der Faktoren, die jemanden gesund machen oder gesund erhalten (Salutogenese) in den Vordergrund des Interesses rückt. Diese Hinwendung zu den positiven Aspekten von Gesundheit beinhaltet auch, dass die alte Frage nach dem »guten Leben«, nach einem gesundheitsfördernden Verhalten und Lebensstil bzw. einer solchen Lebenshaltung, also letztlich nach einer neuen »Lebenskunst«, wieder aktuell wird. So verstanden, kann Gesundheit nicht mehr bloß eine Sache der Medizin und der Naturwissenschaften sowie der entsprechenden Fachleute sein, sondern sie wird zu einer Angelegenheit, in der Werte und damit die Geisteswissenschaften eine wesentliche Rolle spielen und um die sich in erster Linie die Betroffenen selbst kümmern müssen und können.

1.1 Antonovskys Hintergrund in der Stressforschung

Antonovsky kam von der Stressforschung her, und deshalb scheint es mir für das Verständnis seiner Arbeit wichtig und hilfreich zu sein, zunächst einen Überblick über die Entwicklung dieses Gebiets zu geben. Dabei stütze ich mich stark, jedoch nicht ausschließlich, auf die Darstellung bei Cooper & Dewe (2005). Die Idee, dass »Stress« die Gesundheit beeinflussen kann, hat eine lange Geschichte.

Die Stressforschung entwickelte sich historisch in zwei weitgehend getrennten Sphären: Physiologie und Psychologie. Was die psychologische Stressforschung angeht, so gab es seit Jahrhunderten neben der biologischen Medizin immer eine Art zusätzlicher Erklärung von Krankheit durch nicht-körperliche Faktoren als mögliche Krankheitsursache oder als Faktoren, die zur Krankheitsentstehung beitragen; dazu gehörten »Zustände« wie Hysterie, Leidenschaften, *Vapors*, »Nerven«, Neurasthenie, Sorgen, mentale Anstrengung und Anspannung. Diese Erklärungen waren verbunden mit der Vorstellung, dass das Leben schwierige Anforderungen an Menschen stelle, die dann unter der Belastung zusammenbrächen und psychisch oder körperlich erkrankten. Im 18. Jahrhundert waren es die Leidenschaften, nervösen Zustände, Vapors und die Hysterie, die als Erklärungen für diverse Erkrankungen dienten. Im späten 19. Jahrhundert wurde vor allem die »Neurasthenie« zur beliebten Diagnose. Der amerikanische Arzt George Beard (1839–1883), Spezialist für Nervenkrankheiten, postulierte, die Anforderungen des modernen Lebens würden zu einer Überlastung der Schaltkreise des Nervensystems führen, die er »Neurasthenie« nannte: eine Schwäche des Nervensystems und nervöse Erschöpfung, die durch Symptome wie unerklärliche Müdigkeit, irrationale Ängste und Todesangst gekennzeichnet sei, die durch die Unfähigkeit des Nervensystems verursacht würden, mit den Anforderungen des täglichen Lebens fertigzuwerden.

Zu Beginn des 20. Jahrhunderts wurde der Begriff »Stress« zunehmend in Biologie und Sozialwissenschaften zur Beschreibung einer möglichen Ursache von körperlicher und psychischer Krankheit verwendet. Das Wort hat wie der Begriff der Ermüdung seinen Ursprung in der Terminologie der anglophonen Ingenieure, wo man davon sprach, dass die Wirkung eines mechanischen »Stresses« (Belastung) auf eine Struktur zur Entstehung von »Strain« und zu strukturellen Schäden führen konnte. In den frühen Jahren des 20. Jahrhunderts begann man, sich Gedanken über die belastenden Wirkungen des zunehmenden Lebenstempos und der steigenden Anforderungen des industriellen Zeitalters auf den Menschen zu machen, und nahm diese Analogie aus der Mechanik zu Hilfe, um ihre Wirkungen zu beschreiben. Man begann, einen Zusammenhang zwischen »harter Arbeit und Sorgen« und »Stress and Strain« zu diskutieren. Dazu kam die Entwicklung des funktionellen Denkens in der Psychologie, das das menschliche Verhalten und Denken in Bezug auf ihre Funktion statt auf den Inhalt untersuchte und eher nach dem »Wie?« fragte. Gleichzeitig lehnten die Funktionalisten eine Psychologie ab, die sich ausschließlich auf Grundlagenforschung beschränkte, und konzentrierten sich auf die Frage, was für einen Unterschied die festgestellten Fakten für das konkrete Alltagsleben machten. Die Grundlage des Funktionalismus wurde von William James (1842–1910) gelegt, doch ihre wichtigsten Prinzipien wurden bald in der gesamten Psychologie akzeptiert. Eine der zentralen Fragestellungen betraf die Funktion des menschlichen Geistes im Prozess der individuellen Anpassung (Adaptation) und die Untersuchung von »Ermüdung« und mentaler Hygiene.

Das Phänomen der »Ermüdung« (*fatigue*) wurde als Zeichen eines »individuellen Versagens in der Anpassung an das moderne Leben« gesehen – eine Vorstufe der späteren Stressforschung. Diese frühen Forscher in den 1910er und 1920er Jahren (wie z. B. Hugo Münsterberg) interessierte vor allem auch der Zusammenhang zwischen Ermüdung und Arbeitsleistung. Ermüdung wurde gleichzeitig als psychologisches und als physiologisches Phänomen betrachtet. In der »Mentale-Hygiene«-Bewegung der 20er Jahre wollte man geringfügige mentale Störungen von Managern oder Arbeitern erfassen, bevor sie größere Probleme verursachten und die Arbeitsfähigkeit beeinträchtigten; die Arbeitsplätze sollten so organisiert werden, dass Symptome emotionaler und mentaler Instabilität minimiert und die Anpassung verbessert wurde. Durch mentale Hygiene und ergonomische Gestaltung des Arbeitsplatzes sollte ein Verlust industrieller Effizienz verhindert und die Produktivität optimiert werden, doch sollte dies ohne Opferung des individuellen Wohlbefindens erreicht werden. Auf diese Weise wollten man humanistische und ökonomische Ziele verbinden.

Den Begriff der Ermüdung, der wie der Stressbegriff ursprünglich ein mechanischer Begriff ist, der aus der Materialforschung stammt und später durch den »Stress«-Begriff abgelöst wurde, kann man in einem gewissen Sinn als Gegenteil des Antonovskyschen »Kohärenzgefühls« betrachten, denn die Ermüdung des »Motors Mensch« wurde mit mangelndem Lebensgeist oder mangelnder Lebenskraft, fehlendem Optimismus und Lebenswillen und fehlender Zuversicht in Zusammenhang gebracht (Rabinbach 1990, S. 38 ff.).

1.2 Physiologische Stressforschung

Als eigentlicher Begründer der Stressforschung gilt der amerikanische Physiologe Walter B. Cannon (1871–1945), der von 1906 bis 1942 als Professor an der Harvard Medical School in Cambridge im US-Bundesstaat Massachusetts tätig war. Cannon, dessen frühe Forschungen der Frage der »Ermüdung« galten, verdanken wir das Konzept der »Homöostase«, das er im Jahr 1929 als Weiterentwicklung der Arbeiten von Claude Bernard, Léon Frédérick und Lawrence Henderson einführte (Cannon 1929; Bischof 2003, 2005). Bernard hatte 1859 das Konzept einer Konstanz des »inneren Milieus« formuliert, wonach im Organismus »Schutzfunktionen« (regulative Mechanismen) existierten, die das physiologische innere Milieu aufrechterhielten, um die Lebensaktivität des Organismus zu gewährleisten. Die Verschiebung und Störung dieser Funktionen würde erst pathologische Veränderungen im flüssigen »Terrain« (»Erdboden«) bewirken, in welches Zellen und Organe eingebettet seien, was schließlich zu Krankheit und Tod führen könne. Bernards Konzepte des inneren Milieus und des Terrains gehören zu den wichtigsten und fruchtbarsten Beiträgen der frühen Physiologie zu einer Theorie der ganzheitlichen Medizin. Bernard identifizierte das innere Milieu zunächst nur mit dem Blutplasma, dehnte es später auf die Lymphe aus und betonte schließlich, es bestehe aus der Gesamtheit der Körperflüssigkeiten. Spätere Forscher zeigten, dass vor allem auch das Bindegewebe (extrazelluläre Matrix) ein wichtiger Bestandteil des inneren Milieus und des Terrains ist (Bischof 2005). Cannon definierte die Homöostase als einen Mechanismus, der physiologische Variablen innerhalb eines bestimmten Variationsbereichs stabilisiert; nach seiner Auffassung fand diese Regulation hauptsächlich in der »Flüssigkeitsmatrix des Körpers« statt (Cannon 1939). Cannon führte auch das Stress-Konzept in die Physiologie ein, das er als die Belastung (*straining*) der homöostatischen Mechanismen durch eine Überschreitung der kritischen Grenzen der physiologischen Variablen definierte. Nach seiner Auffassung konnte das durch Emotionen wie Angst, Wut und Hunger sowie durch andere Notsituationen geschehen. Er charakterisierte die Stressreaktion als Kampf- oder Flucht-Reaktion (*Fight or Flight*); so können Menschen z. B. mit Wut oder Zorn auf die Ungerechtigkeit eines Ereignisses, mit hektischen Anstrengungen, Verluste wieder gutzumachen, oder mit depressivem Rückzug reagieren, wenn die Unvermeidlichkeit eines Verlusts oder einer Niederlage klar wird. Cannon vertrat die Auffassung, die Reaktionen des Körpers seien immer schützend, zielgerichtet, angemessen und »weise« (Cannon 1929, 1939, 1975). Cannon war auch einer der ersten Physiologen, der den Einfluss von Emotionen auf physiologische Vorgänge wie die Tätigkeit des vegetativen Nervensystems und hormonelle Prozesse erforschte, und hat damit eine der Grundlagen für eine psychosomatische Physiologie gelegt, die sowohl neurophysiologische Reaktionen wie auch psychologisch-subjektive Vorgänge als zwei Seiten eines ganzheitlichen Prozesses berücksichtigte (v. Uexküll 1975).

Diese Forschungslinie wurde später durch den österreichisch-kanadischen Arzt und Physiologen Hans Selye (1907–1982), Professor an der Universität von Montreal, fortgeführt. Er begann im Jahr 1936 mit einer Serie von Experimenten zur Untersuchung der unspezifischen, systemischen (den ganzen Organismus umfassenden) Reaktionen auf ein breites Spektrum von als Stress wirkenden Reizen und Situationen, wie körperliche Anstrengung, Strahlenexposition, Hitze und Kälte, traumatische Wunden und Blutverluste, Krankheit, Verletzungen, Infektionen, Gefahr und Angst. Diese Art von Reaktion war bereits von Cannon als »Notfallreaktion« beschrieben worden. Selye hatte schon 1926 während seines Medizinstudiums beobachtet, dass viele unterschiedliche akute und chronische Krankheiten jeweils begleitet waren von einem Zustand der Erschöpfung und der gleichen

Gruppe von Symptomen. Seither bemühte er sich, zu verstehen, was dieser »allgemeine Zustand des Krankseins« war, der von so unterschiedlichen Einwirkungen verursacht wurde. In der Theorie des »Allgemeinen Anpassungssyndroms« (oder »biologischen Stress-Syndroms«), die Selye als Resultat seiner Experimente nach dem Krieg formulierte (Selye 1946, 1950; Weiner 1992) identifiziert er diesen allgemeinen Zustand des Krankseins als Auswirkung einer unspezifischen, systemischen und einheitlichen Reaktion des Organismus, in welcher kortikosteroide Nebennierenhormone eine zentrale Rolle spielen und die durch folgende drei Phasen gekennzeichnet ist:

1. die »Alarm-Phase«, in welcher der Stress als Bedrängnis erlebt wird und der Organismus mit Ruhelosigkeit und Verlust von Appetit und Sexualtrieb, Temperaturabfall, Anspannung, erhöhter Zellmembran-Permeabilität oder gar Depression und Schock reagiert, je nach Stärke des Stresses;
2. die »Widerstandsphase«, in der eine Aktivierung von Nerven- und Hormonsystem der ersten Reaktion auf den Stress entgegenwirkt, der Organismus sich an den Stress gewöhnt und der Appetit wiederhergestellt wird;
3. die »Erschöpfungsphase«, in der der Organismus den Stress nicht mehr aushalten kann und aufgibt, die Manifestationen der Alarmreaktion zurückkehren und Veränderungen in den arteriellen Blutgefäßen auftreten.

Selyes Konzept des Allgemeinen Anpassungssyndroms hatte enormen Einfluss; es wurde verwendet, um die Pathogenese vieler Krankheiten zu erklären, die Selye »Anpassungskrankheiten« nannte, und sein Stress-Konzept fand weite Anwendung in Medizin und Physiologie, aber noch viel mehr in den Sozial- und Verhaltenswissenschaften (Weiner 1992).

Selye leistete bedeutende Beiträge zur Erforschung und wissenschaftlichen Untermauerung des »Unspezifischen« in Physiologie und Medizin – ein Konzept, das von enormer Bedeutung für eine ganzheitliche Medizin ist – und erforschte es experimentell (Hoff 1930; Lüderitz 1972; Selye 1974; Shepherd & Sartorius 1989). Wie bereits erwähnt, sind »nur wenige Anzeichen oder Symptome wirklich charakteristisch (spezifisch) für eine bestimmte Krankheit; die meisten Störungen sind vielen oder vielleicht sogar allen Krankheiten gemeinsam (d. h. unspezifisch)« (Selye 1957, S. 27).

Als erste Reaktion des Organismus auf Krankheiten zeigt dieser bei allen Arten von Krankheiten die gleiche Gruppe von unspezifischen Symptomen, so dass es in diesem Stadium oft unmöglich ist, zwischen den verschiedenen Krankheiten zu unterscheiden. Die Wirkungen von Stress sind nach Selye »definitionsgemäß unspezifisch, da sie von verschiedenen Reizen ausgelöst werden können« (Selye 1974, S. 80). Gleichzeitig können diese Reize aber noch spezifische Wirkungen haben. Auf die Stärke der Reaktion hat neben dem Reiz auch die »Reaktionsbereitschaft des Zielbereichs« einen Einfluss; sie kann »durch zahlreiche innerlich und äußerlich konditionierende Faktoren modifiziert werden«, wie Klima, Diät, Medikamente usw. von außen, erbliche Veranlagung, Konstitution und frühere Erfahrungen usw. von innen.

Das Konzept des Unspezifischen ist zu verstehen als Gegensatz zur Spezifität, einem Begriff, der in der modernen wissenschaftlichen Medizin eine zentrale Rolle spielt. Das Konzept der Spezifität wurde unter dem Einfluss von Pasteur, Ehrlich, Virchow und Koch entwickelt und hat seinen Ursprung in der Embryologie, Bakteriologie, Immunologie und Pharmakologie des 19. Jahrhunderts (Oppenheimer 1957). Es ist eine logische Weiterführung der solidarpathologischen Lehre von der Lokalisation der Krankheiten und der Behandlung, das sich in der Geschichte der Medizin seit Morgagni, Bichat, Brousset und Virchow entwickelt hatte. Seit Pasteur ist das medizinische Denken von der Überzeugung beherrscht, dass jede Erkrankung ihre spezifische Ursache in einer anatomisch lokalisierbaren Schädigung oder Störung hat. Diese Annahme führte zur Auffassung, dass vor der Behandlung einer Krankheit die Diagnose ihrer spezifischen Ursache zu stehen hat, die dann eben durch eine spezifische Behandlung beseitigt werden soll. Das ist das, was der Arzt »kausale Therapie« nennt. Im Gegensatz dazu sind unspezifische Heilverfahren solche, die nicht auf eine spezifische Krankheit ausgerichtet sind, sondern den llgemeinzustand des ganzen Organismus verbessern und dessen Reserven mobilisieren. »Sie greifen nicht gezielt und direkt in bestimmte Prozesse ein, sondern scheinen ihre Heilwirkung über ausgedehnte Reaktionen, oft des ganzen Körpers, zu entfalten« (K. E. Rothschuh, in Lüderitz 1972).

Wie der Internist Ferdinand Hoff schreibt, strebt unspezifische Therapie »eine planmäßige Unterstützung der natürlichen Abwehrvorgänge des Organismus an« (Hoff 1930), statt einer spezifischen Bekämpfung von Krankheitserregern oder eines örtlichen Krankheitsherdes. Man spricht bei solchen unspezifischen Behandlungen auch von einer »allgemeinen Umstimmung« des Organismus.

Im Jahr 1973 prägte Selye auch den Begriff der »Heterostase«, der bei Antonovsky eine wichtige Rolle spielt (Selye 1973). Wie er ausführt, reicht bei außerordentlich schweren Anforderungen die übliche Homöostase nicht aus; der »Abwehrregler« müsse dann höher eingestellt werden. Für diesen Übergang auf eine höhere Ausgangsbasis der Regulation schlug Selye die Bezeichnung »Heterostase« vor. Er betrachtete hauptsächlich die künstliche Zuführung von pharmakologischen Mitteln als Möglichkeit, den Regler auf eine höhere Abwehrkapazität einzustellen, erwähnte aber immerhin, dass auch »jede Art intellektuelle Belehrung sowie verordnete und strikt durchgeführte Körperübungen« geeignet seien, »den Widerstand durch äußere Maßnahmen von der homöostatischen zur heterostatischen Stufe hochzuschrauben« (Selye 1974, S. 91–92). Dies führe zu einer Verstärkung der natürlichen unspezifischen Abwehrmaßnahmen des Körpers. Später wurde Selyes Heterostase durch den Begriff »Allostase« ersetzt, der 1988 durch P. Sterling und J. Eyer eingeführt (Sterling & Eyer 1988) und als »die Aufrechterhaltung von Stabilität (oder Homöostase) durch Veränderung« definiert wurde. Er wurde schließlich durch das Konzept der »allostatischen Belastung« ergänzt, der für die kumulierte Belastung durch wiederholte Zyklen der Allostase sowie durch ineffiziente Aktivierung oder Desaktivierung dieser Reaktionen entsteht (McEwan & Seeman 1999).

Wie Hinkle 1987 in einem Rückblick feststellte, waren sich die Fachleute nach fünfzig Jahren Stressforschung einig, dass die Substanz der Arbeit der frühen physiologischen Stressforscher Cannon und Selye allgemein als korrekt akzeptiert wurde; das gilt auch heute noch, mehr als zwanzig Jahre später (Cooper & Dewe 2005). Ihre Sicht von »Krankheit als einem Phänomen, das auftritt, wenn ein Agens oder ein Zustand den dynamischen Zustand, auf dem die Integrität des Organismus beruht, zu zerstören droht« (Hinkle 1987), scheint allgemein akzeptiert zu sein, wie Cooper und Dewe schreiben. In diesem von Selye beschriebenen Sinn können alle Krankheiten als »Anpassungskrankheiten« betrachtet werden. Die Erklärung jedoch, die diese frühen Forscher dafür lieferten, wie Stress Krankheit verursacht, ist nach Auffassung der neueren Forschung falsch, da sie mit ihrer ingenieurtechnischen Vorstellung von Stress »die kommunikative Wechselwirkung zwischen Organismus und Umgebung nicht berücksichtigt« (Cooper & Dewe 2005). Die Stressforschung schien offensichtlich »darauf zu warten, dass Sozialwissenschaftler sich ihrer annahmen« (Hinkle 1987). Was die biologische Stressforschung nach Selye anbetrifft, so begann sie sich mit einer eingehenden Analyse der physiologischen Prozesse zu beschäftigen und entwickelte sich in der Folge zur modernen »Psychoneuroimmunologie«, der Untersuchung der Wechselbeziehungen zwischen dem Zentralnervensystem und dem Immunsystem und des Einflusses unserer Persönlichkeit und der Gefühle auf die Gesundheit (siehe Kapitel 10 »Beiträge der Naturwissenschaften«).

1.3 Psychologisch-sozialwissenschaftliche Stressforschung

Gegen Ende der 1950er Jahre war Stress als legitimes Forschungsobjekt in der akademischen Forschung akzeptiert und wurde vereinzelt auch in der psychologischen Forschung untersucht. Dies geschah in den 60er und 70er Jahren vor allem in der psychosomatischen Medizin. In den frühen 50er Jahren, als Selye seine Theorie des »Allgemeinen Anpassungssyndroms« vorstellte und Antonovsky seine Ideen zur Salutogenese entwickelte, wurden psychologische Variablen von den Physiologen noch generell als zu vernachlässigende experimentelle Faktoren betrachtet, im Vergleich mit solchen »substanziellen« physischen Größen wie Wärme, Kälte, Bewegung, Trauma etc. (Mason 1975; Cooper & Dewe 2005). Selye verkündete 1965, er habe nun nach und nach alle Hauptelemente des »Allgemeinen Anpassungssyndroms« definiert und dokumentiert, gab jedoch zu, dass man immer noch nicht wisse, was die »Alarmreaktion« hervorrufe. Er selbst hatte immer einen chemischen Mediator gesucht, der die Stress-Borschaft von der Stelle im Organismus, die dem Stress ausgesetzt war, zu den Mechanismen brachte, die die homöostatischen

Anpassungen steuerten, hatte jedoch damit keinen Erfolg gehabt. In den 70er Jahren stellten dann die ersten Psychologen Selyes rein physiologische Deutung des Stresses in Frage. Richard Lazarus, der einer der Protagonisten der neueren psychosozialen Stressforschung werden sollte, schrieb z. B. 1977, Selye habe das »psychologische Signalsystem« außer Acht gelassen, das zwischen schädlichen und positiven Ereignissen unterscheide (Lazarus 1977). Es gebe empirische Beweise, wenn auch nicht viele, dafür, dass der entscheidende »erste Mediator« des Allgemeinen Anpassungssyndroms psychologischer Natur sein könnte. Selye jedoch ließ sich nicht überzeugen und blieb bei seiner Auffassung. Obwohl er immer betont hatte, dass es auch nicht-physikalische Stressoren geben könne, konnte er im Gegensatz zu Cannon, wie er 1979 schrieb, »emotionale Erregung nicht als Ursache von Stressreaktionen akzeptieren« (Selye 1979).

Neben Selyes Werk, das die Arbeit von sechs Jahrzehnten umfasst, hatte eine Reihe weiterer Entwicklungen Einfluss auf die Stressforschung, darunter vor allem Psychosomatische Medizin und Psychoanalyse. Die Psychosomatische Medizin entstand in den 1920er Jahren als medizinische Reformbewegung im Rahmen der allgemeinen Reaktion gegen die mechanistische und reduktionistische Sicht von Krankheit und Gesundheit als rein biologisch-biochemische Prozesse. Als Teil der Bemühungen um eine ganzheitlichere und menschlichere Heilkunde begann man auch die Möglichkeit in Betracht zu ziehen, dass Krankheit ebenso sehr Resultat einer Anpassungsreaktion des Organismus wie der schädlichen Wirkung von pathogenen Agentien sein könnte, und schickte sich an, die Rolle der menschlichen Psyche und des Geistes in körperlichen Krankheiten zu untersuchen. Die Vorstellung, dass die Beziehungen zu anderen Menschen und zur Gesellschaft, in der man lebt, die Gesundheit beeinflussen können, begann ebenso Akzeptanz zu finden wie die Idee, dass Gedanken, Motive und Gefühle für das Verständnis von Krankheit und Gesundheit berücksichtigt werden müssten. Die Psychoanalyse, von dem Wiener Neurologen Sigmund Freud (1856–1939) in den 1890er Jahren begründet und von den Hypnoseforschungen von Jean-Martin Charcot (1825–1893) und Hippolyte Bernheim (1840–1919) beeinflusst, spielte eine wesentliche Rolle in der Entwicklung von Psychosomatik und psychosozialer Stressforschung.

In den 50er Jahren hatte die psychoanalytische Theorie der psychologischen Stressforschung bereits deutlich ihren Stempel aufgedrückt. In den 1960er und 1970er Jahren fand diese vor allem in der psychosomatischen Medizin statt, wo man sowohl jene psychosozialen Faktoren untersuchte, die Krankheitsanfälligkeit fördern, wie auch diejenigen, die adaptives Coping unterstützen. Hier war vor allem die Arbeit des Psychiaters Adolf Meyer (1866–1950), des Neurologen Harold G. Wolff (1898–1962), beide an der Cornell Universität in New York tätig, sowie des Psychiaters und Psychoanalytikers Franz Alexander (1891–1964) von großem Einfluss. Wolff vertrat die Auffassung, dass Lebensstress eine Rolle in der Verursachung von Krankheit spiele, und zeigte in seinem klassischen und einflussreichen

Werk »Stress and Disease« (1953) einen Ausweg aus der mechanistischen Interpretation von Stress als Krankheitsursache. Er unterschied zwischen »unbedingtem Stress« (*unconditional stress*), der direkte Schäden verursache (z. B. Knochenbrüche) und »bedingtem Stress« (*conditional stress*), dessen Wirkung eine indirekte sei und der nur schädliche Folgen habe wegen früheren Vorschädigungen durch Lebensereignisse oder Erlebnisse. Er untermauerte die allgemein bekannte Tatsache, dass Menschen erkranken, wenn die Lebensumstände ungünstig sind, und gesund sind, wenn diese günstig sind, durch präzise Messungen von Körperfunktionen und konnte Hunderte von organischen Krankheiten mit psychologischem Stress und psychologischen Einflüssen in Verbindung bringen. Er drückte seine Überzeugung aus, dass der Einfluss anderer Menschen so traumatisch sein könne wie der Angriff von Mikroorganismen, das Klima oder chemische oder physikalische Kräfte. Von großer Bedeutung für die weitere Forschung war Wolffs Vorschlag, Stress in jeder Situation sei weitgehend das Resultat der subjektiven Art und Weise, wie diese Situation wahrgenommen werde; das gleiche Erlebnis könne stark unterschiedliche Wirkungen auf verschiedene Menschen haben, je nach Erwartung und Bewältigungsfähigkeit. Diese Wahrnehmung hänge von einer Reihe von Faktoren wie der biologischen Ausstattung der Spezies, den grundlegenden individuellen Bedürfnissen und Wünschen, früheren konditionierenden Einflüssen und einer Vielzahl von Lebenserfahrungen und kulturellen Zwängen ab (Wolff 1953, S. 10). Meyer schlug bereits in den 1930er Jahren vor, dass stressige Lebensereignisse einen Einfluss auf die Gesundheit haben könnten, und studierte in den 1930er und 1940er Jahren die Rolle stressiger Ereignisse in der Verursachung physiologischer und psychologischer Störungen. Diese Ereignisse müssten nicht negativ oder katastrophal sein, um Krankheit auszulösen. Sie müssten nur als wichtige Lebensveränderungen interpretiert werden, die eine Bewältigung (*coping*) erfordern. Alexander wirkte vor allem durch seine Theorie der »psychosomatischen Spezifität« auf die Entwicklung der Psychosomatik ein, nach der ungelöste unbewusste psychische Konflikte, die chronische emotionale Spannungen bewirken, mit spezifischen somatischen Störungen zusammenhängen. Alexander wandte seine Theorie auf eine Reihe von chronischen Erkrankungen mit unbekannter Ursache, wie z. B. Bluthochdruck und Magengeschwüre, an, die bald als »psychosomatische Krankheiten« bekannt wurden. Seine Theorie dominierte die psychosomatische Medizin bis Mitte der 60er Jahre, doch sie war sehr schwer zu beweisen und brachte auch nicht die erwarteten therapeutischen Resultate. Die resultierende Ernüchterung führte dazu, dass eine breitere Vorgehensweise eingeschlagen wurde, die sich über eine reine Psychodynamik hinaus mit den biopsychosozialen Determinanten von Gesundheit und Krankheit beschäftigte.

1.4 Die Life-Events-Forschung

In den späten 60er und den 70er Jahren fand ein Wiederaufleben der psychosozialen Stressforschung statt, in deren Zentrum zwei Fragen standen, die bereits von früheren Forschern aufgeworfen worden waren: die kausale Beziehung zwischen stressigen Lebensereignissen und Krankheit und die Rolle individueller Unterschiede und Persönlichkeits-Variablen in der Krankheit. Die systematische Forschung zu stressenden Lebensereignissen (*life events*) – plötzlichen Veränderungen im Leben eines Menschen, die Krankheit auslösen können – entwickelte sich hauptsächlich aus den Arbeiten von Cannon, Selye, Wolff und Meyer, die den Zusammenhang zwischen stressenden Ereignissen und Krankheit hergestellt hatten; vor allem Wolffs Annahme, dass das Potenzial eines Ereignisses, eine Schutzreaktion hervorzurufen, unabhängig von der Stärke des Ereignisses ist und von seiner Bedeutung für die betreffende Person abhängt, wurde zentral für dieses Forschungsgebiet. Die Grundlagen dafür lieferte jedoch Adolf Meyers Psychobiologie mit ihrer ganzheitlichen Auffassung des Menschen nicht als einer bloßen Anhäufung von Zellen und Organen, sondern als menschliches Wesen, das sich an die Anforderungen des Lebens anpassen muss. Meyer initiierte 1954 an der Cornell University ein Studienprogramm über *Life Changes and Illness Patterns*, in dem seine Vermutung bestätigt werden konnte, dass Krankheiten in bestimmten Perioden im Leben eines Menschen auftraten, obwohl die Krankheitsmuster bei denen, die größere Lebensveränderungen durchmachten, verschieden waren. Da Meyer überzeugt war, dass es die Lebensgeschichte eines Menschen ist, auf die es ankommt, entwickelte er den sogenannten Life Chart (»Lebens-Schaubild«), eine Tabelle, auf der die Episoden von Organstörungen zu den Lebenssituationen, in denen sie vorkommen, und den Reaktionen des Patienten auf diese Situationen in Beziehung gesetzt werden. Dieses Instrument zeigte der Forschung einen gangbaren Weg auf und wurde zum Ausgangspunkt für die »Social Readjustment Rating Scale« (SRRS) von Thomas Holmes und Richard Rahe (1967), die davon ausgingen, dass das Risiko einer Erkrankung umso größer ist, je bedeutungsvoller und häufiger Lebensveränderungen sind. Beim SRRS handelt es sich um eine Skala von 43 »Life Events«, verbunden mit einer Methode zur Quantifizierung von Life Events entsprechend der Stärke der Anpassung, die durch sie notwendig wird.

Den Höhepunkt der »Life-Events«-Forschung markierte eine Konferenz, die Barbara und Bruce Dohrenwend 1973 an der City University in New York einberiefen (Dohrenwend & Dohrenwend 1974). Bei dieser Veranstaltung wurde vor allem eine Reihe von Kritiken an diesem Ansatz sichtbar, die zu einer sich über fünfzehn Jahre hinziehenden Debatte führten. Unter anderem wurde bemängelt, dass die Messungen nicht zwischen positiven und negativen Ereignissen unterscheiden konnten, chronische und wiederkehrende Ereignisse ignorierten und individuelle Unterschiede nicht berücksichtigten; es wurde auch die Verlässlichkeit und Gültigkeit des jährlichen Berichtens über Ereignisse in Frage gestellt und die Frage aufgeworfen, ob es nicht Variablen gab, die die Beziehung zwischen stressigen Ereignissen und Krankheit beeinflussten. Am meisten diskutiert wurde jedoch die Kritik von Richard Lazarus und seinen Kollegen, die die Frage aufwarfen, ob es das objektive Vorhandensein von Lebensereignissen war, auf dessen Untersuchung man sich konzentrieren sollte, oder nicht vielmehr die subjektive Bewertung (*appraisal*) der Ereignisse als stressig durch die betreffende Person. Diese Kritik wurde später zum Anlass für die jüngste Phase der Stressforschung, die durch das Werk von Lazarus repräsentiert wird. Zunächst jedoch fand Lazarus' Vorschlag, dass die Schwierigkeiten und erfreulichen Erlebnisse des Alltagslebens vielleicht ein nützlicherer Maßstab seien als die seltenen »kritischen Lebensereignisse«, da sie der tatsächlichen Erfahrung der Person näherkämen und eine stärkere Beziehung zur Krankheit hätten, größere Resonanz.

In der Folge wurde auch die Rolle von individuellen Unterschieden in der Stressbewältigung systematischer untersucht; die Frage, welche Persönlichkeitseigenschaften (*traits*) die Erkrankungsneigung oder die Widerstandfähigkeit gegen Krankheit erhöhen, wurde lange Zeit vor allem am Beispiel des sogenannten »Typ-A-Verhaltensmusters« diskutiert (Friedman & Rosenman 1974). Die Kardiologen Meyer Friedman und Ray H. Rosenman vom Mount Zion Hospital in San Francisco hatten in den frühen 70er Jahren festgestellt, dass mehr als 90 Prozent der Herzanfallpatienten übereinstimmende Persönlichkeits- und Verhaltensmerkmale zeigten: Sie waren aggressive und auf Wettbewerb ausgerichtete Menschen, oft mit einer deutlichen Dosis Feindseligkeit und Ärgerlichkeit, immer unter Zeitdruck und in einem ständigen Kampf gegen die Umstände, gegen andere und gegen sich selbst begriffen. Bis heute hat das Typ-A-Verhaltensmuster in der Forschung über den Zusammenhang zwischen Persönlichkeit und Herzkranzgefäßerkrankungen einen zentralen Platz behalten, obwohl seine Rolle immer wieder in Frage gestellt worden ist, unter anderem deshalb, weil die Resultate der Forschungen stark von der Methode abhängen, mit der Typ-A-Verhalten gemessen wird. Es ist heute allgemeiner Konsens, dass der Typ A beibehalten werden soll, zumindest als Teilaspekt in der zu Koronarerkrankungen neigenden Persönlichkeit. In der neuen gesundheitspsychologischen Forschung spielt die Erforschung individueller Unterschiede in der Wahrnehmung von und in der Reaktion auf Stress eine große Rolle.

1.5 Die kognitive Wende in der Stressforschung: Rehabilitation des Subjektiven

Nachdem in den 1950er Jahren der Behaviorismus einen tiefgreifenden Einfluss auf die Psychologie hatte, begann sich in den 60er Jahren die Auffassung durchzusetzen, dass die positivistische Sicht dieser Schule zu eng war und ihr Ansatz zu viele Türen versperrt hatte (Cooper & Dewe 2005). In seiner radikalsten Form forderte der Behaviorismus, dass alle Formen des Verhaltens außerhalb des Organismus beobachtet werden könnten und deshalb Erklärungen des Verhaltens durch physiologische oder psychologische Ereignisse vermieden werden sollten. Alles, was im Inneren des Organismus geschah, sollte als »Black Box« behandelt werden. Eine der wichtigsten Veränderungen, die als Reaktion auf die Ernüchterung über den Behaviorismus stattfand, war, dass in den späten 1960er und den 1970er Jahren das Interesse an der Kognition wuchs und die alte mechanistische Reflexlehre und das sogenannte »Reiz-Reaktions-Modell« zugunsten eines »Reiz-Organismus-Reaktions-Modells« (Lazarus 1999) langsam aufgegeben wurden. Anstatt nur einfach reflexartig mechanisch auf Reize zu reagieren, wurde dem Menschen nun zugestanden, aus einer eigenen Subjektivität heraus frei zu entscheiden, wie er mit dem Reiz umgehen wollte, die Möglichkeit zur Bewertung zu haben und die Bedeutung, die er dem Reiz gibt, verändern zu können. Dieser Paradigmenwechsel wurde bereits durch die Phänomenologie und durch Pioniere wie Jakob von Uexküll, Erwin Straus, Frederick J. J. Buytendijk und Viktor von Weizsäcker angebahnt (siehe Kapitel 8 »Medizinische Anthropologie und Psychosomatik«). Er leitete eine Rehabilitation des Subjektiven in der Wissenschaft ein. Damit war der Weg frei für die Forscher, die Natur jener mentalen Prozesse zu erforschen, die in der »Black Box« der menschlichen Psyche stattfanden und die nun als eine »kognitive Vermittlung« zwischen Umwelt und Verhaltensreaktion eingefügt sowie als ursächliche Faktoren in der Krankheitsentstehung durch Stress behandelt wurden. In der Entwicklung dieser »kognitiven Wende« der psychosozialen Stressforschung spielte der amerikanische Psychologe und Gesundheitswissenschaftler Richard S. Lazarus (1922–2002), Professor an der Universität von Kalifornien in Berkeley, eine wesentliche Rolle.

1.6 Richard Lazarus' Transaktionelle Stress-Theorie

Als Lazarus 1957 nach Berkeley kam, gründete er das »Berkeley Stress and Coping Project«, das rund dreißig Jahre lang aktiv sein sollte. In der Arbeit dieser Gruppe lassen sich drei Perioden unterscheiden (Cooper & Dewe 2005). Zunächst beschäftigten er und seine Kollegen sich mit den individuellen Unterschieden in der Reaktion auf Stress. Zu dieser Zeit begann sich die Psychologie gerade erst vom Reiz-Reaktions-Modell zu lösen, und das Konzept individueller Reaktionsunterschiede löste noch Unbehagen aus, da das wissenschaftliche Dogma galt, man müsse nach allgemeinen Gesetzen suchen; etwaige Variationen wurden gerne als Messfehler erklärt. Doch die Abkehr vom mechanistischen Reiz-Reaktions-Modell des Behaviorismus und die Hinwendung zum Kognitiven in den 60er Jahren wurde durch einen Wandel in der Psychologie gefördert, durch den vor allem eine neue Sicht der Wahrnehmung stattfand; man begann nun zu akzeptieren, dass individuelle Haltungen, Vorstellungen, Erwartungen und Motive die Wahrnehmung der Umwelt beeinflussten. Psychologen überwanden ihr bisheriges Widerstreben in Bezug auf eine Erklärung individueller Handlungen und Reaktionen durch mentale Prozesse, und damit war der Weg frei für eine systematische Erforschung der Rolle der Psyche in individuellen Reaktionen. Diese viel subjektivere Sicht des menschlichen Verhaltens hatte großen Einfluss auf Lazarus' Arbeit. Es war auch in dieser ersten Berkeley-Periode, dass Lazarus ein vertieftes Verständnis des »Coping«-Prozesses erarbeitete und begann, die ersten Ansätze seines »Appraisal«-Konzepts zu entwickeln, das die Stressforschung revolutionieren sollte. Das Konzept des Copings (»Bewältigung«) hatte in seiner Grundidee bereits eine längere Vorgeschichte und kann bis ins 14. Jahrhundert zurückverfolgt werden. Bis in die 1960er Jahre gab es jedoch in der Psychologie kaum Interesse für dieses Thema; seine eigenen Vorstellungen und Forschungen zu diesem Thema veröffentlichte Lazarus erstmals 1966 in dem Buch »Psychological Stress and the Coping Process« (Lazarus 1966). In den späten 1970er Jahren war er mit seinen Arbeiten maßgeblich an der Verlagerung der Aufmerksamkeit von der traditionellen Sicht des Copings als einer Persönlichkeitseigenschaft (*trait*) oder Stil zu derjenigen als einem Prozess beteiligt.

1.6.1 *Coping (Bewältigung)*

Das Coping ist nach Lazarus' Auffassung von viel größerer Bedeutung für die Anpassung als Stress; um die Dynamik des Stresses zu verstehen, müssen die Forscher nach seiner Auffassung dem Coping besondere Aufmerksamkeit schenken, da man sonst nicht verstehen könne, wie der Stressprozess funktioniere. Coping und Appraisal seien die zwei wesentlichen Konzepte in der Stressforschung. Wie Lazarus später schrieb, muss man bei einer Betrachtung des Copings als Prozess drei Prinzipien unterscheiden (Lazarus 1998): erstens, dass Coping sich im Lauf einer Konfrontation mit einem stressenden Reiz ständig verändere. Zweitens müsse Coping unabhängig von seinem Resultat beurteilt werden; und drittens bestehe Coping aus dem, was ein Individuum denke und tue in seinem Bemühen, mit den Anforderungen, die seine Ressourcen belasten oder übersteigen, fertigzuwerden. Entsprechend definierte er Coping als »ständig sich verändernde kognitive und Verhaltens-Bemühungen, mit spezifischen äußeren und/oder inneren Anforderungen umzugehen, die als belastend oder die Ressourcen der Person übersteigend beurteilt werden« (Lazarus 1998).

1.6.2 *Appraisal (Bewertung)*

Appraisal ist das zweite zentrale Konzept in Lazarus' Stresstheorie; seine Einführung in die Stressforschung ist das Hauptverdienst des kalifornischen Forschers. Er entwickelte seine Theorie der Bewertung von Stress hauptsächlich in der zweiten Berkeley-Periode in den 1960er Jahren. Wie Lazarus ausführt, ist Stress eine besondere Art von Beziehung des Menschen zur Umwelt; der Prozess des Appraisals (»Bewertung«) ist es, der eine Person mit der Umwelt verbindet. Sobald eine

Transaktion als »stressig« bewertet worden ist, setzen Coping-Prozesse ein, um »die gestörte Mensch-Umwelt-Beziehung in den Griff zu bekommen; diese Prozesse beeinflussen die nachfolgende Bewertung und damit die Art und Intensität der Stress-Reaktion« (Lazarus 1990).

Obwohl Lazarus den Begriff des Appraisals erstmals 1964 einführte und das Konzept in einem systematischen theoretischen Sinn erstmals 1966 verwendete, führte ihn sein Interesse an den individuellen Unterschieden in der Stressreaktion bereits sehr viel früher dazu, diese Unterschiede im Licht der persönlichen Bedeutung zu sehen, die jemand den Ereignissen gibt. Persönliche Bedeutungszuweisung erfordert eine Evaluation, die im Wesentlichen eine Bewertung ist. Zunächst verwendete Lazarus statt dem Begriff Appraisal denjenigen der Wahrnehmung, doch unter dem Einfluss der Arbeit von Magda B. Arnold (1903–2202) von der Loyola-Universität in Chicago (Arnold 1960) ersetzte er ihn durch Appraisal. Arnold war eine Pionierin des kognitiven Ansatzes in der Theorie der Emotionen. In dieser Zeit begann Lazarus auch über die Bedeutung der Bewertung für seine Theorie des Stresses nachzudenken. Er kam zu dem Schluss, dass es zwei Arten von Bewertung gibt: Primäre Bewertung und sekundäre Bewertung. Die primäre Bewertung ist der Prozess der Evaluation einer Transaktion zwischen Person und Umwelt in Bezug auf das Wohlbefinden. Hier ist die Frage: »Steht etwas auf dem Spiel, gibt es ein Risiko?« Es kann bereits ein Schaden oder Verlust eingetreten sein, es kann eine Bedrohung (Möglichkeit zukünftigen Schadens) oder eine Herausforderung darstellen (Gelegenheit für Gewinn, Wachstum oder Bemeisterung) (Lazarus 1999). Später, als sich Lazarus' Interesse vom Stress zu den Emotionen verlagerte und er die Notwendigkeit sah, auch positive Emotionen zu berücksichtigen, führte er eine weitere Art von Bewertung ein, die er »Vorteil« (*benefit*) nannte. Die sekundäre Bewertung betrifft die Frage »Was kann man tun?« in Bezug auf die stressige Transaktion. Die Optionen zu einer Bewältigung, die zur Verfügung stehen, müssen evaluiert werden, und man muss auf dieser Basis entscheiden, was man unternehmen will. »Sekundär« bedeutet jedoch nicht, dass diese Phase in jedem Fall nach der ersten kommt oder dass sie weniger wichtig ist.

In den 1980er und 1990er Jahren wandte sich die psychologische Stressforschung schließlich der Frage zu, ob die Bewertung von Stress immer ein bewusster Vorgang ist oder auch ein unbewusster Prozess sein kann. Lazarus hatte in seinem Frühwerk den Bewertungsprozess im Rahmen der »kognitiven Wende« als bewusst und absichtlich beschrieben. Als er jedoch später seine Aufmerksamkeit den Emotionen zuwandte, musste er sich z. B. mit der Auffassung von Magda B. Arnold auseinandersetzen, die Bewertung als etwas Spontanes, nicht Absichtliches betrachtete. In den späten 1980er und 1990er Jahren erwachte in der Psychologie ein erneutes Interesse an unbewussten Prozessen, verbunden mit dem Begriff eines »kognitiven Unbewussten« (siehe z. B. Kihlstrom 1987; Uleman & Bargh 1989). Lazarus kam in der Folge zum Schluss, dass der Appraisal-Prozess in der Tat unbewusst ablaufen konnte. Er machte 1999 den Vorschlag, die Bewertung von Stress könne auf zwei gegensätzlichen Hauptwegen zustande kommen: einerseits »absichtlich und bewusst« und anderseits »intuitiv, automatisch und unbewusst« (Lazarus 1999). Beide Wege erforderten nach seiner Auffassung ein gewisses Maß an kognitiver Aktivität. Absichtliche Bewertungsprozesse könnten mit der Zeit automatisiert und damit unbewusst werden.

Diese Frage ist mit der Auseinandersetzung um die Abgrenzung zwischen emotionellen und kognitiven Prozessen bzw. um deren relative Rolle und Bedeutung im Bewusstsein verbunden, die im Rahmen einer Art von »affektiver Wende« in der Kognitionsforschung in dieser Zeit stattfand und noch andauert. Das zeigte sich in der Debatte zwischen Lazarus und seinem Kollegen Robert B. Zajonc (1923–2008), Sozialpsychologe an der Stanford University, über die Frage, ob Gefühle Kognition erfordern. Zajonc trat in einem aufsehenerregenden Aufsatz dafür ein, dass «affektive Urteile unabhängig von und zeitlich früher als jene Arten von Wahrnehmungs- und kognitiven Operationen auftreten, die meist für die Grundlage dieser affektiven Urteile gehalten werden« (Zajonc 1980), während Lazarus für den Vorrang der Kognition eintrat. Die Debatte zwischen Lazarus und Zajonc, die auf Zajoncs Artikel folgte, wurde sechs Jahre lang geführt und von einer Reihe weiterer Diskussionsteilnehmer ergänzt und kommentiert. Sie betraf nicht nur die relative Bedeutung von Emotion und Kognition, sondern auch die Auseinandersetzung um objektive und subjektive Messung, die immer noch die Stressforscher spaltet. Vielen Wissenschaftlern ist es nach wie vor unwohl mit der Idee einer Bewertung durch persönliche Bedeutung, und sie halten eine Analyse der objektiven stressenden Umweltereignisse für verlässlicher, während Lazarus argumentierte, dass auch ein solches Vorgehen nicht wirklich objektiv sei, da es ein Element subjektiver Beurteilung enthalte; was bedeutungsvoll für die eine Person sei, müsse nicht notwendigerweise auch für jemand anderen von Bedeutung sein. Selbst die einschneidenden »kritischen Lebensereignisse« rufen nicht immer die gleichen Bewältigungsaktivitäten oder emotionalen Reaktionen hervor. Ein weiterer Kritikpunkt, der von Fachkollegen gegen Lazarus' Appraisal-Theorie vorgebracht wurde, betrifft die Frage, ob eine kognitive Bewertung der einzige Weg zur Entstehung einer persönlichen Bedeutung von Gegenständen, Ereignissen oder Beziehungen ist. Nach Auffassung von Parkinson und Manstead (1992) können Bewertungen niemals ausschließliche Determinanten von Emotionen sein. Lazarus hingegen vertrat die Meinung, die kognitive Vermittlung sei der Hauptfaktor in der Entstehung von Emotionen.

Im Jahr 2000 schließlich stellte Shelley E. Taylor, renommierte Stressforscherin und Professorin an der University of California in Los Angeles, die Frage, ob die klassische »Fight-or-Flight«-Metapher zu Recht als allgemeine Charakterisierung von Stress verwendet werde (Taylor 2000, 2002). Ihre eigene Arbeit zeige, dass die menschliche Reaktion auf Stress mindestens ebenso sehr durch *Tend and Befriend* (»pflegen und unterstützen«) gekennzeichnet sei, insbesondere bei Frauen.

Die Kennzeichnung der Stressreaktion als Kampf- oder Flucht-Reaktion stelle die soziale Landschaft als einsame »Töte-oder-werde-getötet«-Welt dar, was doch zumindest ein einseitiges Bild dessen liefere, was in einer Stress-Situation wirklich geschehe. Die Stressforschung habe lange Zeit die Rolle von Beziehungen und sozialen Bindungen sowie der positiveren, wärmeren, mitfühlenden und nährenden Aspekte der menschlichen Natur, wie Kooperation, gegenseitige Hilfe, die Eltern-Kind-Beziehung und andere positive soziale Bindungen, im Umgang mit Stress übersehen. Taylor weist darauf hin, dass dies wahrscheinlich damit zusammenhängt, dass die physiologischen Stressforscher ihre Erkenntnisse praktisch ausschließlich aus Versuchen mit männlichen Versuchstieren und Männern gewonnen haben und alle klassischen Stresstheorien fast ausschließlich auf Daten von Männern basieren. Alle Ratten in den Tierversuchen sind männliche Tiere, und bis in die 1990er Jahre waren nur etwa 17 Prozent der Teilnehmer an Studien über biologische Stressreaktionen Frauen. Die wenigen Studien in jüngster Zeit, die die Stressreaktion von Männern und Frauen vergleichend untersucht haben, zeigen, dass in der Tat Frauen in Stresssituationen viel mehr als Männer auf ihre Freunde, Nachbarn und Verwandte zurückgreifen, um diese zu bewältigen. Shelleys neue Sicht auf die Stressreaktion entspricht jener Perspektivveränderung in unserer Sicht auf Gesundheit, die wir heute gerne mit Antonovskys Konzept der Salutogenese bezeichnen, die aber nach meiner Auffassung durch die Erkenntnisse der Humanistischen Psychologie (Kapitel 3) und der aus ihr hervorgegangenen »Positiven Psychologie« (Kapitel 4) viel besser charakterisiert wird.

1.7 Antonovskys Salutogenese

Aaron Antonovsky hat den Großteil seiner beruflichen Laufbahn als Medizinsoziologe in der Stressforschung verbracht. Er wurde 1923 in Brooklyn, New York, geboren und studierte zunächst Geschichte und Wirtschaft an der Yale University in New Haven, doch musste er während des Zweiten Weltkriegs das Studium wegen des Militärdienstes in der U. S. Army unterbrechen. Nach Kriegsende setzte er sein Studium in Yale fort, wechselte jedoch zur Soziologie und erwarb 1982 seinen M. A. in diesem Fach; 1955 schloss er das Studium mit einem Ph. D. ab. 1959–1960 war er als Fulbright-Professor für Soziologie an der Universität Teheran (Iran) tätig, und 1960 emigrierte er mit seiner Frau Helen, einer Entwicklungspsychologin, nach Israel. Hier war er zunächst am Israelischen Institut für Angewandte Sozialforschung und an der Abteilung für Sozialmedizin der Hebräischen Universität in Jerusalem tätig, wo er Mitte der 60er Jahre mit seinen Stressforschungen begann. In den späten 60er Jahren wurde Antonovsky durch seine Arbeiten über soziale Klassenunterschiede in der Krankheitsanfälligkeit und Sterblichkeit zu einer führenden Figur in der Medizinsoziologie. 1972 wurde er einer der Mitgründer der Medizinischen Fakultät der Ben-Gurion-Universität des Negev in Beersheba, wo er Inhaber des

Kunen-Lunenfeld-Lehrstuhls für Medizinische Soziologie war. In den zwanzig Jahren an dieser Universität spielte er als Vorsitzender der Abteilung für Medizinische Soziologie eine führende Rolle in der Entwicklung ihres biopsychosozialen und communityorientierten Ansatzes. 1977–78 und 1983–84 war Antonovsky Gastprofessor an der Abteilung für Public Health der Universität von Kalifornien in Berkeley. 1992 ging er in den Ruhestand, führte jedoch weiterhin Forschungsprojekte durch und hielt Vorträge in aller Welt. Er starb am 7. Juli 1994 in Beersheba, Israel.

1.7.1 *Der Ursprung des Salutogenese-Konzepts*

Nach Antonovskys eigenen Angaben führte ein Ereignis im Jahr 1970 zu einer Kehrtwende in seiner Arbeit als Medizinsoziologe (Antonovsky 1997). Anlässlich einer Arbeit zu ethnischen Unterschieden bei der Verarbeitung der Menopause bei in Israel lebenden Frauen wurde Antonovsky auf Frauen aufmerksam, die die nationalsozialistischen Konzentrationslager überlebt hatten und dabei gesund geblieben waren. In der Gruppe der KZ-Überlebenden wiesen 29 Prozent eine gute psychische und körperliche Gesundheit auf. Diese Tatsache, die er nach seinen eigenen Worten als eine Art Wunder empfand, beeindruckte ihn außerordentlich und veranlasste ihn, den Weg einzuschlagen, der ihn schließlich zur Formulierung des salutogenetischen Modells führte, das er 1979 in »Health, Stress and Coping« erstmals vorstellte. Ausgangspunkt seiner Argumentation waren Daten, die zeigten, dass sich zu jedem beliebigen Zeitpunkt zumindest ein Drittel und wahrscheinlich sogar die Mehrheit der Bevölkerung jeder modernen Industriegesellschaft nach diversen vernünftigen Definitionen in einem morbiden, pathologischen Zustand befindet; Krankheit war somit keine relativ seltene Abweichung. Warum gab es aber trotzdem relativ viele Menschen, die gesund blieben? Dies war die »salutogenetische Frage«. In der Stressforschung, in der Antonovsky tätig war, gab man zu dieser Zeit die Antwort, dass diese Menschen wenig mit Stressoren – von mikrobiologischen bis zu soziokulturellen – in Berührung kamen und deswegen verschont blieben. Doch Antonovsky fand diese Hypothese unhaltbar; im menschlichen Leben waren Stressoren allgegenwärtig, und viele Menschen kamen sogar mit einer hohen Stressbelastung gut zurecht. Da man aber seit Selyes Pionierarbeiten davon ausging, dass Stressoren als gefährliche und schädliche Risikofaktoren automatisch (und nur) pathogen wirken würden, weil viele Daten auf einen Zusammenhang zwischen Stress und verschiedenen Krankheiten hinwiesen, war das unerklärlich. Das Konzept der Pathogenität der Stressoren musste revidiert werden.

Antonovskys Gegenvorschlag war, dass die Konfrontation mit einem Stressor zunächst zu einem Spannungszustand führe, mit dem man umgehen müsse. Ob das Ergebnis pathologisch, neutral oder gesund sein werde, hänge von der Angemessenheit der Spannungsverarbeitung ab. Damit wurde die Untersuchung der Faktoren, die die Verarbeitung von Spannung bestimmen, zur Schlüsselfrage der Gesundheitswissenschaften. Antonovskys erste Antwort auf die salutogenetische

Frage war das Konzept der »Generalisierten Widerstands-Ressourcen« (GRR, *Generalized Resistance Ressources*). Zu diesen zählten nach seinen Erkenntnissen Geld, Ich-Stärke, kulturelle Stabilität, soziale Unterstützung, Immunverstärker usw., das heißt alle jene Phänomene, die bei der Bekämpfung von Stressoren wirksam sind. Was machte aber ein Phänomen zu einer Generalisierten Widerstandsressource? Anhand welchen Kriteriums konnte man (im Voraus) beurteilen, ob etwas als solche wirken würde, und konnte verstehen, wie es wirkte? Als Antwort darauf entwickelte Antonovsky in den 80er Jahren das Konzept des »Kohärenzgefühls«.

1.7.2 *Salutogenetische versus pathogenetische Orientierung*

Wie Antonovsky 1993 schrieb, dominiert zur Zeit das Paradigma der Pathogenese noch die Krankheitsforschung und die klinische Praxis in den Industrienationen; sein Einfluss auf das Verständnis von Gesundheit und Krankheit von Menschen nimmt jedoch ab (Antonovsky 1993). Nach seiner Ansicht kann weder eine Präventivmedizin noch ein biopsychosoziales Modell (siehe Engel 1977, 1980) die Grenze dieses Paradigmas erweitern. Als Alternative dazu führte Antonovsky ein »salutogenetisches Paradigma« ein. Jede Gesellschaft entwickle, wie er schreibt, ein Paradigma, ein Gebäude von Grundannahmen über Gesundheit und Krankheit, und darauf basierend entsprechende soziale Institutionen, die sich dem Problem widmen. In den westlichen Industriestaaten bestehe das Paradigma im sogenannten biomedizinischen Modell, dessen Philosophie er das »pathogenetisches Paradigma« nennt. Seine Grundannahme bestehe darin, dass »die Integrität der Organismen durch bestimmte Pathogene oder Krankheitserreger, Mangel- oder Überflusszustände bedroht ist« (Antonovsky 1993). Die daraus resultierenden Symptome würden dann in Krankheitsbegriffen diagnostiziert. Der Schwerpunkt der medizinischen Tätigkeit liege bei der Identifikation der Krankheit und der Anwendung chemischer, physikalischer oder chirurgischer Maßnahmen zur Behebung oder Minimierung eines Schadens, den der pathogene Einfluss im Organismus bewirkt hat. Dieses Paradigma sei individualistisch und materialistisch orientiert, beziehe sich auf die mechanistischen Beziehungen zwischen Körperteilen und gehe davon aus, dass diese Maschine in der Regel bei den meisten von uns keinen Zusammenbruch erleiden werde. Das pathogenetische Paradigma, schreibt Antonovsky (1997), veranlasse Forscher, Therapeuten und Politiker, sich auf spezifische Krankheitserreger, Risikofaktoren, die für bestimmte Krankheiten verantwortlich gemacht werden, spezifische diagnostizierte Krankheiten, spezifische Behandlungen für bestimmte Krankheiten oder auf die Prävention spezifischer Krankheiten zu konzentrieren. Dies führe dann zu Feldzügen gegen die Krankheiten und erzeuge jene ungesunde Atmosphäre, vor welcher der Biologe René Dubos (1901–1982) in seinem Buch »The Mirage of Health« so überzeugend gewarnt habe: der »Fata Morgana der Gesundheit« (Dubos 1960); es verführe zur Annahme, es sei möglich, eine »Wunderpille« (*magic bullet*) oder Wunderkur zu finden. Zur Verdeutlichung des Gegensatzes zwischen den beiden Gesundheits-Paradigmen stellt Antonovsky die Antworten beider Modelle auf fünf fundamentale Fragen einander gegenüber:

	Klassifikation von Menschen	Gegenstand der Untersuchung und Behandlung	Ätiologische (Wirk-)Faktoren	Verständnis von Stressoren	Wie wird behandelt?
Pathogenetisch	Dichotome Klassifizierung: entweder krank oder gesund	Wissenschaftliche Diagnostik einer spezifischen Krankheit Organbeschwerden	Risikofaktoren für spezifische Erkrankungen (physikalisch-chemisch, mikrobiologisch, psychosozial) Pathogene Einflüsse	Etwas Ungewöhnliches und immer Pathogenes	»Magic Bullet« (Wunderpille) Bekämpfung von Krankheiten Suche nach spezifischer Behandlung Krieg gegen Krankheiten
Salutogenetisch	Kontinuierliche Klassifizierung Gesundheits-Krankheits-Kontinuum Wir sind alle teilweise gesund und teilweise krank	Bestimmung eines allgemeinen Gesundheits- bzw. Krankheitsstatus Kranker Mensch, nicht Krankheit Sowohl Befund wie auch Befindlichkeit Ganzheitlich	Ganzheitliche Lebensgeschichte unter Berücksichtigung von heilsamen bzw. gesundheitsfördernden Ressourcen Ortbestimmung auf Gesundheits- bzw. Krankheits-Kontinuum	Etwas Alltägliches und in seinen Konsequenzen Unbestimmbares Nur potenziell pathogen Muss nicht notwendig zu Stress oder Krankheit führen Kann auch positiv sein	Stärkung von Bewältigungs-Ressourcen und gesundheitserhaltenden Faktoren

Tabelle 1 Pathogenetisches versus salutogenetisches Paradigma (nach Antonovsky 1993)

Das biomedizinische Paradigma sei von verschiedener Seite kritisiert worden. Die Vertreter der »Präventionsthese« kleideten ihre Kritik in die anschauliche Metapher von der »Verfälschung durch den Blick flussabwärts«. Man müsse sich das menschliche Leben wie einen Fluss mit einer Biegung vorstellen. Flussabwärts, wo der Fluss starke Turbulenzen aufweise, könne man Menschen sehen, die verzweifelt darum kämpften, ihren Kopf über Wasser zu halten. Die pathogenetisch orientierten Krankenversorgungsspezialisten versuchten nun, mit großer Hingabe und großem Aufwand, vielen Fertigkeiten und einer großen Anzahl von Instrumenten, diese Menschen vor dem Ertrinken zu retten. Doch praktisch niemand richte seine Aufmerksamkeit darauf, wer oder was die Menschen überhaupt in diese Lage gebracht habe. Ein weiterer Kritikpunkt werde in dem systemtheoretischen Ansatz von George Engel deutlich, der vorschlägt, dass wir die Vorstellung spezifischer Pathogene und spezifischer Krankheiten aufgeben müssten und ein Konzept multipler Verursachung annehmen sollten, vor allem in der westlichen Welt, wo chronische Krankheiten weit mehr als Infektionskrankheiten für das Leiden der Kranken verantwortlich seien. Engel hat diesen Ansatz als »biopsychosoziales Modell« bezeichnet (Engel 1977, 1980). Nach diesem Modell sind eine Vielzahl pathogener Einflüsse, einschließlich psychosozialer Faktoren wie Stress oder bestimmte Lebensweisen, gemeinsam daran beteiligt, Menschen in den Krankheitsfluss zu befördern. In diesem Modell, schreibt Antonovsky (1993), werden somit sowohl somatische wie auch emotionale Störungen innerhalb des gleichen pathogenen Gesamtrahmens erklärt. Er weist darauf hin, dass das pathogenetische Paradigma, wenn es durch eine stärkere Betonung der Prävention und die Einbeziehung des Konzepts einer multiplen Verursachung erweitert werde, sogar noch effektiver werde – trotz solcher Modifikationen aber pathogenetisch bleibe. Der Fokus der Aufmerksamkeit möge sich zwar dadurch flussaufwärts bewegen und eine genauere Untersuchung der nicht-biologischen Faktoren ermöglichen, die jemand in die Lage des Ertrinkens bringen, doch es bleibe die gleiche pathogenetische Metapher.

Nach Antonovsky ist das pathogenetische Paradigma inadäquat und muss durch ein neues Paradigma ersetzt werden. Den Hauptgrund dafür sieht er in der Tatsache, dass seine Vertreter die Homöostase des Organismus als Normalzustand annehmen, dass sie glaubten, Menschen würden nicht krank werden, wenn nicht eine bestimmte Kombination von Umständen eintrete, dass sie gesund und gemäß der erwähnten Metapher am Ufer des Flusses stehen bleiben und nicht ins Wasser fallen würden. Die Annahme, normalerweise selbstregulierende, homöostatische Prozesse würden nur hin und wieder entreguliert (Schwartz 1979), sei kennzeichnend für die pathogenetische Orientierung.

Im Gegensatz dazu gehe der salutogenetische Ansatz davon aus, dass wir alle, bildlich gesprochen, in unserem Leben in einem Fluss voller Gefahren schwimmen (Antonovsky 1993). Die salutogenetische Orientierung beschäftige sich damit, wie der Fluss ungefährlicher gemacht werden könne und die Menschen bessere Schwimmer werden könnten. Sie betrachte die Bemühung um Gesundheit als permanent notwendig und nie völlig erfolgreich und fokussiere die Aufmerksamkeit auf die gesunderhaltenden Faktoren, die Menschen dazu verhelfen, im Verlauf ihres Lebens so erfolgreich wie möglich mit den Bedrohungen umzugehen. Antonovsky geht davon aus, dass Ungleichgewicht und Leid, Krankheit und Altern normale Bestandteile der menschlichen Existenz sind; der menschliche Organismus sei kontinuierlich gefährdet und der Kraft der Entropie ausgeliefert. »Der menschliche Organismus befindet sich in einem dynamischen Zustand des heterostatischen Ungleichgewichts« (Antonovsky 1997).

Er weist darauf hin, dass aufgrund epidemiologischer Daten Krankheit, egal wie man sie definiert, keineswegs ein unübliches Ereignis ist. Pathogene und Risiken seien überall und ständig vorhanden, Pathologie komme viel häufiger vor, als der pathogenetische Ansatz annehme. Das eigentliche Rätsel liege nicht darin, dass Menschen krank werden und sterben, sondern warum manche Menschen manchmal weniger als andere leiden und krank werden und warum sie sich in Richtung »Gesundheit« bewegen würden.

1.7.3 *Das Gesundheits-Krankheits-Kontinuum*

Gesundheit und Krankheit sind keine unvereinbaren Gegensätze, wie es die pathogenetische Denkrichtung annimmt, sondern alle Menschen sind teilweise gesund und teilweise krank, und Gesundheit lässt sich nie endgültig erreichen. Wir sind immer, solange noch ein Hauch Leben in uns ist, in einem gewissen Ausmaß gesund, selbst bei einer schweren Krankheit. Deshalb muss man, wie Antonovsky (1997) schreibt, eher von einem »Gesundheits-Krankheits-Kontinuum« sprechen, in dem jeder Mensch zu jedem Zeitpunkt eine bestimmte Position einnimmt.

1.7.4 *Die Natur von Stress und Stressoren*

Nach Antonovsky ist unser Leben voll von »Reizen, auf die wir keine automatischen, unmittelbar verfügbaren oder automatischen, angemessen adaptiven Antworten haben und auf die wir reagieren müssen« (Antonovsky 1997); das sind die »Stressoren«. Wie bereits erwähnt, betrachten die Vertreter des pathogenetischen Paradigmas Stressoren stets als pathogenetisch, das heißt als immanent schädliche Risikofaktoren, die im besten Fall reduziert werden können oder gegen die man sich immunisieren oder die man abpuffern kann. Antonovsky hat bereits in »Health, Stress and Coping« (1979) deutlich gemacht, dass er diese Annahme für irreführend hält. Antonovsky unterscheidet zwischen Spannung und Stress (Antonovsky 1997). Stressoren würden einen Spannungszustand erzeugen, seien aber nicht automatisch gesundheitsschädlich oder krankmachend. Spannung entstehe, wenn das Gehirn erkenne, dass ein Bedürfnis unerfüllt sei, dass man einer Anforderung nachkommen müsse, dass man etwas tun müsse, wenn man ein Ziel realisieren wolle. Dieser Spannungszustand bringe den Organismus in eine Situation, die zwei Aspekte habe: einen problemlösenden oder instrumentellen und den Aspekt der emotionalen Regulation. Der führende Stressforscher der neueren Zeit, Richard S. Lazarus, definierte eine Stressor als einen Reiz, der »die Ressourcen eines Systems angreift oder übersteigt« (Lazarus & Cohen 1977).

An anderer Stelle formulierte er es wie folgt: »Psychologischer Stress ist eine bestimmte Beziehung zwischen Individuum und Umwelt, die vom Betreffenden so bewertet wird, dass sie seine oder ihre Bewältigungs-Ressourcen angreift oder übersteigt und sein oder ihr Wohlbefinden gefährdet« (Lazarus & Folkman 1984). Antonovsky kritisierte an dieser Definition, dass sie Reize, die als günstig, positiv oder irrelevant bewertet werden, aus der Kategorie der Stressoren ausschließt (Antonovsky 1997). Nach seiner Auffassung muss die Definition der Stressoren alle Reize einschließen, die herausfordern, unabhängig davon, ob sie als gefährdend eingeschätzt werden oder nicht; wenn dies nicht geschehe, so aufgrund des weitverbreiteten Versäumnisses, zwischen Spannung und Stress zu unterscheiden, das einer pathogenetischen Orientierung entspringe. Er gesteht Lazarus zu, dass er mit seinem Konzept des Bewertungsprozesses (Appraisal) den Weg für die Lösung des Problems eröffne, wie das Kohärenzgefühl Spannung abbaut, ihre Umwandlung in Stress hemmt und folglich die Gesundheit steigert und Krankheit verhindert. Durch Lazarus' »primäre Bewertung« werde der Reiz, der das Gehirn erreicht, als Stressor oder Nicht-Stressor definiert. Im Fall der letzteren Möglichkeit würden dann die angemessenen Systemressourcen ins Spiel gebracht, um auf den Reiz zu reagieren. Falls jedoch ersteres der Fall sei, entstehe ein Spannungszustand, der sich in einer intensivierten psychophysiologischen Aktivität und Emotion manifestiere.

Nach Antonovsky ist der »allererste Mechanismus, durch den das Kohärenzgefühl operiert, mit dieser primären Bewertung verbunden«. Eine Person mit einem starken Kohärenzgefühl wird nach seiner Auffassung Reize eher als Nicht-Stressoren bewerten und annehmen, dass sie sich automatisch an die Anforderung anpassen kann – im Gegensatz zu jemandem mit einem schwachen Kohärenzgefühl. Die Person wird dadurch keine Anspannung, die potenziell zu Stress werden kann, erleben. Antonovsky sieht jedoch die Notwendigkeit, eine zweite Stufe in der primären Bewertung anzunehmen (primäre Bewertung II) – die Beurteilung des jetzt als Stressor wahrgenommenen Reizes als für das eigene Wohlbefinden bedrohlich, günstig oder irrelevant. Eine Person mit einem starken Kohärenzgefühl wird nach Antonovsky einen Stimulus mit größerer Wahrscheinlichkeit als Nicht-Stressor oder – bei der Einschätzung als Stressor – als irrelevant oder günstig bewerten, weil sie darauf vertraut, dass alles im Großen und Ganzen, wie in der Vergangenheit erfahren, gut ausgehen wird, dass sich das, was ein Problem zu sein scheint, nicht als so problematisch erweisen und lösbar sein wird, dass das Verwirrende verständlich werden wird, dass man Coping-Ressourcen hat und dass man also die Spannung auflösen kann. Dieses grundlegende Vertrauen ist eine fundamentale Widerstandsressource.

Was das emotionale Problem anbetrifft, das durch den Stressor ausgelöst wird, so wird derselbe Stressor bei einer Person mit einem starken Kohärenzgefühl mit höherer Wahrscheinlichkeit die Bedeutsamkeitskomponente ansprechen, das heißt positive Emotionen wie freudige Erwartung und Aufregung (bei als günstig eingeschätztem Stressor) oder Traurigkeit, Furcht, Schmerz, Wut, Schuldgefühle, Kummer oder Sorge (bei als ungünstig und gefährdend eingeschätztem Stressor) auslösen, während er bei einer Person mit schwachem Kohärenzgefühl im ersten Fall Hoffnungslosigkeit und Apathie, in letzterem Fall Angst, Wut, Scham, Verzweiflung, Verlassenheitsgefühle und Verwirrung bewirkt. Diese beiden Gruppen von Emotionen unterscheiden sich dadurch, dass die ersteren zum Handeln motivieren, während die letzteren lähmen; außerdem sind die Emotionen der ersten Gruppe zielgerichtet, die der letzteren diffus. Gerichtete Emotionen stimmen mit dem Gefühl überein, dass Probleme verstehbar sind, und führen eher zu Coping-Mechanismen, während diffuse Emotionen zu unbewussten Abwehrmechanismen führen. Entsprechend verhält es sich auch beim instrumentellen Aspekt der Problemlösung, wenn ein Reiz als Stressor definiert worden ist. Eine Person mit starkem Kohärenzgefühl sieht die Probleme mit größerer Klarheit, größerer Spezifität und präziserer Differenzierung und als verstehbar, handhabbar sowie eher als Herausforderung denn als Belastung und wird sich auf die Frage konzentrieren, welche Ressourcen zur Problembewältigung mobilisiert werden können, während eine Person mit schwachem Kohärenzgefühl kein deutliches Bild der Situation hat und sich darauf konzentriert, wie sie mit den damit verbundenen Emotionen, der Angst und der Unsicherheit umgehen kann.

Ein starkes Kohärenzgefühl ist, wie Antonovsky immer betonte, kein bestimmter Coping-Stil, sondern die Person mit einem starken Kohärenzgefühl ist in der Lage, diejenige Coping-Strategie auszuwählen, die am geeignetsten erscheint, mit dem Stressor umzugehen, mit dem sie konfrontiert ist. Sie wählt aus dem Repertoire generalisierter und spezifischer Widerstandsressourcen, die ihr zur Verfügung stehen, jene Kombination aus, die am angemessensten erscheint. Durchgehend immer ein bestimmtes Coping-Muster anzuwenden, würde bedeuten, der Natur des Stressors nicht gerecht zu werden und die Chancen für ein erfolgreiches Coping zu verringern. Die Flexibilität bei der Wahl geeigneter Coping-Strategien, die Bandbreite des Repertoires alternativer Bewältigungsformen, die jemand zur Verfügung hat, und wie flexibel und urteilssicher eine Person bei der Anwendung verschiedener Strategien ist, mit anderen Worten ein sogenannter adaptiver Coping-Stil, ist ein entscheidendes Kennzeichen des starken Kohärenzgefühls.

1.7.5 *Das Kohärenzgefühl und seine drei Komponenten*

Als Antwort auf die »salutogenetische Frage« entwickelte Antonovsky in den 1980er Jahren das Konzept des »Kohärenzgefühls« (*sense of coherence*), das zentrale Element seiner Theorie der Salutogenese. Es war seine Antwort auf die Frage, was das allen »Generalisierten Widerstandsressourcen« Gemeinsame sei – es war, dass sie es jemandem möglich machen, den zahllosen Stressoren, denen wir ständig ausgesetzt sind, einen Sinn zu verleihen. Antonovsky definierte das Kohärenzgefühl als »eine globale Orientierung, die ausdrückt, in welchem Ausmaß man ein durchdringendes und andauerndes, aber dennoch dynamisches Gefühl des Vertrauens hat,

- dass die eigene innere und äußere Umwelt vorhersehbar und erklärbar ist und dass die Dinge sich mit hoher Wahrscheinlichkeit so entwickeln werden, wie vernünftigerweise erwartet werden kann;

- dass einem die Ressourcen zur Verfügung stehen, um den Anforderungen, die diese Reize stellen, zu begegnen; und
- dass diese Anforderungen Herausforderungen darstellen, die Anstrengung und Engagement lohnen« (Antonovsky 1997).

Das Kohärenzgefühl bestimmt maßgeblich, welche Position jemand im Gesundheits-Krankheits-Kontinuum erhält, sowie, ob man sich in Richtung des gesunden Pols bewegt oder nicht. »Personen mit einem starken Kohärenzgefühl werden sich unter ansonsten gleichbleibenden Bedingungen gesundheitlich adaptiver verhalten als solche mit einem schwachen Kohärenzgefühl« (Antonovsky 1997, S. 142).

Antonovsky führt weiter aus, dass das Kohärenzgefühl sich aus drei zentralen Komponenten zusammensetze:

1. einem Gefühl der Verstehbarkeit (*sense of comprehensibility*),
2. einem Gefühl der Handhabbarkeit (*sense of manageability*), und
3. einem Gefühl der Bedeutsamkeit (*sense of meaningfulness*).

In den Fragebogenerhebungen, aufgrund derer er das Konzept des Kohärenzgefühls entwickelte, punkteten Personen mit einem starken Kohärenzgefühl bei diesen drei Komponenten hoch, diejenigen mit einem schwachen Kohärenzgefühl niedrig.

Zu den einzelnen Komponenten des Kohärenzgefühls liefert Antonovsky genauere Erläuterungen. In Bezug auf das Gefühl der Verstehbarkeit (GV) führt er aus, wer ein hohes Maß an GV besitze, gehe davon aus, dass kommende Ereignisse vorhersehbar seien oder dass sie zumindest, falls sie dennoch überraschend auftreten, eingeordnet und verstanden werden könnten. Die Ereignisse des Lebens würden als Erfahrungen gewertet, mit denen man umgehen könne, die Herausforderungen darstellten und die annehmbar seien. In Bezug auf das Gefühl der Handhabbarkeit (GH) erklärt Antonovsky, diese zweite Komponente stelle das Ausmaß dar, in dem man wahrnehme, dass man geeignete Ressourcen zur Verfügung habe, um den Anforderungen zu begegnen, die von der Ereignissen ausgehen, mit denen man konfrontiert wird. »Zur Verfügung stehen« bedeute, dass man die Ressourcen entweder selbst unter Kontrolle habe oder dass jemand, dem man vertraue oder den man als legitimiert anerkenne, über sie verfüge. Wer ein hohes Ausmaß an GH erlebe, werde sich nicht durch Ereignisse in eine Opferrolle gedrängt oder vom Leben ungerecht behandelt fühlen.

Was das Gefühl der Bedeutsamkeit (GB) betrifft, führt Antonovsky aus, er habe bald erkannt, dass sein ursprüngliches Konzept zu einseitig den kognitiven Aspekt des Kohärenzgefühls betont habe und dass es wichtig war, »als Teilnehmer in die Prozesse, die das eigene Schicksal und die alltägliche Erfahrung bilden, involviert zu sein« (Antonovsky 1979). Darauf wurde er aufmerksam, weil die Personen mit einem starken Kohärenzgefühl in den Interviews immer von Lebensbereichen sprachen, die ihnen wichtig waren, ihnen sehr am Herzen lagen und in ihren Augen »Sinn ergaben« – und zwar in der emotionalen, nicht nur in der kognitiven Bedeutung des Begriffs. Ereignisse wurden von diesen Menschen tendenziell als Herausforderungen und als wichtig genug erlebt, dass sie gewillt waren, emotional in sie zu investieren und sich für sie zu engagieren. Nach der Abfassung von »Health, Stress and Coping« (1979) wurde Antonovsky auf Viktor Frankls Werk aufmerksam, der ja einen in vielen Punkten sehr ähnlichen Ansatz entwickelt hat (dazu mehr später in Kapitel 5); es beeinflusste die Wahl der Bezeichnung für diese Komponente. Personen, die ein schwaches Kohärenzgefühl hatten, ließen hingegen nicht erkennen, dass ihnen irgendetwas im Leben bedeutsam und wichtig schien. Sie gestanden zwar widerstrebend zu, dass dieser oder jener Lebensbereich wichtig sei, aber nur in dem Sinn, dass er ihnen aufreibende Lasten und unwillkommene Anforderungen auferlegte, auf die sie gerne verzichtet hätten. Antonovsky definierte diese Komponente des Kohärenzgefühls, die dessen Motivationsaspekt repräsentiert, als »das Ausmaß, in dem man das Leben emotional als sinnvoll empfindet: dass wenigstens einige der vom Leben gestellten Probleme und Anforderungen es wert sind, dass man Energie in sie investiert, sich für sie einsetzt und sich ihnen verpflichtet, dass sie eher eine willkommene Herausforderung sind als Lasten, die man gerne los wäre« (Antonovsky 1997).

Antonovsky betont, zwar seien alle drei Komponenten des Kohärenzgefühls wichtig und notwendig, doch seien nicht alle in gleichem Maß zentral. Am wichtigsten scheine die motivationale Komponente der Bedeutsamkeit zu sein; ohne sie sei ein hohes Ausmaß von Verstehbarkeit und Handhabbarkeit wahrscheinlich von kurzer Dauer. An nächster Stelle dürfte nach Antonovsky die Verstehbarkeit kommen, da ein hohes Maß an Handhabbarkeit vom Verstehen abhänge. Erfolgreiches Coping hänge jedoch immer vom Kohärenzgefühl als Ganzem ab. Die Grenzen dürften jedoch nicht zu eng gezogen werden; zumindest die eigenen Gefühle, die unmittelbaren zwischenmenschlichen Beziehungen, die wichtigste eigene Tätigkeit und existenzielle Fragen wie Tod, unvermeidbares Scheitern, persönliche Fehler, Konflikte und Isolation sollten noch innerhalb der Bedeutungsgrenze zu liegen kommen. Wenn die Bedeutsamkeit dieser Bereiche, mit denen viele von unseren persönlichen Energien und ein großer Teil unseres Selbsts unausweichlich verbunden seien, geleugnet werde, habe man per definitionem ein niedriges Ausmaß an GB.

Antonovsky weist darauf hin, dass man unbedingt zwischen einem authentischen starken Kohärenzgefühl und einem nicht authentischen »falschen oder rigiden Kohärenzgefühl« unterscheiden müsse. Es gebe Personen, die auf den ersten Blick ein starkes Kohärenzgefühl zu haben scheinen, weil sie in der Befragung angeben, alles zu verstehen und für alles eine Lösung zu haben. Man müsse jedoch nach Heinz Kohut (1982) zwischen dem Gefühl des Selbsts und dem Gefühl der Identität unterscheiden; das Selbst sei das Gefühl einer tiefen, grundlegenden Kontinuität jenseits der jeweiligen sozialen Rollen, die man spiele, während sich Identität auf die sozialen Rollen beziehe. »Ein starkes Selbst ermöglicht eine starke

Identität, aber es ist nicht grundsätzlich abhängig von der expliziten Identität, in der sich das Selbst zu einem beliebigen Zeitpunkt manifestiert« (Antonovsky 1997, S. 41). Wenn sich die Umstände änderten, habe jemand mit einem starken Selbst kein Problem, eine alternative Identität zu suchen und zu finden. Eine Person mit einem schwachen Selbst könne zwar ein (scheinbar) starkes Kohärenzgefühl aufweisen, weil sie rigide an einer vorgegebenen Identität festhalte, in dem Bestreben, der Ängste Herr zu werden, die sich wegen des schwachen Selbsts einstellen; sie werde sich aber dadurch verraten, dass sie Zweifel nicht toleriere und keine Flexibilität für alternative Möglichkeiten der Verstehbarkeit, Handhabbarkeit und Bedeutung zeige. Ihr rigides Kohärenzgefühl könne leicht zerbröseln, wenn sie sich an neue Umstände anpassen müsse, während eine Person mit authentischem Kohärenzgefühl zwar festen fundamentalen Regeln und Prinzipien verpflichtet sei und sich von ihnen leiten lasse, jedoch in Bezug auf die jeweiligen Strategien, die in verschiedenen Umgebungen und unter verschiedenen Umständen angewandt werden, flexibel und in der Lage sei, auf Veränderungen zu reagieren. Solche Menschen hätten eine ausgeglichene Zuversicht und würden darauf vertrauen, dass jeder neuen Situation Sinn abzugewinnen sei. »Die Person mit einem starken Kohärenzgefühl ist eher in der Lage, die Natur und die Dimensionen des instrumentellen Problems genau zu identifizieren, sie ist eher geneigt, es als Herausforderung anzusehen, und wird mit großer Wahrscheinlichkeit aus ihrem Repertoire an Ressourcen diejenigen auswählen, die dem Problem angemessen sind und sie auf vernünftige Weise einsetzen« (Antonovsky 1997, S. 142).

1.7.6 *Konkrete biologische Auswirkungen von Coping-Strategien auf die Gesundheit*

Antonovskys Salutogenese-Konzept leidet darunter, dass es ein praktisch rein psychologisch-verhaltenswissenschaftliches Konzept ohne Bezug zu Biologie und Physiologie ist. Obwohl die Stressforschung ihren Ursprung in der Physiologie, in den Pionierarbeiten von Forschern wie Claude Bernard, Walter Cannon und Hans Selye nahm, haben wir es bei Antonovskys Arbeit mit einer sozialwissenschaftlich gewordenen Stressforschung zu tun, die fast jeden Bezug zur Physiologie verloren hat. Nach Selye hat sich die Stressforschung für lange Zeit in die isoliert arbeitenden physiologischen und psychologisch-sozialwissenschaftlichen Zweige aufgespalten, die wenig voneinander Kenntnis genommen haben. Antonovsky selbst war sich dieses Mangels bewusst und hat in seinem zweiten Buch (1997) betont, dass das Konzept des Kohärenzgefühls »sich nicht nur auf die psychologische Ebene anwenden lässt, sondern auch auf verschiedene Organsysteme und sogar den Organismus als System selbst«. Es sei notwendig, zu zeigen, dass und wie Coping-Strategien zur Gesundheit beitragen; dabei gehe es auch darum, die Zusammenhänge zwischen Verhalten und Physiologie aufzuzeigen. Er selbst hat dazu allerdings nicht mehr als weitgehend unverbundene Hinweise auf einen Forschungsbedarf geliefert und war nicht in der Lage, die Ergebnisse der physiologischen Forschungen, auf die er verweist, selbst in eine Synthese mit seinen eigenen Forschungsresultaten zu bringen. So schreibt er z. B., wie Ciaranello et al. (1982) in einer detaillierten Zusammenfassung der Erkenntnisse über die biologischen Substrate von Stress schreiben würden, könnte »eine Kooperation zwischen Naturwissenschaftlern, Psychologen und Sozialwissenschaftlern äußerst nützlich sein, da jeder dieser Bereiche eine andere Sichtweise von Stress bietet«. Er betonte, er sei davon überzeugt, dass die Stärke des Kohärenzgefühls direkte physiologische Konsequenzen habe und dadurch den Gesundheitszustand beeinflusse. Wegen des bekannten Tabus unter Wissenschaftlern der klassischen Schule, sich über andere Fachgebiete als das eigene zu äußern, zögerte er jedoch offensichtlich, sich in diesen Bereich zu begeben. Mit Recht betont er, dass Sozial- und Naturwissenschaftler lernen müssten, miteinander zu sprechen, wenn irgendein Fortschritt gemacht werden solle. Er nimmt nicht in Anspruch, Experte im Gebiet der Naturwissenschaften zu werden, das sei für ihn als Sozialwissenschaftler unmöglich; es müsse aber erlaubt sein, Vorschläge zu machen, die Kollegen aus anderen Fachgebieten aufnehmen könnten, wenn sie wollten.

Von allen naturwissenschaftlichen Modellen passt sein Ansatz nach Antonovskys Ansicht am besten in Gary E. Schwartzs Konzept vom »Gehirn als Gesundheitssystem« (Schwartz 1979), das aus der Allgemeinen Systemtheorie von Ludwig von Bertalanffy abgeleitet ist (siehe Kapitel 10 »Beiträge der Naturwissenschaften«). Schwartz stellt die Frage, was geschieht, wenn in normalerweise integrierten, selbstregulierenden Systemen wie dem menschlichen Organismus Dysregulation auftritt. »Ein normalerweise selbstregulierendes System kann durcheinander geraten, wenn die Kommunikation von essenzieller Information zwischen bestimmten Teilen des Systems unterbrochen wird« (Schwartz 1979). Wenn eine solche Dysregulation eintritt, kann ein Krankheitsprozess initiiert werden. Wenn Information über Verletzungen, emotionale Störungen, gefährdende Veränderungen in der Umwelt usw. verzerrt oder missachtet werden oder nur unangemessene Ressourcen für eine Reaktion darauf zur Verfügung stehen, dann hält die Störung an – der Organismus tritt in ein Stadium von Stress ein, und die Schädigung beginnt. Dies geschieht vor allem bei wiederholten unangemessen angegangenen akuten und chronischen Stressoren, wie Antonovsky betont. Nach seiner Ansicht ist die Stärke des Kohärenzgefühls die entscheidende Determinante für die Vermeidung von Dysregulation. Er greift auch Schwartzs Hinweis auf, die fehlende Integration der beiden Großhirn-Hemisphären könnte etwas mit Dysregulationen zu tun haben; dadurch könnte die adäquate Integration affektiver und kognitiver Prozesse im Umgang mit Stressoren behindert werden. James P. Henry von der Drew Medical School in Los Angeles, der einen wichtigen Beitrag zum integrativen Verständnis sozialer und biologischer Prozesse geleistet habe, habe vermutet, dass das Kohärenzgefühl sich auf biologischer Ebene in einer Integration zwischen beiden Gehirnhälften ausdrücke (Henry 1982). Im weiteren weist Antonovsky auf die damals einsetzende Entwicklung der Psychoneuroimmunologie hin, die wichtige Erkenntnisse über den Zusammenhang zwischen subjektivem Erleben und Emotionen und Krankheit liefere, indem sie das über das zentrale Nervensystem und das neuroendokrine System operierende Immunsystem als vermittelnde Instanz aufgedeckt habe (mehr zu diesem Thema siehe Kapitel 10 »Beiträge der Naturwissenschaften«). Sie habe gezeigt, dass die neurale und neurohumorale Regulation innerer Prozesse im Organismus in hohem Maß von psychischen Prozessen abhängt. Die Aussage des tschechischen Physiologen Tomas Radil-Weiss, dass im Konzentrationslager »Menschen mit starkem Willen, die von der Bedeutung der Prinzipien, denen sie konsistent gefolgt sind, überzeugt und von einem geschlossenen Weltbild durchdrungen waren, besser aushielten als die Menschen, die in ihren Ansichten schwankten« (Radil-Weiss 1983) sei eine Bestätigung dieses Befunds. Die Ergebnisse der Forschung über die biologischen Grundlagen des sogenannten Typ-A-Verhaltens (Krantz & Durel 1983) veranlassten Antonovsky zur Vermutung, das Kohärenzgefühl könnte ein zugrundeliegendes biologisches Substrat widerspiegeln, »ein prototypisches Antwortmuster verschiedener physiologischer Systeme des Organismus, das in der Interaktion mit der Informationsverarbeitung des Zentralnervensystems die Person prädestiniert, Stressoren und die von ihnen aufgeworfenen Probleme gut zu bewältigen in dem Sinn, dass Spannung nicht in Stress umgewandelt wird« (Antonovsky 1997, S. 148).

1.7.7 *Salutogenese und die Physik*

Unter den Hinweisen auf mögliche naturwissenschaftliche Bezüge des Salutogenese-Konzepts in seinem zweiten Buch befinden sich auch einige Referenzen auf die Physik. Mit seinem »Kohärenzgefühl« bezieht sich Antonovsky zwar auf ein Konzept, das in der Physik eine wichtige Rolle spielt; er scheint es jedoch meistens mehr oder weniger in einem übertragenen, metaphorischen Sinn zu verwenden, ohne auf die Physik Bezug zu nehmen. Andererseits erweckt das Kapitel »Offene Forschungsthemen« in seinem letzten Buch (1997) doch den Eindruck, dass ihm eine Verbindung zu physikalischen Konzepten nicht unwichtig war. So stellt er z. B. einen Bezug her zum physikalischen Konzept der Transformation von Chaos in Ordnung bzw. von Entropie in negative Entropie aus der Thermodynamik (Antonovsky 1997, S. 149 ff.). Er nennt das Vermögen einer Person, »generalisierte Widerstandsressourcen« zu mobilisieren, die Fähigkeit, »negative Entropie in das menschliche System einbringen zu können«, und schreibt dem Kohärenzgefühl diese Fähigkeit zu. Auf einem Symposium im Jahr 1978 in Berkeley wies ihn ein Physiker auf das Konzept der »dissipativen Strukturen« und thermodynamischen Nicht-Gleichgewichts-Strukturen hin, das erklärt, wie in sogenannten offenen Systemen, die sich im thermodynamischen Gleichgewicht befinden, durch »Selbstorganisation« Ordnung aus Chaos entstehen kann (siehe Kapitel 10 »Beiträge der Naturwissenschaften«). Antonovsky bringt diese Eigenschaft physikalischer Systeme, die der Physiknobelpreisträger Ilya Prigogine und sein Kollege Herbert

Fröhlich auch lebenden Organismen zugeschrieben haben, mit der für das Kohärenzgefühl wichtigen menschlichen Fähigkeit, zu seelischer und mentaler Kohärenz zu gelangen, in Beziehung. Er zitiert dazu den Publizisten Arthur Koestler, der in seinem Buch »The Ghost in the Machine« (1967) feststellte, dass »lebende Organismen die Kraft haben, aus ihren Sinneseindrücken und Empfindungen geordnete, kohärente Wahrnehmungen und komplexe Wissenssysteme aufzubauen; das Leben saugt Informationen aus der Umwelt, indem es sich von ihren Substanzen ernährt und ihre Energien synthetisiert«.

Diese Fähigkeit hatte Erwin Schrödinger »Negentropie« (negative Entropie) genannt; er hatte die Fähigkeit lebender Organismen, die eigene Ordnung durch Entnahme von Ordnung aus der Umwelt aufrechtzuerhalten, als charakteristisches und fundamentales physikalisches Kennzeichen von Lebewesen bezeichnet und geschrieben, »Lebewesen nähren sich von negativer Entropie« (Schrödinger 1944). Antonovsky zitiert auch Erich Jantsch mit der Aussage, »ein offenes System von Ordnung kann nur in einem Zustand des thermodynamischen Nicht-Gleichgewichts aufrechterhalten werden« (Jantsch 1979), und folgert, diese neue Sicht des Organismus führe zu der Auffassung des »Personseins als Prozess, offen und immer an der Schwelle des Abgrundes, weit weg vom Gleichgewicht entfernt«. Man müsse deshalb mit E. E. Sampson die menschliche Person betrachten als ein »dezentralisiertes Ensemble mit vielen Facetten, dessen Kohärenz als ein Wesen allein aufgrund seines fortwährenden Werdens aufrechterhalten bleibt« (Sampson 1985). Im Zentrum der Frage, wie der Mensch funktioniere, stehe letztlich die »Fähigkeit des Systems, sich ein kohärentes Interaktionsmuster mit der Realität zu erarbeiten« (Antonovsky 1997, S. 154).

1.8 Ähnliche Konzepte

In Kapitel 3 seines Buchs »Unraveling the Mystery of Health« (1987) weist Antonovsky selbst darauf hin, dass es eine Reihe von ähnlichen Konzepten gibt, die ebenfalls »die salutogenetische Frage stellen und zumindest teilweise mit dem SOC-Konzept kompatibel sind« (Antonovsky 1987); er erwähnt Suzanne Kobasas »Hardiness«, Emmy Werners »Resilienz«, Banduras »Self efficacy« sowie Thomas Boyces »Permanenzgefühl«. Im Folgenden stelle ich außerdem das »Thriving«-Konzept von Ickovics und Park vor.

1.8.1 *Suzanne Kobasas Hardiness*

Wie wir bereits gehört haben, beschäftigte sich die Stressforschung in den 1960er und 1970er Jahren vorwiegend mit dem Einfluss von stressenden »Life Events« wie z. B. Arbeitsplatzwechsel, Tod eines Elternteils oder Ehepartners, Heirat, Scheidung usw. auf die körperliche und psychische Gesundheit. Ende der 70er Jahre begannen jedoch einige Forscher zu vermuten, dass die relativ schwache Korrelation zwischen

Stress und Krankheit damit zu tun haben könnte, dass eine Anzahl von Versuchspersonen mit hohen Stressraten, die aber trotzdem nicht krank wurden, die Zahlen verfälschten. Darunter war auch Suzanne Ouellette Kobasa, die in den späten 70er Jahren zusammen mit Salvatore Maddi und einem Team von Verhaltensforschern der Universität von Chicago die populäre These überprüfte, dass eine hohe Stressbelastung zu einem hohen Erkrankungsrisiko führe, und 1979 darüber eine retrospektive Studie veröffentlichte (Kobasa 1979). Jedoch statt die Frage zu untersuchen, wer durch übergroßen Stress krank wird, verfolgten die Wissenschaftler eine salutogenetische Fragestellung und suchten nach Personen, die nach hohen Stressbelastungen wenige Symptome zeigten. Die Untersuchung wurde an 200 hohen Führungskräften der Illinois Bell Telefongesellschaft durchgeführt, die während der Aufteilung des AT&T-Konzerns (1984) eine hohe Stressbelastung erfahren hatten. Aufgrund eines Antitrust-Verfahrens gegen AT&T, das von 1974 bis 1982 dauerte, musste sich der Konzern, der bis dahin das US-Monopol auf dem Gebiet der Telefonnetze innegehabt hatte, von allen regionalen und lokalen Telefongesellschaften trennen; diese Trennung fand am 1. Januar 1984 statt. Kobasa und ihre Kollegen stellten fest, dass die Manager, die gesund geblieben waren, eine andere Art und Weise hatten, stressende Ereignisse zu betrachten und mit ihnen umzugehen als diejenigen, die krank geworden waren. Beispielsweise sahen die gesunden Führungskräfte Veränderungen, ob sie nun gute oder schlechte waren, als einen unvermeidbaren Teil des Lebens und als eine Gelegenheit für persönliches Wachstum und neue Erfahrungen, statt als eine Bedrohung ihrer persönlichen Sicherheit. Somit machten sie sich das Prinzip der »optimistischen kognitiven Bewertung« (Kobasa et al. 1981) zunutze, das ihnen das Gefühl gab, dass sie die Dinge kontrollieren konnten – wenn nicht die Probleme selbst, so doch zumindest deren Wirkung. Diejenigen, die unter Stress gesund blieben, hatten nach Kobasa neben einem Gefühl der Kontrolle und der Herausforderung auch ein Engagement für ihr Leben. Sie waren stark engagiert für ihre Arbeit und ihre Familie, und dieses Engagement gab ihn ein Gefühl der Sinnhaftigkeit, ein Lebensziel zu verfolgen und ein anregendes und interessantes Leben zu haben. Kobasa nannte diese Konstellation von stressresistentmachenden Persönlichkeitseigenschaften »Hardiness« (Widerstandsfähigkeit) und definierte sie als »die Fähigkeit, mit Stress umgehen zu können«, als »psychische Widerstandskraft gegen Stress und widrige Umstände« (Kobasa 1979). Sie identifizierte drei Komponenten darin, nämlich *Commitment* (Engagement), *Control* (Kontrolle) und *Challenge* (Herausforderung).

Zur Komponente Engagement können wir bei Kobasa lesen, dass unter Personen, die unter Stress stehen, »diejenigen, die sich gegenüber den verschiedenen Bereichen ihres Lebens engagiert fühlen, gesünder bleiben als jene, die sich entfremdet fühlten« (Kobasa 1979). Um engagiert zu sein, müsse man »zunächst sein eigenes Leben und seine Beziehungen wertschätzen« und müsse »sich dann für diese wertgeschätzten Dimensionen des Lebens engagieren« (Kobasa 1982). Engagement entstehe aus einem Gefühl, ein Ziel zu haben und einen Sinn zu sehen im Leben, was einem durch schwierige Zeiten helfe. Es habe auch mit einem Gefühl des Verbundenseins mit anderen Menschen zu tun.

Zur Kontroll-Komponente meint Kobasa: »Unter Personen unter Stress haben diejenigen [...] ein größeres Gefühl der Kontrolle über das, was in ihrem Leben geschieht, als diejenigen, die sich machtlos äußeren Kräften ausgeliefert fühlen« (Kobasa 1979). Zur Kontrolle gehört auch die Überzeugung, dass die Lebensereignisse (zumindest teilweise) das Resultat der eigenen Handlungen und Haltungen sind und deshalb beeinflusst werden können, sowie dass man nach dieser Überzeugung handelt. Menschen mit Kontrolle »sind in der Lage, verschiedene Arten von Ereignissen im Rahmen eines kontinuierlich modifizierten Lebensplans zu interpretieren und in ihn einzuordnen und dadurch in etwas Konsistentes und nicht mehr so Bedrohliches umzuwandeln« (Kobasa 1982).

Zur Herausforderung schließlich hat die Forscherin zu sagen, dass »unter Personen unter Stress diejenigen, die Veränderungen als eine Herausforderung betrachten, gesünder bleiben als diejenigen, die sie als Bedrohung sehen« (Kobasa 1979). Herausforderung beruhe auf der Überzeugung, dass Veränderung und nicht Stabilität den normalen Gang des Lebens kennzeichne (Kobasa 1982). Dadurch würden stressende Lebensereignisse weder mit Überraschung (da sie erwartet werden) noch mit Ärger begrüßt (da sie als erregende Gelegenheiten für Wachstum und Entwicklung betrachtet werden). Kobasa beschreibt eine »widerstandsfähige« (*hardy*) Person als ziemlich neugierig mit der Neigung, die eigenen Erfahrungen interessant und sinnvoll zu finden. Solche Menschen seien überzeugt, durch das, was sie sich vorstellen, sagen und tun, einen Einfluss zu haben, und gleichzeitig würden sie erwarten, dass Veränderung die Norm sei und würden diese als eine wichtige Anregung zur persönlichen Entwicklung betrachten. Optimistische kognitive Bewertungen würden vorgenommen, Veränderungen würden als natürlich, sinnvoll und trotz ihrer Stresshaftigkeit sogar interessant empfunden und somit nüchtern betrachtet. Zudem würden entscheidende Aktionen vorgenommen, um mehr über die Veränderungen herauszufinden, um sie in den Lebensplan einzuordnen und um aus ihnen die Lehren zu ziehen, die für die Zukunft nützlich sein könnten. Auf diese Weise würden widerstandsfähige Personen stressige Ereignisse in etwas weniger Stressendes transformieren.

1.8.2 *Emmy Werners Resilienz*

Der Begriff der »Resilienz« wurde in den 1970er Jahren von der amerikanischen Entwicklungspsychologin Emmy E. Werner, Professorin an der University of California in Davis, geprägt (Werner 1992, 2000, 2007a, b; Werner & Smith 1982). Wie der Begriff »Stress« stammt er ursprünglich aus den Ingenieur- und Materialwissenschaften, wo er die mechanische Widerstandskraft und Schlagfestigkeit eines Materials bezeichnet. Unter Werners Leitung wurde ab 1955 eine Langzeitstudie an 698 Kindern auf der hawaiianischen Insel Kauai durchgeführt, die sogenannte Kauai-Längsschnittstudie, die einen fundamentalen Perspektivenwechsel in der Wissenschaft einleitete. Nachdem eine Flutwelle die Insel überrollt hatte, untersuchte Werner zusammen mit Ruth Smith über 40 Jahre hinweg die Entwicklung des gesamten 1955 geborenen Jahrgangs der Kinder, die die Katastrophe überlebt hatten und die zudem noch unter äußerst schwierigen sozialen Bedingungen aufwuchsen. Die Bevölkerung Kauais war sehr arm. Viele der untersuchten Kinder wuchsen mit Eltern auf, die ungebildet, Alkoholiker, geisteskrank und/oder arbeitslos waren, und litten unter Armut, Misshandlung, Vernachlässigung, ständigem Streit, Gewalt und Scheidungen. Von den Kindern zeigten zwei Drittel in ihren späteren Teen-Jahren destruktive Verhaltensweisen wie z.B. chronische Arbeitslosigkeit, Drogenmissbrauch, Schulschwierigkeiten, Straffälligkeit und uneheliche Geburten (bei Teenager-Mädchen). Ein Drittel dieser Jugendlichen zeigte jedoch trotz aller widrigen Umstände keine solchen Verhaltensweisen. Diese Kinder waren noch als Erwachsene selbstsicher, zuversichtlich und leistungsfähig. Sie wiesen weniger Scheidungen, Gesundheitsprobleme und Todesfälle auf als die anderen. Werner nannte sie »resiliente Kinder« (Werner 1982). Diese Forschungsergebnisse nahm Werner zum Anlass, nach den Schutzfaktoren zu fragen, die die negativen Auswirkungen widriger Lebensumstände in der Kindheit auf die Persönlichkeitsentwicklung abzumildern oder gar auszugleichen vermögen. Resiliente Kinder und ihre Familien hatten Eigenschaften, die sie von nicht-resilienten Kindern und ihren Eltern unterschieden. Als wesentlichste Bedingung der mentalen Stabilisierung von Risikokindern, die ihre Resilienz stärkt, erwies sich eine feste und verlässliche Bezugsperson, die zudem als Vorbild dient. Zu den weiteren Schutzfaktoren gehörten z. B.:

- die Fähigkeit, Befriedigung von Bedürfnissen und Wünschen hinauszuschieben;
- Interesse an Menschen, Dingen und Ideen;
- Interesse für die Schule und das Lernen;
- resiliente Kinder waren oft *Overachievers*, das heißt, sie leisteten mehr in der Schule als man aufgrund ihres IQ erwartet hätte;
- sie waren »leicht zu führen«;
- sie hatten realistische Pläne für ihre Zukunft;
- sie hatten eine realistische Vorstellung von ihren eigenen Fähigkeiten; sie schienen jedoch keine größere Selbstwertschätzung zu haben als nicht-resiliente Kinder;
- sie baten um Hilfe, wenn sie sie benötigten;
- sie waren mitfühlend und anderen Menschen wohlgesonnen, hatten eine positive Haltung gegenüber anderen;
- sie waren fähig, ihre Gefühle auszudrücken.

Werner definierte Resilienz als »psychische Widerstandsfähigkeit gegen Stress, die Fähigkeit, sich von widrigen Umständen, seelischen Belastungen, negativen

Lebensbedingungen, traumatischen Erlebnissen usw. nicht unterkriegen zu lassen« (Werner 1992). Sie schreibt, diese Persönlichkeitseigenschaft setze sich aus zwei Gruppen von Fähigkeiten zusammen, inneren (intrinsischen) und äußeren (extrinsischen); diese seien bei Jugendlichen und Erwachsenen etwas anders als bei Kindern. Beide würden zu den protektiven Faktoren gehören, die Menschen unter ungünstigen Umständen gedeihen lassen würden. Bei jungen Erwachsenen würden dazu folgende Fähigkeiten gehören:

Innere Komponenten (Selbst-Führungs-Qualitäten)
- Empathie;
- mitfühlend und sozial;
- Sinn für soziale Gerechtigkeit;
- Sicherheit;
- Fähigkeit, sich zurückzuhalten, Widerstand zu leisten und Grenzen zu setzen;
- Planungs-, Zielsetzungs-, Problemlösungs- und Entscheidungsfähigkeit, Kreativität;
- Selbst-Effizienz;
- Selbst-Wertschätzung;
- Akzeptanz;
- kulturelle Sensitivität;
- Spiritualität.

Äußere Komponenten (Beziehungs-, Gemeinschafts- und soziale Fähigkeiten und Erwartungen)
- Liebevolle Familie;
- gute Kommunikation in der Familie;
- Unterstützung durch die Familie;
- Eltern, die hohe Erwartungen haben (nicht Perfektion, sondern gute Leistungen erwarten);
- Leistungsbereitschaft;
- Familie liefert Rollenmodelle;
- Engagement des Kindes in Schule, Elterninteresse an der Schule;
- Gemeinschaftswerte;
- Nachbarn, die Anteil nehmen;
- positive Beziehungen zu Gleichaltrigen;
- positiver Einfluss von Gleichaltrigen.

(Quelle dieser Aufstellung: Wikipedia-Eintrag »Psychological resilience«. http://en.wikipedia.org/wiki/Psychological_resilience. Abgerufen am 24. Juni 2008)

Die Resilienz wurde in den 1980er und 1990er Jahren zu einem wichtigen theoretischen und Forschungsthema aufgrund von Untersuchungen über Kinder schizophrener Mütter (Masten, Best & Garmezy 1990; Luther, Cicchetti & Becker 2000).

Zunächst widmeten sich die Resilienzforscher der Identifikation von protektiven Faktoren, die die Anpassung von Menschen an ungünstige Bedingungen wie Misshandlung, katastrophale Lebensereignisse oder Armut erklären konnten; später wandten sie sich vor allem dem Verständnis der zugrundeliegenden protektiven Prozesse zu.

1.8.3 *Albert Banduras Selbstwirksamkeit (Self Efficacy)*

In den späten 1970er Jahren entwickelte Albert Bandura (geb. 1925), ein führender kanadischer Lernpsychologe, das Konzept der »Self Efficacy« (»Selbstwirksamkeit«) (Bandura 1977, 1994, 1997; Schwarzer & Jerusalem 2002). Er definierte sie als »subjektive Überzeugung einer Person, ein bestimmtes Verhalten erfolgreich ausführen zu können, sich in einem bestimmten Bereich kompetent verhalten zu können« (Bandura 1994). Nach Bandura wird Selbstwirksamkeit entwickelt aufgrund

1. der Erfahrung, schwierige Situationen gemeistert zu haben;
2. der Beobachtung von anderen Personen von vergleichbarer Kompetenz, die eine Aufgabe meistern;
3. sozialer Unterstützung sowie
4. der Beobachtung der eigenen physiologischen Reaktionen auf eine neue Anforderungssituation (Herzklopfen, Schweißausbrüche, Händezittern, Frösteln, Übelkeit usw.).

Antonovsky (1997) macht den Vorschlag, dass Banduras drei Bedingungen für wirksames Verhalten den drei Komponenten des Kohärenzgefühls analog sein könnten. Der Glaube, dass das beabsichtigte Ergebnis eines bestimmten Verhaltens für einen selbst von Wert ist, entspreche der Bedeutsamkeit, der Glaube, das das Ausführen dieses Verhaltens tatsächlich zu diesem Ergebnis führen werde, entspreche der Verstehbarkeit, und drittens der Glaube, dass man dieses Verhalten erfolgreich ausführen könne, entspreche der Handhabbarkeit. Antonovsky weist darauf hin, dass Banduras »hochwirksame Person« jener Person verwandt sei, die in M. Rosenbaums Terminologie »ein hohes Ausmaß an gelerntem Ressourcenreichtum« habe (Rosenbaum 1983). Rosenbaum knüpfte an Seligmans Konzept der »erlernten Hilflosigkeit« an (Seligman 2000, siehe »Positive Psychologie«) und nimmt an, dass »normale« Individuen ein grundlegendes Verhaltensrepertoire erwerben, das es ihnen erlaubt, erfolgreich mit hohen Risikofaktoren umzugehen.

1.8.4 *Thomas Boyces Permanenzgefühl*

Im Rahmen der Life-Events-Forschung fragte sich der Kinderarzt Thomas Boyce in den 70er Jahren, welche Bedingungen es Kindern erleichtern, gesund zu bleiben (Boyce et al. 1977; Antonovsky 1997, S. 52). Er kam zum Schluss, dass »familiäre Routine eine biologische, entwicklungsbedingte Fundierung in einer dem Menschen eigenen Prädisposition zu rhythmischer Aktivität« haben könnte (Boyce et al. 1983). Boyce nahm an, dass die Verlässlichkeit einer Umgebung, in der es viele sich wiederholende Verhaltensweisen gibt, an denen Familienmitglieder teilnehmen und die mit vorhersehbarer Regelmäßigkeit auftreten, eine wichtige Bedingung für die Gesundheit eines Kindes sei. Später haben Boyce und seine Kollegen den Begriff des »Permanenzgefühls« für ihren zentralen Gesundheitsfaktor geprägt. Sie definieren es als »der Glaube, die Wahrnehmung, dass bestimmte zentrale, wertvolle Elemente der Lebenserfahrung stabil und überdauernd sind« (Boyce, Schaefer & Uitti 1985). Dieser Glaube verleihe dem Leben Bedeutsamkeit. Die Autoren betonen jedoch, dass nicht alle Lebensveränderungen notwendigerweise stresshaft oder gesundheitsschädlich seien, sondern nur solche, die das Gefühl der Permanenz verletzen. Zusammenfassend beruht Boyces Modell auf der Annahme der Rhythmizität des Lebens und identifiziert drei Faktoren, die einem Menschen das Gefühl der Permanenz verleihen: repetitive Verhaltensweisen, als wertvoll betrachtete Lebenserfahrungen und das Gefühl von sich selbst, kompetent und zuverlässig zu sein. Diese Komponenten bilden laut Boyce die Grundlage dafür, dass jemand sich auf die Gesundheit zubewegt.

1.8.5 *Carolin B. Thomas' Temperament und Stamina (Durchhaltevermögen)*

Die Kardiologin Carolin Bedell Thomas (1904–1997) von der John Hopkins University School of Medicine stellte die salutogenetische Frage ausgehend vom Konzept des »Temperaments« (Betz & Thomas 1979). In Fortführung der weit zurückreichenden Tradition des konstitutionellen Denkens (siehe Kapitel 10) analysierte sie einen umfangreichen Satz von biologischen und psychologischen Daten von 1337 Medizinstudenten und -studentinnen ihrer Universität, um das »Individuum als biologisch-kulturellen Organismus mit einer inhärenten, charakteristischen Art, seine Erfahrungen zu machen und sich mit den Ereignissen seines Lebens auseinanderzusetzen, darzustellen« (Betz & Thomas 1979).

Die Daten stammten aus der über einen Zeitraum von dreißig Jahren durchgeführten Langzeitstudie über Gesundheits- und Risikofaktoren, die später als »John Hopkins Precursor Study« bekannt wurde und die Gesundheit der Studenten der Jahrgänge 1948 bis 1964 untersuchte. Grundlage der Interpretation war das Konzept des Temperaments als einer individualtypischen Disposition (Krankheitsanfälligkeit), die mit der Geburt gegeben ist und über die Zeit konstant bleibt. Zunächst (1979) wurden die Probanden aufgrund der Daten in Alpha-, Beta- und Gamma-Temperaments-Typen klassifiziert, wobei der »unregelmäßig-ausgeglichene« Gamma-Typ eine signifikant höhere Anfälligkeit für ernsthafte Funktionsstörungen und Tod aufzuweisen schien als der »langsam-solide« Alpha- oder der »schnell-leichtfüßige« Beta-Typ. Zusätzlich stellten die Forscher beim Beta-Typ »am meisten Durchhaltevermögen und Resistenz gegenüber Krankheiten« (Betz & Thomas 1979) fest. Das letzte Kennzeichen rückte später ins Zentrum des Interesses und führte zum Konzept des Durchhaltevermögens (»Stamina«), das in einem Lexikon definiert wird als »die physische oder moralische Kraft, die erforderlich ist, um Krankheit, Ermüdung oder Entbehrung zu widerstehen; Ausdauer. Abgeleitet von lat. *stamen*, ›Lebensfaden‹«. Nach Thomas gibt es Individuen, die mit unterschiedlichen Möglichkeiten und Empfindlichkeiten geboren werden, die die Lebenserfahrungen (aber) dann in einen Schutzschild oder in bestimmte Anfälligkeiten umzuformen vermögen. Carolin Thomas' Ansatz wurde später von Lillian Cartwright weitergeführt (Cartwright, Wink & Kmetz 1995).

1.8.6 *Ickovics' und Parks Thriving (Gedeihen, Aufblühen)*

1998 erschien eine Spezialausgabe der Zeitschrift »Journal of Social Issues«, in der Jeannette R. Ickovics (Yale University, New Haven), Crystal L. Park (Miami University, Oxford, Ohio), Charles S. Carver (University of Miami, Coral Gables FL) und Virginia O'Leary (Auburn University, Alabama) unter dem Titel »Thriving: Broadening the Paradigm Beyond Illness To Health« eine Reihe von Argumenten vorbrachten, die dem Konzept Antonovskys ähnlich sind, aber noch stärker als der israelische Wissenschaftler betonen, dass Stressoren das Funktionieren einer Person sogar verbessern können. »Thriving« (»Gedeihen, Aufblühen«) wird dort definiert als »die effektive Mobilisierung individueller und sozialer Ressourcen als Antwort auf Risiken oder Bedrohungen, die zu positiven mentalen oder körperlichen Resultaten und/oder zu positiven sozialen Resultaten führen. Thriving soll für etwas stehen, das mehr als nur eine Rückkehr zum Gleichgewicht [das heißt zur Homöostase] nach einer Herausforderung ist [...] Wir schlagen ein ›Mehrwert‹-Modell vor, in dem ein Individuum oder eine Gruppe sich über bloßes Überleben und Erholung von einer Krankheit oder einem Stressor hinaus zum Gedeihen hin bewegt« (Ickovics & Park 1998).

Charles S. Carver illustrierte in derselben Ausgabe der Zeitschrift den Unterschied zwischen Resilienz und Thriving, indem er vier mögliche Reaktionen auf ein ungünstiges Ereignis beschreibt, die alle von einer ersten Verschlechterung des Funktionierens (einer Abwärtsbewegung) ausgehen (Carver 1998):

- Das Funktionieren der Person kann sich weiter unter das ursprüngliche Niveau der Verschlechterung, die auf dem Höhepunkt der Krise des ungünstigen Ereignisses eintrat, verschlimmern. Hier erliegt die Person dem Ereignis.
- Das Funktionieren des Individuums kann, nach der anfänglichen Krise, etwas besser werden, jedoch nicht bis auf das Niveau, das sie vor dem ungünstigen Ereignis hatte – die Person überlebt, ist aber auf irgendeine Weise reduziert oder beeinträchtigt.
- Die Person kommt wieder auf die Füße auf dem Niveau des Funktionierens, das sie vor dem ungünstigen Ereignis hatte; dies ist, was man Resilienz oder Erholung nennt.
- Die Person kann nicht bloß auf das vorherige Niveau des Funktionierens zurückkehren, sondern dieses sogar auf irgendeine Weise übertreffen, was Carver als »Thriving« bezeichnet.

Wie Carver schreibt, ist Resilienz »definiert als die Fähigkeit von Personen, nach dem Durchmachen einer Krise wieder auf die Füße zu kommen und eine ›homöostatische Rückkehr zu einem früheren Zustand‹ durchzumachen«. Der Begriff des Thrivings dagegen beziehe sich auf den Erwerb von neuen Fähigkeiten, neuem Wissen (Lernen über sich selbst, Lernen von neuen Bewältigungsfähigkeiten usw.), neuem Selbstvertrauen oder eines Gefühls der Meisterschaft und von verbesserten interpersonellen Beziehungen – etwas, wovon in der Resilienz-Literatur nicht die Rede sei.

Thriving stellt somit, wie Virginia O'Leary schreibt, eine Transformation dar, die mit »einer grundlegenden kognitiven Verschiebung in Reaktion auf eine Herausforderung« einhergehe. Damit eine solche Transformation möglich werde, müsse die Herausforderung eine tiefe sein, wie die Konfrontation mit einer tödlichen Erkrankung, ein schlimmer traumatischer Unfall, Überfall oder Vergewaltigung, ein großer Verlust oder eine existenzielle Krise – Ereignisse, die die Grundfesten der eigenen Existenz erschüttern und das eigene Gefühl des Lebenssinns, Lebensziels oder der Identität in Frage stellen. Die Transformation setze jedoch auch ein Individuum voraus, das bestimmte Qualitäten besitze, die es ihm möglich machten, die Herausforderung zum Aufblühen zu nutzen. Zu diesen Qualitäten gehörten individuelle Ressourcen wie Widerstandskraft (Hardiness), Bewältigungsfähigkeit (Coping), ein Kohärenzgefühl sowie kognitive Ressourcen wie die angemessene Bewertung der Bedrohung und Selbst-Effizienz, die Fähigkeit, den Lebensereignissen einen Sinn zu verleihen, und schließlich soziale Unterstützung und/oder Rituale, die Übergänge bzw. Veränderungen im Leben erleichterten (O'Leary 1998).

Thriving sowie ein ähnlicher Begriff, nämlich »Flourishing«, was ebenfalls Gedeihen, Aufblühen bedeutet, werden in der Positiven Psychologie (siehe Kapitel 4) für den salutogenetischen Zustand der optimalen Gesundheit benützt (siehe Keyes & Haidt 2003).

2 Hygiogenese

Ein nicht so weit verbreitetes salutogenetisches Konzept, in dem der biologisch-physiologische Aspekt im Vordergrund steht, ist die »Hygiogenese«; sie stellt sozusagen das physiologische Gegenstück zu Antonovskys »Salutogenese« dar, welche sich auf die psychosozialen Faktoren der Salutogenese bezieht, während die Hygiogenese sich mit den physiologisch-körperlichen Prozessen der Gesunderhaltung und Heilung befasst. Das Wort »Hygiogenese« wird oft als bedeutungsgleiches Synonym für Salutogenese verwendet. Rein sprachlich scheint das zunächst berechtigt, denn griechisch *hygieia* bedeutet wie das lateinische *salus* »Gesundheit«, so dass beide Wörter denselben Sinn haben: Entstehung oder Erzeugung von Gesundheit. Hygiogenese scheint sogar noch als der sprachlich konsequentere Ausdruck, da er zwei griechische Wörter zusammenfügt, während Salutogenese ein lateinisches und ein griechisches Wort verbindet. Von ihrer wissenschaftlichen Herkunft und Begründung her unterscheiden sich die beiden Begriffe jedoch deutlich (Gutenbrunner 2003).

2.1 Friedrich von Gröer

Der Begriff »Hygiogenese« findet sich bereits 1922 in einem Aufsatz von Friedrich von Gröer, Professor der Kinderheilkunde an der Universität Lemberg, der der pathogenetischen Betrachtungsweise eine hygiogenetische Perspektive entgegenstellte, die vom medizinischen Denken vernachlässigt worden sei (Gröer 1922). Gröer schrieb darin, den klinischen Verlauf von Erkrankungen könne man nach zwei prinzipiell verschiedenen Gesichtspunkten analysieren: der herkömmlichen pathogenetischen Betrachtungsweise und einer hygiogenetischen Betrachtungsweise. Deren Aufgabe sei es, »die Rolle aufzuklären, welche die Krankheitserscheinungen für das Zustandekommen der Heilung zu spielen berufen« seien. Er definierte den Begriff der Hygiogenese als den »Mechanismus, welcher die Heilung herbeiführenden biologischen, chemischen und physikalischen Vorgänge zusammenhängend zum Genesungsprozess vereinigt«.

Die Hygiogenese umfasse

- die Heilungsbedingungen und die Heilungsbereitschaft,
- den Heilungsmechanismus als solchen und schließlich
- auch die Vorgänge, die im Organismus sekundär durch den Heilungsprozess ausgelöst würden.

Der erste Punkt umfasse die potenziellen Heilungsmöglichkeiten, der zweite die eigentliche Dynamik und der dritte die sekundäre Symptomatik des Heilungsprozesses. Gröer stellte fest, dass im Bereich der Hygiogenese der Infektionskrankheiten und der Immunität gegen Erreger bereits wichtige Vorarbeiten zu einer hygiogenetischen Forschung geleistet worden seien. Immunität sei jedoch nicht mit Hygiogenese identisch; Immunität und Resistenz seien statische Begriffe, während Hygiogenese als ein dynamischer Begriff aufzufassen sei. Die Vorgänge, die zur Immunität führten, würden nur insoweit unter den Begriff der Hygiogenese fallen, als sie gleichzeitig auch für das Zustandekommen der Gesundung von Bedeutung seien; das sei nicht immer der Fall.

Neben den spezifischen, gegen bestimmte Krankheitserreger oder andere Pathogene gerichtete Abwehrreaktionen seien noch zwei weitere Gruppen von Heilungsprozessen erforderlich, damit Heilung erreicht werde: Erstens die Prozesse, die den Organismus so in seiner Reaktionsfähigkeit verändern und »umstimmen«, dass er durch die Erreger nicht geschädigt werden kann und sich gegenüber ihnen unempfindlich – adiaphorisch – verhalte: die sogenannten »Umstimmungsreaktionen«, die zur vollständigen oder teilweisen Adiaphorie (»Unempfindlichkeit«) führten. Zweitens die Reparaturvorgänge, die die bereits durch den Erreger herbeigeführten Schädigungen durch bestimmte reaktive Maßnahmen ausgleichen würden. Alle drei Gruppen von Gesundungsprozessen müssten in einem komplexen Zusammenwirken beteiligt sein, damit die endgültige Heilung zustande komme. Gröer schließt seine Ausführungen mit der Feststellung, die Bedeutung der hygiogenetischen Betrachtungsweise für Theorie und Praxis der klinischen Medizin liege auf der Hand. Das Studium der Hygiogenese könne überaus wichtige Erkenntnisse für die Prognose und die Behandlung liefern. Es sei ein alter medizinischer Grundsatz, dass die Hauptaufgabe der Behandlung in der Unterstützung der natürlichen Heilungsvorgänge liege. Um diese Aufgabe leisten zu können, müsste man aber die Heilungsvorgänge genauer kennenlernen. Das Wesen der Heilung sei noch immer nicht aufgeklärt. Die Aufstellung des Begriffs der Hygiogenese könne seiner Meinung nach die Erforschung dieses so wesentlichen Problems der klinischen Medizin der Verwirklichung nahebringen, vor allem dadurch, dass zunächst für eine Reihe bereits wohlbekannter Erscheinungen, die bisher ohne genügenden Zusammenhang registriert worden seien, ein klar umschriebener Gesichtspunkt geschaffen werde, nach welchem sie geordnet werden könnten. Außerdem solle die Aufstellung des Begriffs Hygiogenese auch das weitere Studium funktioneller Heilungsvorgänge anregen. In Bezug auf die Heilungsbereitschaft würden – dank der Konstitutions- und Vererbungsforschung sowie der Methodik der funktionellen Leistungsprüfung von Organen und des Gesamtorganismus – bereits einige Forschungsergebnisse vorliegen, hingegen bestehe auf dem Gebiet der Heilungsbereitschaft noch Forschungsbedarf. Vor allem das Studium der Umstimmungsreaktionen sowie der funktionellen Reparaturvorgänge, die bisher nahezu ausschließlich morphologisch betrachtet worden seien, verspreche wichtige Erkenntnisse über den Heilungsprozess.

2.2 Louis R. Grote

In den 30er Jahren griff dann der Arzt und Wissenschaftler Louis Radcliffe Grote (1886–1960) den Begriff der Hygiogenese auf (Grote 1961; Hildebrandt 1977). Als Chefarzt des Sanatoriums »Weißer Hirsch« in Dresden (1924–1928) und später als Leiter der Medizinischen Klinik am Rudolf-Hess-Krankenhaus in Dresden (1934–1945) war Grote einer der ersten Mediziner, die die wissenschaftliche Medizin und die Verfahren der Naturheilkunde in einer Synthese verband und gleichzeitig in kritischer Weise überprüfte. Wie Hildebrandt schreibt, sah Grote die Aufgabe einer wissenschaftlich fundierten Therapie darin, Indikationen und Technik der verschiedenen therapeutischen Maßnahmen »unter dem Gesichtspunkt einer optimalen Ermöglichung der organismuseigenen Selbstheilungskräfte herauszuarbeiten«. Er ging davon aus, dass die Heilung einer Krankheit »in ihren entscheidenden Phasen immer nur und ausschließlich durch regulative Vorgänge innerhalb des Organismus selbst erfolgt«. Er wies den adaptiven Leistungen des Organismus eine entscheidende Bedeutung für Gesundheit und Krankheit zu. Bereits 1938 schrieb Grote in einem Sammelband über die »Natürliche Heilweise im Rahmen der Gesamtmedizin« (Adam 1938): »Wir können uns kein anderes Ziel einer vernünftigen Behandlung denken, als das der Hygiogenese: eine Behandlung, die Gesundheit aus sich selbst heraus entstehen lassen soll« (Grote 1938).

Grote verstand unter hygiogenetischen Regulationen nicht nur die primären homöostatischen Mechanismen, sondern wollte zugleich deren Fähigkeit, sich selbst in ihrer Anpassungsbreite zu modifizieren, einbezogen haben, also das, was man heute »Regulationen höherer Ordnung« nennt (Golenhofen 1966). Bereits in seinem Buch »Grundlagen ärztlicher Betrachtung« (Grote 1921) hatte er den Begriff der »Responsivität« als Maß für Gesundheit und Krankheit geprägt, die Fähigkeit, durch dauernde Anpassungsleistungen eine innere Ordnung aufrechtzuerhalten. Er definierte sie als die Übereinstimmung der tatsächlich vorhandenen mit der für das betreffende Individuum notwendigen physiologischen Leistung. Krankheit war für Grote das Anzeichen einer veränderten Regulationslage durch Mangel an Anpassung, durch verminderte Responsivität. Die Krankheitssymptome waren für

Grote Ausdruck von gesteigerten oder ungenügenden hygiogenetischen Regulationen. Auch seine Aussagen, »wenn ein Mensch sein Bestes leistet, wenn er dem entspricht, zu dem ihn alle seine Anlagen befähigen, wenn er also im letzten Sinn ›er selbst‹ ist, dann ist er gesund«, sowie »die Lehre von der Gesunderhaltung soll der Lehre von der Krankenbehandlung den Rang ablaufen«, zeigen seine salutogenetische Einstellung.

Er war aber überzeugt, dass sich Krankheit und Gesundheit einer vollständigen Objektivierung entziehen; sie müssten individuell beurteilt werden. Krankheit war für ihn ein Zurückbleiben der Leistungsfähigkeit hinter der persönlichen Leistungsnorm, die bei jedem Menschen eine andere war. »Eine Behandlung, die Gesundheit aus sich selbst heraus entstehen lassen soll, setzt eine völlig wirklichkeitsgerechte Beurteilung jeder krankhaften Erscheinung am Organismus voraus. Diese Bewertung muss nach anderen Gesichtspunkten geschehen als nach der Feststellung der quantitativen Abweichung von einer mittleren Norm, welche nur ein abstrahierendes Denken mit der Gesundheit gleichsetzen kann« (Grote 1921).

Grote wies auch auf die Bedeutung einer medizinischen Semiotik (Bedeutungslehre) hin. Er betonte, neben den ätiologischen und pathogenetischen Fragestellungen müsse die Bedeutung der Krankheitssymptome untersucht werden, die sich im persönlichen Erleben des Kranken spiegele. Eine systematische Erforschung der hygiogenetischen Regulationen war ihm ein wichtiges Anliegen.

2.3 Günther Hildebrandt

1977 griff der Physiologe Günther Hildebrandt (1924–1999), Professor für Arbeitsphysiologie und Rehabilitationsforschung an der Philipps-Universität in Marburg und Leiter des L.R. Grote-Instituts für Physiotherapie und Rehabilitation in Bad Berleburg, Grotes Anregung auf und entwickelte seinen hygiogenetischen Ansatz auf der Basis seiner bahnbrechenden chronomedizinischen Forschungen weiter (Hildebrandt 1977, 1993, 1998a, b, 1999).

Hildebrandt stützte sich in seiner rhythmologisch orientierten Hygiogeneseforschung auf die von Grote vertretene Unterscheidung von »Kunstheilung« und »natürlicher Selbstheilung«, die sich bereits bei Rudolf Virchow (1854) findet und auch von Ferdinand Hoff (1957, 1969) aufgegriffen und weitentwickelt worden ist. Wie Hildebrandt ausführt, nutzt die Medizin unserer Zeit die Erkenntnisse der Physiologie in erster Linie für das Verständnis pathogenetischer Mechanismen, also der Kunstheilung; die Pathologische Physiologie nimmt in der medizinischen Ausbildung einen entsprechend gewichtigen Platz ein. In der Therapie werden dementsprechend vorwiegend pathogenetisch orientierte Maßnahmen angewandt, die auf eine Ausschaltung der Krankheitsursachen, auf Korrekturen der Normabweichungen von Funktionsgrößen (z.B. durch pharmakologische Lenkung) oder auf eine künstliche Stützung oder einen Ersatz von geschwächten und ausgefallenen Körperfunktionen bis hin zum Organersatz zielen. Alle diese Maßnahmen der Kunstheilung (Ausschaltung, Lenkung, Ersatz) sind spezifisch pathogenetisch ausgerichtet und weisen dem behandelten Organismus eine passive Rolle zu. Ihre Wirkung ist an die Anwesenheit von Wirkstoffen und Kunsthilfen gebunden; eine fortdauernde Wirksamkeit in Bezug auf die Wiederherstellung der Gesundheit ist daher nur gegeben, wenn sich sekundär körpereigene hygiogenetische Regulationen beteiligen und durchsetzen können. Damit ist klar, dass die pathogenetisch orientierten therapeutischen Prinzipien nicht ausreichen, insbesondere bei chronischen Krankheiten und Regulationsstörungen, wie sie vor allem die Zivilisationskrankheiten unserer Zeit kennzeichnen.

Kunstheilung *Pathogenetisch orientierte Maßnahmen*	**Selbstheilung** *Hygiogenetisch orientierte Maßnahmen*
Ausschaltung	Schonung → Erholung
Lenkung (Korrektur)	Anregung der Selbstordnung → Normalisierung
Ersatz	Training → Kräftigung

Tabelle 2 Wirkprinzipien einer pathogenetisch orientierten Therapie (Kunstheilung) und einer hygiogenetisch orientierten Therapie (Selbstheilung) nach Hildebrandt (1977).

Während die Wissenschaft der Pathologischen Physiologie gut ausgebildet ist, hat sich die medizinische Wissenschaft bisher um die Aufklärung der hygiogenetischen Prozesse, der Grundlagen des Gesundwerdens und der natürlichen Selbstheilung, zu wenig gekümmert.

Wie schon Grote betonte, sind die Prozesse der Gesunderhaltung mit denen der Heilung eng verwandt. Hildebrandt formuliert diesen Zusammenhang wie folgt: »Die hygiogenetischen Fähigkeiten zur Heilung sind keine besonderen, sondern sie sind auch schon tätig, um den Organismus gesund zu erhalten. Sie müssen nur in geeigneter Weise verstärkt und metamorphosiert werden, wenn Heilungsprozesse erforderlich sind« (Hildebrandt 1999). Andererseits sind die Erkenntnisse, die die Forschung auf diesem Gebiet in den letzten hundert Jahren zutage gefördert hat, aber auch zu wenig bekannt und kaum in die klinische Praxis integriert worden. Darin macht sich, was schon Grote erkannte, bemerkbar, dass die Regulationsmedizin bisher »weitgehend Erlebnismedizin geblieben ist und keine eigene Systematik, kein eigenes Lehrgebäude entwickelt hatte« (Hildebrandt 1977). Zwar wurden, wie Hildebrandt schreibt, eine Reihe von Begriffen zur Abgrenzung der verschiedenen Wirkprinzipien der hygiogenetischen Maßnahmen der natürlichen Therapie entwickelt, z. B. Reiztherapie, Reaktionstherapie, Regulationstherapie oder Adaptationstherapie, doch wurden diese meistens nur als Synonyme verstanden und führten nicht zu einer wirklichen Differenzierung der Wirkprinzipien.

Wie Tabelle 2 zeigt, können den drei Wirkprinzipien der Kunstheilung im Bereich der Selbstheilung drei entsprechende Prinzipien gegenübergestellt werden, die ausschließlich auf einer aktiven Mitwirkung des Organismus am Heilungsprozess beruhen:

- die Schonung, die durch Entlastung Erholungsvorgänge ermöglicht;
- die übende Anregung der selbstordnenden Regulationen, die zu einer aktiven Normalisierung von Funktionsabweichungen führt, und
- die Kräftigung, die durch systematische Steigerung der Funktionsbelastung im Sinne einer Anpassung, wie etwa beim Training, ausgelöst werden kann.

In manchen Bereichen der Therapie, z. B. in der Physiotherapie und in verschiedenen Verfahren der Komplementärmedizin und Naturheilkunde, hat zwar die Vorstellung, dass die therapeutischen Wirkungen aus den physiologischen Reaktionen des Organismus auf die angewandten therapeutischen Reize hervorgehen, immer eine zentrale Rolle gespielt. Trotz der vielfältigen Erkenntnisse, die die naturwissenschaftlich orientierte Physiologie auf diesem Gebiet in der ersten Hälfte des 20. Jahrhunderts erarbeitet hat (siehe Kapitel 10 »Beiträge der Naturwissenschaften«), lagen jedoch nicht ausreichend Daten vor, um die so ausgelösten und geförderten Regulations- und Heilungsprozesse zu verstehen und systematisch zu ordnen. Zwar konnte man die unmittelbaren Reaktionen auf therapeutische Reize als Reflex- oder Regulationsvorgänge beschreiben und analysieren, doch gelang es mit den angewandten Methoden und Gesichtspunkten nicht, aus diesen unmittelbaren Reizantworten auch die eigentlichen Heilungsprozesse abzuleiten. Das lag einerseits, wie Hildebrandt schreibt, daran, dass die reaktiven Modifikationen der Regulationsabläufe, das heißt die adaptiven Umstellungen, die im Sinn von »Regulationen höherer Ordnung« (Golenhofen 1966) bei wiederholten Reizanwendungen ausgelöst werden, damals von der Physiologie noch nicht genügend systematisch erforscht worden waren. Vor allem aber war die große Bedeutung der biologischen Zeitstrukturen noch nicht hinreichend erkannt und gewürdigt worden, ohne die ein Verständnis chronischer Krankheiten und der für ihre Behandlung meist erforderlichen wiederholten Langzeitbehandlungen nicht möglich sei.

Nach Hildebrandts Auffassung hat jedoch eine wirkliche Differenzierung der hygiogenetischen Reaktionsleistungen nach physiologischen Kriterien erst in den 60er und 70er Jahren entscheidende Fortschritte gemacht, und zwar in erster Linie durch die Anwendung chronobiologischer Gesichtspunkte. Auch hier war es Grote, der schon früh der zeitlichen Entwicklung der Symptomatologie eine entscheidende Bedeutung für das Verständnis des Krankheits- und Gesundungsprozesses zuschrieb. Er stellte 1959 fest: »Als selbständiges Phänomen sind die Dauern zu wenig untersucht« (Grote 1961, S. 137). Was schon Grote ins Auge fasste, wurde in den 1960er und 1970er Jahren präziser erforscht und bestätigt, nämlich dass die Funktionen des Organismus nicht nur im Ruhezustand spontanen rhythmischen Schwankungen unterliegen und damit ein System zeitlicher Ordnungen darstellen, sondern dass auch ihre Reaktionen auf äußere Reize grundsätzlich phasisch-periodisch verlaufen (Siedeck 1951; Wachholder und Beckmann 1953; Hoff 1957, 1969).

Hildebrandt gehörte zu den wichtigsten Pionieren auf diesem Gebiet der Forschung, der Chronobiologie und Chronopathologie, und ihm verdanken wir die Entwicklung einer »therapeutischen Physiologie«, die viele Erkenntnisse über die physiologischen Abläufe bei Regulations- und Heilungsprozessen zutage gefördert hat, deren Dauer und differenzierte periodische Zeitstruktur charakteristische Merkmale darstellen (Hildebrandt 1999).

2.3.1 *Chronophysiologie als Grundlage für das Verständnis der Hygiogenese*

Hildebrandt war somit bestens qualifiziert, »die physiologischen Grundlagen der Hygiogenese« darzustellen, wie er das 1977 skizzierte und in seinem späteren gleichnamigen Aufsatz ausführte (Hildebrandt 1999). Dort legte er dar, dass die Adaptationsphysiologie im Sinn der Erforschung von Regulationen höherer Ordnung und die Chronophysiologie zur Aufklärung biologischer Zeitstrukturen für das Verständnis hygiogenetisch orientierter Therapieprinzipien und -verfahren und damit als Grundlage einer »therapeutischen Physiologie« von entscheidender Bedeutung sind. Die Grundlage der Rhythmizität aller Lebensvorgänge ist die Tatsache, dass der Organismus zwei sehr unterschiedliche Ziele verfolgt, die nicht miteinander vereinbar sind: einerseits spezifische Leistung und andererseits Erholung und Regeneration. Sie können nicht gleichzeitig verwirklicht werden und müssen sich deshalb in zeitlicher Abfolge phasenweise ablösen. Zu diesen schon spontan auftretenden hygiogenetischen Prozessen in weitgehend ungestörtem Zustand, die aus innerem Antrieb erfolgen, kommen noch die reaktiven Vorgänge, die als Reaktion auf Veränderungen und Störungen auftreten, die von ihnen ausgeglichen werden müssen. Hildebrandt konnte nun in dem breiten Spektrum hygiogenetischer Prozesse eine hierarchische Ordnung ausmachen.

Das gesamte Spektrum der hygiogenetischen Prozesse lässt sich nach dem Zeitbedarf der Prozesse in einen langwelligen Bereich (Tages-, Monats- und Jahres-Perioden) und einen kurzwelligen Bereich (Millisekunden-, Sekunden-, Minuten- und Stunden-Perioden) untergliedern. Die hygiogenetischen Vorgänge dienen zunächst im kurzwelligen Bereich (Periodendauer weniger als 24 Stunden) dem Ausgleich alltäglicher Störungen und Belastungen und damit vor allem der Erholung und Gesunderhaltung. Hier handelt es sich um lokal begrenzte, einfache Erholungsvorgänge (Membranerholung, Wiederaufladung der elektro-chemischen Gradienten, Gewebserholung, Abtragung der Sauerstoffschuld, Abbau der Ermüdungsprodukte, Auffüllung der Energiespeicher); sie dienen der Wiederherstellung des lokalen Stoffwechselgleichgewichts und werden durch lokal-autonome Reflexe gesteuert. Mit zunehmendem Zeitbedarf werden die hygiogenetischen Vorgänge immer komplexer und umfassender und ändern ihren Charakter; adaptive Zielsetzungen treten immer stärker in den Vordergrund. Wenn bei stärkerer Beanspruchung die lokalen Reaktionen nicht mehr ausreichen, die Energiespeicher erschöpft werden und Störungen im Gleichgewicht des vegetativen Systems auftreten, werden unter Einschaltung zentral-autonomer Steuerungen umfassendere Erholungsreaktionen von größerem Zeitbedarf ausgelöst. Dabei werden auch primär nicht beteiligte Systeme zu Kompensationsleistungen herangezogen (z. B. durch kompensatorische Durchblutungseinschränkungen).

Einer der wichtigsten zentral koordinierten Erholungsprozesse ist die Schlaferholung. Wie der gesamte mittelwellige Bereich hygiogenetischer Reaktionen um den 24-Stunden-Rhythmus herum, kann dieser Prozess nicht mehr nur nach stoffwechselchemischen Gesichtspunkten beurteilt werden; hier sind außerdem Selbstordnungsprozesse beteiligt, die die Zeitordnung des Organismus betreffen. Nach vielfach bestätigten empirischen Befunden wird unter anderem im Verlauf des Nachtschlafs die normale, ganzzahlige Frequenzabstimmung zwischen Herz- und Atemrhythmus wiederhergestellt; dies ist jedoch nur ein Teil eines ganzen Spektrums von ganzzahligen Frequenzabstimmungen, die beispielsweise auch das Verhältnis von Atem- und Blutdruckrhythmus sowie von Blutdruckrhythmus und Minutenrhythmus der peripheren Durchblutung umfassen. Überall findet sich hier exakt das ganzzahlige Verhältnis von 4 : 1.

Bei den eigentlichen Heilungsvorgängen treten umfassendere systemische Reaktionen von wesentlich größerem Zeitbedarf auf (Wochen, Monate bis Jahre). Dabei tritt ein adaptiver (bis überschießend-adaptiver) Charakter der Reaktionen in den Vordergrund, und vegetative und hormonelle Regulationsvorgänge gewinnen an Bedeutung. Als mittlerer Übergangsbereich zwischen rein autonom bestimmten Erholungsvorgängen von geringem Zeitbedarf und heteronom, das heißt von äußeren Anforderungen bestimmten trophisch-plastischen Adaptationsprozessen mit höherem Zeitbedarf spielt der Bereich der funktionellen Adaptation eine zentrale Rolle; sie sind durch Periodendauern zwischen dem Tages- und dem Monatsrhythmus gekennzeichnet. Am häufigsten kommen etwa 7-tägige Perioden vor, die sogenannten Circaseptanperioden. Diese eigentlichen Prozesse der Selbstheilung sind Normalisierungsprozesse, die zum Ziel haben, die einzelnen Lebensfunktionen zur Norm zurückzuführen und die Ausgewogenheit aller Teilfunktionen in einem autonom bestimmten Gleichgewicht wiederherzustellen; sie gehen mit einer langzeitigen Äquilibrierung des vegetativen Systems einher. In diesem Bereich sind auch die grundlegenden hygiogenetischen Funktionen zu finden, die für die Wirkungen von natürlichen Therapien und Kuren verantwortlich sind.

Darüber hinaus gibt es einen dritten Bereich hygiogenetischer Vorgänge mit noch höherem Zeitbedarf; ihre Ziele werden nicht mehr von den autonomen Normen des Organismus, sondern von äußeren Anforderungen bestimmt. Sie führen als Reaktion auf einseitig übersteigerte Beanspruchungen zu Überkompensationen, haben einen adaptiv spezialisierten Charakter und sind mit trophisch-plastischen Umbildungen verbunden, die das Ebenmaß eines zur Universalität angelegten Organismus durchbrechen. Beispiele sind die Muskelpakete eines einseitig auf Körperkraft Trainierten, das übergroße Herz eines Spitzensportlers oder Polyglobulie im Blut der Bewohner extremer Höhenlagen. Im speziellen Fall der Überkompensation ausgefallener Körperfunktionen, z. B. in der Rehabilitation, haben sie allerdings einen therapeutischen Charakter.

Hygiogenetische Reaktionen	**Zeitbedarf**	
Trophisch-plastische Adaptation, Wachstum	Monate	langwellig
Überschießende Erholung		
Funktionelle Adaptation mit Normalisierung	Wochen	
Vegetative Äquilibrierung, Selbstheilung		
Zentral koordinierte Erholung	Tag-Nacht	kurzwellig
Schlaferholung, Entmüdung		
Stoffwechselerholung, Abbau der Ermüdungsprodukte	Stunden	
Auffüllung der Energiespeicher		
Lokale Gewebserholung, Abtragung der Sauerstoff-Schuld	Minuten	
Membranerholung	Sekunden	
Wiederaufladung der elektro-chemischen Gradienten	Millisekunden	

Tabelle 3 Ordnung der hygiogenetischen Reaktionen nach ihrem Zeitbedarf (nach Hildebrandt 1999).

Gesundheit und Heilung setzen, wie Hildebrandt betont, bis zu einem bestimmten Grad stets das Zusammenwirken beider Komponenten hygiogenetischer Reaktionsformen voraus: Erholung und Adaptation, und zwar in einem ausgewogenen Gleichgewicht, das in der Auseinandersetzung mit den Umwelteinflüssen ständig wiederhergestellt und erhalten werden muss. Bedeutungsvoll ist auch Hildebrandts Feststellung, dass die Einhaltung solcher labiler Gleichgewichte als Normen dadurch gewährleistet ist, dass die Funktionsnormen der physiologischen Systeme ihrem regulatorischen Optimum entsprechen. Dadurch wirken die im Normbereich bleibenden Adaptationsprozesse stabilisierend, während die über die Norm hinausführenden wie auch die unternormalen Funktionszustände instabil sind; erstere bedürfen fortgesetzter Reizüberlastung, um bestehen zu bleiben, und letztere bleiben nur unter Bedingungen krankhaft verminderter Reagibilität bestehen, z. B. durch Gewöhnung oder pathologische Toleranzsteigerung. Die Fähigkeit des Organismus und seiner Funktionen zur Normalisierung und diese Selbststabilisierung der Normen sind die wichtigsten Voraussetzungen für die Wirksamkeit hygiogenetisch orientierter Therapieformen. Die physiologische Forschung hat bisher solche hygiogenetisch begründete Normalisierungsprozesse verschiedener Funktionen überwiegend im Verlauf von Kurbehandlungen nachgewiesen; außerhalb der kurörtlichen Behandlung wurden sie bei verschiedenen Arten von serieller Reizbehandlung nachgewiesen.

Hildebrandts chronobiologisch orientiertes Hygiogenese-Konzept wurde in letzter Zeit vor allem von der anthroposophischen Medizin aufgegriffen (Heusser 1999; Gutenbrunner 2003; Heckmann 2003). Es kommt der von Rudolf Steiner begründeten anthroposophischen Medizin entgegen, die im »rhythmischen System« des Menschen das zentrale, zwischen den verschiedenen »Wesensgliedern« des Menschen vermittelnde, ausgleichende und harmonisierende Funktionssystem sieht (Heusser 1999a; Hildebrandt 1999).

3
Humanistische Psychologie

Die von Antonovsky gestellte »salutogenetische Frage«, was für eine Kraft das in uns ist, die uns unter allen möglichen ungünstigen Lebensumständen gesund erhält oder gesund machen kann, und wie sie entsteht, haben bereits dreißig Jahre vor ihm seine Kollegen von der Humanistischen Psychologie genauer betrachtet und erforscht. Sie sind dabei nach meiner Auffassung zu einem umfassenderen, ganzheitlicheren und tieferen Verständnis gelangt, als dies dem israelischen Forscher möglich war. Antonovsky und seine Kollegen Suzanne Kobasa, Emmy Werner, Albert Bandura usw. aus der Medizinsoziologie haben nämlich in meinen Augen einen wesentlichen Gesundheitsfaktor entdeckt, der seinem Wesen nach eigentlich spiritueller Natur ist, und das haben die Humanistischen Psychologen deutlich erkannt. Ein zentrales Kennzeichen des neuen Gesundheitsverständnisses ist das ganzheitliche Menschenbild – um Gesundheit zu verstehen, müssen nicht nur körperlich-biologische Faktoren berücksichtigt werden, aber auch eine bloße Erweiterung zu einem biopsychosozialen Konzept ist noch nicht ausreichend. Neben psychologischen, emotionalen, sozialen und Umweltfaktoren müssen auch die transpersonalen oder spirituellen Dimensionen der menschlichen Existenz berücksichtigt werden. Die Humanistische Psychologie hat ein solches ganzheitliches Menschenbild entworfen und auf seiner Grundlage ein Konzept psychosozialer Gesundheit entwickelt, das dasjenige von Antonovsky und seinen Kollegen vertieft und um entscheidende Aspekte erweitert. Dies verdanken wir vor allem dem Begründer der Humanistischen Psychologie, dem amerikanischen Psychologen Abraham H. Maslow, Professor an der Brandeis University in Waltham im US-Bundesstaat Massachusetts.

Maslow Verdienst ist es, dass er mit seiner Arbeit den Menschen von der Reduktion auf das bloße biologische Überleben befreit hat und ihn auf der Basis seiner höheren Fähigkeiten und Aspirationen definiert hat. Inspiriert durch Begegnungen mit außergewöhnlichen Menschen hat er Gesundheit als Selbstverwirklichung beschrieben und dadurch die Basis für ein ganzheitliches und entwicklungsorientiertes, salutogenetisches Gesundheitsverständnis gelegt.

Maslows Arbeit wurde in den 1960er und 1970er Jahren von seinem jüngeren Kollegen Sydney M. Jourard, Psychologieprofessor an der University von Florida, und später von Wissenschaftlern wie Kenneth Pelletier, Larry Dossey, Jean Borysenko, Bernie Siegel, Andrew Weil, Charles Tart und Stanislav Grof sowie von den Vertretern der »Positiven Psychologie« (Kapitel 4) weitergeführt.

3.1 Abraham H. Maslow

Abraham H. Maslow (1908–1970) wurde am 1. April 1908 in Brooklyn, New York, in einer Familie von jüdischen Einwanderern aus Russland geboren. Er studierte zunächst Rechtswissenschaft am City College in New York, dann Psychologie an der University of Wisconsin, unter anderen bei Henry Harlow, der für seine Experimente zum Bindungsverhalten von Rhesusaffen-Babys berühmt war. Er erhielt 1930 seinen B. A., 1931 den M. A. und 1934 den Doktorgrad in Psychologie an der Universität von Wisconsin. Dort begann er auch ein Studium der Anthropologie bei Ralph Linton, kehrte jedoch 1935 nach New York zurück, um dort bei E. L. Thorndike an der Columbia University Forschungen über die menschliche Sexualität zu betreiben. 1933 bis 1937 studierte er bei Ruth Benedikt und Margaret Mead an der Columbia University Ethnologie, und 1938 hielt er sich zu Feldforschungen bei den Blackfoot-Indianern in Kanada auf. 1937 bis 1950 war er Dozent am Brooklyn College, wo er durch Kontakte mit emigrierten europäischen Intellektuellen wie Alfred Adler, Erich Fromm, Karen Horney, Max Wertheimer, Abram Kardiner, Bela Mittelmann, David M. Levy und Emil Oberholzer maßgeblich beeinflusst wurde. Ab 1951 war Maslow Lehrstuhlinhaber für Psychologie und Vorstand des Psychologie-Departments an der privaten jüdischen Brandeis-Universität in Waltham, Massachusetts. Hier traf er den Neurologen Kurt Goldstein, der hier sein Kollege war; Goldsteins organismische Biologie beeindruckte ihn stark, und der ganzheitliche Denker machte ihn auch mit dem Konzept der »Selbst-Aktualisierung« bekannt, das bald im Zentrum seiner Arbeit stehen sollte. In Brandeis begann Maslow sein eigenes theoretisches Werk über menschliche Motivation und Bedürfnisse und über die Selbstverwirklichung und begründete die Humanistische Psychologie. Nach einigen Jahren in teilweisem Ruhestand in Kalifornien, die von schlechter Gesundheit geprägt waren, starb Maslow am 8. Juni 1970 an einem Herzanfall.

Wie wir in der Maslow-Biografie von Hoffmann (1988) lesen können, entwickelte Maslow sein Gesundheitskonzept und die weiteren damit verbundenen Vorstellungen ursprünglich nicht als wissenschaftliche Forschungsvorhaben, sondern als Versuch, einige seiner Lehrer und Vorbilder zu verstehen, denen er in den 1930er Jahren begegnete und die er als in hohem Maß emotional gesund, zufrieden und leistungsfähig erlebte, darunter die Ethnologin Ruth Benedikt (1887–1948) und der Gestaltpsychologe Max Wertheimer (1880–1943). Sein Interesse an solchen in hohem Maß selbstverwirklichten Menschen hatte sich seit seiner Begegnung mit Benedikt und Wertheimer im Jahr 1935 entwickelt, doch erst 1940 begannen diese Fragen und Überlegungen konkretere Gestalt anzunehmen. Diese Menschen erschienen ihm als eine Art Wunder, fast wie Wesen von einem anderen Planeten, und gaben ihm Rätsel auf. Warum waren sie so anders als alle anderen – was für eine Kultur würde eine ganze Gesellschaft solcher Menschen schaffen? Doch erst 1940, als Maslow zusammen mit Bela Mittelmann das Lehrbuch »Principles of Abnormal Psychology« verfasste (Mittelmann & Maslow 1941), versuchte er erstmals, seine Spekulationen, Beobachtungen und Überlegungen in einen größeren theoretischen Kontext einzuordnen. Das Buch erschien mit einem eigenen Kapitel über die »normale Persönlichkeit«, ein Thema, das im Rahmen der damaligen Psychologie äußerst unorthodox war. Darin identifizierte Maslow zwölf generelle und mehrere Dutzend spezifische Eigenschaften als Manifestationen der Normalität; unter »normalen« verstand er wünschbare oder gesunde Persönlichkeitsmerkmale. Zu ihnen zählte er z. B. Selbst-Wertschätzung und Selbstkenntnis, die Fähigkeit, Liebe auszudrücken und zu empfangen, und die Fähigkeit, die Regeln oder Ethik der eigenen Gesellschaft in Frage zu stellen. Das Kapitel enthielt auch einen Abschnitt über »die ideale Persönlichkeit und ihre Ziele«, in dem Maslow schrieb, die Frage der idealen Persönlichkeit sei mit der Frage nach den Werten verbunden, und er hoffe, die Wissenschaft werde sich eines Tages dieser wichtigen Frage annehmen; erst dann sei es möglich, die Frage der idealen Persönlichkeit zu diskutieren. Beim Verfassen des Buchbeitrags war ihm aufgefallen, wie wenig die Wissenschaft über solche wichtigen Fragen der Psychologie zu sagen hatte.

In den folgenden Jahren gaben ihm das Erlebnis des Kriegs und die erschreckenden Siege Hitlers in Europa das dringende Gefühl, man dürfe nicht mehr auf Fortschritte der Wissenschaft warten, es sei nötig, eine umfassende Untersuchung der menschlichen Motivation zu unternehmen, die unsere höchsten Werte und Ideale einschließe. Der letzte Anstoß für Maslow zur Entwicklung seiner Motivationstheorie kam 1943 von den mit ihm befreundeten Psychiatern Abram Kardiner (1891–1981) und David M. Levy (1892–1977), die ihn einluden, in New York einen Vortrag über seinen neuen integrativen Ansatz zum Verständnis der menschlichen Motivation zu halten.

Was sich bei Maslow seit 1940 herausgebildet hatte, war eine ungewöhnliche Synthese von Elementen aus der Freud'schen Psychoanalyse, neofreudianischer, behavioristischer, Gestalt- und organismisch-ganzheitlicher Psychologie; er begrüßte es, dass diese Einladung ihn zwingen würde, seine unzusammenhängenden Notizen endlich einmal zu einem kohärenten Ganzen zusammenzufügen. Im Januar 1943 veröffentlichte er seine Gedanken in einem ersten Aufsatz, »A Preface to Motivation Theory«, im Herbst des Jahres erschien eine ausgereiftere Darstellung, »A Theory of Human Motivation« (Maslow 1943).

Dieser letzte Aufsatz, den Maslow im Alter von fünfunddreißig Jahren verfasste, wurde zum einflussreichsten Werk seiner Laufbahn. Das Modell der menschlichen Natur, das er darin entwickelte, hat in den Augen vieler Wissenschaftler und Anwender in verschiedenen Gebieten das Freud'sche, das behavioristische und viele andere Modelle ersetzt und wird dem Verständnis des Menschen in vielen unterschiedlichen Gebieten zugrundegelegt, wie z. B. der Psychotherapie, der Ehe- und Berufsberatung, der Erziehung, der Managementlehre und dem Marketing bis zur Pflegewissenschaft, den Gesundheitswissenschaften und selbst der Theologie. Zentrales Element von Maslows Motivationstheorie, die er später in seinem Buch »Motivation and Personality« (Maslow 1954) und anderen Werken weiterentwickelte und ausbaute, ist seine Hierarchie der menschlichen Bedürfnisse.

3.1.1 Die Hierarchie der menschlichen Bedürfnisse

Maslow ging davon aus, dass jeder Mensch mit einer Reihe von fundamentalen Bedürfnissen auf die Welt kommt, die von den physiologisch-körperlichen bis zu Bedürfnissen nach Sicherheit, Zugehörigkeit, Liebe und Selbstwertschätzung reichen. Er argumentierte nun, dass diese Grundbedürfnisse eine sich entfaltende Hierarchie bilden würden. Er schrieb: »Es ist wahr, dass der Mensch nicht vom Brot allein lebt – wenn kein Brot da ist. Was aber geschieht mit den menschlichen Wünschen, wenn genug Brot da ist und sein Bauch chronisch gefüllt ist? Dann entstehen sofort andere (und ›höhere‹) Bedürfnisse, und diese beherrschen den Organismus statt dem physiologischen Hunger. Und wenn diese ihrerseits gestillt sind, kommen wieder neue (und noch ›höhere‹) Bedürfnisse auf, und so weiter. Das ist es, was ich meine, wenn ich sage, dass die menschlichen Grundbedürfnisse eine Hierarchie relativer Rangordnung bilden« (Maslow 1954).

Maslow war überzeugt, dass ein befriedigtes Bedürfnis aufhört, unser Verhalten zu bestimmen. Sobald ein Mensch Nahrung, Unterkunft, Kleidung usw. hat, wird er mit hoher Wahrscheinlichkeit höhere Ziele zu suchen beginnen. Maslow schrieb, »altruistische Menschen kann man als Menschen betrachten, die zumindest teilweise während ihres Lebens ihre Grundbedürfnisse befriedigen konnten, vor allem in ihrem frühen Leben. Sie scheinen eine außergewöhnliche Kraft zu entwickeln, um einer gegenwärtigen oder zukünftigen Frustrierung dieser Bedürfnisse zu widerstehen, allein dadurch, dass sie eine starke, gesunde Charakterstruktur besitzen. Es sind diejenigen, die geliebt haben und geliebt worden sind und die viele tiefe Freundschaften haben, die Hass, Ablehnung oder Verfolgung widerstehen können«.

Abschließend skizzierte Maslow die Existenz eines weiteren angeborenen Bedürfnisses, des Bedürfnisses nach individueller Erfüllung, oder, wie er es nannte, nach »Selbstaktualisierung«. Der Begriff der Selbstaktualisierung wurde geprägt von dem Neurologen Kurt Goldstein (1875–1965) und erscheint erstmals in dessen klassischem Werk »Der Aufbau des Organismus« (Den Haag 1934), wo Goldstein ihn verwendet, um die oft bemerkenswerte Art und Weise zu beschreiben, auf die Patienten mit Gehirnverletzungen sich an ihre Verletzungen anpassen und sie kompensieren können. Maslow verallgemeinerte das Konzept, wie aus folgendem Zitat hervorgeht: »Wenn ein Mensch nicht das tut, wofür er geschaffen ist, dann ist zu erwarten, dass sich (oft, wenn auch nicht immer) ein neues Gefühl der Unzufriedenheit entwickelt. Ein Musiker muss Musik machen, ein Künstler muss malen, ein Dichter dichten, wenn er in Frieden mit sich selbst leben will. Was ein Mensch sein kann, das muss er auch sein. Dieses Bedürfnis kann Selbst-Aktualisierung genannt werden. Es steht für den menschlichen Wunsch nach Selbst-Erfüllung, das heißt die Tendenz, das zu aktualisieren, was jemand potenziell ist. Man kann es auch so formulieren, dass dies das Streben ist, mehr und mehr das zu werden, was man ist, alles das zu werden, wessen man fähig ist, zu werden« (Maslow).

In seinem Aufsatz zur Motivationstheorie von 1954, der in dem Buch »Motivation and Personality« (Maslow 1954) wieder abgedruckt ist, umfasste das heute »Maslow'sche Bedürfnispyramide« genannte Schema fünf Stufen; in der 2. Auflage des Buchs (1970) erweiterte er es um zwei weitere Stufen.

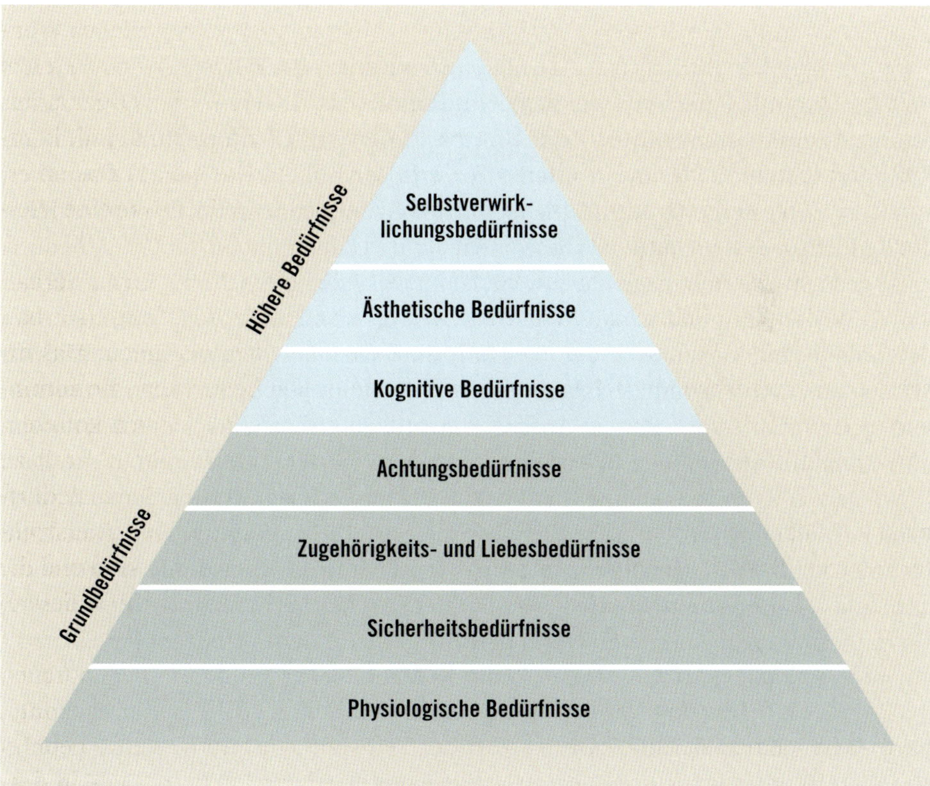

Abbildung 1 Die Maslow'sche Bedürfnispyramide

Grundbedürfnisse

- Physiologische Bedürfnisse: Luft, Nahrung, Sonnenlicht, Flüssigkeit, Unterkunft, Wärme, Sex, Schlaf usw.;
- Sicherheitsbedürfnisse: Schutz vor den Elementen, Sicherheit, Stabilität, Geborgenheit, Angstfreiheit, Bedürfnis nach Ordnung und Struktur, nach Grenzen;
- Zugehörigkeits- und Liebesbedürfnisse: Freunde, Familie, Ehepartner, Geliebte, Liebe Zuneigung, Zugehörigkeit;
- Achtungsbedürfnisse: Selbstachtung, Wertschätzung durch andere, Anerkennung, Respekt, Bedürfnis nach Stärke, Leistung, Bewältigung, Kompetenz, Aufmerksamkeit, Bedeutung, Würde, Nützlichkeit.

Höhere Bedürfnisse

- Kognitive Bedürfnisse: Wissen und Erkennen, Sinnhaftigkeit;
- ästhetische Bedürfnisse: Wahrnehmung und Genuss von Schönheit, Ausgeglichenheit, Form, Harmonie, Stimmigkeit;
- Selbstverwirklichungsbedürfnisse: Verwirklichung des persönlichen Entwicklungspotenzials, Selbsterfüllung, Wachstum und Gipfelerfahrungen, Möglichkeiten aktualisieren, die in einem angelegt sind, »werden, was man ist«.

3.1.2 *Der Begriff der Befriedigungs-Gesundheit (Gratifikations-Gesundheit)*

Im Einklang mit Forschern wie Kurt Goldstein, Carl Gustav Jung, Alfred Adler, Andras Angyal, Karen Horney, Erich Fromm, Rollo May, Charlotte Bühler und Carl R. Rogers definierte Maslow in »Motivation und Persönlichkeit« (1954) Gesundheit zunächst als die Befriedigung der menschlichen Grundbedürfnisse. Seine Hierarchie der Bedürfnisse ist nicht nur als Stufenleiter von Befriedigungen der Grundbedürfnisse gedacht; sie stellt nach Maslow auch eine Hierarchie von Stufen menschlicher Reife, Entwicklung und persönlichen Wachstums sowie eine Skala zunehmender psychologischer Gesundheit dar. Er nimmt an, dass der Mensch sich von innen heraus (aus innerem Antrieb) durch einen inhärenten Wachstumstrieb entwickelt und nicht durch Anpassung an Anforderungen von außen, wie es der Behaviorismus annahm (intrinsische Motivation versus extrinsische Motivation, siehe Deci 1975; Deci & Ryan 1985). Eine neurotische Person ist nach Maslow jemand, dem es an Befriedigung der Grundbedürfnisse mangelt, die nur von anderen Menschen kommen kann. Er ist deshalb von anderen Menschen abhängiger und weniger autonom und selbstbestimmt als ein gesunder Mensch, das heißt mehr von der Umwelt als von seiner eigenen inneren Natur geformt. Ein ähnliches Konzept der Befriedigungsgesundheit vertritt in neuerer Zeit z. B. Peter Becker (2006).

3.1.3 *Selbstverwirklichung (Selbstaktualisierung)*

Nachdem Maslow seine Motivationstheorie formuliert hatte, richtete er seine Aufmerksamkeit intensiver auf das Verständnis der »Selbstaktualisierung« (auf Deutsch meist als »Selbstverwirklichung« übersetzt). Er war der Auffassung, dass die Freudianer und Neo-Freudianer ein zutreffendes Bild von dem entwickelt hatten, wie wir sind, wenn wir in der Erfüllung unserer niederen Bedürfnisse frustriert sind, und sah keine Notwendigkeit, dem weitere Einzelheiten über Neurosen und Psychosen hinzuzufügen. Fünfzig Jahre lang hatten Psychiatrie und »Abnormale Psychologie« sich mit Krankheit und der negativen Seite der Psychologie beschäftigt; Maslow wollte lieber unerforschte Bereiche der Psychologie erforschen, und die Herausforderung, das »Beste der Menschheit« zu studieren, hatte eine große Anziehungskraft für ihn. Allerdings war zu dieser Zeit die Vorstellung, gesunde Menschen zu studieren, so abwegig, dass er sich zunächst darauf beschränkte, seine erregenden neuen Erkenntnisse mit seinen Studenten und nahen Freunden zu teilen. Er zögerte noch bis etwa Mitte des Jahres 1945, seine Arbeiten über selbstaktualisierende Männer und Frauen mit mehr Nachdruck zu betreiben. Er wusste, dass dieses Vorhaben nicht leicht sein würde; in seinem Tagebuch schrieb er, dass er trotz »unüberwindlichen Schwierigkeiten« damit fortfahren wolle. Gleichzeitig wuchs in ihm die Überzeugung, dass das Thema wichtig und von großer Bedeutung sei. Es war ihm klar, dass er harte Daten brauchte, um seine empirisch gesinnten Kollegen – und sich selbst – von seinem Konzept zu überzeugen. Er glaubte, die Art von außergewöhnlichen Menschen, wie er sie in Benedikt und Wertheimer getroffen hatte, könnte als Leitbilder für den Rest der Menschheit dienen, und wollte herausfinden, worin genau ihre Besonderheit bestand. Er begann Biografien von großen historischen Persönlichkeiten, besonders Heiligen und Weisen, zu lesen; durch diese Lektüre ergab sich nun eine neue Perspektive. Maslow drehte seine ursprüngliche Frage auf den Kopf und fragt nun nicht mehr, »Was macht ein Genie wie Beethoven aus?«, sondern, ähnlich wie das später Antonovsky tun würde, »Warum sind wir nicht alle wie Beethoven?«. Und damit wurde nun auch klar, dass seine Forschung zur Selbstaktualisierung zur Basis für sein ganzes Werk, für eine völlig neue Vision der Psychologie geworden war, die er später »Humanistische Psychologie« nennen würde.

Grundlage dieses neuen Menschenbilds war die Annahme, dass jeder von uns ein angeborenes, riesiges »menschliches Potenzial« besitzt, das in der Regel durch die Frustrierung der niederen Bedürfnisse blockiert oder behindert wird. Dieses innere Potenzial war, wie Maslow glaubte, von keiner der existierenden psychologischen Schulen gesehen und berücksichtigt worden. In seinem Tagebuch schrieb er am 6. Januar 1946: »Wenn ein Besucher vom Mars in einer Kolonie von Krüppeln und Zwergen landen würde, könnte er bestimmt nicht darauf kommen, was diese missgestalteten Menschen hätten sein können. Wir sollten nicht Krüppel studieren, sondern das, was ganzen, gesunden Menschen am nächsten kommt. In ihnen werden wir qualitative Unterschiede finden, unterschiedliche Motivationen, Emotionen, Werte, Denken und Wahrnehmung. In einem gewissen Sinn sind nur die Heiligen wahre Vertreter der Menschheit; alle anderen sind Krüppel« (Maslow).

Eine Woche später findet sich eine weiterentwickelte Formulierung: »Worauf es hinausläuft, ist letztlich eine Art Idealbild der menschlichen Natur, dem in der Realität nur ein paar wenige ›selbstaktualisierte‹ Menschen nahekommen. Es stimmt, dass alle anderen mehr oder weniger krank sind, jedoch sind diese Abstufungen viel weniger wichtig als wir glaubten [...] Es scheint keinen intrinsischen Grund zu geben, warum nicht jeder so sein sollte. Anscheinend hat jedes Neugeborene Möglichkeiten der Selbstaktualisierung, aber den meisten wird es wieder ausgetrieben [...]. Für mich ist der selbstaktualisierende Mensch nicht ein gewöhnlicher Mensch, sondern vielmehr ein gewöhnlicher Mensch, dem nichts weggenommen wurde. Der durchschnittliche Mensch ist ein menschliches Wesen mit gedämpften und behinderten Fähigkeiten« (Maslow).

Im gleichen Tagebucheintrag erscheint erstmals die Beobachtung, dass Selbstaktualisierer in ihrem Leben eine Art mystische Episoden zu erleben scheinen, die Maslow später *Peak Experiences* (»Gipfel- oder Grenzerfahrungen«) nennen sollte. Neben dieser Eigenschaft gesunder, selbstverwirklichter Menschen hatte Maslow zu Beginn des Jahres 1946 bereits zwei weitere Eigenschaften entdeckt: ihr starkes Bedürfnis nach Einsamkeit und die Tatsache, dass sie die Welt realistischer und klarer zu sehen schienen als ihre mehr von Angst beherrschten Mitmenschen.

Auf der Basis dieser sich entwickelnden Erkenntnisse über die Selbstaktualisierung begann Maslow nun, verschiedene empirische Forschungsansätze zu entwickeln und zu testen. Erst eine Einladung seines Kollegen Werner Wolff im Jahr 1949, seine Ideen und Forschungsresultate über die Psychologie der Selbstaktualisierung in einem Artikel zusammenzufassen, brachte ihn jedoch dazu, damit erstmals an die Öffentlichkeit zu treten, nachdem er sie sieben Jahre lang für sich behalten hatte. 1950 erschien der bahnbrechende Aufsatz »Self-actualizing people: A study of psychological health« (Maslow 1950), in dem er dreizehn Merkmale identifizierte, die jene Selbstaktualisierer verband, die er seit 1942 studiert hatte. Sie bestanden aus zwei Gruppen von Menschen, erstens historischen Persönlichkeiten oder Personen des öffentlichen Lebens wie Thomas Jefferson, Albert Einstein und Eleanor Roosevelt, und zweitens persönlichen Bekannten wie Ruth Benedikt und Max Wertheimer. Diese Menschen verkörperten nach seiner Auffassung beispielhaft die zwei Kriterien der optimalen mentalen Gesundheit: das Fehlen signifikanter innere Probleme und der »volle Gebrauch und Nutzung von Talenten, Fähigkeiten [...] und Potenzialen«. Solche Menschen schienen ihm sich selbst zu verwirklichen und das Beste zu tun, dessen sie fähig waren. In diesem Artikel stellte Maslow die grundlegende Annahme der modernen Psychologie in Frage, dass wir zutreffende Theorien über die menschliche Natur formulieren könnten, indem wir die psychisch Kranken oder den statistischen Durchschnitt studierten. Zu den spezifischen Merkmalen der Selbstaktualisierer, die Maslow in dieser Veröffentlichung aufzählte und kurz diskutierte, gehörten größere Selbstakzeptanz und Akzeptanz anderer, Autonomie, Spontaneität, ästhetische Sensitivität, häufige mystikähnliche oder transzendente Erfahrungen, eine eher demokratische als autoritäre politische Einstellung und Engagement für eine Sache oder eine Mission außerhalb ihrer selbst. Selbstaktualisierer schienen auch eher einen gutmütigen als einen grausamen Sinn für Humor zu haben sowie einen ernsthaften Wunsch, das Los der Menschheit zu verbessern. Außerdem neigten sie dazu, sich zurückzuziehen und an den meisten belanglosen und oberflächlichen sozialen Aktivitäten nicht teilzunehmen, die um sie herum stattfanden. Unabhängig von ihrem Beruf oder sozialen Status waren sie in der Regel hochkreative Menschen, und zwar als Ausdruck ihrer Persönlichkeit und nicht auf spezifische Aktivitäten wie Schreiben oder Komponieren von Musik beschränkt. Es handelte sich, wie Maslow schrieb, um »eine bestimmte Haltung, eine besondere Art von ›Geist‹ [*spirit*], der aus dem Wesen der Person kommt – eine bestimmte Art und Weise, Dinge zu tun; alles kann in diesem Geist getan werden, ob man Schuhmacher, Angestellter oder Schreiner ist – man kann sogar auf kreative Art und Weise sehen, wie es das Kind tut« (Maslow 1950).

Abschließend bemerkte Maslow, dass selbstaktualisierende Menschen keineswegs emotional fehlerlos wären; sie könnten jedoch als Vorbilder dienen durch die Werte, nach denen sie ihr Leben führten. Die meisten Menschen würden, getrieben von ihren unerfüllten Bedürfnissen nach Sicherheit, Respekt, oder Wertschätzung, Wertsysteme konstruieren, die ein Ausdruck von Egoismus oder Angst um andere seien. Diejenigen, die in ihren Grundbedürfnissen befriedigt seien, könnten sich jedoch höheren Gratifikationen widmen und seien stärker mit der Menschheit als Ganzer identifiziert als irgendeine andere Gruppe, die bisher beschrieben worden sei. Maslow betrachtete diese Publikation, die sich als sehr einflussreich erweisen sollte, mehr als vorläufigen theoretischen Vorschlag denn als wirkliche empirische Studie. Er hatte darauf verzichtet, über seine fruchtlosen Versuche zu berichten, mit Hilfe von verschiedenen psychologischen Tests diese optimale emotionale Gesundheit zu messen. In seinem »persönlichen Vorwort« zu der Veröffentlichung schrieb er jedoch, dass er das Problem der psychischen Gesundheit als ein so dringliches und wichtiges betrachte, dass in der gegenwärtigen Situation jeder Hinweis jede noch so geringe Datenmenge hilfreich sein könne. Er war sich sicher, dass er intuitiv auf dem richtigen Weg war und dass neue Forschungsmethoden eines Tages seine Ideen bestätigen würden.

Maslow war beunruhigt über den neuen Konservatismus, der sich Anfang der 50er Jahre in den Sozialwissenschaften breit zu machen begann, und über das von der Freud'schen Psychologie vertretene Konzept, dass »Anpassung« das Kennzeichen der emotionalen Gesundheit sei. Seine Studien zur Selbstaktualisierung legten eine andere Auffassung von psychischen Gesundheit nahe. 1951 veröffentlichte er eine Reihe von Aufsätzen zu diesem und verwandten Themen. In einem kurzen Aufsatz mit dem Titel »Resistance to acculturation« zitierte er die Idee des Soziologen David Riesman von der Existenz eines »rettenden Rests« von innengeleiteten Menschen in der Massengesellschaft und argumentierte auf der Basis seiner Studie

Merkmale psychologisch gesunder (selbstverwirklichender) Menschen
Klare Wahrnehmung und Akzeptanz der Realität, richtige Einschätzung von Menschen und Situationen
Spontaneität und Natürlichkeit, Authentizität, Offenheit und Ehrlichkeit statt Verstellung, Intrigieren, Rollenspiel und Eindruck schinden
Problemorientiert statt ichorientiert
Unabhängigkeit von Konventionen, sozialen Erwartungen und äußeren Befriedigungen; intrinsische statt extrinsische Motivation; Entstehung eines inneren Selbsts, dem man folgt, statt den äußeren Forderungen nach Konformität zu entsprechen
Fähigkeit zur vollen Konzentration und totalen Absorption; Fähigkeit, an allem interessiert und von allem erfreut zu sein
Gemeinschaftsgefühl und echter Wunsch, der Menschheit zu helfen
Tiefe zwischenmenschliche Beziehungen mit (wenigen) wichtigen Personen
Demokratisch gesinnt, fair und nicht-diskriminierend
Kreativität, Erfindungsgeist und Originalität
Philosophischer, nicht gegen andere gerichteter Sinn für Humor
Wertesystem bestimmt von Akzeptanz der Welt, Grundvertrauen, befriedigten Grundbedürfnissen, Überflussgefühl und Selbstverwirklichung statt von Kampf um die Existenz und Mangelgefühl
Wachstumsmotivation statt Defizitmotivation; motiviert durch Gratifikationen jenseits derjenigen für gewöhnliches Leben; höhere Ziele wie Schönheit, Wahrheit, Gerechtigkeit, Liebe, Frieden, Höherentwicklung der Menschheit; Gegensatz von Arbeit und Vergnügen verschwindet, weil Arbeit der Selbstverwirklichung dient und deshalb Freude macht; sie arbeiten, um das zu tun, was sie tun müssen oder wollen
Erleben immer wieder Gipfelerfahrungen oder transzendente Momente, Momente der Ekstase, in denen sie von unerwarteter Freude erfasst werden
Gewohnte Gegensätzlichkeiten verschwinden, wie sie bei gewöhnlichen Menschen üblich sind (Herz–Kopf, Denken–Fühlen, Egoismus–Selbstlosigkeit, Ich–Gesellschaft, Geistigkeit–Sinnlichkeit, Pflicht–Vergnügen, Arbeit–Spiel, Akzeptanz–Rebellion, konventionell–unkonventionell, introvertiert–extrovertiert), Synergie und Integration der seelischen Strebungen, Persönlichkeitskomponenten und psychischen Systeme; Einheit der Persönlichkeit

Tabelle 4 Merkmale gesunder (selbstverwirklichender) Menschen (nach Maslow 1950/1954).

von Selbstaktualisierern, dass Anpassungsprobleme oder ein Mangel an Konformität nicht notwendigerweise ein Zeichen emotionaler Unreife sein müssten, sondern auch genuin höheres soziales Funktionieren anzeigen könnten. Die Besten der Menschheit neigten eher dazu, kritisch zu sein, als sklavisch die Normen ihrer Kultur zu vertreten. Doch – und dies war ihm ebenso wichtig – seien Selbstaktualisierer trotzdem keine wilden Rebellen oder verrückte Abartige, sondern könnten in ihrer Kultur leben, wenn auch nicht unkritisch. Sie lebten in ihrer Kultur, aber nicht mit ihr; ihre Art und Weise der Anpassung war es, sich auf die Weise in der

Gesellschaft einzurichten, dass sie eine akzeptierende, ruhige, gutmütige, alltägliche Bemühung machten, die Kultur zu verbessern, in der Regel von innen heraus, statt diese abzulehnen und sie von außen zu bekämpfen«.

Maslow äußerte die Vermutung, solche Individuen, die nach inneren Impulsen handelten und nach nicht immer konventionellen Sitten und Gebräuchen, könnten eine eigene weltweite gesellschaftliche Gruppe bilden. Damit hatte er den Befund des Sozialwissenschaftlers Paul H. Ray vorweggenommen, der Mitte der 90er Jahre aufgrund umfangreicher Erhebungen die Entstehung einer eben solchen neuen gesellschaftlichen Gruppe feststellte (siehe Abschnitt 13.5). »Wenn sich dies als haltbare Hypothese erweisen sollte«, schrieb Maslow in dem Aufsatz, »dann müssten jene Individuen in den verschiedenen Kulturen, die unabhängig von ihrer eigenen Kultur sind, nicht nur weniger ›nationalen Charakter‹ besitzen, sondern müssten auch in bestimmter Hinsicht stärker einander ähnlich sein als den weniger entwickelten Mitgliedern ihrer eigenen Gesellschaft«. Solche Personen könnten ganz gut in Kulturen überleben, die einigermaßen tolerant für Abweichungen von der Norm sind, wie in den Vereinigten Staaten; anderswo allerdings könnten sie durch ihre Bilderstürmerei (*iconoclasm*) in Gefahr geraten. Einen autobiografischen Beiklang zeigt eine Stelle, in der Maslow bemerkt, »da nur wenige Menschen in unserer Kultur Gesundheit erreichen können, sind diejenigen, die sie erreichen, einsam nach ihresgleichen, was sie wiederum weniger spontan und weniger aktualisiert werden lässt«. Diese Überzeugung, dass zwar jeder Mensch mit dem Potenzial zur Selbstaktualisierung geboren wird, aber dennoch in unserer Gesellschaft nur wenige, der »rettende Rest«, je ihr wahres Potenzial im Leben erreichen, sollte sich bei Maslow im Lauf seines Lebens noch verstärken; die Gründe dafür beschäftigten ihn in seinen letzten Jahren, ohne dass er eine Antwort darauf fand.

1954 erschien schließlich Maslows Hauptwerk, »Motivation and Personality«, das im wesentlichen aus überarbeiteten Fassungen seiner Veröffentlichungen über die Hierarchie der Bedürfnisse und über Selbstaktualisierung bestand, besonders über ihre Manifestation in Gebieten menschlichen Funktionierens wie Liebe, Erkenntnis und Motivation. Der Aufsatz von 1950 über *Self-actualizing People* erschien darin als Kapitel 12. Einige Kapitel sind jedoch eigens für das Buch verfasste Originalarbeiten mit Titeln wie »Normality, health and values« und »Toward a positive psychology«. Maslow bekräftigte noch einmal, dass er die einseitige Beschäftigung der modernen Psychologie mit dem Negativen korrigieren wolle, die bisher nur die menschlichen Krankheiten, Mängel, Schwächen und Laster und generell die negativen Aspekte studiert habe, jedoch kaum die Gesundheiten, Möglichkeiten, Tugenden, Aspirationen und das psychologische Optimum des Menschen. Er wolle eine »positive Psychologie« ins Leben rufen. Maslow bemerkte, zusätzlich zur Untersuchung der therapeutischen Wirkungen positiver Gefühle und Lebenserfahrungen sollte man auch die positiven Wirkungen negativer Erfahrungen untersuchen; gesunde Menschen schienen sogar solche Erfahrungen auf positive Weise nutzen zu können.

»Motivation and Personality« erregte schnell breite Aufmerksamkeit in der Psychologie und katapultierte Maslow zu internationaler Prominenz. Das Buch wurde fast einhellig als eine der herausragenden psychologischen Leistungen des Jahres 1950 begrüßt, und seine Ideen beeinflussten auch eine Reihe andere Gebiete, vom Business-Management und Marketing bis zu Erziehungswissenschaften, psychologischer Beratung und Psychotherapie. Das wachsende Renommee unter Fachkollegen zeigte sich auch in der Aufnahme, die sein Referat zum Thema »Deficiency motivation and growth motivation« im folgenden Jahr an einem nationalen Fachkongress der Motivationsforscher an der Universität von Nebraska fand. Maslow kritisierte darin die Freud'sche Psychologie und den Behaviorismus für ihre fehlerhaften Modelle der menschlichen Motivation, die auf Experimenten an niederen Tieren wie Laborratten und emotional gestörten Menschen beruhten. Er beharrte darauf, dass nur durch das Studium von gesunden Personen, die »vorwiegend wachstumsorientiert« seien, ein zutreffendes Bild der menschlichen Natur gewonnen werden könne. Er verglich die menschlichen Grundbedürfnisse nach Sicherheit, Zugehörigkeit, Wertschätzung usw. mit Vitaminen; emotionale Störungen seien »im wesentlichen Mangelkrankheiten«, die dadurch entstehen würden, dass »den betroffenen Menschen bestimmte Befriedigungen fehlen, die ich Bedürfnisse nenne in dem Sinn, wie Wasser und Aminosäuren und Kalzium Bedürfnisse sind, indem nämlich ihr Fehlen Krankheit verursacht«. Wenn unsere Grundbedürfnisse befriedigt seien, erklärte er, würden unsere Wachstumsbedürfnisse, die auf Selbstaktualisierung ausgerichtet seien, zu dominieren beginnen. Weil solche höheren Bedürfnisse – wie z. B. diejenigen nach Kreativität oder Ästhetik – keinen permanenten Endpunkt hätten, sei psychologisches Wachstum ein lebenslanger Prozess, der mit der Erfüllung von Sehnsüchten und Ambitionen, wie z. B. derjenigen, ein guter Arzt oder Schreiner zu werden, zu tun habe – »oder, am wichtigsten, einfach mit der Ambition, ein guter Mensch zu sein«. Abschließend beschrieb Maslow eine Reihe von Hauptmerkmalen, die die Wachstumsmotivation der Gesunden von derjenigen unterscheidet, die er »defizitmotiviert« nannte, und betonte noch einmal, durch die Untersuchung ungesunder Individuen sei es unmöglich, Erkenntnisse über die höhere oder nicht-neurotische menschliche Erfahrung des Universums zu erhalten. Diese Arbeit, die bald einer der wichtigsten theoretischen Bausteine seines entstehenden Systems werden sollte, wurde ebenfalls sehr gut aufgenommen, half, seine Reputation in der Psychologie zu fördern und ihn in Kontakt zu einer Gruppe von Sozialwissenschaftlern zu bringen, die den Kern der Bewegung bildeten, aus der später (in den frühen 60er Jahren) die »dritte Kraft« einer existenziell-humanistischen Psychologie entstehen sollte.

3.1.4 *Gipfel- oder Grenzerfahrungen (Peak Experiences)*

Nach der Fertigstellung von »Motivation and Personality« in der zweiten Hälfte der 50er Jahre wandte sich Maslow dem Thema der »Gipfel- oder Grenzerfahrungen«

(*Peak Experiences*) zu, wie er es später nennen sollte. Er hatte bereits im Brooklyn College in New York (1937–1950) entdeckt, dass es eine grundlegende Eigenschaft von Selbstaktualisierern war, häufige Erfahrungen von ungewöhnlichen Momenten großer Freude, Schönheit oder Staunen zu machen, und die Verwandtschaft solcher Erfahrungen mit ekstatischen oder mystischen Erlebnissen ließ ihm keine Ruhe. Er entschied sich, dieses Thema, das in den Sozialwissenschaften praktisch unbekannt war, tiefer zu erforschen. Wie seine Notizbücher zeigen, begann er im Sommer 1954 unter der Überschrift »Zeitlosigkeit« spezifische Beispiele transzendenter Erfahrungen aufzulisten, wie z. B. mystische Versenkung, hypnotische Trance, ästhetische Versenkung und intensive Sexualerfahrungen. Im Jahr darauf beschäftigte er sich mit Erfahrungsberichten von Yogis über den ekstatischen »Samadhi«-Zustand. Er entschied sich bald dafür, eine phänomenologische Vorgehensweise anzuwenden, um diese Art von Erfahrungen eingehender zu untersuchen, das heißt, um zu verstehen, wie man die Welt in solchen Momenten erfährt, und veranlasste selbstverwirklichte Personen in seiner Bekanntschaft, persönliche Berichte über solche Erfahrungen zu verfassen. Mehr und mehr begannen auch entsprechende Berichte von Kollegen und anderen Menschen bei ihm einzutreffen, die von seinem neuen Interesse gehört hatten. Auf diese Weise hatte er bald mehr Material über mystische Erfahrungen zusammengetragen als irgendein anderer amerikanischer Psychologe seit William James' klassischem Werk »Die Vielfalt religiöser Erfahrung« (James 1901/1902).

Im Frühjahr 1956 entschloss er sich schließlich, seine vorläufigen Erkenntnisse über dieses Thema in einem Aufsatz niederzulegen. Nachdem der Aufsatz zu seiner Überraschung von allen psychologischen Fachzeitschriften abgelehnt worden war, trug er ihn schließlich im September 1956 auf der Jahresversammlung der American Psychological Association (APA) unter dem Titel »Cognition of being in the peak experiences« (Maslow 1959) vor; sie hatte ihn eben zum Präsidenten ihrer angesehenen Abteilung für Persönlichkeits- und Sozialpsychologie gewählt, und er brauchte als *Keynote Speaker* keine Erlaubnis für seinen Vortrag. Dieser war in der Tat äußerst unorthodox nach den Maßstäben der Zeit, nicht nur wegen seines Themas, sondern auch, weil Maslow keine experimentellen oder statistischen Untersuchungen präsentierte, sondern nur seine Analyse eines exotischen höheren psychologischen Zustands, der in der wissenschaftlichen Literatur nie zuvor behandelt worden war. Maslow leitete den Vortrag mit folgenden Worten ein: »Selbstverwirklichende Menschen, also solche, die ein hohes Maß an Reife, Gesundheit und Erfüllung erreicht haben, haben uns viel zu lehren, dass sie manchmal fast wie eine andere menschliche Spezies erscheinen. Doch weil sie so neuartig ist, ist die Erforschung der höchsten Bereiche der menschlichen Natur und deren Möglichkeiten [...] eine schwierige und umständliche Aufgabe« (Maslow 1959).

Er beschrieb fast zwanzig Kennzeichen der Gipfelerfahrung, die er als Anzeichen extremer innerer Gesundheit deutete. Maslow war überzeugt, dass solche Erfahrungen reale Wahrnehmungen der Welt lieferten und keine infantilen Wunschfantasien waren, wie Freud angenommen hatte. »Wenn selbstverwirklichte Menschen die Wirklichkeit auf effizientere Weise, vollständiger und mit weniger motivationeller Kontamination wahrnehmen als andere Menschen, dann könnten wir sie möglicherweise als eine Art biologischen Test verwenden. Durch ihre größere Sensitivität und Wahrnehmungsfähigkeit könnten wir eine bessere Beschreibung dessen bekommen, wie die Realität ist [...], so wie Kanarienvögel benützt werden, um Gasaustritte in Bergwerken zu entdecken, bevor weniger sensitive Lebewesen es können«.

Schließlich wies Maslow auf den vielleicht wichtigsten Aspekt der Grenzerfahrungen hin, nämlich dass diese oft tiefgreifende und transformierende Wirkungen auf Menschen haben. Er zitierte aus zwei Erfahrungsberichten, die feststellten, dass solche Erfahrungen so intensiv sein können, dass gewisse neurotische Symptome für immer verschwinden. Maslow schloss mit der Feststellung, dass allgemein Menschen nach einer solchen Erfahrung »zum Gefühl neigen, dass das Leben lebenswert sei, selbst wenn es sonst als eintönig, prosaisch, quälend oder unbefriedigend erscheint, da Schönheit, Wahrheit und Sinnhaftigkeit ihre Existenz demonstriert haben«. Solche Konversionserfahrungen hätten, obwohl sie natürlich in der menschlichen Geschichte zur Genüge aufgezeichnet worden seien, nie die Aufmerksamkeit von Psychologen und Psychiatern gefunden. Maslow betonte die Notwendigkeit, diese hochinteressanten, aber wenig verstandenen Phänomene gesunden menschlichen Funktionierens weiter zu untersuchen. Sein Vortrag wurde von den aufgeschlosseneren Kollegen gut aufgenommen, während andere das Konzept als eine zwar interessante, aber zweifelhafte Abschweifung in ein Gebiet jenseits der Wissenschaft und in den Bereich unbeweisbarer religiöser Glaubensvorstellungen betrachteten.

3.1.5 *Forderung nach einer Positiven Psychologie*

1951 stellte Maslow in einem umfangreichen Buchbeitrag mit dem Titel »Personality« (Maslow 1951b) seine Vision einer »positiven Psychologie« vor (Hoffmann 1988). Er kritisierte die Freud'sche Psychologie und den Behaviorismus für ihre fragmentierte und letztlich nutzlose Vorstellung der menschlichen Natur, und zeigte Verständnis für die Notwendigkeit einer Abkehr von dem allzu biologischen Ansatz der bisherigen Psychologie, betonte jedoch, nun sei ein Ausgleich in die andere Richtung notwendig, wenn das Konzept einer individuellen Persönlichkeit nicht in einem Nebel verschwinden solle, der einzig nur von kulturellen Kräften bestimmt werde. »Am wichtigsten für eine Theorie von Motivation und Werten ist die Einführung einer positiven Kraft als Gegengewicht zum Freud'schen Pessimismus und dem neobehavioristischen Kulturrelativismus«. Beide Ansätze hätten zu lange die höheren Errungenschaften der Menschheit wie Wissenschaft, Kunst und Philosophie außer Acht gelassen, indem sie »hauptsächlich verkrüppelte Menschen und verzweifelte Ratten« studiert hätten. In seiner Skizze einer positiven Psychologie betonte er, eine solche würde Aspekte wie persönliches Wachstum und Kreativität in den Vordergrund stellen. Er erwähnte eine Reihe von verwandten Denkern, die nach seiner Auffassung mitgeholfen hatten, eine neue Psychologie zu schaffen, die tiefe Auswirkungen auf Gebiete wie die Verbesserung der sozialen Verhältnisse, die politischen Wissenschaften, die Regierungspolitik und die wissenschaftliche Untersuchung der Werte haben werde, unter ihnen Erich Fromm, Karen Horney, Kurt Goldstein, Carl Rogers, seine psychiatrischen Mentoren Abram Kardiner und David M. Levy, der allgemeine Semantiker S. I. Hayakawa sowie der Psychiater Andras Angyal.

3.1.6 Zusammenarbeit mit Sorokin

Nachdem 1954 Senator McCarthy vom US-Senat zurückgestutzt wurde und seine Macht verloren hatte, veränderte sich die Stimmung im Land, die von Anfang bis Mitte der 50er Jahre für derartige wissenschaftlichen Unternehmungen sehr ungünstig gewesen war, und viele innovative Denker sahen in der zweiten Hälfte der fünfziger Jahre wieder eine Chance für konstruktive Veränderungen. So auch Maslow, der es gerne gesehen hätte, dass seine psychologischen Erkenntnisse für umfassendere humanitäre Zwecke angewendet worden wären. Im Herbst 1955 wurde er von dem renommierten Soziologen Pitirim A. Sorokin (1898–1968) von der Harvard University (siehe Johnston 1996; Bischof 2003) kontaktiert, der eine Gruppe von sozial gesinnten Wissenschaftlern organisierte, um in den Vereinigten Staaten und weltweit Altruismus und Liebe zu erforschen und zu fördern. Sorokin bat Maslow, Mitglied dieser Gruppe zu werden. Sorokin hatte selbst schon 1950 eine Untersuchung veröffentlicht, die ähnliche Ziele verfolgte wie Maslows Studie über die Selbstverwirklicher; er hatte das Verhalten von amerikanischen »guten Nachbarn«, das heißt Menschen, die altruistischer als der durchschnittliche Bürger waren, und von christlichen Heiligen untersucht, und zwar mit der Begründung, »die negativen Typen von menschlichen Wesen haben wir ausreichend studiert – die Kriminellen, die geistig Gestörten, die Sünder, die Dummen und die Egoisten –, doch wir haben die Untersuchung positiver Typen von Homo sapiens vernachlässigt: des kreativen Genies, des Heiligen, des ›guten Nachbarn‹. Wir wissen ziemlich viel über die Eigenschaften der subsozialen Typen, aber erschreckend wenig über die allgemeinen oder typischen Eigenschaften von kreativen Personen. Welches sind ihre Typen, und wie sind sie zu Altruisten geworden?« (Sorokin 1950).

1949 hatte Sorokin an der Harvard University mit der finanziellen Unterstützung des Pharma-Industriellen Eli Lilly das »Harvard Research Center in Creative Altruism« (HRCCA) gegründet. Mit dem HRCCA hatte er zwei Symposien veranstaltet, »Explorations in Altruistic Love and Behavior« (Sorokin 1950) und »Forms and Techniques of Altruistic and Spiritual Growth« (Sorokin 19554), in denen Religionswissenschaftler, Psychologen, Psychiater, Mediziner, Anthropologen, Soziologen und

Philosophen wie Mircea Eliade, Hubert Benoit, Emile Dermenghem, Gordon Allport, Trigant Burrow, J. B. Rhine, J. L. Moreno, Roger Godel, Therese Brosse, Jacques H. Masui, Paul Masson-Oursel, G. E. Monod-Herzen, M. F. Ashley Montagu und F. S. C. Northrop die verschiedenen Formen von Liebe, Hass und Freundschaft, des Altruismus und der Spiritualität sowie die Möglichkeiten und Methoden ihrer Entstehung bzw. »Produktion« untersuchten. Sorokin und das Center erkannten die Möglichkeit einer bewussten Entwicklung und Kultivierung von Altruismus und Spiritualität. Sie wiesen darauf hin, dass sowohl traditionelle Kulturen wie auch die moderne Wissenschaft effektive Methoden und Techniken der »Altruisierung« und »Spiritualisierung« entwickelt hätten, und stellten die ersten wissenschaftlichen Forschungen über solche Methoden in Yoga, Tantrismus, Schamanismus, Sufismus, orthodoxem Christentum, Zen-Buddhismus und Psychotherapie vor.

Sorokin wollte nun im HRCCA auch Forschung betreiben. Bei einem Treffen im Oktober 1955, an dem fünfzehn Wissenschaftler teilnahmen, unter ihnen der Physiker und Wissenschaftsphilosoph Henry Margenau (1901–1997), der Philosoph F. S. C. Northrop (1893–1992) und der Senator des US-Bundesstaats Vermont, Ralph Flanders, wurde die »Research Society for Creative Altruism« gegründet, in der Maslow von Anfang an eines der aktivsten und engagiertesten Mitglieder war. Die Ziele der Gesellschaft entsprachen genau seiner Vision, die wissenschaftlichen Erkenntnisse in kreativer Weise für die Förderung einer besseren Welt einzusetzen, und er hatte Hoffnungen, dass die Gruppe auf diesem Gebiet Großes erreichen könnte. Im Frühling 1956 entwickelte Maslow einen Plan für die Forschungen, die die Gesellschaft über die nächsten Jahre fördern könnte. Der Plan benannte fünf breite, langfristig angelegte Untersuchungsgebiete:

- die sorgfältige Untersuchung der Hauptformen kreativer, selbstloser Liebe und von destruktivem Egoismus in menschlichen Beziehungen wie auch bei Tieren;
- die Untersuchung der Frage, welche Wertsysteme besonders geeignet sind, eine altruistische bzw. egoistische Transformation von Individuen, Gruppen, Institutionen und Gesellschaften zu fördern;
- die Untersuchung der Frage, welches die Faktoren und Quellen von Altruismus und Egoismus sind;
- die Untersuchung der Frage, welche Arten grundlegender sozialer Institutionen zu Altruismus bzw. Egoismus führen, und für welche Individuen und Gruppen dies der Fall ist; sowie
- welche Art von Methoden und Techniken am wirksamsten für eine altruistische Transformation von Personen und Gruppen sind – allgemein und für bestimmte Personen oder Gruppen.

Die Forschung sollte interdisziplinär sein und »das bestehende Wissen über kreative, selbstlose Liebe in allen ihren wesentlichen Aspekten bereichern und [...] Möglichkeiten einer altruistischen Transformation für Personen, Gruppen, Institutionen und die Kultur als Ganzes aufzeigen«.

Forschung in dieser Größenordnung würde ein gut finanziertes Institut erfordern, deshalb machte sich Maslow gleich daran, den organisatorischen Aufbau eines solchen Instituts zu planen. Er und die anderen Gruppenmitglieder betrachteten es als das beste Vorgehen, dass die Gesellschaft ein unabhängiges »Institut für Werte« bildete, das mit einem kleinen, aber ständigen Mitarbeiterstab Lehre, Forschung und die Information eines breiteren Publikums betreiben würde, ähnlich dem »Institute for Advanced Study« in Princeton, wo Albert Einstein die letzten Jahre seines Arbeitslebens verbrachte. Auf der Basis von Maslows Vorschlägen kontaktierte die Geschäftsführerin der Gesellschaft, Frances Bowditch, 1956 und zu Beginn des Jahres 1957 Stiftungen und private Philanthropen wegen einer Finanzierung dieses Vorhabens. Im Januar 1957 eröffnete die Gesellschaft ein ständiges Büro in Boston mit zwei Vollzeitkräften und einem Teilzeit-Assistenten. Zu Maslows Frustration entstand nichts Konkretes aus den vielen Komitee-Sitzungen, bis endlich im Oktober 1957, hauptsächlich aufgrund seines hartnäckigen Drängens, die »Erste wissenschaftliche Konferenz über Neues Wissen über Menschliche Werte« am Massachusetts Institute of Technology (MIT) stattfand. Mehrere hundert Wissenschaftler aus dem ganzen Land besuchten diese außergewöhnlichste aller interdisziplinären Konferenzen des Jahrzehnts, um Referenten wie Maslow, Fromm, Goldstein, Allport, Bertalanffy, Suzuki, Tillich und Sorokin die Notwendigkeit einer größeren Aufmerksamkeit für Werte in der Wissenschaft erläutern zu hören. Die Konferenz-Beiträge erschienen 1959 in dem von Maslow herausgegebenen Band »New Knowledge in Human Values« (Maslow 1959). Nach Erscheinen des Buchs war Maslow mit der Gründung des »Werte-Instituts« jedoch immer noch nicht am Ziel. Er hatte dem Präsidenten der Brandeis University einige Monate zuvor einen detaillierten Vorschlag für ein solches Institut unterbreitet, das Lehre, Forschung, Beratung und Veröffentlichungstätigkeit zu Werten, Moral und Ethik betreiben und auch religiöse Aspekte einbeziehen sollte, bekam jedoch keine Antwort. Trotz wiederholter Bemühungen sollte das Institut nie zustande kommen.

In den Jahren 1956 und 1957 setzte Maslow auch seine Arbeit zum Thema der Selbstverwirklichung fort, das noch immer umstritten war, und schrieb eine Reihe von kürzeren unveröffentlichten Aufsätzen dazu. In »Problems inherent in self-actualization« beschäftigte er sich z. B. mit den »großen Aufgaben für die selbstverwirklichende Person«, und stellte fest, dass auch Selbstverwirklicher mit persönlichen Schwierigkeiten im Alltagsleben zu kämpfen hätten und dass deshalb inneres Wachstum nie aufhöre. Das selbstverwirklichende Individuum sei kein mythisches Wesen, das von Problemen frei sei, sondern jemand, der ganz einfach seine oder ihre Grundbedürfnisse nach Sicherheit, Zugehörigkeit, Liebe und Wertschätzung befriedigt habe. Die Schwierigkeiten, die so jemand habe, hätten ihre Ursachen gerade in der Überlegenheit des Selbstverwirklichers. Wie verhält man sich z. B. den anderen Familienmitgliedern gegenüber, wenn man glücklicher und erfüllter ist, als sie es sind? Wie vermeidet man, Nahestehende in den Schatten zu stellen, vor allem die eigenen Kinder? Mit Erfolg umzugehen und sich an den eigenen Talenten und Leistungen zu freuen angesichts des Neides, der Eifersucht oder gar der Feindseligkeit anderer, ist eine weitere Schwierigkeit, mit der selbstverwirklichende Männer und Frauen konfrontiert sind. Und schließlich muss der Selbstverwirklicher, wie Maslow anmerkte, auch damit klar kommen, dass er oder sie im wesentlichen allein ist und sich nur an das Selbst im eigenen Inneren wenden kann für Orientierung im Leben.

3.1.7 Maslows Beratertätigkeit

Mitte der 50er Jahre wuchs Maslows Reputation für seine Arbeit zur Kreativität auch außerhalb der akademischen Welt, und die ersten Anfragen von Firmen und Regierungsbehörden, die daran interessiert waren, die Kreativität ihrer Mitarbeiter zu fördern, trafen ein. Einer seiner ersten Beratungsaufträge führte ihn im Sommer 1954 auf die Maxwell Air Force Base in Alabama. Im Sommer 1962 verbrachte er einige Wochen auf Einladung des Unternehmers Andy Kay in dessen Firma Nonlinear Systems (NLS) in Del Mar bei San Diego (Kalifornien), einem führenden Messinstrumentenbauer. Kay war überzeugt, dass seine Firma mit glücklichen und gesunden Mitarbeitern erfolgreicher sein könnte, und hatte zu diesem Zweck eine Reihe von organisatorischen und technischen Veränderungen eingeführt, gestützt auf Maslows Buch »Motivation und Persönlichkeit«. Er hatte die Fließbänder abgeschafft und durch kleine Produktionsteams von sechs bis sieben Arbeitern ersetzt; jedes Team erlernte jeden Aspekt der Fertigung für mehrere Produkte, war am Management beteiligt und entschied mit einem Teamleiter selbst, wie es seinen Anteil an der Fertigung am besten leisten konnte. Jede Einheit war vollständig verantwortlich für den Zusammenbau, die Prüfung, die Fehlerbehebung und die Verpackung der Instrumente. Arbeitspausen mussten nicht zu festgelegten Zeiten genommen werden, sondern konnten stattfinden, wann es dem Team passte, und die Teams arbeiteten nicht in offenen Fabrikhallen, sondern in abgetrennten Arbeitsräumen, die sie selbst gestalten konnten. Aufgrund dieser und vieler weiterer Innovationen, die Kay eingeführt hatte, herrschte in der Fabrik eine ausgezeichnete Arbeitsmoral, die Mitarbeiterfluktuation betrug nur einen Bruchteil des nationalen Durchschnitts, die Kundenbeschwerden waren dramatisch zurückgegangen und Produktivität und Verkäufe stiegen steil an. Maslow war beeindruckt von dem, was er in der Fabrik sah, und begann sich intensiv mit Themen wie Mitarbeiter-Motivation, Management-Methoden und Unternehmertum als Form der Selbstverwirklichung zu beschäftigen. Ihm schienen Unternehmer wie Kay wichtige gesellschaftliche Figuren zu sein – »einige Dutzend von ihnen wären genug, um ein ganzes Land zu verändern«, schrieb er in sein Tagebuch. Dass bei Kay seine Theorien, besonders die Motivationstheorie, einem praktischen Test unterzogen wurden, erfüllte ihn mit Genugtuung und Freude; er war als experimenteller Psychologe lange bekümmert gewesen, dass er seine Motivations- und Selbstverwirklichungstheorien nicht hatte überprüfen können. Kay und seine Managementberater hatten genau das getan: Nonlinear Systems war ein einziges großes Labor.

Doch NLS war noch aus einem viel bedeutenderen Grund wichtig: Es war ein funktionierendes Beispiel von »Eupsychia«, eine bewusst als solche geplante gesellschaftliche Utopie. Im August 1960 hatte Maslow in einem Radio-Interview das Konzept der »Eupsychia«, einer realistischen Utopie, erstmals zur Sprache gebracht. Seit seiner Feldforschung bei den Schwarzfuß-Indianern zwanzig Jahre zuvor hatte ihn die Frage, welche ideale Kultur die menschliche Natur erlaube, nicht mehr losgelassen. Es war ihm klar, dass Menschen keine Engel sind, doch zeigten seine Studien selbstverwirklichter Menschen, dass zumindest einige wenige Menschen auf der Ebene die höchsten Menschheitsideale von Altruismus, Kreativität und Entschlusskraft lebten. Die Lektüre einiger Science-Fiction-Romane brachte ihn auf weitere Gedanken zu diesem Thema, und schließlich definierte er die »Eupsychia« als eine Gemeinschaft von »tausend Selbstverwirklichern mit Familie auf einer abgelegenen Insel«. Ein solcher idealer Platz interessierte ihn als Gedankenexperiment nicht nur wegen des Fehlens negativer sozialer Erscheinungen wie Betrug, Diebstahl oder Mord, sondern vor allem wegen seiner positiven Kennzeichen. Welche Arten von Künsten, Wissenschaften und anderen menschlichen Bestrebungen würden sich dort entwickeln? Wie würden seine sexuellen Sitten sich von denen unserer Kultur unterscheiden? Würde ein solches Utopia eine strukturierte Religion entwickeln? Wenn ja, welches wären dann ihre Lehren und ihre Praktiken? Wie würden die Entscheidungsprozesse in einer solchen Gemeinschaft ablaufen? Maslow hielt es für äußerst wichtig, dass die Gesellschaft sich solche Fragen stellte; er war sich jedoch bewusst, dass jede solche Vision eines irdischen Paradieses eine Projektion unserer unerfüllten Bedürfnisse und Sehnsüchte ist. Maslow hatte die meisten modernen utopischen Schriften als industriefeindlich, als eine unrealistische Bewegung zurück zum vorindustriellen Landleben kritisiert, doch in der Nonlinear-Systems-Fabrik wurden die höchsten Prinzipien der Motivation in einer industriellen Umgebung angewandt. Nachdem ihn der Glaube an die individuelle Therapie als Mittel zur sozialen Veränderung verlassen hatte, hatte er sich der Bildung und Erziehung als möglicherweise wirksamstem Mittel einer Verbesserung der Welt zugewandt. Doch nun schien der Arbeitsplatz sogar noch vielversprechender zu sein.

Kay bot ihm an, das Manuskript seiner »Summer-Notes«-Aufzeichnungen, die er während seines Aufenthaltes bei NLS im Sommer 1962 zum Thema eines »aufgeklärten Managements« (*Enlightened Management*) gemacht hatte, in einer kleineren Auflage drucken zu lassen. Maslow gab auch Robert Tannenbaum, dem Direktor der Western Training Labs (WTL), ein Exemplar, den er ebenfalls im Sommer 1962 kennengelernt hatte. WTL war eine der zwei Organisationen, die in den frühen 1960er Jahren durch die Aufspaltung der National Training Laboratories (NTL) entstanden waren; während das WTL sich mit Therapie befasste, betrieb das Eastern Training Lab (ETL) Forschung. Das NTL hatte sich in den Jahren 1946 und 1947 aus der Arbeit des Sozialpsychologen Kurt Lewin (1890–1947), einem der wichtigsten Vorläufer der Humanistischen Psychologie, und seiner Schüler und Kollegen Ron Lippitt, Leland Bradford und Ken Benne am Massachusetts Institute of Technology (MIT) entwickelt (Kleiner 1996). Lewin und seine Mitarbeiter hatten mit Methoden des Management- und Führungskräftetrainings experimentiert und 1946 anlässlich des »Connecticut Race Relation Workshop« in Bridgeport die sogenannten »T-Gruppen« entwickelt, kleine, intensive Selbsterfahrungs- und Selbstreflexionsgruppen, die ihre eigene Entwicklung mit ihren Kommunikationsmustern, ihrer Beziehungsdynamik und ihren Führungsprozessen als ein effektives Mittel zum Erlernen von Führungsfähigkeiten studierten. Nach Lewins Tod 1947 hatten seine Kollegen diese Methode weiterentwickelt, und in Form des in Washington und Bethel ansässigen NTL zu einer nationalen Institution gemacht, die bald erfolgreich spezielle Trainings für Schulleiter, Gemeinde- und Studentenfunktionäre, Universitätsprofessoren und vor allem auch für Manager in Industrie, gemeinnützigen Organisationen und Regierungsbehörden anbot.

Tannenbaum verteilte Kopien von Maslows »Summer-Notes«-Manuskript an das nationale Trainer-Netzwerk von NTL, und als Folge davon wurde in den ersten Monaten des Jahres 1963 ein großes Interesse an Maslows Ideen in Geschäfts- und Management-Kreisen sichtbar. Im Oktober 1965 wurden die »Summer Notes« unter dem Titel »Eupsychian Management« als Buch veröffentlicht (Maslow 1965) und erregten sofort die Aufmerksamkeit der Leiter der US-amerikanischen Wirtschaftshochschulen. Im Bereich der Management-Lehre wurde es bald von vielen als das wichtigste je erschienene Buch betrachtet, vor allem weil es sehr lebendig geschrieben war und Maslow konkrete Empfehlungen zur praktischen Umsetzung seiner Theorien der menschlichen Natur gab. Seine neuartigen Konzepte zur Mitarbeiter-Motivation, Personalwirtschaft, zur Unternehmer- und Unternehmens-Psychologie und vor allem zur »Synergie« – Ruth Benedikts Konzept von Kulturen, in denen Zusammenarbeit statt Wettbewerb und Kampf belohnt wird und für alle Vorteile bringt sowie Maslows Anwendung dieses Konzepts auf die Theorie der Firmenkultur und des Managements – hatten einen großen Einfluss auf die neue Generation von Management-Theoretikern und Organisationsberatern der 60er Jahre.

3.1.8 Die Begründung der Humanistischen Psychologie

Ab etwa Anfang der 1940er Jahre, vor allem aber in den 50er und 60er Jahren, formierte sich in der amerikanischen Psychologie eine Bewegung, die später als »Humanistische Psychologie« bekannt werden sollte und in der Maslow eine zentrale Rolle spielte (Quitmann 1985; Hutterer 1999; Bischof 2003). Bei der Humanistischen Psychologie handelt es sich weniger um eine Psychologie im Sinn einer akademischen Fachdisziplin als vielmehr um eine multi- oder transdisziplinäre Bewegung, die ein spezifisches Problembewusstsein entwickelte, das zum Ausgangspunkt für die Entwicklung einer neuen Sichtweise und Denkrichtung wurde, ein neues Paradigma in der Art und Weise, über den Menschen und seine Erforschung nachzudenken (Hutterer 1999).

Diese Bewegung sah sich als Renaissance des Humanismus in Psychologie und Sozialwissenschaften und etablierte in den Humanwissenschaften ein neues Menschenbild sowie ein neues Wissenschaftsverständnis. Die Humanistische Psychologie sah sich als »dritte Kraft« neben bzw. nach der Psychoanalyse und dem Behaviorismus und als Gegenentwurf zu deren mechanistisch-biologistischem Menschenbild mit ihrem Determinismus, der wenig Raum für menschliche Spontaneität, Kreativität, Rationalität und Eigenverantwortung ließ, und zu ihrem Pessimismus, der nicht an die Möglichkeit individueller und zivilisatorischer Entwicklung glaubte (Bischof 2003). Unter den Einflüssen, die die Entstehung der Humanistischen Psychologie mitbestimmten, sind vor allem Phänomenologie und Existenzphilosophie, Gestaltpsychologie, Psychoanalyse sowie die Arbeit des Neurologen Kurt Goldstein zu nennen (siehe Kapitel 8 »Medizinische Anthropologie«). Neben den gebürtigen Amerikanern Maslow, Rogers und Bugenthal spielten in der Entwicklung deutsche Emigranten, die nach der Machtergreifung Hitlers Deutschland verlassen hatten und in die Vereinigten Staaten übersiedelt waren, eine maßgebliche Rolle, wie z. B. Kurt Goldstein, Erich Fromm, Fritz Perls, Charlotte Bühler, Ruth Cohn, Alfred Adler, Karen Horney, Max Wertheimer und Kurt Lewin. Eines der aktivsten Gründungsmitglieder wurde Anthony Sutich, den Maslow 1949 kennenlernte und mit dem zusammen er 1954 begann, an eine Liste interessierter Kollegen Aufsätze zu verschicken, die in den behavioristisch orientierten Fachzeitschriften nicht akzeptiert wurden. 1958 erschien in England John Cohens Buch »Humanistic Psychology«; 1959 fand das erste Symposium über »Existential Psychology« in Cincinnati (Ohio) statt. Die eigentliche Geburtsstunde der Humanistischen Psychologie waren jedoch die Jahre 1961 und 1962, als die Bewegung unter der Führung von Maslow und einer Gruppe von Kollegen, darunter Carl Rogers, Charlotte Bühler, James Bugenthal und Anthony Sutich, mit der Gründung der Zeitschrift »Journal of Humanistic Psychology« und der »American Association of Humanistic Psychology« (AAHP) erstmals unter diesem Namen an die Öffentlichkeit trat.

3.1.9 Maslow und das Esalen-Institut

Die Gründung des Verbands AAHP und der Zeitschrift ging einher mit der Eröffnung des »Esalen-Instituts« in Big Sur (Kalifornien) durch Michael Murphy und Richard Price (Anderson 1983), das rasch zur bekanntesten Institution der Humanistischen Psychologie und vor allem der damit verbundenen »Human-Potential«-Bewegung werden sollte. Maslow kam zufällig im Sommer 1962 während seines Aufenthalts in Kalifornien als Berater der Nonlinear Systems mit dem Esalen-Institut und seinen Gründern in Kontakt (Hoffmann 1988). Auf der Fahrt auf dem Highway One entlang der pittoresken kalifornischen Küste in der Gegend von Carmel suchte das Ehepaar Maslow spät abends einen Gasthof zur Übernachtung, konnte jedoch keinen finden. Da bemerkte Maslow ein Licht, folgte ihm und kam auf das Gelände der schon den Indianern bekannten heißen Quellen von Big Sur. Als er sich in das Gästebuch des Seminarhauses eintrug, bemerkte der Mann am Empfang seinen Namen und fragte, ob er »der« Abraham Maslow sei. Als Maslow dies bejahte, rief er Richard Price, einen der Gründer und Leiter des eben erst gegründeten Seminarzentrums, das sich damals noch nicht Esalen-Institut nannte. Price erklärte dem verblüfften Maslow, dass sie hier seit kurzem Seminare mit Kursleitern durchführten, die an Humanistischer Psychologie interessiert seien, und dass mehrere Exemplare seines kürzlich erschienenen Buchs »Toward a Psychology of Being« (1962) unter den Leitern und Mitarbeitern des Zentrums zirkulieren würden. Der zweite der jungen Gründer des Zentrums, Michael Murphy, war an jenem Wochenende nicht anwesend, doch Maslow und er begannen im Herbst 1962 zu korrespondieren und wurde gute Freunde. Im Januar 1966 führte Maslow seinen ersten Wochenend-Workshop in Esalen durch, den er zusammen mit Murphy bei dessen Besuch in Maslows Haus im Herbst 1965 geplant hatte. Maslow war damals überzeugt, wenn er eine Gruppe ähnlich denkender Menschen zusammenbringen könnte, die mit Gipfelerfahrungen und »Seins-Psychologie« vertraut waren, wäre es möglich, gemeinsam eine wissenschaftlich sinnvolle Sprache für die Beschreibung transzendenter Erfahrungen zu entwickeln. Murphy hatte darauf eine Gruppe von Wissenschaftlern, Therapeuten und anderen Interessierten eingeladen, an einem Januar-Wochenende »Diskussionen mit Dr. Maslow über die Hauptthemen seines Werks, wie Seins- versus Defizit-Motivation, Gipfelerfahrungen, Selbstverwirklichung, Eupsychia und die Psychologie von Gesundheit und Wachstum« – so der Titel des Seminars im Esalen-Programm – zu führen. Doch das gutgemeinte, wenn auch vielleicht etwas allzu naive Vorhaben misslang gründlich. Murphy und Price hatten nämlich auch den Gestalttherapeuten Fritz Perls (1893–1970), Schüler Wilhelm Reichs und Begründer der Gestalttherapie, eingeladen, der in Esalen residierte. Ein brillianter und meisterhafter Therapeut, genoss Perls in der Esalen-Gemeinschaft als Schürzenjäger und wegen seiner Wutanfälle, seiner vulgären Sprache und seines enormen Egos einen zweifelhaften Ruf. Er verwandelte das Wochenende, von dem sich Maslow so viel versprochen hatte, in eine der schlimmsten Erfahrungen, die Maslow nach seinem eigenen Zeugnis je hatte. Perls, der solche philosophischen Diskussionen als Zeitverschwendung betrachtete, versuchte, das Seminar in eine der gewohnten Esalen-Encountergruppen zu verwandeln, kritisierte Maslow wegen seines konventionell-akademischen Stils und provozierte ihn mit ständigen Störmanövern und Clownereien. Das Seminar musste schließlich am Samstagnachmittag abgebrochen werden, und Maslow war äußerst empört. Er machte den Esalen-Leitern Vorwürfe, dass sie nicht eingeschritten waren, dass ihr Unternehmen antiintellektuell sei und sein intellektuelles Potenzial nicht entwickle, »das doch auch zum menschlichen Potenzial« gehöre, das sie mit ihren Veranstaltungen fördern und entfalten wollten, und nannte ihr Verhalten »kindisch«. Maslow blieb in der Folge kritisch gegenüber Esalens (und der gesamten von ihm mitgeschaffenen »Human-Potential«-Bewegung) einseitiger Betonung des Erfahrungsaspekts und der von dem Zentrum propagierten erfahrungsorientierten Methoden zur Beschleunigung der Selbstverwirklichung.

Im Jahr 1963 schrieb Maslow ein kurzes Buch, das seine Überlegungen zur Psychologie der Religion zusammenfasste, in denen die Gipfelerfahrungen eine zentrale Rolle spielten. Er betrachtete seine Arbeit zu dem Thema als bedeutenden empirischen Durchbruch auf dem Gebiet der Religionspsychologie, da sie auf Hunderten von sorgfältig erhobenen Erfahrungsberichten beruhte. Das Buch wurde im Herbst 1964 unter dem Titel »Religions, Values, and Peak Experiences« veröffentlicht (Maslow 1964).

3.2 Sydney Jourard

Weniger bekannt bei uns ist die Arbeit von Maslows jüngerem Kollegen Sydney M. Jourard (1926–1974), Professor der Psychologie an der Universität von Florida; keines seiner Bücher wurde bisher ins Deutsche übersetzt (Jourard 1964, 1968, 1971, 1974, 1994). Jourard griff einige von Maslows Anregungen auf und ging ihnen genauer und vertiefter nach. Er erweiterte Maslows Gesundheitskonzept um einige wichtige Dimensionen bzw. Faktoren. So verdanken wir ihm z. B. bedeutende Einsichten über Selbstoffenbarung, Authentizität und die Sensitivität für innere Prozesse als wichtige Gesundheitsfaktoren sowie in die Tatsache, dass Normalität ungesund ist. Jourard war auch einer der ersten, die die Rolle der Körperwahrnehmung für die Gesundheit thematisierten und erforschten und auf die Spiritualität als wichtigen Gesundheitsfaktor hinwiesen.

Geboren in Kanada, verbrachte Jourard den Großteil seines Lebens in den USA und wurde 1951 US-Bürger. Er studierte Psychologie an der Universität von Toronto und schloss 1953 an der Universität von Buffalo mit dem Ph.-D.-Grad ab. Er hatte zunächst eine Professur an der Emory-Universität in Atlanta, Georgia, inne, später an der University of Alabama Medical School in Birmingham, Alabama, und schließlich an der Universität von Florida in Gainesville. Er war Gründungsmitglied der Association for Humanistic Psychology und 1969 ihr erster gewählter Präsident. Als solcher spielte er eine Schlüsselrolle in der Etablierung der AAHP als internationale Organisation.

Als Person verkörperte Jourard die Humanistische Psychologie wie kein anderer. Kollegen und Freunde schildern ihn als Inbegriff dessen, was Maslow als Merkmale des Selbstverwirklichers beschrieben hat. »Bei manchen Verstorbenen«, schrieb die Lehrstuhlinhaberin seines Departments, Wilse B. Webb, nach seinem Tod, »reichen ihre Arbeiten aus, um die Bedeutung ihres Lebens zu erfassen – nicht aber bei Jourard, dessen Leistungen zwar beeindruckend sind, aber dennoch ein bloßer Schatten dieses bemerkenswerten menschlichen Wesens« (Webb 1974). Michael

Lowman, ein Kollege und Freund von Jourard, schrieb über ihn: »Sydney Jourards Präsenz war so leuchtend, sein Wesen so großartig, dass er selbst zwanzig Jahre nach seinem Tod immer noch und lebendig ist [...] Er war ein erfolgreicher Außenseiter; er lebte ganz in der Kultur seiner Zeit, war aber nicht völlig von der Kultur seiner Umgebung« (Lowman 1994). Der klinische Psychologe Len Bragantino schreibt, Jourard habe einen derart »unauslöschlichen Eindruck [hinterlassen], dass er sich die Freiheit nahm, er selbst zu sein, dass man für den Rest seines Lebens nicht vergessen konnte, wie sich das anfühlt, und diese Erinnerung einen mit großer Wahrscheinlichkeit dazu animierte, selbst auf eine so freie Art und Weise man selbst zu sein« (Bragantino 1999).

Vieles, was heute über das Verhältnis zwischen Persönlichkeit und Gesundheit und die Körper-Seele-Wechselwirkung geschrieben wird, wurde von Jourard vor mehr als einem Vierteljahrhundert vorweggenommen (Rice 1999b). Er regte z. B.an, Wissenschaft und Medizin sollten Bewusstsein und Körper auf eine bis dahin nicht vorhergesehene Art und Weise verbinden. Wie Maslow lehnte Jourard die mechanistische Sicht der menschlichen Natur in der Psychologie der 50er Jahre ab; deshalb hatte er sich schon früh mit Existenzialismus, Phänomenologie, Humanismus und Personalismus beschäftigt. Diese Disziplinen erlaubten es den Psychologen in seinen Augen, »das Erleben ihrer eigenen Person als Führer für die Erforschung und das Verstehen der Erfahrung anderer Menschen zu benützen« (Jourard 1968).

Jourard war jedoch kein Gegner einer »wissenschaftlichen Psychologie«. Was er anstrebte, war eine »wissenschaftlich informierte Psychologie der menschlichen Person« (Jourard 1968). Die Psychologie der 1940er, 50er und frühen 60er Jahre hatte in seinen Augen ihre Grenzen beim Verständnis der menschlichen Natur erreicht; aus diesem Grund fühlte er sich von der entstehenden Bewegung der Humanistischen Psychologie angezogen, deren wichtigste Sprachrohre Maslow und Rogers waren.

Um eine Person jenseits der Objektivierung der experimentellen Psychologen zu verstehen, schlug Jourard vor, die Humanistische Psychologie solle Fragen wie die folgenden mit strengen wissenschaftlichen Methoden untersuchen:

- Welches sind die äußersten Grenzen des menschlichen Potenzials in der Transzendierung biologischen Drucks, sozialen Drucks und der Auswirkungen der Vergangenheit auf einen Menschen?
- Welche Entwicklungs-, zwischenmenschlichen und Situationsbedingungen erleichtern die Entwicklung von Verhaltensweisen wie Mut, Kreativität, transzendentes Verhalten, Liebe, Lachen und die Verpflichtung zu Wahrheit, Schönheit, Gerechtigkeit und Tugend? (Jourard 1968).

3.2.1 *Selbstoffenbarung (Self-disclosure)*

Das Thema der Selbstoffenbarung (*Self-disclosure*) und ihre Rolle im Verständnis des Menschen und in der Psychotherapie war das zentrale Thema in Jourards Forschung und Veröffentlichungen. Jourard war der erste Sozialpsychologe, der untersuchte, wie, wann und warum Menschen sich anderen Menschen offenbaren. Er wies nicht nur auf die Arten von Situationen und die Persönlichkeitseigenschaften hin, die einen Einfluss auf die Offenbarung haben, sondern stellte auch fest, dass Selbstoffenbarung aller Wahrscheinlichkeit nach ein zentrales Element für psychische und vermutlich auch körperliche Gesundheit war. Sie war für ihn der Schlüssel zur körperlichen und seelischen Gesundheit. Eine gesunde Persönlichkeit war für ihn ein Mensch, der fähig war, sich gegenüber sich selbst und gegenüber anderen zu offenbaren (Jourard 1968, 1971). In seinem Buch »The Transparent Self« (1964) schreibt er, dass Selbstoffenbarung eine messbare Facette unserer Existenz sei. »Krank sein ist ein zeitweiliges Freisein von den entmutigenden Bedingungen unserer Existenz, bis dann die Krankheit einsetzt« (Jourard 1971). Krankheit, ob psychische oder körperliche, vermutete er, könnte »eine von mehreren Möglichkeiten [sein], auf die Menschen ihren Protest gegen eine Lebensweise ausdrücken, die Wohlbefinden nicht unterstützt« (Jourard 1971, S. 76–77).

Wenn gesunde Menschen hingegen ihr Leben stumpfsinnig, frustrierend oder mühsam finden, achten sie auf ihre »Es-stimmt-etwas-nicht«-Signale und ändern das, was sie tun. Eine ähnliche Sicht auf Gesundheit und Krankheit findet sich beim Theologen Paul Tillich (1886–1965), der der Humanistischen Psychologie nahestand und sie beeinflusste. Bei ihm heißt es, »Gesundheit in ihrer Dimension der Selbsterfahrung [Selbstoffenbarung] zeigt die dialektische Struktur der Lebensprozesse am deutlichsten. Die Prozesse des psychologischen Wachstums erfordern in jedem Augenblick Selbstveränderungen in der Art und Weise, wie wir auf die Realität reagieren, sie meistern, mit Teilen von ihr einig gehen oder sie verändern« (Tillich 1981). Gleichzeitig erzeugt, wie Jourard betont, »das ständige Bemühen, einer Selbstoffenbarung aus dem Weg zu gehen, jene Art von Stress, durch die z. B. Krebs entsteht« (Jourard 1964).

Selbstoffenbarung in der therapeutischen Beziehung hat, wie wir heute wissen, positive heilende Wirkungen. Die Fähigkeit des Patienten zur Selbstoffenbarung und andererseits die Fähigkeit des Therapeuten oder einer anderen Gesundheits-Fachperson, Selbstoffenbarung beim Klienten zu animieren, indem er oder sie etwas von sich preisgibt, führt zu Wachstum und besserer Selbstwahrnehmung beim Klienten (Rice 1999b). Wenn jemand einmal offen ist, dann beginnt er oder sie diejenigen soziokulturellen Einflüsse wahrzunehmen, die körperliche und psychologische Gesundheit nicht unterstützen. Gleiches gilt für die Forschung. Um Gesundheit und Krankheit zu verstehen, erläutert Donadrian Rice die Perspektive seines Lehrers Jourard, muss man die existenzielle Natur des Individuums verstehen (Rice 1999b). Er derartiges tiefes Verständnis einer anderen Person ist jedoch für einen Forscher oder Therapeuten nur möglich, wenn er diese zur Offenbarung einlädt. Jourard stellte in seiner Forschung fest, dass »eines der stärksten Korrelate, wenn nicht Determinanten der Selbstoffenbarung […] die Selbstoffenbarung der anderen Person in einer Dyade« ist (Jourard 1974, S. 359). Mit anderen Worten, wenn der Forscher oder Therapeut sich selbst offenbart, ist die Wahrscheinlichkeit am größten, dass der Patient bzw. die Versuchsperson dies auch tut. Selbstoffenbarung wird mit Selbstoffenbarung beantwortet. Jede Manipulation von Seiten des Forschers oder Therapeuten führt hingegen nur dazu, dass die Versuchsperson oder der Patient ebenfalls manipuliert. Jourard bemerkte, »wenn ein Therapeut der Aufgabe verpflichtet ist, den Patienten in seinem Wachstum zu helfen, dann funktioniert er selbst als vollständige Person [...]; wenn er spontan und offen seine Gedanken und Reaktionen zeigt, dann kommuniziert er in meinen Augen nicht nur sein Interesse, sondern ermuntert und unterstützt gleichzeitig ein ähnliches unverstelltes Verhalten im Patienten« (Jourard 1971, S. 141–142). Damit ist Selbstoffenbarung, wie Jourard 1958 schrieb, gleichzeitig ein Symptom der Gesundheit der Persönlichkeit und ein Instrument, um ein gesunde Psyche und einen gesunden Körper zu erreichen (Jourard & Lasakow 1958). »Eine Person, die viele andere Charakteristiken einer gesunden Persönlichkeit aufweist, wird auch die Fähigkeit zeigen, sich mindestens einem anderen Menschen ganz offenbaren zu können« (Jourard 1964).

3.2.2 Authentizität

Auch die Fähigkeit, authentisch zu sein, ist mit der Selbstoffenbarung verknüpft. »Nur durch Selbstoffenbarung gegenüber anderen können wir uns selbst kennenlernen und authentisch sein [wir selbst sein]. Nur wenn wir unser authentisches Selbst sind und leben, können wir wachsen und uns entwickeln« (Jourard 1964). In unserer Gesellschaft wird es als natürlicher Zustand für Erwachsene betrachtet, sich zu verbergen und zu verstellen. »Wir verbergen und maskieren unser wahres Wesen vor anderen Menschen, um ein Gefühl der Sicherheit zu erzeugen und uns gegen ungewollte, aber erwartete Kritik, Verletzung oder Ablehnung zu schützen« (Jourard 1964). Dafür bezahlen wir jedoch einen hohen Preis: »Wenn wir nicht wirklich gekannt werden durch die anderen Personen in unserem Leben, werden wir missverstanden, sind isoliert und verlieren den Kontakt mit unserem wahren Selbst, und das ist ein wichtiger Faktor, der zu Krankheiten beiträgt« (Jourard 1964).

»Es existiert immer mehr wissenschaftliches Beweismaterial dafür, dass die physische und psychische Gesundheit des Menschen in hohem Maß davon beeinflusst wird, wie weit er in seinem Leben einen Sinn, eine Richtung gefunden hat. Zumindest ein Teil dieses Sinns und Lebensziels entsteht in den Beziehungen eines Menschen zu anderen. Wahrscheinlich beginnt das Leben eines Menschen dann seine Bedeutung und seinen Sinn zu verlieren, wenn er sich von seinen Mitmenschen entfremdet, wenn sie Fremde für ihn werden und er es zulässt, dass er für sie ein Fremder wird, wenn er anderen so sehr zu misstrauen beginnt, dass er sie glauben lässt, sie würden ihn kennen, obwohl er weiß, dass dies nicht der Fall ist. Der Mensch kann nur so weit Gesundheit und ein volles Funktionieren erlangen, als er immer beherzter wird, unter anderen Menschen er selbst zu sein, und als er Ziele und Vorhaben findet, die für ihn Wert und Bedeutung besitzen« (Jourard 1964, Vorwort).

3.2.3 *Die Sensitivität für »Es-ist-etwas-nicht-in-Ordnung«-Signale*

Einer der wichtigsten Gesundheitsfaktoren ist nach Jourard die Fähigkeit, »Es-istetwas nicht-in-Ordnung«-Signale wahrzunehmen und auf sie zu reagieren (Jourard 1964, S. 49 ff.). Wenn wir uns auf bestimmte Weisen verhalten, die dic Integrität des Organismus gefährden, sendet der Organismus Warnsignale aus. Doch der normale, sich selbst entfremdete Mensch ignoriere diese Signale oft und fahre mit seinem systemgefährdenden Verhalten fort, bis das System ganz seine Funktion einstelle. Krankheit sei ein Protest des Systems, das Warnsignale ausgesendet habe, gegen das Ignorieren dieser Signale. Krankheit bewahre das, was vom System übrig sei, vor totaler Zerstörung, indem ein Weiterbetrieb des Systems verhindert werde, bis die aktuellen Bedürfnisse berücksichtigt seien. Krankheit sei selbst schon eine Maßnahme zur Wiederherstellung der Integrität. Leider müsse der Mensch in unserer Gesellschaft oft erst krank (oder betrunken) werden, damit er überhaupt in der Gegenwart anderer er selbst sein dürfe. In jedem Fall von klarer körperlicher oder psychischer Krankheit seien zuvor frühere Anzeichen aufgetreten, die den schließlichen Zusammenbruch hätten vermeiden können, wenn man sie wahrgenommen und auf sie reagiert hätte. Solche Anzeichen, wie diffuses Unwohlsein, Langeweile, Angst oder Depression, stellten sich vermutlich als Folgen des Lebensstils der betreffenden Person ein, weil sie aber nur schwach waren oder dann bewusst oder automatisch ignoriert wurden, wurde der krankmachende Lebensstil weitergeführt, bis schließlich ein Zusammenbruch eine Ruhepause erzwang, einen Rückzug aus der krankmachenden Rolle. Jourard stellte fest, dass Frauen in der Regel sensitiver für ihre eigene innere Erfahrung sind und deshalb ihre »Es-istetwas-nicht-in-Ordnung«-Signale früher und häufiger bemerken als Männer und ihre Lebensweise in eine eher zu Wohlbefinden führende verändern, das heißt, früher zum Arzt gehen oder sich ins Bett legen als Männer. Männer würden solche schwachen Signale im Gegensatz dazu oft nicht bemerken, nicht zu arbeiten aufhören und sich nicht ins Bett legen, bis sich die destruktiven Konsequenzen ihrer männlichen Rolle bis zu einem Herzinfarkt oder einem völligen Zusammenbruch entwickelt hätten. Es scheine, als ob Frauen solche inneren Notsignale sogar noch verstärken würden, wenn sie sehr schwach sind, während Männer sie »ausblenden« würden, bis sie schließlich so stark werden, dass sie nicht mehr ignoriert werden können.

3.2.4 *Die Bedeutung von Körper und Körperwahrnehmung*

Nach Jourard hat Selbstoffenbarung einen wichtigen körperlichen Aspekt, den er »somatische Offenbarung« (*Somatic Disclosure*) nannte (Jourard 1994). Er bezeichnete damit die vollständige, bewusste Wahrnehmung des eigenen Körpers, die er für ein Kennzeichen sowie einen Maßstab für psychologische und körperliche Gesundheit hielt (Jourard 1994). Wie bereits erwähnt, war Jourard auch ein Pionier in der Erforschung der Bedeutung des Körpers für Gesundheit und Ganzheit der Persönlichkeit. Bereits in seiner Dissertation, die er 1950 an der Universität von Buffalo einreichte, ging es um den Zusammenhang zwischen der Ich-Stärke einer Person und ihrer Beziehung zum eigenen Körper (Jourard 1971). Auch der erste Fachartikel, den Jourard veröffentlichte, befasste sich mit dem Körper (Secord & Jourard 1953). Darin plädierten Secord und Jourard dafür, dass Psychologen den Haltungen, die Menschen gegenüber ihrem Körper hatten, mehr Aufmerksamkeit schenken sollten, da diese von »zentraler Bedeutung für jede umfassende Theorie der Persönlichkeit« seien (S. 343). Schon damals war Jourard davon überzeugt, dass »der Körper eine wichtige Rolle im Gesundheitszustand der Persönlichkeit« spielte, die bisher nur ungenügend untersucht worden sei. Aus diesem Grund führte er zu Beginn seiner beruflichen Laufbahn eine Reihe von Forschungsprojekten mit seinem Kollegen Paul Secord durch (Jourard & Secord 1955), in denen sie »Korrelationen zwischen der Art und Weise, wie jemand seinen oder ihren Körper fühlt und warum jemand [...] bestimmte Teile seines Körpers mag oder nicht mag«, untersuchten (Jourard 1971, S. 10). Ein weiteres bahnbrechendes Forschungsprojekt hatte die zuvor noch nie unternommene Untersuchung der Frage zum Gegenstand, wie oft Menschen einander in verschiedenen Beziehungen berühren (Hutchinson & Davidson 1990, S. 342).

Jourard vertrat die Auffassung, dass ein Mensch, um optimal gesund zu sein, als ein ganzes Wesen funktionieren müsse und nicht als »entkörperlichter« oder unverkörperter Intellekt oder als eine Art Computer (Jourard 1971, S. 141). Er müsse in seinem Körper sein, aufmerksam auf Veränderungen in seinen Körperzuständen und den Dimensionen seiner körperlichen Existenz achten (Jourard 1976, S. 4). »Unverkörpert« zu sein, hieß nach Jourard (1976), in einem solchen Maß den Körper aus den Augen zu verlieren oder von ihm entfremdet zu werden, dass der Körper gewissermaßen etwas »Anderes« für einen wird. Ein Mensch in einem solchen Zustand würde sich selbst als »eine Art Geist (*spirit*) oder Bewusstsein erfahren, der in einer Maschine oder einem Haufen Fleisch gefangen ist, der er/sie nicht ist«. Er oder sie würde in diesem Zustand auch anfälliger werden für Krankheiten oder Tod, indem er/sie die Stärken und Schwächen der Fähigkeit des Körpers, Stress und Mühsal zu ertragen, nicht verstehen oder schätzen würde. Jourard vermutete auch, dass wir uns darauf verlassen können, dass unser Körper anzeigt, ob unsere momentane Lebenssituation lebensfördernd oder lebensschädigend ist. Er schrieb dazu: »Unser ganzer Körper funktioniert wie ein Kanarienvogel in einem Bergwerk. Bevor die modernen Gasaufspürgeräte erfunden wurden, nahmen die Bergarbeiter Kanarienvögel in den Stollen mit. Wenn die Luft nicht mehr atembar war, hörte der Vogel auf zu singen und starb, bevor die Luft für den Menschen vollständig tödlich wurde« (Jourard 1976, S. 5).

Jourard verwendete den Begriff »somatische Wahrnehmung« (Körperwahrnehmung) für die »sehr wichtige Dimension des Bewusstseins, die mit ›der Wahrnehmung der Reaktion eines Menschen seines/ihres Körpers auf die Situation, in der er/sie sich befindet‹«, zu tun hat. Er beschrieb auch die schädliche Wirkung der »Unverkörpertheit« oder der fehlenden »somatischen Wahrnehmung«, indem er feststellte, »wenn wir unsere Körpererfahrung unterdrücken, reduzieren wir nicht nur unsere Erfahrung des Lebendigseins, sondern [...] schaffen in Wirklichkeit auch Umstände, in denen wir dumm werden [...], auf eine eigenartige Art und Weise uninformiert« (Jourard 1976, S. 6). Er betonte, dass »eine medizinische Behandlung, die es versäumt, eine Person wieder zu verkörpern und ihre Körperwahrnehmung zu schulen, [...] im besten Fall erste Hilfe« ist. »Jede schmerzstillende oder ruhigstellende medizinische Behandlung, die die Fähigkeit des Patienten zur Körperwahrnehmung weiter reduziert oder ganz zerstört, ist letztlich eine Bedrohung der Gesundheit« (Jourard 1976, S. 6). Damit nahm Jourard die heutige Tendenz zu alternativen oder ganzheitlichen Ansätzen in Medizin und Gesundheit vorweg.

In der Nachfolge von körperorientierten Psychotherapeuten wie Wilhelm Reich und Alexander Lowen stellte Jourard auch fest, dass soziale und kulturelle Faktoren – was man den Prozess der »Normalisierung« nennen könnte – einen Einfluss auf den Körper haben können. Die somatische Wahrnehmung ist ein wichtiger Teil des Bewusstseins einer Person (Jourard 1994, S. 143). Die gesunde Person, also diejenige, die fähig ist, sich selbst und anderen zu offenbaren, nimmt entmutigende Einflüsse wahr, die dem Körper seine Vitalität entziehen können, und kann entsprechende Anpassungen vornehmen. Jourard war davon überzeugt, dass »der Verlust der Fähigkeit zur Körperwahrnehmung [...] ein Faktor in der Selbstverursachung von körperlichem und psychischem Zusammenbruch ist. Wenn eine Person nicht in der Lage ist, zu spüren, wie ihre Beziehungen mit anderen und ihr Umgang mit dem eigenen Körper sie als verkörpertes Wesen beeinflussen, wird sie fortfahren, einen tödlichen oder pathologischen Lebensstil zu leben« (Jourard 1994), S. 144).

Damit stellte sich für Jourard die salutogenetische Frage: »Warum sind wir dann nicht die ganze Zeit krank?« (Jourard 1971, S. 77). Was unterscheidet jemanden, der selten oder nie krank wird, von denen, die oft erkranken? Seine Antwort war, dass der Unterschied in der Fähigkeit liegt, eine Lebensweise zu finden, die es erlaubt, man selbst zu sein und sich gegenüber sich selbst und anderen zu offenbaren.

3.2.5 »Spirit« und Spiritualität

Wie Abraham Maslow weist auch Sydney Jourard auf die Bedeutung der spirituellen Dimension für die Gesundheit hin (Jourard 1964). Dies zeige die sprachliche Verwandtschaft der Begriffe für den menschlichen Geist oder die Seele (englisch *spirit*), für die Beseelung des Menschen (*inspiritation*) sowie für die Entmutigung (*dispiritation*). Er plädiert für eine Einbeziehung und Erforschung dieser Dimension der menschlichen Existenz, trotz der Probleme, die das wissenschaftliche

Denken damit habe. Es gebe »reichlich Gründe für die Vermutung, dass Menschen krank werden mit körperlichen oder psychiatrischen Symptomen, weil ihr bisheriger Lebensstil sie nicht nur nicht ›inspiritieren‹ konnte, das heißt Wohlbefinden und auch Glück erzeugen und erhalten konnte, sondern auch, weil Gegenwart und Zukunft für diese Person ohne Hoffnung oder lohnendes Ziel zu sein scheint. Menschen werden anfälliger für Infektionen, wenn sie ohne Hoffnung und ohne Richtung, oder eben, wie ich es nenne, entmutigt [*dispirited*] werden. Wenn das Leben sie entmutigt, werden sie krank. Entmutigende Ereignisse, die Hoffnungslosigkeit auslösen, sind wichtige Faktoren in der Auslösung von Krebs und anderen Krankheiten (Engel 1958; Schmale 1958). Wenn die Gesellschaft es den Menschen nicht erlaubt, einen Lebensstil zu leben, der eine reiche Befriedigung aller menschlichen Bedürfnisse (nach Maslow 1954, Fromm 1955) erzeugt, einschließlich des Bedürfnisses nach Lebenssinn, dann beginnt nach und nach die ›Dispiritierung‹, und körperliche und psychische Krankheiten können Wurzeln schlagen« (Jourard 1964).

Zehn Jahre später schreibt Jourard, »ein subtilerer Faktor in der Entwicklung und Erhaltung von körperlicher Gesundheit« sei die »Moral« (*morale*, zu verstehen wie in »Arbeitsmoral«) oder der »Geist« (*spirit*), was schwer zu übersetzen ist und die geistig-seelische Verfassung, Stimmung, innere Haltung und seelische Kraft und Zuversicht eines Menschen bezeichnet. »Wenn ein Mensch das Leben herausfordernd und befriedigend findet [...], dann funktioniert sein/ihr Körper besser und er/sie widersteht Infektionen und Krankheiten besser« (Jourard 1974, S. 135).

Mit diesen Überlegungen hat Jourard die Forschungen zur Resilienz, zur Hardiness und zum Kohärenzgefühl vorweggenommen, und zwar auf eine Weise, die zu einem tieferen Verständnis führt als die späteren Konzepte.

3.2.6 Normalität ist ungesund

Jourards Feststellung, Normalität sei ungesund, mag zunächst befremdlich erscheinen, ist jedoch wohlbegründet; ähnliche Überlegungen finden sich unter anderen bei Erich Fromm (1955, 1991). Jourard führt aus, Normalität sei nicht identisch mit Gesundheit, wie gerne angenommen werde (Jourard 1964). Ganz im Gegenteil seien der normale Lebensstil und die normale Persönlichkeit in hohem Maß ungesund. Sie würden nämlich auf der Erfüllung von sozialen Rollen und der Verteidigung ungesunder Werte basieren und zu mangelnder Authentizität, Verlust an Ich-Kraft, Selbstentfremdung und verminderter Abwehrkraft führen und könnten schließlich körperliche und psychische Krankheit zur Folge haben. Der normale Mensch habe (nach Hinkle & Wolff 1958) in einem Jahr etwa zehn Episoden physischer Krankheit; dies sei sozusagen der Preis, den er bezahle für die Aufrechterhaltung seines »normalen« Lebensstils, seines Jobs, seines Rufs, seines Selbstkonzepts und ein paar anderer Werte, die ihm wichtig seien. Die Bedeutung, die etwas für einen Menschen habe, lasse sich daran ablesen, wieviel Zeit und Aufwand er dafür verwende, diesen Wert zu erreichen und zu verteidigen. Da wir so viel Zeit darauf verwenden, unsere gegenwärtigen Selbstkonzepte und unseren Ruf zu verteidigen, selbst wenn diese Verteidigung zur Selbstentfremdung führe und uns unsere Gesundheit und unser Wachstum kostet, seien diese Werte offenbar wichtiger als Sein, Wohlbefinden, Ganzheit, Wachstum, und Integrität, trotz unserer verbalen Bekenntnisse zu diesen angeblich höheren Werten.

3.2.7 Gesundheit als Wertvorstellung

Jourard betont, Gesundheit sei nicht etwas von der Natur Gegebenes, sondern eine Wertvorstellung des Menschen (Jourard 1964). Jedes Gesundheitskonzept sei eine bestimmte bevorzugte Funktionsweise, eine Verhaltensweise, die ein bestimmtes, von uns positiv bewertetes Resultat hervorbringe. Menschliche »Bedürfnisse« seien immer definiert in Bezug auf ein bestimmtes angestrebtes Resultat, das für den Betreffenden einen Wert darstelle. Deshalb müssten wir, wenn wir der Gesundheit einen Wert zusprechen, die Werte neu definieren, nach denen wir leben. Es müsse den Menschen erlaubt sein, sie selbst zu sein (authentisch zu sein), mehr Bedürfnisse zu befriedigen und mehr Selbst anzuerkennen, als das gegenwärtig der Fall zu sein scheine. Wir müssten sogar den Wert der Authentizität über unsere gesellschaftlichen Rollenverantwortungen stellen. Kurz gesagt, müssten wir neu definieren, was Normalität sein solle. Ein Mensch sei dann am energetischsten und am kreativsten und habe am meisten Abwehrkräfte gegen Krankheit, wenn die sozialen Sitten und die Sozialisierung es ihm erlaubten, ohne Scham ein breites Spektrum seines wirklichen Selbsts anzuerkennen und zu leben, wenn ihm Ziele, Bedeutung und Sinn zur Verfügung stehen würden, die ihn herausfordern, seine Kreativität und seine Energie zu nutzen, wenn er von Kierkegaard lerne, dass Verzweiflung heißt, nicht »sich selbst« zu sein. Nichts mache uns schneller krank als das Gefühl der Nutzlosigkeit, des Nicht-Erwünschtseins, des Nicht-Herausgefordertseins und Nicht-Gebrauchtwerdens oder das Gefühl, dass die Werte, denen die anderen Menschen folgen, für uns selbst leer und freudlos seien.

3.2.8 Die Bedeutung Jourards

Die Bedeutung von Jourards Forschungsergebnissen und Erkenntnissen für die heutigen Gesundheitswissenschaften ist bisher kaum erkannt worden. Sie wird erst im Zusammenhang mit jüngsten Entwicklungen wie Psychoneuroimmunologie, Verhaltensmedizin, »Mind-Body«-Therapien und Komplementärmedizin vollständig deutlich, die Bewusstsein und Physiologie auf eine völlig neue Art verbinden. Seine Pionierrolle zeigt sich daran, dass er bereits 1971 forderte, »unsere besten wissenschaftlichen Talente« sollten »einer intensiven Untersuchung der psychophysiologischen Mechanismen« gewidmet werden, die allen Arten von Heilung zugrundeliegen, mit anderen Worten: den salutogenetischen Prozessen. »Dass die Gesundheitswissenschaftler bis heute nicht untersucht haben, wie Heilungsprozesse durch Dinge wie Plazebos, Christian Science, Chiropraktik oder die Symbole des medizinischen Know-How gefördert werden, ist eine unglaubliche Unterlassung« (Jourard 1971, S. 79). Er forderte, ein Forschungsprogramm für die Untersuchung von Phänomenen wie Geistheilung, Plazebo-Effekten und spontaner Remission bei Krebs müsse eingerichtet werden, und schlug vor, da es bekannt sei, dass Heilung in der biologischen Struktur des Organismus seiner Wurzel habe und nicht in Medikamenten oder Chirurgie, müsse man dem auf den Grund gehen, was man den »Heilungs-Reflex« nennen könne. Jourards Konzept von Gesundheit geht über das »biopsychosoziale Modell« (Engel 1977) von Gesundheit und Krankheit hinaus; es ging ihm um eine interpersonale, existenzielle und transpersonale Sicht des Menschen und der Gesundheit. Er hat noch vor Antonovsky die salutogenetische Frage gestellt und hat uns, vielleicht noch deutlicher als selbst Maslow, eine humanistische und ganzheitliche, geisteswissenschaftliche und naturwissenschaftliche Ansätze verbindende Perspektive auf die Gesundheit hinterlassen.

Konkrete Nachfolge hat Jourard vor allem in den Arbeiten von Wissenschaftlern wie James W. Pennebaker, Janice Kiecolt-Glaser und anderen gefunden, die durch seine Arbeiten angeregt wurden, eine breite Forschungsbasis zum Thema der Hemmungsprozesse aufzubauen, die nach Traumen verschiedenster Art Selbstoffenbarung und gesunde Beziehungen verhindern, durch den damit entstehenden Stress Immunsystem und Herz-Kreislaufsystem beeinträchtigen und schließlich zu Krankheit und Tod führen können (Pennebaker 1999). Pennebaker und andere Forscher haben fast zwei Jahrzehnte nach Jourards frühen Publikationen über Selbstoffenbarung ein allgemeines Modell der Zusammenhänge zwischen Hemmung, Offenbarung und Gesundheit zu entwickeln begonnen (Pennebaker 1995, 1997). Ursprünglich gingen sie davon aus, dass das Unterlassen des Sprechens über die verstörenden Erfahrungen wegen Hemmungsprozessen einen gefährlichen Stress erzeugte. Die physiologische Arbeit der Hemmung, so ihre Überlegung, diente als kumulativer Stressor auf den Körper, der im Lauf der Zeit allmählich Immun- und Herz-Kreislaufsystem beeinträchtigt und zu Krankheit sowie in einigen Fällen auch zu frühzeitigen Tod führt. Wenn hingegen Individuen aktiv ermutigt wurden, über diese verstörenden Erfahrungen zu reden, zu schreiben oder ihnen sonstwie Ausdruck zu verschaffen, dann sagten sie gesundheitliche Verbesserungen voraus und fanden diese auch in ihren Untersuchungen.

Später stellten die Forscher fest, dass es noch zusätzliche Mechanismen gibt, die einen Einfluss auf den Zusammenhang zwischen Offenbarung und Gesundheit haben. Hemmung an sich, das heißt die Einschränkung bestimmter Verhaltensweisen, Gedanken und Gefühle, ist im Allgemeinen etwas Positives und Gesundes, eine Maßnahme der Anpassung. Es gibt jedoch Zeiten und Situationen, in denen Hemmung zu körperlicher Krankheit führen kann. Hemmung hat mehrere voneinander unabhängige Dimensionen; einige von diesen Aspekten oder Korrelaten der Hemmung können gesundheitliche Risiken darstellen. Es sind vor allem drei dieser Dimensionen, bei denen dies der Fall ist:

- eine genetisch bedingte Tendenz zur Unterdrückung von Gedanken und Gefühlen als Reaktion auf eine angeborene Überempfindlichkeit;
- eine kognitive Hemmung, die die natürlichen Informationsprozesse stört und kognitive Veränderungen erschwert oder verhindert, die Individuen normalerweise helfen, mit verstörenden Erfahrungen fertigzuwerden;
- die Störung normaler sozialer Interaktion durch Hemmungsprozesse; Individuen, die mit traumatischen Erlebnissen konfrontiert sind, verursachen oft negative Veränderungen in ihrer sozialen Welt, die ihrerseits wieder eine verstärkte Hemmung und weitere schädliche soziale Veränderungen zur Folge haben (Pennebaker 1999).

4 Positive Psychologie

ABRAHAM MASLOWS FORDERUNG nach der Entwicklung einer positiven Psychologie (1951) wurde erst 50 Jahre später erfüllt. Als der Psychologe Martin Seligman (geb. 1942), Professor an der University of Pennsylvania und international renommierter Experte für Depression und Psychopathologie, am Neujahrstag des Jahres 1998 im mexikanischen Badeort Akumal seine Antrittsrede als neu gewählter Präsident der American Psychological Association (APA) hielt, forderte er seine Kollegen dazu auf, sich auf die »vergessene Mission der Psychologie« zu besinnen, die es sei, das Leben aller Menschen erfüllender und glücklicher zu machen, die menschlichen Stärken und Tugenden und die Gesundheit zu studieren und besonders kreative Talente zu identifizieren und zu fördern (Seligman 1998). Er sagte, er habe erkannt, dass die Psychologie erst zur Hälfte entwickelt sei; es reiche nicht, beeinträchtigende und krankmachende Bedingungen aufzuheben; damit erreiche man gerade mal den Nullpunkt der Gesundheit.

»Wir müssen fragen: Was sind die befähigenden Bedingungen, die menschliche Wesen aufblühen und gedeihen lassen? Wie kommen wir von Null auf plus Fünf?« Jeder APA-Präsident kann bei seiner Antrittsrede über ein Thema seiner Wahl sprechen. Seligman setzte sich ein hohes Ziel: Er wollte eine größere Zahl von Psychologen dazu animieren, den Bereich über dem Gesundheits-Nullpunkt zu erforschen, zu untersuchen, was Menschen aktiv tun konnten, um erfüllt, engagiert und sinnvoll glücklich zu sein. Geistig-seelische Gesundheit musste, argumentierte er, mehr als nur die Abwesenheit psychischer Krankheit sein; sie musste eine Art pulsierende und kraftvolle Fitness des menschlichen Denkens und Fühlens sein.

Ein Jahr später erzählte Seligman in einem Vortrag in Lincoln, Nebraska, von einem Erlebnis, das seine Wendung zur positiven Psychologie maßgeblich ausgelöst habe (Wellner & Adox 2000). Eines Tages hatte seine fünfjährige Tochter Nikki, irritiert von der schweren und nassen Erde, begonnen, Unkräuter in die Luft zu werfen, zu tanzen, zu lachen und zu quietschen, statt ihm ernsthaft beim Gärtnern zu helfen; darauf hatte Seligman sie angeschrien, sie solle still sein. Sie ging mit gesenktem Kopf weg, jedoch nur, um einen Moment später zurückzukehren. »Daddy, ich muss mit dir reden«, sagte sie. »Vielleicht hast du es nicht bemerkt, aber ich war früher eine Quenglerin; ich quengelte jeden Tag von der Zeit, als ich drei war, bis ich fünf war. Und weißt du, Daddy, an meinem fünften Geburtstag habe ich beschlossen, nicht mehr zu quengeln. Und das war das Härteste, was ich je getan habe, doch ich habe seither nicht mehr gequengelt. Und wenn ich mit Quengeln aufhören kann, Daddy, dann kannst du auch aufhören, so schlecht gelaunt zu sein«.

»Nikki hatte recht«, sagte Seligman vor Hunderten seiner Berufskollegen. »Fünfzig Jahre meines Lebens bin ich schlecht gelaunt und griesgrämig herumgelaufen«. Die frühreife Bemerkung seiner Tochter löste eine Art Erleuchtungserlebnis bei ihm aus. »Nikkis Fähigkeit zu erleben, mir direkt in die Seele zu sehen, zeigte mir, dass etwas schrecklich falsch läuft in der Psychologie. Warum konzentrieren wir uns nur auf negative Verhaltensmuster, statt dass wir lernen, die reichen und übersehenen Stärken unserer Kinder – und unsere eigenen – zu nähren? In der Psychologie herrscht eine fehlgeleitete Schwerpunktsetzung auf dem Finden und Korrigieren von Problemen«.

Er beschwor seine Fachkollegen, eine neue Psychologie aufzubauen, die es sich zur Aufgabe macht, die menschlichen Stärken zu verstehen und zu fördern. Das Ziel einer solchen positiven Psychologie sei es, die menschlichen Erfahrungen von Liebe, Arbeit und Spiel aufzuwerten und zu steigern. »Es ist das Geburtsrecht des Psychologen, positive Fähigkeiten und Erfahrungen wie Optimismus, Liebe, Ausdauer, Originalität, Verantwortung, gute Elternschaft, Altruismus, Höflichkeit, Mäßigung und Toleranz zu erforschen. Natürlich ist das eine Offenbarung für eine Gruppe, die sich bis dahin vor allem mit Dysfunktion, Krankheit, Heilung und Bewältigungsstrategien beschäftigt hat, die lediglich einen kleinen Teil des Gebiets der psychologischen Gesundheit abdecken. In der psychologischen Literatur der letzten dreißig Jahre enthalten 54 040 Abstracts das Stichwort »Depression«, 41 416 den Begriff »Angst«, jedoch nur 415 das Wort »Freude«.

4.1 Erlernte Hilflosigkeit

Seligman war aufgrund seiner Forschungen über Depression und »erlernte Hilflosigkeit« zur Entwicklung der Positiven Psychologie gelangt. Im Jahr 1967 prägte er zusammen mit seinem Kollegen Steven F. Maier den Begriff der »erlernten Hilflosigkeit«; seine Arbeiten zu diesem Thema nennt der französische Gynäkologe und Gesundheitforscher Michel Odent »die wichtigsten Fortschritte in unserem Verständnis von Gesundheit und Krankheit in den letzten paar Jahrzehnten« (Odent 2009). Sie stellten einen Meilenstein in der Identifikation des Prototyps pathogener Situationen dar, der darin bestehe, dass jemand in widrigen oder bedrohlichen

Umständen gefangen und unfähig sei, entweder zu kämpfen oder zu fliehen. Wenn wir nur in der Lage seien, uns passiv zu unterwerfen, tendiere unsere Gesundheit dazu, sich zu verschlechtern. Auf der anderen Seite sei es gesundheitsfördend, wenn wir imstande seien, die Initiative zu ergreifen und etwas zur Verbesserung unserer Situation zu unternehmen (Odent 2009, S. 82 f.). Seligman und Maier hatten das Konzept der »erlernten Hilflosigkeit« auf der Basis von Tierversuchen entwickelt (Seligman & Beagley 1975; Maier & Seligman 1976). Sie hatten in guter behavioristischer Tradition Hunden und Ratten Elektroschocks versetzt, um die Auswirkung negativer Reize auf Psyche und Verhalten der Tiere zu beobachten. Ein Teil der Tiere konnte durch Betätigung eines Hebels oder Drehen eines Rads die Auslösung des Elektroschocks verhindern; eine zweite Gruppe befand sich in der gleichen Situation, außer dass es ihnen nicht möglich war, etwas gegen die Schocks zu unternehmen, da das Betätigen von Hebel oder Rad die Schocks nicht verhinderte. Die erste Gruppe lernte schnell, dem Schock zu entgehen, die Tiere der zweiten Gruppe jedoch blieben oft lethargisch liegen und ließen die Schocks über sich ergehen.

Seligman erklärte das Verhalten der zweiten Gruppe damit, dass die Tiere gelernt hatten, hilflos zu sein, da sie die Erfahrung gemacht hatten, dass ihr Verhalten keinerlei Einfluss auf ihr Schicksal hatte. Er übertrug diese Erkenntnisse auf menschliche Verhaltensweisen und stellte so einen Zusammenhang zwischen Hilflosigkeit, Angst, Depression und Apathie her (Seligman 1975b). Odents Kommentar dazu: »Nicht die Elektroschocks selbst machten die Tiere krank, sondern der unterwürfige Zustand, in dem sie in dem Moment waren, als sie den Schock erhielten. Ihre Gesundheit war nicht in Gefahr, wenn sie Gelegenheit hatten, gegen ein anderes Tier im Käfig zu kämpfen, oder ihnen die Möglichkeit gegeben wurde, zu entkommen, obwohl alle Tiere die gleiche Zahl von Elektroschocks erhielten. Während eines ›unkontrollierbaren widrigen Ereignisses‹ entsteht ein verändertes hormonelles Gleichgewicht, was dafür spricht, dass im Moment, in dem wir alle Hoffnung verloren und aufgegeben haben, ein selbstdestruktiver Prozess beginnt. Viele Daten in der medizinischen Literatur legen nahe, dass diese Resultate von Tierversuchen auch auf Menschen übertragbar sind. Bei Menschen ist die Auswirkung von Situationen von ›erlernter Hilflosigkeit›, ›erlernter Hoffnungslosigkeit‹ und ›Handlungshemmung‹ ebenfalls gründlich untersucht worden« (Odent 2009, S. 82).

Odent vermutet, dass Menschen, die in hoffnungslosen Situationen gefangen sind, die sich ihnen aufgrund ihrer speziellen physiologischen und neurologischen Ausstattung bietende Möglichkeit nutzen, durch ekstatische Zustände die alltägliche Begrenzung durch die raumzeitliche Realität zu transzendieren, und bringt solche ekstatischen Zustände, transzendente emotionale Zustände, den sexuellen Orgasmus und mystische Erfahrungen damit in Zusammenhang (Odent 2009). Die konventionelle Deutung der altbekannten »Fight-or-Flight«-Reaktion besagt, dass dem Menschen in einer Situation, in der er bedroht und in die Enge getrieben ist, zwei Auswege offenstehen: Er kämpft, um die Situation zu verändern, oder er entzieht sich der Situation durch äußere (oder eben innere) Flucht. Die von Odent angedeutete erweiterte Auslegung impliziert jedoch, dass der innere Zustand, in dem dies geschieht, entscheidend ist: Sowohl das erfolgreiche Kämpfen für Veränderung wie auch die von Odent gemeinten ekstatischen Zustände sind expansive Zustände positiver Emotionalität, während Resignation, Aufgeben, Hilflosigkeit und Depression kontraktive Zustände negativer Emotionalität darstellen. Somit wäre es diese Unterscheidung, die für die Gesundheit entscheidend ist.

4.2 Pessimismus und Optimismus

In diesem Sinn diskutiert Seligman auch in seinem Buch »Learned Optimism« die gesundheitliche Bedeutung von Pessimismus und Optimismus (Seligman 2006). Er führt zunächst aus, dass es sich um zwei grundverschiedene Arten handelt, das Leben und die Welt zu sehen und über Ursache und Wirkung nachzudenken. Der Pessimist denke bei dem, was ihm im Leben widerfahre, immer das Schlimmste und neige dazu, zu glauben, dass schlechte Ereignisse lange anhalten, alles, was er tut, unterminieren würden und seine eigene Schuld seien. Der Optimist hingegen sehe sein Unglück ganz anders, wenn er mit den gleichen Schicksalsschlägen konfrontiert werde. Er neige zu der Ansicht, dass eine Niederlage bloß ein vorübergehender Rückschlag sei und dass ihre Ursachen sich auf diesen Fall beschränken würden. Er glaube, dass eine Niederlage nicht seine Schuld sei: Sie sei auf die Umstände, auf Pech oder andere Leute zurückzuführen. Solche Menschen würden sich von Niederlagen nicht beeindrucken lassen; mit einer schlechten Situation konfrontiert, würden sie diese als eine Herausforderung wahrnehmen und sich als Folge davon mehr anstrengen. Diese beiden Denkmuster haben, wie Seligman schreibt, entsprechende Konsequenzen: Wie Hunderte von wissenschaftlichen Studien gezeigt hätten, geben Pessimisten schneller auf und bekommen leichter Depressionen. Ihre Gesundheit lässt zu wünschen übrig, und sie werden leichter krank. Optimisten hingegen sind besser in Schule und Studium, bei der Arbeit und im Spiel. Sie übertreffen regelmäßig die Voraussagen von Eignungstests. Wenn Optimisten sich um eine Stelle bewerben, haben sie eine größere Chance, diese zu erhalten, als Pessimisten. Ihre Gesundheit ist ungewöhnlich gut, sie altern gut und sind weit weniger geplagt von den üblichen körperlichen Gebrechen des mittleren Alters. Es gibt Hinweise darauf, dass sie auch länger leben. Seligman stellt fest, Pessimismus sei weit verbreitet; die Mehrheit der Menschen scheine chronisch pessimistisch zu sein oder zumindest eine Neigung zum Pessimismus zu besitzen. Man nehme gemeinhin an, eine pessimistische Haltung gründe sehr tief und sei somit nicht veränderbar. Seligman stellt dem entgegen, dass Pessimismus in Wirklichkeit veränderbar sei und Pessimisten lernen könnten, Optimisten zu sein.

Durch seine Forschungen gelangte Seligman zu der Auffassung, im Kern des Phänomens Pessimismus liege ein anderes Phänomen: dasjenige der Hilflosigkeit.

Hilflosigkeit sei der Zustand, in dem nichts, was man tut, einen Einfluss darauf zu haben scheint, was einem zustößt. »Wenn ich Ihnen z. B. tausend Dollar dafür verspreche, dass sie Seite 104 dieses Buches aufschlagen, dann werden Sie sich wahrscheinlich entschließen, es zu tun, und damit Erfolg haben. Wenn ich Ihnen hingegen die tausend Dollar dafür verspreche, die Pupille ihres einen Auges zu kontrahieren und lediglich ihre Willenskraft zu Hilfe zu nehmen, entschließen Sie sich vielleicht auch dazu, aber das wird Ihnen nichts nützen, denn das geht nicht. Die Seiten umblättern können Sie mit ihrem Willen, jedoch die Muskeln, die die Pupillengröße verstellen, unterliegen dem Willen nicht« (Seligman 2006).

Wie Seligman erläutert, kann man mit Hilfe einer Analyse des »Erklärungsstils« eines Menschen bestimmen, ob jemand Pessimist oder Optimist ist. In den späten 1960er Jahren entwickelte der amerikanische Sozialpsychologe Bernard Weiner von der Universität von Kalifornien in Los Angeles die sogenannte Attributionstheorie. Er untersuchte, warum bestimmte Menschen erfolgreich sind und andere nicht, und kam zu dem Schluss, dass dies von ihrem Erklärungsstil abhänge, das heißt von der Art und Weise, wie sie über die Gründe für ihre Erfolge und Misserfolge denken. Die Attributionstheorie geht davon aus, dass ein innerer psychologischer Zustand das Verhalten des Menschen bestimmt, wie er in den Erklärungen sichtbar wird, die die Menschen für ihre Misserfolge geben. Die gewohnheitsmäßige Art und Weise, wie man schlechte Ereignisse erklärt, das heißt der Erklärungsstil, besteht nicht bloß aus den Worten, die man äußert, wenn man einen Misserfolg hat. Es ist vielmehr eine Denkgewohnheit, die man sich in Kindheit und Jugend angewöhnt hat. Der Erklärungsstil eines Menschen hat seinen Ursprung direkt in der Art und Weise, wie man seinen eigenen Platz in der Welt sieht – ob man denkt, dass man ein wertvoller Mensch ist, der Erfolg verdient, oder ein wertloser, dem der Erfolg nicht zusteht (Seligman 2006, S. 44).

Seligman kommt durch seine Forschungen zum Schluss, es gebe viele Hinweise dafür, dass nicht-depressive Menschen die Realität zu ihren eigenen Gunsten verzerren, während depressive Menschen dazu tendieren, die Realität richtig zu sehen (Seligman 2006, S. 111 ff.). Der Erklärungsstil der meisten depressiven Menschen liegt ihm zufolge im pessimistischen Bereich, während derjenige der meisten nicht-depressiven Menschen im optimistischen Bereich liegt. Wie Seligman schreibt, führt uns diese Feststellung direkt ins Herz der Frage, worum es beim Pessimismus geht und warum die Evolution den Pessimismus zugelassen hat. Wenn Pessimismus, der der Depression und dem Selbstmord zugrunde liegt, zu schwächeren Leistungen und zu schlechten Immunfunktionen und schlechter Gesundheit führt, wie die wissenschaftliche Forschung gezeigt hat, warum ist er dann im Lauf der Evolution nicht schon längst ausgestorben? Erfüllt der Pessimismus vielleicht eine ausgleichende Funktion für die menschliche Spezies? In der Tat, so Seligman, spielt der Pessimismus eine konstruktive Rolle im menschlichen Leben. Wenn man die Vorteile und Nachteile von Optimismus und Pessimismus nebeneinanderstelle, dann würden allerdings die Vorteile des Optimismus ganz klar überwiegen, wenn es auch Zeiten und Situationen gebe, in denen wir den Pessimismus brauchen. Ein erfolgreiches Leben brauche wohl beides, Optimismus (in der Regel) und Pessimismus (zumindest gelegentlich als Korrektiv). »Eine milde Form von Pessimismus hält uns manchmal ein bisschen von den riskanten Übertreibungen unseres Optimismus ab, lässt uns zweimal denken und hindert uns daran, riskante, törichte Handlungen zu vollbringen. Die optimistischen Momente unseres Lebens lassen die großen Pläne, Träume und Hoffnungen blühen. Die Realität wird auf gutartige Weise verzerrt, um den Träumen Platz für das Aufblühen zu verschaffen. Ohne diese Momente würden wir niemals etwas Schwieriges und Einschüchterndes vollbringen, wir würden fast nicht Mögliches nicht einmal anzupacken versuchen. Das Geniale der Evolution liegt in der dynamischen Spannung zwischen Optimismus und Pessimismus, die einander immer wieder korrigieren« (Seligman 2006, S. 112–113).

Ähnlich argumentiert auch Shelley E. Taylor in ihrem Buch »Positive Illusions« (1989) aufgrund eigener Forschungen. Optimismus mag zwar eine Art von gutartiger Selbsttäuschung sein, doch fördern positive, selbststärkende »Illusionen« über sich selbst, die Welt und die Zukunft in hohem Maß das psychologische und körperliche Wolhlbefinden und die Gesundheit, wenn sie nicht sogar die Voraussetzung der Gesundheit sind.

4.3 Csikszentmihalyis Flow-Konzept

Mihail Csikszentmihalyi, Professor für Psychologie an der Universität von Chicago, ist vor allem bekannt durch sein »Flow«-Konzept, das er im Rahmen seiner Forschungen über die »optimale Erfahrung« seit den frühen 1970er Jahren entwickelt hat (Csikszentmihalyi 1975, 1992, 1993). Mit »Flow« bezeichnet Csikszentmihalyi den »Zustand, in welchem Menschen so involviert in einer Aktivität sind, dass nichts anderes mehr von Bedeutung zu sein scheint; die Erfahrung selbst ist ein solcher Genuss, dass Menschen sie selbst unter großen Kosten aufsuchen, nur wegen der Erfahrung« (Csikszentmihalyi 1992).

Wie Csikszentmihalyi weiter ausführt, ist Flow die Art und Weise, in der Menschen ihren Geisteszustand beschreiben, wenn das Bewusstsein »harmonisch geordnet« ist. Dieser Zustand stelle sich ein, wenn psychische Energie (oder Aufmerksamkeit) in realistische Ziele investiert werde und wenn die eigenen Fähigkeiten den Gelegenheiten, zu handeln, entsprechen. Die Verfolgung eines Ziels bringe Ordnung in das Bewusstsein, weil die betreffende Person dann die Aufmerksamkeit auf die vorliegende Aufgabe konzentrieren müsse und für einen Moment alles andere vergesse. Ein Mensch, der einmal auf diese Weise Kontrolle über die eigene psychische Energie gewonnen habe und sie in bewusst gewählte Ziele investiert habe, entwickle sich zwangsläufig zu einem komplexeren Wesen. Indem sie ihre Fähigkeiten erweitere und auf höhere Herausforderungen ziele, werde eine solche Person zwangsläufig zu einem außergewöhnlichen Individuum.

Mit seiner Frage nach der optimalen menschlichen Erfahrung hat Csikszentmihalyi im Grund Antonovskys Frage nach dem, was den Menschen gesund macht oder gesund erhält, weiter verfolgt. Wie Seligman geht er davon aus, dass der Mensch den eigenen Bewusstseinszuständen nicht passiv ausgeliefert, sondern prinzipiell in der Lage ist, sein eigenes Bewusstsein zu kontrollieren. Doch stelle sich die Frage, ob alle Menschen das gleiche Potenzial haben, ihr Bewusstsein zu kontrollieren. Ist dies nicht der Fall, was unterscheidet dann diejenigen, die es besser oder leichter können, von denjenigen, die es nicht bzw. weniger gut können? Gab es möglicherweise Individuen, die konstitutionell unfähig waren, Flow zu erfahren?

Csikszentmihalyi charakterisiert einen Menschen mit der Fähigkeit, sein eigenes Bewusstsein zu kontrollieren und Flow zu erfahren, als »autotelische Persönlichkeit« (Csikszentmihalyi 1992). Der Begriff bedeutet wörtlich »jemand, der eigenständige Ziele besitzt«, und bezieht sich somit auf das, was man in der Motivationspsychologie als »intrinsische Motivation« bezeichnet (Deci 1975; Deci & Ryan 1985). Intrinsische Motivation zu besitzen, heißt, aus eigenem innerem Impuls und nach eigenen Maßstäben zu leben, eine Aktivität aus Interesse und um ihrer selbst willen, weil man es selbst will und aus purer Freude an ihr, auszuüben, im Gegensatz zur extrinsischen Motivation, die für ein Leben und Handeln nach den Vorstellungen steht, die andere (Eltern, Lehrer, Ehepartner, Gesellschaft usw.) davon haben, wie man leben und handeln soll, und mit Konformität und einem »falschen Selbst« (D. W. Winnicott) bzw der »Persona« (C. G. Jung) verbunden ist.

Csikszentmihalyi führt eine Reihe einfacher Regeln für die Entwicklung eines solchen »autotelischen Selbsts« an (Csikszentmihalyi 1992, S. 209–213):

Sich Ziele setzen
Um Flow zu erfahren, muss man sich klare Ziele setzen, nach denen man strebt.

In der Aktivität aufgehen
Entschließt sich eine Person mit autotelischem Selbst für eine Aktivität, geht sie völlig in der Aktivität auf, taucht völlig in sie ein und wird von ihr absorbiert.

Aufmerksam sein auf alles, was geschieht
Konzentration führt zu Absorption, die jedoch ständige Erneuerung der Aufmerksamkeit und Investition psychischer Energie verlangt.

Lernen, unmittelbare Erfahrung zu genießen
Sich des Lebens erfreuen, selbst wenn die objektiven Umstände ungünstig, hart oder unangenehm sind. Für einen Menschen, der sein Bewusstsein kontrolliert, kann alles eine Quelle der Freude werden.

Doch um diese Kontrolle zu erreichen, sei Entschlossenheit und Disziplin notwendig. Optimale Erfahrung sei nicht das Resultat einer hedonistischen »Lotus-Esser«-Haltung gegenüber dem Leben. Eine Laissez-faire-Haltung sei keine ausreichende Abwehr gegen Chaos. Man müsse neue Fähigkeiten entwickeln, die eigene Leistungsfähigkeit erweitern, um mehr zu werden, als was man ist. Diese Fähigkeit, immer verfeinertere Fähigkeiten zu entwickeln, um die Erfahrung des Genusses und der Freude aufrechtzuerhalten, sei die Grundlage der menschlichen Kultur. Sie motiviere Individuen und Kulturen, sich in immer komplexere Gebilde zu verwandeln. Doch um die gesamte Existenz in eine Flow-Erfahrung zu verwandeln, reiche es nicht aus, nur die eigenen Bewusstseinszustände von Moment zu Moment zu kontrollieren. Man müsse auch einen Gesamtkontext von Zielen besitzen, in dem die Alltagsereignisse einen Sinn ergeben (Csikszentmihalyi 1992, S. 213).

4.4 Der heutige Stand der Positiven Psychologie

Im Januar 2000 gaben Seligman und Mihail Csikszentmihalyi eine Spezialausgabe der Fachzeitschrift »American Psychologist« heraus, die der Positiven Psychologie gewidmet war (Seligman & Csikszentmihalyi 2000). Seither hat die Positive-Psychologie-Bewegung eine beeindruckende Entwicklung durchgemacht, und das Fach konnte sich in der akademischen Psychologie etablieren (Gable & Haidt 2005; Seligman, Steen & Petersen 2005).

Heute bezeichnet der Begriff »Positive Psychologie« eine ressourcenorientierte Psychologie, die sich dem Studium positiver Emotionen und positiver Charaktereigenschaften, Charakterstärken und Tugenden sowie der Untersuchung der Bedingungen und Prozesse, die zum Gedeihen oder optimalen Funktionieren von Individuen, Gruppen und Institutionen beitragen, widmet (Csikszentmihalyi 1992; Seligman 1975, 1991, 1998, 2002; Seligman & Csikszentmihalyi 2000; Seligman, Steen, Park & Peterson 2005; Wellner & Adox 2000; Wallis 2004; Auhagen 2004; Gable & Haidt 2005; Jork & Peseschkian 2006; Zuccolo 2006; Levin 2007; Diener 2009). Aufbauend auf den Vorarbeiten von Pionieren wie Carl Rogers, Abraham Maslow, Marie Jahoda (1958), Erik Erikson, George E. Vaillant, Edward L. Deci und Richard M. Ryan (1986), Don Clifton, Shelley E. Taylor, Carol D. Ryff und Burton H. Singer (1996) und Mihalyi Csikszentmihalyi, beschäftigt sich heute eine beträchtliche Zahl von Psychologen mit diesen Themen und mit der Frage, wie positive psychische Zustände und Charaktereigenschaften entstehen und gefördert werden können, welche gesundheitlichen Wirkungen sie haben und wie die Erkenntnisse der Positiven Psychologie in der Behandlung von psychischen Krankheiten und zur Entwicklung von Lebensstilen angewendet werden können, die Menschen auf nachhaltige Weise glücklich machen. Zu ihren bekanntesten Vertretern gehören neben Martin Seligman und Mihalyi Csikszentmihalyi Ed Diener, Chris Peterson, C. Richard Snyder, Barbara L. Fredericksonm, Shane J. Lopez, Roy F. Baumeister, Robert A. Emmons, Sonya Lyubomirski, Jonathan Haidt und Shelley E. Taylor. Eine ganze Reihe von Sammelbänden und Handbüchern zum Thema sind bereits erschienen (Schmuck & Sheldon 2001; Snyder & Lopez 2002; Aspinwall & Staudinger 2003; Keyes & Haidt 2003; Lopez & Snyder 2003; Peterson & Seligman 2004; Ong & van Dulmen 2006; Lopez 2009), und Dutzende von wissenschaftlichen Konferenzen (siehe z. B. Keyes & Haidt 2003) schufen Gelegenheit zur Begegnung und zum Austausch zwischen den auf dem Gebiet tätigen Forschern in aller Welt. Vom 18. bis 21. Juni 2009 fand in Philadelphia der »Erste Weltkongress für Positive Psychologie« statt. In Europa haben bisher vier »Europäische Konferenzen zur Positiven Psychologie« stattgefunden. Forschungsprojekte an verschiedenen Universitäten sind dem Thema gewidmet, stark gefördert durch die regelmäßige Verleihung des »Templeton Price for Outstanding Research in Positive Psychology« durch die Templeton-Stiftung.

4.5 Positive Psychologie in Deutschland

In Deutschland hat der Wiesbadener Psychiater und Psychotherapeut Nossrat Peseschkian (geb. 1933) mit seiner »Positiven Psychotherapie« bereits in den 70er Jahren eine Art Positiver Psychologie entwickelt (Peseschkian 1977). Er ging davon aus, dass eine vorbeugende, präventive Medizin und Psychotherapie eine andere Vorgehensweise als die konventionellen Verfahren erfordere, die von den Entwicklungsmöglichkeiten und Fähigkeiten (Ressourcen) des Menschen, statt von den Störungen und Krankheiten ausgehe, und entwickelte deshalb ein neuartiges Verfahren, in dem der Klient durch eine Differenzierung seines problematischen Verhaltens lernt, die positiven Verhaltensanteile von den eigentlichen Störungen zu trennen, und sich auf diese zu konzentrieren und sie zu aktivieren und zu verstärken. Peseschkian gründete auch die Deutsche Gesellschaft für Positive Psychotherapie, die seit den späten 70er Jahren aktiv ist. In jüngster Zeit beginnt auch die von Seligman angestoßene Bewegung bei uns Resonanz zu finden, wenn diese auch zur Zeit noch relativ gering ist (Ernst 2003; Loth 2003; Auhagen 2004). Der Berufsverband Deutscher Psychologinnen und Psychologen (BDP) hat den psychologischen Fachverbänden empfohlen, die Perspektive der Positiven Psychologie in Forschung und Praxis angemessen zu berücksichtigen. So fand vom 4. bis 5. April 2008 die »Erste Deutsche Konferenz für Positive Wissenschaft« in Frankfurt (Main) statt.

5 Viktor E. Frankl

Ähnlich wie bei Antonovsky war auch bei Viktor Frankl das Konzentrationslager Anlass zur Entwicklung seines Logotherapie-Konzepts, jedoch im Unterschied zu dem israelischen Medizinsoziologen war der österreichische Psychiater und Psychotherapeut Frankl, später Professor für Neurologie und Psychiatrie an der Universität Wien, selbst im KZ (Frankl 1946, 1972, 1979). Viktor E. Frankl (1905–1997), in Wien geboren, interessierte sich schon in seinen Schuljahren für Psychologie und stand mit Sigmund Freud im Briefwechsel, der 1924 Frankls erste wissenschaftliche Arbeit in der Internationalen Zeitschrift für Psychoanalyse veröffentlichte. Frankl schloss sich dann zunächst Alfred Adler an, distanzierte sich jedoch 1927 von ihm, ohne die Verbindung mit Freud wieder aufzunehmen. 1923 bis 1930 studierte Frankl Medizin in Wien und spezialisierte sich auf Depressionen und Suizid. Noch vor seiner Promotion zum Dr. med. arbeitete er vollkommen selbständig, gründete 1928 Jugendberatungsstellen in Wien und organisierte 1930 eine erfolgreiche Sonderaktion in den Schulen während der Zeugnisverteilung, um Schülerselbstmorde zu verhindern. 1933 bis 1937 leitete er im Psychiatrischen Krankenhaus in Wien als Oberarzt den »Selbstmörderpavillon«, wo er rund 3000 selbstmordgefährdete Frauen betreute. Nach dem »Anschluss« Österreichs an Hitler-Deutschland wurde ihm als Juden untersagt, nicht-jüdische Patienten zu behandeln. 1940 übernahm er die Leitung der neurologischen Abteilung des Rothschild-Spitals, des einzigen Krankenhauses in Wien, das noch jüdische Patienten behandeln durfte.

1942 wurden Frankl, seine Frau und seine Eltern ins Ghetto Theresienstadt transportiert; er verbrachte insgesamt drei Jahre in den Konzentrationslagern von Theresienstadt, Auschwitz und Dachau, wo er von der US-Armee befreit wurde. Seine Frau und seine Eltern überlebten das KZ nicht. Noch im selben Jahr verfasste Frankl den Erlebnisbericht »Ein Psychologe überlebt das Konzentrationslager«, der 1946 als Buch veröffentlicht wurde (Frankl 1946). Damit wollte er nicht Mitleid erregen,

Anklage erheben oder mit der Sensation des Grauens spielen, sondern er wollte die Auswirkungen der Lagerhaft auf die KZ-Häftlinge und ihre Beziehungen untereinander beschreiben und zeigen, dass es trotzdem einigen von ihnen möglich war, einen Sinn im Leben zu sehen und innerlich das zu vollbringen, was der Refrain des »Buchenwaldlieds« von Fritz Löhner-Beda forderte: »trotzdem Ja zum Leben sagen«. Er beschreibt, dass diejenigen Häftlinge eine bessere Chance zu überleben hatten, die jemanden hatten, der auf sie wartete, und dass bei ihm selbst die Vorstellung, einmal Vorlesungen über die Auswirkungen des Lagers auf die Psyche zu halten, den Lebenswillen aufrechterhielt (Frankl 1982, S. 120). Wer nicht mehr an die eigene Zukunft und ein Lebensziel zu glauben vermochte, war dem Tod geweiht, weil er damit den geistigen Halt verlor, sich innerlich aufgab und seelisch und körperlich verfiel. Um mit Nietzsche zu sprechen, »wer ein Warum zu leben hat, erträgt fast jedes Wie«. Leben, so schloss Frankl aus seinen Erfahrungen, heißt, sich als jemanden zu erleben, an den das Leben täglich und stündlich Fragen, das heißt Aufgaben, stellt, die wir durch Handeln und richtiges Verhalten beantworten müssen (Frankl 1982).

Seine Theorien und die Grundzüge der Logopädie hatte Frankl bereits um 1930, also noch vor seiner Einlieferung ins KZ entwickelt; sie waren nun, nach seinen eigenen Worten, »in Auschwitz und Dachau getestet worden«. Der Name der Logotherapie (von griechisch *logos*, »Sinn«) verweist darauf, dass sie den Sinn des Lebens ins Zentrum ihrer Bemühungen stellt. Die Logotherapie – manchmal auch »Dritte Wiener Richtung der Psychotherapie« (nach Freuds Psychoanalyse und Adlers Individualpsychologie) genannt – beschäftigt sich nicht so sehr mit dem Studium der Freud'schen Triebkonflikte, sondern sucht die aktivierende (motivierende) Schicht der Person, um zu erreichen, dass der Kranke den Sinn seines Lebens findet (Lopez Ibor, in Arnold/Eysenck/Meili 1993, Sp. 1290–1291). Im Gegensatz zu Freud, der schrieb, »einen Sinn des Lebens gibt es nicht; wer nach dem Sinn des Lebens fragt, ist krank«, ging sein Schüler Frankl von der Annahme aus, dass der Mensch einen Lebenssinn genauso braucht wie Nahrung und Wasser und existenziell auf Sinn ausgerichtet ist, und weiter, dass das nicht befriedigte Bedürfnis nach Sinn zu psychischen Krankheiten führen kann sowie psychische Erkrankungen durch einen eingeschränkten Sinnbezug gekennzeichnet sind. Frankl steht mit der Logotherapie in der Tradition jener Strömung der Psychotherapie, die von Husserls Phänomenologie ausgeht und unter anderen von Karl Jaspers, Ludwig Binswanger, Medard Boss und Rollo May vertreten wurde (siehe Kapitel 8 »Medizinische Anthropologie und Psychosomatik«).

In der Tradition der psychologischen Schichtentheorie der Persönlichkeit (nach Plato, Max Scheler, Friedrich Kraus, Philipp Lersch und Erich Rothacker) vertrat Frankl eine dreigliedrige Anthropologie, wonach der Mensch aus Leib, Seele und Geist besteht. Von diesen Dimensionen sei die geistige oder noetische die spezifisch menschliche, die auch beim psychisch Kranken gesund bleibe, da der Geist nicht krank werden könne. In der Logotherapie werden die noetischen Schichten der Persönlichkeit oft mittels der sogenannten paradoxen Reaktion stimuliert, indem der Patient in extreme Situationen versetzt wird, um eine Reaktion zu provozieren. Diese Mobilisierung der der Neurose entgegenwirkenden noetischen Kräfte, das heißt die Förderung der spezifisch menschlichen Fähigkeit, Neurosen zu überwinden, die Lebensleere des Neurotikers zu füllen und ihm das Spektrum seiner konkreten Möglichkeiten bewusstzumachen, steht im Zentrum der Logotherapie, die den Patienten mit dem »Logos«, dem Sinn seiner Existenz konfrontieren will. Es ist Sache des Therapeuten, seinem Patienten zu helfen, den Sinn seines Lebens zu entdecken. Dieser Sinn ist für jeden Menschen und jede Situation spezifisch: »einzigartig und einmalig«. Frankl betonte, der Mensch solle sich auf etwas, das über ihn selbst hinausgeht (einen anderen Menschen oder eine Sache) ausrichten (Selbsttranszendenz). Er müsse schöpferische, Erlebnis- und Einstellungswerte verwirklichen, und dabei könne er den Sinn seines Lebens entdecken. An diesem Punkt setzte auch Frankls Kritik an der »Selbstverwirklichung« der Humanistischen Psychologie an (siehe Kapitel 11 »Diskussion«). An sich hielt er diese für durchaus wünschenswert, doch dieses Schlagwort werde allzu gerne missverstanden und diene dann als Alibi für egozentrisches, selbstsüchtiges Verhalten. Selbstverwirklichung lasse sich eigentlich gar nicht direkt selbst anstreben, denn sie müsse sich als Nebenwirkung von selbstloser Hingabe an eine Aufgabe oder eine Person ganz von selbst einstellen. Selbstverwirklichung selbst als Ziel seines Strebens zu machen, sei kontraproduktiv und vereitle ihr eigenes Erreichen.

6
Wellness

Das ursprüngliche Wellness-Konzept wurde in den 1950er Jahren von dem amerikanischen Arzt und Gesundheitswissenschaftler Halbert L. Dunn entwickelt, in den späten 1970er Jahren durch Donald B. Ardell, John W. Travis, Gerhard Hettler und andere aufgenommen und weiterentwickelt und führte zur späteren Wellness-Bewegung (Ardell 1977, 1985, 2000; Dunn 1957, 1959a, b, 1961, 1962; Levin 1998/99). Im Gegensatz zur stark kommerzialisierten Form der Wellness-Bewegung, wie sie heute bei uns bekannt ist, war das ursprüngliche Wellness-Konzept ein wissenschaftlich begründetes salutogenetisches Gesundheitskonzept, das deutlich von der Humanistischen Psychologie beeinflusst war.

Halbert L. Dunn (1896–1975) war ein amerikanischer Arzt, Sozialmediziner und Medizinstatistiker, der 1935 bis 1960 der erste Direktor des National Office of Vital Statistics (später National Center for Health Statistics) und danach für kurze Zeit stellvertretender *Surgeon General* (Leiter des Staatlichen Gesundheitsdienstes) für Altersfragen war. Dunn führte das Wellness-Konzept in den späten 1950er Jahren in einer Reihe von Vorträgen ein, die er in der Unitarian Church in Arlington County (im Bundesstaat Virginia, unweit der Bundeshauptstadt Washington D. C.) hielt, sowie in einer Reihe von Artikeln in Fachzeitschriften (Dunn 1959a, b, 1962). Die Vortragsreihe wurde 1961 unter dem Titel »High Level Wellness« als Buch veröffentlicht (Dunn 1961). Das Buch fand keine große Zahl von Lesern, hatte aber einen gewissen Einfluss auf eine Reihe von Gesundheitsfachleuten aus anderen Gegenden der USA. Dunn war von der Humanistischen Psychologie beeinflusst und glaubte an eine Welt, in der alles und alle, Menschen, Tiere und Pflanzen, voneinander abhängig sind, betonte die Bedeutung der Körper-Seele-Geist-Verbindungen, die Notwendigkeit persönlicher Bedürfnisbefriedigung und von Werten und Zielen im Leben und war davon überzeugt, dass Gesundheit weit mehr als nur die bloße Abwesenheit von Krankheit ist. Dunns Begriff der *High Level Wellness* bezeichnete gleichzeitig einen »speziellen Zustand hohen menschlichen Wohlbefindens« wie auch »eine integrierte Methode des Funktionierens, die auf die Maximierung des Potenzials ausgerichtet ist, dessen das Individuum fähig ist, in der Umwelt, in der er bzw. sie funktioniert« (Dunn 1961).

Dunn definierte Wellness als »einen Lebensstil-Ansatz zur Verfolgung erhöhter Zustände körperlichen und psychologischen Wohlbefindens«, der die körperlichen, emotional-psychologischen, sozialen und spirituellen Dimensionen unseres Lebens umfasse. Ähnlich wie Maslow betonte Dunn, um gesund zu sein und zu bleiben, müsse der Mensch alle seine Bedürfnisse erfüllen. Die Bedürfnisse einer »ganzen Person« umfassten:

- körperliche Bedürfnisse: physiologisches Wohlbefinden;
- emotionale Bedürfnisse: Bewältigungs-Fähigkeiten;
- intellektuelle Bedürfnisse: Bereitschaft zu lernen;
- soziale Bedürfnisse: Unterstützungssysteme;
- spirituelle Bedürfnisse: in Harmonie leben.

Der Mensch müsse für folgende sieben Dimensionen Verantwortung übernehmen:

1. Bewegung;
2. Ernährung;
3. Umgang mit Stress;
4. soziale Bindungen;
5. Beruf;
6. Engagement für Umwelt und Natur;
7. die spirituelle Dimension.

Erst wenn diese Aspekte des menschlichen Lebens im Gleichgewicht seien, sei der Zustand optimalen Wohlbefindens erreicht. Gesundheit erfordere »ein diszipliniertes Engagement für persönliche Meisterschaft«.

»High-level Wellness« beinhaltet nach Dunn (1959b):

- eine Vorwärts- und Aufwärts-Entwicklung in Richtung auf eine höheres Potenzial des Funktionierens;
- ein offenes und ständig sich erweiterndes Morgen, das auch die Herausforderung beinhaltet, ein volleres Potenzial zu leben;
- die Integration des gesamten Seins des ganzen Individuums – seines Körpers, seiner Psyche und seines Geistes (*spirit*) – in das Funktionieren des Menschen.

Dunn (1959a) beschwört uns auch, den Geist (*spirit*) und die spirituelle Dimension des Menschen nicht zu vernachlässigen und deshalb Mittel und Wege zu suchen, den Menschen zu einem größeren Gewahrsein seiner inneren Welt zu bringen.

Die eigentliche Wellness-Bewegung begann jedoch erst in den späten 1970er Jahren, als die Bedingungen dafür vorhanden waren, dass Dunns Impuls aufgenommen werden konnte. Nach Ardell (1985) waren zehn Hauptfaktoren dafür verantwortlich, dass Halbert Dunns Anregungen erst in dieser Zeit zu einer breiten Bewegung führten und erste Wellness-Programme geschaffen wurden. Ardell hatte in einer großangelegten Umfrage unter Experten des Gebiets nach den Ereignissen, Faktoren und anderen Bedingungen gefragt, die in den späten 60er Jahren ein Klima geschaffen hatten, in dem eine solche Abkehr vom herrschenden Status quo des amerikanischen Gesundheitssystems, ein derartiger Paradigmenwechsel möglich wurde. Aus den mehreren hundert Beiträgen, die er darauf erhalten hatte, ergab sich folgendes Bild: Die zehn wichtigsten Faktoren waren

- eine Reihe von Publikationen, die einen Durchbruch in der offiziellen Wahrnehmung von Gesundheit und in der Gesundheitspolitik von Behörden, Anbietern von Gesundheitsleistungen, Krankenversicherungen und Firmen brachten;
- der Einfluss der Kostenkrise im Gesundheitswesen;
- die Veränderung des Gesundheitsbewusstseins der Konsumenten;
- die Entstehung eines allgemeinen Körper-Seele-Bewusstseins;
- bestimmte negative Ereignisse und Entwicklungen, die ein Umdenken bewirkt haben;
- die Unterstützung und Initiativen von Wirtschaft und Firmen;
- einige einflussreiche Publikationen von Einzelpersonen;
- der Einfluss von anderen Bewegungen;
- die wissenschaftliche Forschung sowie
- die Aktivitäten einiger Fachgesellschaften.

6.1 Publikationen

Unter den Publikationen, die einen Durchbruch für den Wellness-Gedanken brachten, sind nach Ardell sieben von Bedeutung. Die wichtigste war ein Bericht des kanadischen Bundesministeriums für Gesundheit und Wohlfahrt aus dem Jahr 1974 mit dem Titel »New Perspectives on the Health of Canadians«, der sogenannte Lalonde-Bericht (Lalonde 1974). Er präsentierte das epidemiologische Beweismaterial für die Bedeutung von Lebensstil und Umweltfaktoren für Gesundheit und Krankheit und legte überzeugend dar, dass Fortschritte im Gesundheitszustand der Bevölkerung und niedrigere Gesundheitskosten erst erreicht werden könnten, wenn die Kanadier mehr Verantwortung für ihre eigene Gesundheit übernehmen würden. Er enthielt auch einen Aufruf zur Entwicklung von nationalen Gesundheitsförderungs-Strategien. Mit seinem Reichtum an Zitaten, Literaturreferenzen und lebendigen Beispielen war der Lalonde-Bericht etwas völlig Neues, vor allem durch seine offene Infragestellung des herrschenden medizinischen Vorgehens im Umgang mit gesundheitlichen Risiken. Während er in Kanada selbst ohne Einfluss blieb, wurde er in den Vereinigten Staaten in Tausenden von Kopien verbreitet und hatte dort einen großen Einfluss, indem er eine ganze Reihe von führenden Persönlichkeiten im amerikanischen Gesundheitswesen veranlasste, die gängigen Annahmen in Frage zu stellen, die auf einer hochtechnisierten und behandlungszentrierten Medizin beruhten.

Einen weiteren Durchbruch stellte die Veröffentlichung eines Berichts des US-Senatskomitees für Ernährung und menschliche Bedürfnisse über gesunde Ernährung dar, dessen Vorsitzender und Hauptinitiator Senator George McGovern war (United States Senate Select Committee on Nutrition and Human Needs 1977). Dieses Dokument zeigte den Zusammenhang zwischen Ernährung und Krankheit auf, basierend auf Aussagen von Experten vor dem Senatskomitee und von diesem in Auftrag gegebenen Forschungsberichten, und rief zu grundlegenden Änderungen in den Ernährungsmustern der Amerikaner auf.

Einen dritten Durchbruch stellte die Grundsatzerklärung der American Hospital Association (AHA) über »Die Verantwortung des Krankenhauses für Gesundheitsförderung« dar, das vom Kuratorium der AHA auf deren Jahresversammlung im Jahr 1979 verabschiedet wurde. Es legitimierte, sanktionierte und ermutigte eine Entwicklung, die damals bereits im Gange war: die Einrichtung von Gesundheitsförderungs- und Wellness-Zentren durch eine einige wenige fortschrittliche amerikanische Krankenhäuser.

Als vierte denkwürdige Entwicklungsstation der Wellnessbewegung erwähnt Ardell (1985) die Publikation eines Dokuments unter dem Titel »Healthy People« durch den scheidenden Sekretär des US-Ministeriums für Gesundheit, Erziehung und Wohlfahrt (Public Health Service 1979). Es war die US-amerikanische Version von »New Perspectives« und trat mit aller Entschiedenheit für ein Abrücken von öffentlicher und Regierungs-Unterstützung für hochtechnologische, arztgeführte, krankenhauszentrierte Behandlungsmedizin ein zugunsten von Lebensstil- und Umweltstrategien, durch die viele Krankheiten bereits an ihrer Entstehung verhindert werden könnten.

Der fünfte Durchbruch bestand in dem »Stay-Well«-Plan, den die Blue-Shield-Krankenversicherung von Nordkalifornien für den Schulbezirk von Mendocino County entwickelt hatte (Hedberg 1982). Mit dem Ziel, den Anstieg der Krankenversicherungs-Prämien zu dämpfen und das Personal der Schulen zu motivieren, sich um eine Vermeidung unnötiger Inanspruchnahme von medizinischen Dienstleistungen zu bemühen, initiierte der Schulbezirk mit Unterstützung der Krankenversicherung etwas für die USA völlig Neues: Kurse für medizinische Selbstversorgung, Risikovermeidung, Übungen und ähnliches wurden den Mitarbeitern angeboten, zusammen mit einem attraktiven finanziellen Anreiz. Der »Stay-Well«-Preis bestand darin, dass jeder, der weniger als 500 Dollar an medizinischen Leistungen im Jahr in Anspruch nahm, die Differenz auf ein Ruhestandskonto ausbezahlt bekam. Für den Fall, dass gar keine Leistungen in Anspruch genommen wurden, wurden die gesamten Jahresgebühren erlassen und der Mitarbeiter erhielt die vollen 500 Dollar. Der Plan war außerordentlich erfolgreich, und der Schulbezirk konnte 250 000 Dollar an Versicherungsbeiträgen einsparen. Da der Schulbezirk Mendocino sehr klein ist, konnte man sich ausrechnen, welches enorme Einsparungspotenzial für eine große Firma möglich war. In der Folge wurde das »Stay-Well«-Programm versuchsweise in mehr als hundert großen Firmen in den gesamten Vereinigten Staaten getestet.

Der sechste und letzte dieser Durchbrüche war die Publikation von zwei Sammlungen von zusammen zweiundvierzig Vorträgen und Aufsätzen führender Persönlichkeiten des medizinischen Establishments, der Bücher »Doing Better and Feeling Worse« (Knowles 1977) und »Future Directions in Health Care« (Cunningham & Carlson 1978). Alle Autoren waren sich darin einig, dass das amerikanische Gesundheitswesen auf dem falschen Kurs sei und dass nur substanzielle Reformen diesen wieder korrigieren könnten.

6.2 Die Kostenkrise

Ähnlich wie das heute auch in Deutschland der Fall ist, spielte auch die Kostenkrise eine beträchtliche Rolle als Anreiz für die Begehung neuer und anderer Wege der Gesundheitsversorgung in den 70er Jahren. Der explosive Anstieg der Gesamtausgaben für das Gesundheitswesen, der hohe Anteil dieser Kosten am Bruttosozialprodukt und die individuelle finanzielle Belastung für den einzelnen Bürger – alle diese Kostenaspekte trugen in den 70er Jahren dazu bei, ein großes Interesse an neuen Möglichkeiten der Kostensenkung zu schaffen; am größten war dieses Interesse wegen der besonderen Natur des US-amerikanischen Gesundheitssystems bei den Firmen, wo die steigenden Krankenversicherungskosten die Profite reduzierten und die Geschäftsausgaben erhöhten. Viele von ihnen begannen Wellness-Programme für ihre Mitarbeitern und deren Familien zu entwickeln.

6.3 Wandel des Konsumentenbewusstseins

Was den Wandel des Konsumentenbewusstseins betrifft, so entwickelte sich in den 70er Jahren eine steigende Bereitschaft der Bürger, sich selbst aktiv über verschiedene Gebiete zu informieren, einschließlich der Möglichkeiten, sich um kleinere medizinische Bedürfnisse selbst zu kümmern. Mit Bezug auf Alvin Tofflers bekanntes Buch über Zukunftstrends (Toffler 1981) nannte Tom Ferguson, Herausgeber der Zeitschrift »Medical Self-Care« und Autor des gleichnamigen Buchs (Ferguson 1980), dieses neuerwachte Interesse an Selbstbehandlung »die dritte Welle der Gesundheit«. Zur gleichen Zeit war auch eine explosive Zunahme des Interesses der Medien an Gesundheitsinformationen zu beobachten. Ein weiterer Trend, der in den 70er Jahren einsetzte, war eine wachsende Unzufriedenheit mit dem Materialismus und der Entpersönlichung der Gesellschaft, verbunden mit einer Suche nach Sinn und persönlicher Erfüllung. Die Wellness-Philosophie ermutigte die Menschen, diese Fragen als ein wesentliches und lohnendes Element einer persönlichen Wellness-Planung zu verfolgen. Generell konnte eine aktivere Rolle der Konsumenten im Treffen von bewussten Entscheidungen und ein Trend festgestellt werden, Dienstleistungen selbst auszuführen, für die bis dahin Fachleute in Anspruch genommen worden waren, wie Reparaturarbeiten an Haus und Auto, Qualitätskontrolle von Produkten und medizinische Selbstfürsorge (*Self-care*).

6.4 Entstehung eines allgemeinen Körper-Seele-Bewusstseins

Ein besonders wichtiger Faktor für das Aufkommen des Wellness-Gedankens war vermutlich das erwachende Interesse an einem Körper-Seele-Bewusstsein (*Mind-Body Awareness*) in den 60er und 70er Jahren, das schließlich seinen Höhepunkt in den Veröffentlichungen zur Rolle von mentalen Zuständen und Intentionen bzw. dem Willen in der Überwindung von Krankheit erreichte. Das bekannteste amerikanische Beispiel für diesen Faktor stellt das Buch »Anatomy of an Illness« von Norman Cousins dar (Cousins 1979), in dem der bekannte Journalist die Geschichte seiner Heilung von einer »unheilbaren« Krankheit, die dank der Fähigkeit seines Arztes, des Patienten eigene Heilungsressourcen zu mobilisieren, zustande kam. Wie Ardell schreibt, bildete dieses Interesse an der Macht des menschlichen Geistes über den Körper auch ein zentrales Element in einer Reihe weiterer, ebenfalls sehr einflussreicher sozialer Einflüsse wie z. B. der Idee der Selbstverwirklichung der Humanistischen Psychologie (Abraham Maslow, Carl Rogers) und der Literatur über das Gedankengut der östlichen Philosophie (z. B. Alan Watts, Fritjof Capra und George Leonard).

6.5 Negative Ereignisse und Entwicklungen, die ein Umdenken bewirkten

Zu den negativen Ereignissen und Entwicklungen, die ein Umdenken im Gesundheitsbereich bewirkt haben, zählten die befragten Wellness-Experten den Vietnamkrieg, die Überspezialisierung und Technologisierung der Medizin, die epidemische Ausbreitung der Herz- und Kreislaufkrankheiten, den Rückgang des Einflusses der institutionalisierten Religion, den drohenden Zerfall der amerikanischen Familie und das wachsende Gefühl einer geografischen Fragmentierung. Als Beispiele von positiven Reaktionen, die diese negativen Entwicklungen hervorgerufen hatten, wurden eine wachsende Bereitschaft der »gewöhnlichen« Amerikaner genannt, Autoritätsfiguren (wie z. B. Ärzte) in Frage zu stellen, der Wunsch nach persönlichen Dienstleistungen (wie Berührungen und Mitgefühl in der Medizin), die Suche nach Möglichkeiten, das eigene Risiko, vorzeitig an einer chronischen Krankheit zu erkranken, zu reduzieren, und das Bedürfnis nach ganzheitlichen Alternativen, in denen Teilnahme und persönliches Engagement großgeschrieben werden. Außerdem wurden die Entmystifizierung von Experten und Fachleuten und eine neue Wertschätzung für die langfristigen Vorteile einer ganzheitlichen Wohlbefindens-Perspektive gegenüber einer reduktionistischen, hochtechnologischen Medizin genannt. In der Zeit vor der Entstehung des wissenschaftlichen Rationalismus sei die Medizin nicht sehr effektiv, aber auf Wellness ausgerichtet gewesen, schrieb Thomas Vogt vom Forschungszentrum der Portland Health Services in Oregon. Sie habe die menschliche Existenz als Ganze im Auge gehabt; nicht zufällig seien es die antiken Griechen und Römer gewesen, die das Konzept eines »gesunden Geistes in einem gesunden Körper« (*mens sana in corpore sano*) entwickelt hätten. Weil der wissenschaftliche Reduktionismus sich als so wirksam gegen die wichtigsten Infektionskrankheiten erwiesen habe und die wachsende Bevölkerung diese Krankheiten zu einer fast unvermeidlichen Konsequenz des Lebens zu machen schienen, habe die Medizin ihre Wurzeln vergessen und aus den Augen verloren, dass Krankheit das Resultat eines Zusammenspiels der Intensität von Exposition (dass man den potenziell krankmachenden Faktoren ausgesetzt ist), der Art der Exposition und der Stärke der Widerstandskräfte, die man zur Verfügung habe, sei.

6.6 Reaktion und Initiativen der Wirtschaft

Wie erwähnt, war die Tatsache, dass die Wirtschaft Wellness als eine kostensenkende Strategie betrachtete, der Hauptgrund für den Enthusiasmus und die Unterstützung von Wellness-Aktivitäten durch Firmen und Krankenhäuser; weitere Gründe waren der Wunsch, die Zahl der Krankmeldungen und die hohe Jobwechselfrequenz zu reduzieren und die Arbeitsmoral der Mitarbeiter zu verbessern. Die Offenheit der Wirtschaftsführer für die Idee der Gesundheitsförderung und für Wellness-Programme in Firmen wurde noch gefördert durch eine Reihe von Studien der US-Handelskammer und anderer Wirtschaftsgruppen, die den Zusammenhang zwischen einer »gesunden Firma« und der Gesundheit ihrer Mitarbeiter nachwiesen. In den frühen 80er Jahren wurde dieser Zusammenhang noch erweitert um das Wohlbefinden der Gemeinde, in der die Firma ihren Sitz hat; nun begann man davon auszugehen, dass die wahrhaft gesunde Firma eine ist, die von gesunden Mitarbeitern betrieben wird, die in einer gesunden Gemeinde leben (Health Strategy for Ontario 1983). Jedenfalls war dies die Position der innovativeren Firmen-Wellness-Programme in den frühen 80er Jahren, z. B. derjenigen bei Metropolitan Life, Sentry Insurance, Kimberly Clark, Western Federal Savings and Loan, IBM, Xerox, Johnson & Johnson und Scherer Lumber.

6.7 Einflussreiche Bücher

In den 70er Jahren sind auch eine Reihe von Büchern erschienen, die das Denken von Millionen Menschen beeinflussten, einschließlich der meisten, die später eine Rolle in der Entwicklung von Wellness-Programmen spielen sollten. Die Autoren dieser Bücher spielten ganz klar eine entscheidende Rolle in der Schaffung des Klimas, in dem die Wellness-Bewegung entstehen und gedeihen konnte, und viele ihrer Lehren wurden in die Wellness-Programme integriert. Zu diesen Büchern gehörten zunächst einige, die sich mit dem Thema der Eigenverantwortung für Gesundheit befassten, wie z. B. Ivan Ilichs »Medical Nemesis« (1976), Rick Carlsons »The End of Medicine« (1975), Robert Mendelsohns »Confessions of a Medical Heretic« (1979), René Dubos' »Mirage of Health« (1959) und Harry Brownes »How I Found Freedom in an Unfree World« (1973).

Einige weitere Autoren schrieben über bewusste Ernährung, wie z. B. Nathan Pritikin mit seinen Büchern (Pritikin 1979), Frances Moore Lappé mit »Diet for A Planet« (1975), und Emmanuel Cheraskin mit »Psychodietetics« (1976) und »Diet and Disease« (1977).

Eine weitere Kategorie waren die Bücher zum Thema der körperlichen Fitness, unter ihnen Kenneth Coopers Bücher über Aerobics (1968, 1977), George Sheehans Werke über das Laufen (1975) und Covert Baileys »Fit Or Fat« (1978).

Natürlich spielten Bücher über die Wahrnehmung von und den Umgang mit Stress eine wichtige Rolle, in erster Linie Hans Selyes »Stress without Distress« (1974), Herbert Bensons »Relaxation Response« (1975) und Kenneth Pelletiers »Mind as Healer, Mind as Slayer« (1977). Sie schufen die Aufmerksamkeit für und die Fähigkeit des Umgangs mit dem unvermeidlichen Stress des Alltags und bereiteten ihre Leser damit auf das umfassendere Bild der Wellness vor.

Schließlich sind noch eine Reihe von Werken zu nennen, die sich mit der medizinischen Selbstsorge beschäftigten, wie z. B. Donald Vickerys »Lifeplan for Your Health« (1978), und »Take Care of Yourself« (1980), Michael Samuels und Hal Bennetts »The Well Body Book« (1973), Keith Sehnerts »How to Be Your Own Doctor (Sometimes)« (1975), Tom Fergusons »Medical Self-Care« (1980) und Donald Kempers »The Healthwise Handbook« (1979).

6.8 Andere Bewegungen

Die Wellness-Bewegung profitierte freilich auch von der Entstehung anderer Bewegungen, die ihre Mitglieder für die Anliegen der Wellness-Bewegung sensibilisierten. Zu ihn gehörten nach dem Urteil von Ardells Umfrageteilnehmern die Alternativmedizinbewegung (*Holistic Health Movement*), die Frauenbewegung, die bewusstseinserweiternden und selbsteffizienzsteigernden Trainings wie EST, Arica, Lifespring usw., die Umweltbewegung, die Lauf- und Jogging-Bewegungen, Aerobics und Gesundheits- bzw. Gesunde-Ernährungs-Gruppen.

6.9 Wissenschaftliche Forschung

Eine nicht unwesentliche Rolle in der Entwicklung der Wellness-Bewegung spielte natürlich, dass die wissenschaftliche Forschung in den 70er Jahren sehr viel mehr und bessere Daten über die gesundheitlichen Auswirkungen von verschiedenen

Lebensstilen zur Verfügung stellte. Diese waren unschätzbar für die Manager in der Wirtschaft und andere, die plausibles Beweismaterial brauchten, um Wellness-Investitionsempfehlungen zu unterstützen. Ohne die Entwicklung der Verhaltenswissenschaften und von interdisziplinären Forschungsansätzen wären die anspruchsvollen Gesundheitsförderungs-Strategien und Wellness-Programme nicht denkbar gewesen; der heutige Stand der Forschung ist meilenweit entfernt von dem »Persönliche-Hygiene«-Schulunterricht früherer Generationen, wie ein Umfrageteilnehmer bemerkte. Unter den Forschungsprojekten, die am einflussreichsten die außerordentlichen Konsequenzen persönlicher Verhaltensweisen für den Gesundheitszustand demonstrierten, waren folgende:

- die Längsschnitt-Studie von Belloc und Breslow über die Auswirkung von sieben einfachen Verhaltensweisen auf Lebenserwartung und Sterblichkeit (Belloc & Breslow 1972);
- die Paffenbarger-Reports über Hafenarbeiter und Harvard-Absolventen, die ebenfalls die großen positiven Wirkungen regelmäßiger körperlicher Übung und ähnlicher Gewohnheitsmuster zeigten (Paffenbarger & Hale 1976);
- die berühmten Framingham-Studien zu Risikofaktoren für Herzkrankheiten, die zur Entwicklung einer Datenbank der gebräuchlichsten Gesundheitsrisiko-Bewertungsinstrumente führten (Institute of Medicine 1978);
- die Entwicklung, Testung und Verbesserung des »Health Hazard Appraisal« (Gesundheitsrisiko-Bewertung) durch Lew Robbins am Methodist Hospital in Indianapolis (Indiana);
- der Bericht über Rauchen und Gesundheit des *Surgeon General* (Leiter des Staatlichen Gesundheitsdiensts) und die jahrelange Forschung, die ihm zugrundelag; mit seiner Publikation wurden die Zusammenhänge zwischen Rauchen und verschiedenen Krankheiten allgemein anerkannt (außer von der Tabakindustrie), was schließlich gesetzgeberische Maßnahmen zur Kontrolle des Tabakverkaufs möglich machte.

Allerdings ist zu erwähnen, dass bereits Jahre vor diesen (und vielen weiteren) Forschungs- und Gesundheitsaufklärungs-Bemühungen eine andere grundlegende Wissensbasis entwickelt wurde. Dieses Material, das von Leon Kass (Kass 1975), Thomas McKeown (McKeown 1979), Victor Fuchs (Fuchs 1974) und vielen weiteren Autoren (Foucault 1967; Freidson 1970; Goffman 1961; Laing 1967; Scheff 1966; Szasz 1961; Waitzkin & Waterman 1974) zusammengetragen wurde, zeigte, dass die bedeutenden Verbesserungen der Gesundheit seit der Jahrhundertwende weit mehr eine Folge von verbesserten sozialen und Umweltbedingungen waren, als dass sie medizinischen Technologien oder immunologischen Fortschritten zu verdanken wären, wie allgemein angenommen wird. Diese kognitive Anerkennung und dieser Perspektivwechsel muss damit als einer der wichtigsten Faktoren angesprochen werden, der die Entwicklung der Wellness-Bewegung gefördert hat.

6.10 Die Aktivität von Fachgesellschaften

Einflussreiche Einzelpersonen, andere Bewegungen, Krisen verschiedener Art, wichtige Bücher und Regierungsberichte sowie Forschungsfortschritte waren alles wichtige Faktoren und Teile der Entwicklung, die zu der öffentlichen Aufnahmebereitschaft und zu den Initiativen führten, die die Wellness-Bewegung ermöglichten. Nach Ardell spielte jedoch noch ein weiteres Element eine Rolle, nämlich die Aktivität verschiedener Fachgesellschaften. Eine Reihe von Organisationen trugen dazu bei, durch Konferenzen, Arbeitsgruppen und vor allem durch die Entwicklung von Lebensstilprogrammen für ihre eigenen Mitglieder und für den Kundenkreis, für den sie tätig sind, das Interesse an gesunderen Lebensstilen und an Wellness zu stimulieren. Vor allem vier von ihnen halfen in den frühen Jahren der Bewegung, ein besseres Klima für Wellness zu schaffen: das »President's Council on Physical Fitness and Sports«, die »Gesellschaft für Prospektive Medizin«, die »American Foundation of Fitness Directors in Business and Industry« (AFFDBI) und die verschiedenen YMCAs (Young Men's Christian Associations, »Christliche Vereine junger Männer«) in den verschiedenen US-Bundesstaaten. Allerdings gab es auch einige wichtige Fachgesellschaften im Gesundheitsbereich, die gar nichts für die Wellness-Bewegung übrig hatten, unter ihnen die American Medical Association (AMA) und die American Public Health Association (APHA).

6.11 Die Gründer der Wellness-Bewegung

Wenn diese Faktoren, Entwicklungen und Ereignisse das Klima für die Entwicklung und Wirksamkeit der Wellness-Bewegung vorbereiten halfen und die Wissensbasis für die Entwicklung von Wellness-Programmen lieferten, so waren es (neben Halbert Dunn) vor allem vier Personen, die die Wellness-Bewegung selbst ins Leben riefen: John W. Travis, Donald B. Ardell, Gerhard W. Hettler und Robert F. Allen.

6.11.1 *John W. Travis*

Der Arzt und Präventivmediziner John W. Travis ist einer der vielen prominenten Protagonisten der Wellness-Bewegung, die in der Umfrage angaben, dass ihr anfängliches Interesse am Wellness-Konzept auf Halbert Dunn zurückging. Travis ist wohl der zweitwichtigste Vertreter des Wellness-Gedankens nach Dunn. Er studierte Medizin an der Tufts University in Medford (Massachusetts) und ließ sich an der Johns Hopkins University in Baltimore in Präventivmedizin ausbilden. Er begann seine Tätigkeit im Wellness-Bereich mit der Entwicklung eines der ersten computerisierten Gesundheitsrisiken-Bewertungsinstrumente während seiner Tätigkeit in der Forschungsabteilung des U.S. Public Health Service. Angeregt durch Dunns Buch und Zeitschriftenartikel, gründete er 1975 das erste Wellness-Zentrum der Welt, das »Wellness Ressource Center« (WRC) in Mill Valley (Kalifornien).

Travis war der erste Arzt, der Wellness-Dienstleistungen, -Informationen und -Ausbildungen für ein breites Publikum wie auch für Gesundheitsfachleute anbot. Diese Seminare begann er mit Gründung des WRC im Jahr 1975, das somit so etwas wie das Geburtsjahr der Wellness-Bewegung ist, und setzte sie bis in die frühen 80er Jahre fort. In dieser Zeit veröffentlichte Travis auch eine Reihe von Zeitschriftenartikeln sowie das zusammen mit Regina Ryan verfasste Buch »Wellness Workbook« (1981) und entwickelte eine Reihe von Wellness-Ansätzen und Modellen, die er bis in die 80er Jahre hinein weiter ausbaute. 1979 wandelte er das Zentrum in eine gemeinnützige Bildungseinrichtung um, was ihm ermöglichte, weltweit Vorlesungen und Workshops abzuhalten, um andere Gesundheitsfachleute in die Konzepte, Methoden und Prozesse einzuführen, die er mit seinen Mitarbeitern entwickelt hatte. 1991 verlagerte Travis den Schwerpunkt seiner Arbeit auf Kinder- und Säuglings-Wellness und gründete die »Alliance for Transforming the Lives of Children« (www.atlc.org), die sich der Förderung von individueller und planetarer Wellness durch Veränderung der Art und Weise widmet, in der Kinder geboren und in ihren frühen Jahren behandelt werden. Travis' Veröffentlichungen umfassen außerdem das »Wellness Inventory« (1975), »Simply Well – Choices for a Healthy Life« (mit Regina Ryan, 1990), »Wellness for Helping Professionals« (mit Meryn G. Callander, 1990), »A Change of Heart: The Global Wellness Inventory« (mit Meryn G. Callander, 1993) und »The Society of Prospective Medicine's Handbook of Health Assessment Tools« (1999).

6.11.2 *Donald B. Ardell*

Ardell ist Arzt und Gesundheitsplaner, der vor seiner Begegnung mit dem Wellness-Konzept etwa zehn Jahre lang als Gesundheitsforscher, Gesundheitsberater und Gesundheitslehrer arbeitete. Als Gesundheitsplaner war er in Minnesota und Kalifornien für Institutionen tätig, die das Gesundheitssystem durch Abbau von Krankenhausbetten, ärztlichen Dienstleistungen, Kostenreduktion und neue Technologien effizienter machen wollten, sich jedoch nicht darum kümmerten, ob diese Maßnahmen eine positive Auswirkung auf die Gesundheit der Beteiligten hatten (Ardell 1977). Nach einiger Zeit begann er den Verdacht zu schöpfen, dass diese Art von Gesundheitsplanung praktisch keine Wirkung auf das Gesundheitssystem hatte – und das Gesundheitssystem keine Wirkung auf die Gesundheit der Menschen. Die Begegnung mit der Arbeit von Halbert Dunn und John Travis veranlasste ihn schließlich, sich mit Wellness zu beschäftigen und aus der Gesundheitsplanung auszusteigen. Eines Tages zu Beginn des Jahres 1975 schenkte ihm Dr. Henrik Blum, Direktor der Abteilung für Gesundheitsplanung der Universität von Kalifornien in Berkeley, das kleine Buch von Dunn mit der Bemerkung »Sie können es sich nicht leisten, das nicht zu lesen«. Nach der Lektüre, die nach seinen eigenen Worten eine Offenbarung für ihn war, dachte er, »das ist das, was Gesundheitsplaner versuchen sollten«, und begann, sich mit alternativer Medizin zu beschäftigen. Im selben

Jahr nahm er auch an einem Vortrag von John Travis in Mill Valley teil, der die Ziele und Tätigkeiten seines Wellness Ressource Center erklärte, und lernte den Wellness-Pionier auch persönlich kennen. 1977 schließlich veröffentlichte Ardell sein Buch »High Level Wellness: An Alternative to Doctors, Drugs, and Disease«, kurz nachdem mit einem Artikel von Travis im »Prevention Magazine« (Travis 1975) der Wellness-Gedanke erstmals nationale Publicity erhalten hatte. Das Buch präsentierte mit seinem Konzept der »Fünf Dimensionen der High-Level Wellness« einen theoretischen Rahmen und eine Ethik für Wellness-Aktivitäten, die für die meisten Wellness-Programme der nächsten zehn Jahre maßgeblich bleiben sollte. Ardells Buch wurde zur Anregung und für lange Zeit zur Grundlage für die meisten, die im Wellness-Bereich aktiv waren, zusammen mit den Publikationen, Vorträgen und Seminaren von Dunn, Travis, Hettler und Allen.

6.11.3 *Gerhard William Hettler*

Der Arzt Gerhard W. Hettler, heute Director of Health Services an der Universität von Wisconsin in Stevens Point (Wisconsin), war der erste, der Wellness an einer Universität etablierte, unterrichtete und anwendete. Im Gegensatz zu Travis, Ardell und Allen gelang es Hettler als Direktor des Studenten-Gesundheitsdiensts seiner Universität, Wellness in seine Alltagsarbeit zu integrieren und zusätzlich im ganzen Land Vorträge und Seminare zu Wellness-Techniken und -Prinzipien abzuhalten. In seiner Arbeit an der Universität von Wisconsin entwickelte er ein innovatives, studentengeführtes Wellness-Modell, das in der einen oder anderen Form von Hunderten von Colleges und Universitäten im Land übernommen wurde. Hettler gründete 1975 das National Wellness Institute in Stevens Point, das heute noch besteht und eine maßgebliche Position in der Wellness-Bewegung einnimmt. 1976 entwickelte Hettler ein sechsdimensionales Wellness-Modell, das heute von hundertfünfzig Universitäten verwendet wird. Es umfasst

- körperliche Wellness;
- emotionale Wellness;
- intellektuelle Wellness;
- soziale Wellness;
- berufliche Wellness sowie
- spirituelle Wellness.

Hettler empfahl, man solle seine Zeit und Energie gleichmäßig allen sechs Dimensionen widmen. Hettlers Definition von Wellness, die er seit den frühen 70er Jahren benützt, lautet: »Wellness ist ein aktiver Prozess, durch den Menschen auf die Möglichkeit einer erfolgreichen Existenz aufmerksam werden und erfolgreiche Schritte zugunsten einer solchen unternehmen«. Eine erfolgreiche Existenz schließt für Hettler das Finden des eigenen Lebenssinns ein.

Durch Hettlers Bemühungen kam auch das bis heute jährlich stattfindende Wellness-Festival und die jährliche National Wellness Conference in Stevens Point (beide jeweils für eine Woche) zustande, das vielleicht mehr als sonst etwas die Wellness-Bewegung immer wieder motiviert und lebendig erhalten hat und ihre allmähliche Ausbreitung auf alle Regionen der USA ermöglicht hat.

6.12 *Robert Francis Allen*

Robert F. Allen war ein Psychologe, der stark von der Ethnologie beeinflusst war und in den frühen 60er Jahren zu einem Team von Psychologen gehörte, die ein Programm für die Rehabilitation von verurteilten straffälligen Jugendlichen durchführten (O'Donnell 2002, S. 203–204). Die Resultate schienen vielversprechend zu sein, bis die Teilnehmer das Programm beendeten und auf die Straße zurückkehrten. Allen erkannte, dass individuelle psychotherapeutische Vorgehensweisen zur Erzielung von Verhaltensänderungen wirkungslos waren, um den Kindern zu helfen, aus ihren illegalen und oft lebensbedrohenden Lebensstil-Praktiken (z. B. Drogengebrauch, Raub, Vandalismus) auszubrechen. Der Grund dafür war, dass die Straßenköter stärker waren als die Bemühungen der jungen Menschen, einen gesunden Lebensstil zu entwickeln. Allens Antwort darauf war, die Jugendlichen die Möglichkeit nicht-delinquenter Subkulturen zu lehren. Allen wendete in der Folge diesen Ansatz auf hunderte verschiedener sozialer und organisatorischer Probleme an, von der Reduktion von Straßenmüll über die Produktivität von Firmen bis zu Bildungsreformen (Allen & Kraft 1980). Er entwickelte Programme für Auftraggeber wie Regierungsbehörden, Gewerkschaften, Schulen, Kleinfirmen und Großkonzerne. Diese Programme werden in seinen zwei Büchern »Beat The System: A Way to Create More Human Environments« (Allen & Kraft 1980) und »The Organizational Unconscious« (Allen, Allen, Kraft & Castner 1987) vorgestellt. Allen gründete eine Organisation für Verhaltenswissenschaften, das »Human Resources Institute« in Morristown, New Jersey, um kulturbasierte Ansätze der Verhaltensänderung zu entwickeln. In den 70er Jahren entwickelte das Institut für die zwei Pharmafirmen Johnson & Johnson und Hoffmann LaRoche die ersten kulturbasierten Gesundheitsförderungsprogramme; diese Projekte führten schließlich zu seinem »Lifegain«-Modell der kulturbasierten Gesundheitsförderung (Allen & Linde 1981).

Es war der erste systematische Ansatz, zur Förderung von Wellness Kulturen zu verstehen und selektiv zu verändern. Allens »Lifegain«-Programm wurde in unzähligen medizinischen Zentren und Hunderten von Firmen angewendet; seine Bücher und Lifegain-Materialien waren in fast allen Wellness-Programmen Standardressourcen.

6.12 Weitere prägende Programme und Ereignisse

Neben den Arbeiten von Halbert Dunn und den vier frühen Wellness-Pionieren sowie den Wellness-Festivals der Universität von Wisconsin in Stevens Point wurden die frühe Wellness-Bewegung der späten 70er und frühen 80er Jahre durch folgende weitere Programme bzw. Ereignisse geprägt (Ardell 1985):

- das Wellness-Programm der Frost Valley YMCA für junge Leute
- die Aktivitäten der regionalen Health Systems Agencies (HSAs);
- die Etablierung eines Zentrums für Gesundheitsförderung durch die American Hospital Association (AHA);
- die Gründung des Swedish Medical Center in Englewood, einem Stadtteil von Denver (Colorado), dem ersten Wellness-Zentrum in einem amerikanischen Krankenhaus, im Jahr 1978;
- die Etablierung der State Governor's Councils on Wellness, die von den Gouverneuren der US-Bundestaaten ernannt werden und deren Administrationen in Gesundheitsfragen beraten, aber auch Forschungsgelder zu vergeben haben;
- und schließlich die Unterstützung für Wellness durch Firmen, vor allem die Sentry Versicherung in Stevens Point (Wisconsin), und die Scherer Lumber Company in Minneapolis (Minnesota), die sich nicht nur aus Interesse an Kostenreduktionen engagierten, sondern aus einem genuinen Interesse an einer umfassenden Förderung des Wohlbefindens ihrer Mitarbeiter.

6.13 Wellness in Amerika und in Deutschland

Aus all dem geht hervor, dass es zwischen dem, was wir hier in Deutschland als Wellness kennen, und dem beschriebenen Wellness-Verständnis der amerikanischen Wellness-Bewegung einen fundamentalen Unterschied gibt. Neuere Publikationen zeigen (Levin 1998/99; Schneider, Jamner & Stokols 2000), dass »Wellness« in Amerika oft als Oberbegriff für den gesamten gesundheitswissenschaftlichen Ansatz, den ich in dieser Arbeit behandle (Salutogenese, Gesundheitsverständnis der Humanistischen Psychologie, Gesundheitsbegriff der WHO und der sozialwissenschaftlichen Gesundheitswissenschaften, Komplementär- und Alternativmedizin, Verhaltens- und Lebensstil-Medizin, Wellbeing- und Lebensqualitätsforschung, Positive Psychologie usw.), verwendet wird. Levin (1998/99) spricht vom »Wellness-Modell der Gesundheitsversorgung«, das sich von der traditionellen medizinischen Perspektive durch vier Schwergewichts-Verschiebungen unterscheide:

1. von der Pathogenese zur Salutogenese;
2. vom anatomischen (biomedizinischen) Selbst zu einem biopsychosozialen und spirituellen Selbst;
3. von Gesundheit als Normalität zu Gesundheit als Optimalität sowie
4. von passiver *Compliance* (»Fügsamkeit«) des Patienten zu aktiver Selbsthilfe und Selbstverantwortung.

Es wird auch deutlich, dass Wellness in den USA etwas bezeichnet, das gesellschaftlich, gesundheitspolitisch und wissenschaftlich einen sehr viel höheren Stellenwert einnimmt und als seriöser betrachtet wird als Wellness bei uns.

7 Der Gesundheitsbegriff der WHO

Auch der in den Resolutionen und Programmen der Weltgesundheitsorganisation (WHO) verwendete Gesundheitsbegriff spiegelt die gegenwärtige Wende in den Gesundheitswissenschaften von einer pathogenetischen Betrachtungsweise zu einer salutogenetischen Ausrichtung. Die WHO definierte bereits 1946 in der Präambel ihrer Konstitution Gesundheit als »einen Zustand des vollständigen körperlichen, psychischen und sozialen Wohlbefindens und nicht bloß die Abwesenheit von Krankheit und Gebrechlichkeit« (Constitution of the World Health Organization; 1946). Diese Definition ging aus einer jahrzehntelangen Auseinandersetzung der WHO mit dem weltweiten Stand der Gesundheit in der Weltbevölkerung und der wissenschaftlichen Gesundheitsforschung hervor (Sein 2002). Die WHO wurde offiziell am 7. April 1948 durch die Ratifizierung ihrer Konstitution durch das sechsundzwanzigste Mitgliedsland der UNO gegründet, doch kam ihre Gründung aufgrund eines Vorschlags von Brasilien und China im Jahr 1945 zustande, eine unabhängige internationale Gesundheitsorganisation im Rahmen der UNO zu etablieren. Infolgedessen wurde die Konstitution (Satzung) der WHO erarbeitet, die im Juli 1946 durch die vom Ökonomischen und Sozialen Rat der UNO (ECOSOC) einberufene International Health Conference in New York angenommen wurde. Die Konstitution war das Ergebnis eines etwa drei Jahre dauernden komplexen Prozesses von Konsultationen und Konsensbildung. Auf die erwähnte Gesundheitsdefinition folgt in der Präambel die Feststellung, es sei »ein fundamentales Recht jedes menschlichen Wesens, ohne Unterschied der Rasse, Religion, politischer Überzeugung, ökonomischer oder sozialer Bedingungen«, sich »des höchsten erreichbaren Standards von Gesundheit zu erfreuen«.

Als drittes wird in der Präambel festgestellt, dass die Gesundheit aller Menschen grundlegend für die Erringung von Frieden und Sicherheit sei, ebenso wie Gleichheit, soziale Gerechtigkeit, wissenschaftliche Entwicklung im Gesundheitswesen, Gesundheitsförderung und Gesundheitserziehung. Diese ganzheitliche, positive

Definition von Gesundheit lieferte die Grundlage für die Eigenschaften und Werte, die später die Praxis der Gesundheitsförderung charakterisieren sollten, wie z. B. die Betonung von Stärken und Ressourcen, ein partizipatorischer, ermächtigender Ansatz und die Einbeziehung eines breiteren Spektrums von gesundheitsbestimmenden Faktoren.

In den 1970er Jahren empfahl die WHO eine Integration der traditionellen Medizin und der traditionellen Heiler in das öffentliche Gesundheitswesen der Dritten Welt, da die moderne westliche Biomedizin die Gesundheitsversorgung auf absehbare Zeit nicht gewährleiste und die Akzeptanz und soziale Funktion der traditionellen Medizin in den betreffenden Gesellschaften nicht ersetzt werden könne.

In der »Deklaration von Alma Ata« (1978) erklärte die WHO, dass Gesundheit ein grundlegendes Menschenrecht sei und die optimale Gesundheit der Bevölkerung zentrales politisches Ziel aller Gesellschaften sein sollte.

In der »Ottawa-Charta zur Gesundheitsförderung« (1986), verabschiedet auf der Ersten Internationalen Konferenz für Gesundheitsförderung in Ottawa (Kanada), erließ sie Grundsätze und Leitlinien zur Gesundheitsförderung, die zur wichtigsten Grundlage aller späteren Aktivitäten auf diesem Gebiet wurden. Ihre Hauptpunkte waren

1. der Aufbau einer gesunden öffentlichen Ordnung;
2. eine Neuorientierung der Gesundheitsdienste;
3. die Schaffung von gesundheitsfördernden Umwelten;
4. die Stärkung von Gemeinde-Aktivitäten sowie
5. die Entwicklung von individuellen Fähigkeiten.

In der »Jakarta-Erklärung« (1997) schließlich äußerte sie sich zur Gesundheitsförderung für das 21. Jahrhundert, identifizierte Armut als »größte Bedrohung für Gesundheit« und wies auf die Gefahren hin, die durch Globalisierung und Umweltschäden für die Gesundheit entstehen.

7.1 Spiritualität in der WHO-Gesundheitsdefinition

Im Jahr 1984 schlug Professor D. B. Bisht, ehemaliger Generaldirektor der Zentralen Gesundheitsdienste Indiens und Leiter des regionalen WHO-Büros für Südostasien in Delhi, vor, die Gesundheitsdefinition in der Präambel der WHO-Konstitution um die Dimension des spirituellen Wohlbefindens zu erweitern (Nakajima 2000; Sein 2002; Mohan et al. 2003). Dieser Vorschlag wurde von der 37. World Health Assembly, die am 8. Mai desselben Jahres in Genf stattfand, aufgenommen, die in einer Resolution beschloss, dass die spirituelle Dimension zum Spektrum der Gesundheit hinzugefügt werden solle (World Health Assembly, WHO, 1984, 37.13, 73, 3). Die World Health Assembly (Weltgesundheitsversammlung) ist eines der drei Organe, aus denen die WHO besteht (neben dem Executive Board und dem Sekretariat); sie ist der *Governing Body* der WHO, der die Politik und die Programme der WHO bestimmt und ihr Budget absegnet. Doch erst nachdem in der 101. Sitzung des Exekutivkomitees der WHO im Januar 1998 der Generaldirektor der WHO aufgefordert worden war, einen erneuten Vorschlag zur Änderung der Präambel zu prüfen, den die 48. World Health Assembly im Mai 1996 gemacht hatte (Resolution WHA 48.14), beschloss der *Executive Board* der WHO in seiner Resolution EB 101.R2, den Text der Präambel auf folgende Weise zu ändern: »Gesundheit ist ein dynamischer Zustand vollständiger körperlichen, psychischen, spirituellen und sozialen Wohlbefindens und nicht bloß die Abwesenheit von Krankheit und Gebrechlichkeit«

Auf der 52. Weltgesundheitsversammlung im Mai 1999 beschloss jedoch das zuständige Komitee B, vorerst keine Änderungen an der Konstitution vorzunehmen, die vorgeschlagenen Änderungen aber *under constant review* zu behalten (Summary records of the 52nd World Health Assembly, 17–25 May, 1999, WHA52/1999/REC/3, S. 160–162).

Im Gegensatz zur WHO definiert jedoch die »Erklärung von Genf zur Gesundheit und zum Überleben indigener Völker« der von der WHO vom 23. bis 26. November 1999 abgehaltenen »International Consultation on the Health of Indigeneous Peoples« Gesundheit als die vier Dimensionen der spirituellen, intellektuellen, körperlichen und emotionalen Gesundheit umfassend (Buetow 2004). Sie anerkennt damit, dass die Anwendung der in den eigenen Kulturen der indigenen Völker entwickelten Gesundheitskonzepte essenziell für die Gesundheit und das Wohlergehen dieser Völker ist.

Trotz der letztlichen Vereitelung einer Einbeziehung der Spiritualität in die Gesundheitsdefinition der WHO führte diese Diskussion jedoch dazu, dass in den 90er Jahren weltweit Forscher und Angehörige von Organisationen des Gesundheitswesens die nicht-materiellen und spirituellen Dimensionen der Gesundheit diskutierten und untersuchten, vor allem auch in der Lebensqualitätsforschung. So entwickelte die WHO 1989 als Ergänzung zu ihrem »Quality of Life«-Test (WHOQOL) eine ausführlichen Test zur Messung der spirituellen Lebensqualität (WHO Quality of Life-SRPB), mit dem die Dimension »Spirituality, Religiousness and Personal Beliefs« (SRPB) gemessen werden kann. Der WHOQOL ist auch in einer deutschsprachigen Version erhältlich (Angermeyer, Kilian & Matschinger 2000).

8 Medizinische Anthropologie und Psychosomatik

EIN BEDEUTSAMER BEITRAG zur gegenwärtigen Wandlung unserer Vorstellungen von Gesundheit und Krankheit stammt von der Medizinischen Anthropologie sowie von der Psychosomatik, die mit ihr verbunden ist (von Gebsattel 1954; Christian 1959; Buytendijk 1967; Schipperges 1972; Spiegelberg 1972; Bräutigam 1980; Wyss 1982; Seidler 1984; Passie 1995; Fischer 2008). Die medizinische Anthropologie ist nicht zu verwechseln mit der Medizinethnologie, die in der englischen Sprache »Medical Anthropology« genannt wird. Die moderne Bedeutung des Begriffs Medizinische Anthropologie weicht ebenfalls von der Verwendung des Begriffs im 18. Jahrhundert ab, als sich eine »Medizinische Anthropologie« als Untersuchung biologischer Rassen-, Charakter- und Geschlechtsunterschiede durch Schädelvermessung etablierte. Diese stand in der Tradition der in der zweiten Hälfte des 18. Jahrhunderts von Blumenbach, Sömmering und anderen begründeten »biologischen Anthropologie«, die sich mit naturwissenschaftlicher Menschenkunde und Rassen- und Vererbungslehre beschäftigte (Hossfeld 2005).

In der Medizinische Anthropologie fließen eine Reihe von verschiedenen Denkansätzen und Forschungstraditionen zusammen: Philosophische Anthropologie, Phänomenologie und Existenzialismus, anthropologische Biologie, Psychosomatische Medizin und Psychoanalyse, medizinischer Personalismus und biografische Medizin sowie medizinische Psychologie.

Sie wird von verschiedenen Autoren definiert als »die Wissenschaft vom Ganzen des Leib-Seele-Wesens Mensch«, »die Lehre vom spezifisch Menschlichen des kranken Menschen« (Christian 1959) oder »eine dem Menschen als Person gerecht werdende Methodologie in Medizin und Psychologie«.

Ihre verschiedenen Richtungen sind verbunden durch die Überzeugung, dass Grundlagen und Methodik der Medizin »nicht ausschließlich durch das Weltbild der Naturwissenschaft bestimmt und bestimmbar« sind, sondern am Wesen des Menschen orientiert werden müssen (Christian 1959). Sie stelle »eine Antithese zu der modernen handlungsorientierten, und von ihren technischen Möglichkeiten im Grunde fremdbestimmten Medizin« dar (Bräutigam 1980, S. 3).

Christian (1959) unterscheidet in der Medizinischen Anthropologie eine dualistische und eine nicht dualistische Ausrichtung. In der dualistischen Ausrichtung werde die Körpermedizin durch eine selbständige medizinische Psychologie ergänzt oder eine Verbindung beider angestrebt. Zu dieser Richtung zählt er die psychosomatische Medizin, die experimentelle Psychophysiologie und verschiedene psychodiagnostische, charakterologische und tiefenpsychologische Richtungen der psychologisch-medizinischen Anthropologie. Die nicht-dualistische Ausrichtung suche durch Ansatz und Methode eine Trennung von Körper und Seele zu überwinden. Zu ihr gehören in seinen Augen die phänomenologischen und existenzialistischen Richtungen der Medizinischen Anthropologie.

Diese Richtungen repräsentierten »zwei Arten wissenschaftlicher Erfahrung, die sich gegenseitig befruchten: einerseits die diskursive und induktive Erfahrung im Sinn des Analysierens, Zerlegens, Beschreibens, Erklärens und Beherrschens vom Typ der Naturwissenschaft. Andererseits die phänomenologische Erfahrung im Sinn des Miterlebens, Miterfahrens und Mitvollzugs von menschlichen Akten und die methodisch-kritische Ausschöpfung so gewonnener phänomenaler Gehalte« (Christian 1959, S. 33).

8.1 Zur Vorgeschichte der Medizinischen Anthropologie

Wie Heinrich Schipperges schreibt, hat »die Medizin zu allen Zeiten ein fundamentales Interesse an anthropologischen Leitbildern gezeigt«, und es hat nach seiner Auffassung »nie eine Heilkunde gegeben, die auf ihre anthropologische Dimension Verzicht geleistet hätte« (Schipperges 1972, S. 180). Es beginne mit der antiken Medizin, besonders der hippokratischen Heilkunst, die ein deutliches anthropologisches Grundverständnis zeige, und der von ihr begründeten hippokratischen Tradition, die bis zum Beginn der Neuzeit reicht. Durch den Aufstieg der Medizin als Naturwissenschaft sei diese Tradition einer anthropologischen Medizin abgebrochen, lebte jedoch in Goethezeit und Romantik noch einmal auf und sei zu Beginn des 20. Jahrhunderts von der modernen Medizinischen Anthropologie neu begründet worden.

Die moderne medizinische Anthropologie im Sinn einer Lehre vom spezifisch Menschlichen des kranken Menschen knüpft an die ursprüngliche Bedeutung des Begriffs von der Zeit des Humanismus bis zu Goethe und der Romantik an (Christian 1959; Hartmann & Haedke 1963; Schipperges 1972). Für den deutschen Humanisten Otto Casmann (1562–1607) war z. B. Anthropologie die Lehre von der geistig-körperlichen Doppelnatur des Menschen (*doctrina geminae naturae huma-*

nae). Casmann festigte den von Magnus Hundt (1449–1519) geprägten Begriff der »Anthropologie« in seinem Werk »Psychologia Anthropologica« (1594–1596) und definierte Anthropologie im bis heute gültigen Sinn als Lehre von der menschlichen Natur.

In diesem umfassenden, auf das Wesen des Menschen bezogenen Sinn hatte der Begriff bis ins 18. Jahrhundert Geltung. In Johann Wolfgang von Goethes (1782–1832) »Wahlverwandtschaften« heißt es, »das eigentliche Studium des Menschen ist der Mensch«. Sein meist als Bildungsroman charakterisiertes Buch »Wilhelm Meisters Lehrjahre« war ein Arztroman, der Roman der Bildung eines Menschen durch die Krankheit, der, wie auch die übrigen Werke Goethes, voll von therapeutischen Maximen ist. Eine »gütig sorgende Natur« sorgte für eine Krankheit, um Wilhelm Meister »von der anderen Seite Luft zu machen«. Krise und Krankheit werden als Übergänge und Transformationen verstanden.

Eine ähnliche anthropologische Konzeption steht auch hinter vielen Aussagen des romantischen Dichters Novalis (Friedrich von Hardenberg, 1772–1801), so z. B. in den Aphorismen »Unsere Krankheiten sind alle Phänomene einer erhöhten Sensation, die in höhere Kräfte übergehen will«, sowie »Gebrechlichkeit ist der Charakter der mit Geist verbundenen Natur. Er zeugt von der Tätigkeit und Universalität, von der erhabenen Personalität des Geistes«. Novalis sah Krankheit als notwendige Krise in der ständigen Auseinandersetzung mit dem Leben, in der eine momentane Stabilität und Identität immer wieder durch eine Herausforderung in Frage gestellt wird und eine Chance zum Übergang in einen neuen Zustand höherer Stabilität darstellt (Bischof 1995, S. 290). Krankheit erhält hier eine positive Note, sie dient der Potenzierung der eigenen Existenz und der Selbstverwirklichung. Es war vor allem Novalis, der die Idee einer Medizin als der großen Kunst der transzendentalen Gesundheit, als die Überführung einer »rohen Gesundheit« in eine »gebildete Gesundheit« in die Romantik einführte; diese Bildungstheorie der Gesundheit erklärt, warum für ihn Medizin die »Elementarwissenschaft eines jeden gebildeten Menschen« war.

Am konsequentesten wurde die Novalis'sche Idee einer polaren, dialogischen und personalen Medizin bei Johann Christian August Heinroth (1773–1843), Leipziger Arzt und erster deutscher Professor für psychologische Heilkunde, aufgenommen, der den Begriff der »Medizinischen Anthropologie« prägte (Schipperges 1972). Heinroth hatte bereits 1806 Vorlesungen »Über das Studium der Medizinischen Anthropologie« gehalten, seine Gedanken dazu aber erst im »Lehrbuch der Anthropologie« (1822) schriftlich niedergelegt. Wie es dort heißt, macht die Anthropologie »den Menschen mit sich selbst vertraut«. Indem sie »den Keim unendlicher Entwicklung« im Inneren des Menschen nachweist, lehrt sie ihn die Achtung vor sich selbst und seinen Möglichkeiten und »reizt ihn zur Ausbildung seiner Anlagen, zur Veredelung seines Wesens, zum Streben nach seinem höchsten Ziele«. Heinroth geht in seiner Anthropologie (1822) systematisch von der Person als einem axiomatischen Prinzip aus. Er sieht den Menschen im Bereich des Organischen als die höchste Stufe der Individuation an, die als Ichheit oder Persönlichkeit umschrieben wird. Heinroth lehnt eine dualistische Auffassung der menschlichen Existenz ab und beharrt auf einer anthropologischen Einheit des Menschen. Als Person erscheint ihm der Mensch vor allen anderen Formen des Lebens eindeutig und endgültig abgegrenzt; er ist der »erste Freigelassene der Schöpfung«, womit sich Heinroth offensichtlich auf Herders »ersten Freigelassenen der Natur« in dessen »Ideen zur Philosophie der Geschichte der Menschheit« bezieht. Als grundsätzlich gefährdetes Wesen erringt der Mensch seine Freiheit durch die Tat. »Das Leben ist eben ein fortgesetzter Bildungsprozess, der im Menschen noch fortdauert, nachdem er in niedrigen Naturen längst geendigt ist.«

Daraus ergibt sich, dass eine gebrochene Gesundheit und eine zerrissene Geistigkeit wesentlich zur personalen Existenz gehören; körperliche wie auch psychische Gesundheit müssen immer wieder von neuem errungen werden. Gesundheit ist weniger das »Halten in der Mitte der Natur« als vielmehr eine Art personale »Seelenstimmung«, die nur Stufen einer reifenden Gesundheit erlaubt (Schipperges 1972, S. 200). Nach Heinroth (1822) ist der Mensch Teil der Natur, aber nicht ausschließlich als Naturwesen zu verstehen. Als Freigelassener der Natur kommen ihm Verantwortlichkeit und die Notwendigkeit, aus der Geschichte zu lernen, zu. Die Freiheit der Person ist der Schlüssel zum Verständnis des Menschen und seiner Bestimmung. Deshalb kann es keine abstrakte physische oder psychische Anthropologie geben; der Mensch ist weder Körper noch Psyche allein, »beides sind Halbheiten«. Es gibt nur den »lebendigen Menschen« als Einheit.

Unter vielen weiteren medizinisch-anthropologischen Entwürfen der Romantik ist noch derjenige des Bonner Medizinprofessors Friedrich Nasse (1778–1851) erwähnenswert (Schipperges 1972, 1984), der ebenfalls die Anthropologie als auf wissenschaftliche Forschung gegründete »Lehre vom ganzen Menschen« verstand. Es sei ein Missstand für die ärztliche Ausbildung, dass das Wissen über den Menschen in einzelne Disziplinen zerfalle, aber »nirgends die Lehre vom ganzen Sein und Leben des Menschen« zu finden sei. »Das Leben der Anthropologie ist erwacht, aber es hat sich noch kein Organismus gebildet«, schrieb er zum Auftakt der von ihm gegründeten »Zeitschrift für die Anthropologie« (1823). Nasse glaubte den Zeitpunkt gekommen, wo eine methodisch angelegte und systematisch geplante Anthropologie ins Leben zu rufen sei. Sie solle nicht länger »bei den verschiedenen Fakultäten suchen oder an die Philosophie appellieren, sondern die zerstreuten Glieder sammeln« und nach dem Motto Goethes, wonach das eigentliche Studium des Menschen der Mensch sei, eine eigenständige und auf wissenschaftliche Forschung begründete »Lehre von dem ganzen Seyn und Leben des Menschen« entwickeln. Diese müsse die historische Entwicklung des Menschen berücksichtigen und dürfe den Menschen nicht in eine Psychologie und eine Physiologie zerreißen; der Psychologe müsse immer auch die »Berücksichtigung des Leibes« im Auge behalten und der Physiologe nicht vergessen, dass er mit seiner Arbeit nur einen Teilaspekt behandele – beide sollten nie das Ganze vergessen, die »Psycho-Physiologie der Menschennatur«. Auch das Verhältnis des Menschen zu anderen Menschen und zur gesamten Natur müssten immer mit betrachtet werden. Als Lehre von der Beziehung von Mensch zu Mensch sei die Medizin Psychologie und Soziologie, als Lehre vom Weltbezug Physiologie und Pathologie. Erst durch eine solche anthropologische Gesamtbetrachtung sei man in der Lage, auch den kranken Menschen adäquat zu verstehen. Dazu müsse das Leib-Seele-Verhältnis neu durchdacht, systematisch bezweifelt und von Grund auf konzipiert werden. Es genüge nicht, einfach Physiologie und Psychologie beide anzuwenden, es bedürfe eines besonderen, »eigentümlichen Gebiets der Forschung«.

8.2 Philosophische Anthropologie

Die moderne Philosophische Anthropologie entwickelte sich in den 1920er Jahren und beschäftigte sich mit der Natur des Menschen und seiner Sonderstellung im Reich des Lebendigen, vor allem gegenüber dem Tier, durch die Entwicklung von Geist und die Möglichkeit der Reflexion (Weiland 1995; Fischer 1995, 2008). Sie baute auf den Erkenntnissen der Biologie des 19. und frühen 20. Jahrhunderts auf (wie z. B. diejenigen Claude Bernards über das innere Milieu und die Homöostase), reflektierte sie und brachte sie in eine Synthese mit der phänomenologisch-existenziellen Analyse des subjektiven menschlichen Erlebens der eigenen Existenz. Wesentliche Einflüsse durch die Werke der Biologen Jakob von Uexküll, Hans Driesch, Kurt Goldstein und Adolf Portmann sowie intensive persönliche Kontakte ihrer Hauptvertreter mit Biologen und Medizinern wie Frederick J. J. Buytendijk, Erwin Straus und Viktor von Weizsäcker spielten eine große Rolle in ihrer Entwicklung. Neben der Phänomenologie (Edmund Husserl, Jean-Paul Sartre, Maurice Merleau-Ponty) und der Existenzphilosophie (Martin Heidegger, Jean-Paul Sartre) verdankt sie auch der Lebensphilosophie (Arthur Schopenhauer, Friedrich Nietzsche, Henri Bergson, Wilhelm Dilthey, Georg Simmel, Oswald Spengler) vieles. Sie legte großen Wert auf Interdisziplinarität und pflegte einen disziplinübergreifenden Ansatz. Ihre Hauptvertreter waren Max Scheler, Helmuth Plessner, Arnold Gehlen und Erich Rothacker.

Der Anfang der modernen Philosophischen Anthropologie kann auf das Jahr 1919 zurückverfolgt werden, als Max Scheler und Helmuth Plessner in der neu gegründeten Universität Köln zusammentrafen, wo Scheler den Lehrstuhl für Philosophie und Soziologie bekam und Plessner als Privatdozent an seinen Lehrstuhl holte (Fischer 2008). Plessner war allerdings in erster Linie wegen Hans Driesch, seinem früheren Lehrer aus Heidelberg, gekommen, bei dem er sich 1920 habilitierte. Driesch (1867–1941), berühmter philosophischer Biologe, war Verfechter einer Eigengesetzlichkeit des Lebendigen und Begründer des Neovitalismus. In

Köln verfassten Scheler und Plessner die beiden Werke, die die Denktradition der Philosophischen Anthropologie begründeten, Schelers »Die Stellung des Menschen im Kosmos« (1928) und Plessners »Die Stufen des Organischen und der Mensch« (1928).

8.2.1 *Max Scheler*

Der Philosoph und Soziologe Max Scheler (1874–1928), Begründer der Wissenssoziologie und der Sozialphänomenologie, hatte Medizin und Philosophie studiert. In München war er als Privatdozent mit Husserls Phänomenologie in Kontakt gekommen, die seinen philosophischen Neigungen in hohem Maß entsprach.

Die philosophische Richtung der Phänomenologie wurde von Edmund Husserl (1859–1938) als Reaktion auf die extreme Objektivierung der Wissenschaften begründet. Er bezeichnete sie als »Wissenschaft der unmittelbaren Erfahrung«; sie versucht, rein beschreibend das Wesen der sich dem menschlichen Erleben darbietenden Phänomene zu erfassen. Einer ihrer zentralen Begriffe ist die »Lebenswelt«; er bezeichnet die Welt, wie ich sie erlebe und was sie für mich bedeutet, im Gegensatz zur »Welt an sich« (Husserl, um 1900). Die Lebenswelt steht damit für eine Realität, in der Selbst und Außenwelt verflochten sind und eine Einheit bilden. Aus der Lebenswelt ergibt sich das Konzept des »erlebten Körpers«, das in der späteren Phänomenologie und in der Medizinischen Anthropologie eine zentrale Rolle spielt.

Während Husserl sich mit der Phänomenologie des intellektuellen Wahrnehmens und Erkennens befasste, war jedoch für Scheler das Fühlen grundlegender als das Denken, deshalb machte er es zur Grundlage seiner Phänomenologie. In seiner Studie zur »Phänomenologie und Theorie der Sympathiegefühle« (1916) stellte er dar, wie auch das soziale Leben auf dem Fühlen basiert; ausgehend von einem unbewussten »Einsfühlen« bzw. der »Gefühlsansteckung«, in denen der Andere noch nicht als Anderer realisiert wird, ergibt sich die Möglichkeit, in der »Sympathie mit den Gefühlen des Anderen« mitzufühlen, in einem intentionalen Akt, in dem nun der Andere als Person gemeint ist (Scheler 1916).

Scheler arbeitete mit einem Stufenkonzept des Gefühlslebens und unterschied rein sinnliche Gefühle (wie angenehm–unangenehm) von »vitalen Gefühlen« (wie Frische–Mattigkeit oder Furcht–Hoffen), »seelischen Gefühlen« (Scham, Trauer, Freude) und schließlich von rein »geistigen Gefühlen« wie Achtung, Seligkeit oder Verzweiflung. In diesen Stufen der Gefühlsakte sah er eine zunehmende Intentionalität, nämlich die kognitive Funktion des »Wertnehmens« von Wertqualitäten. Daraus ergab sich ein viergliedriges Schema der »Stufen des Lebendigen«, die im Leben des Menschen wirken:

- bewusster Gefühlsdrang;
- Instinkt;
- erworbene Verhaltensgewohnheiten (Gedächtnis) bzw. bedingte Reflexe sowie
- praktische Intelligenz.

Diese vier Stufen besitzen alle Lebewesen; der Mensch besitzt zusätzlich den Geist. Dieser leistet vor allem Triebhemmung, Triebkontrolle und Triebdistanzierung. Die vitalen Kräfte im Menschen erfahren in ihm durch das Prinzip Geist einen »Umschwung«. Der autonome, aber allein machtlose Geist bedient sich ihrer und kehrt zugleich ihre Richtung um. Dadurch ist der Mensch ein »Neinsagenkönner« und »Asket des Lebens«; er kann die vorgefundene Realität transzendieren, über sie hinaus fragen und denken, kann schöpferisch sein und strebt nach Neuem und nach Selbstverwirklichung. Das macht ihn weltoffen, er verfügt über Selbstbewusstsein, Sachlichkeit, Gegenstandfähigkeit und kann sich dem Göttlichen nähern.

Zur Begründung des fühlenden Wertens als fundamentale Beziehungsweise des Menschen mit seiner Umwelt berief Scheler sich auf die Umweltlehre von Jakob von Uexküll (1864–1944), einem der Begründer einer ganzheitlichen Biologie (Uexküll 1909). Deren Organismus-Umwelt-Objekt-Schema, das große Ähnlichkeit mit Husserls »Lebenswelt« zeigt, verwandelte er in eine Mensch-Milieu-Welt-Formel (Fischer 2008, S. 141). Nach Uexküll war »die Umwelt, wie sie sich in der Gegenwelt des Tieres spiegelt, [...] immer Teil des Tieres selbst, durch seine Organisation aufgebaut und verarbeitet zu einem unauflöslichen Ganzen mit dem Tier selbst« (Uexküll 1921). Scheler transformierte dieses relationale Umweltkonzept in den Begriff eines »Milieus«, das als ein »Zwischenreich« zwischen die Wahrnehmungsinhalte des Subjekts und die objektiv gedachten Gegenstände tritt. Das Milieu verstand er in Anlehnung an Uexküll als »praktisch als wirksam erlebte Wertwelt (das Nützliche, Angenehme, Edle, Schöne, Gerechte usw.)«. Menschliche Individuen und Gruppen tragen die jeweilige »Struktur des Milieus« mit sich herum (Scheler 1913/1916).

8.2.2 *Helmuth Plessner*

Der Philosoph und Soziologe Helmuth Plessner (1892–1985) muss als wichtigster Vertreter der philosophischen Anthropologie gelten (Gerhardt 1998; Fischer 2008). Nach einem Studium der Medizin und Zoologie studierte er Philosophie, unter anderem in Göttingen bei Husserl. Er wurde 1919 Privatdozent, 1926 außerordentlicher Professor in Köln. 1933 emigrierte er nach Istanbul, dann nach Groningen (Niederlande), wo er von 1946 bis 1951 Professor der Philosophie war und mit F. J. J. Buytendijk zusammenarbeitete. Von 1952 bis 1961 war er Soziologieprofessor und Rektor an der Universität Göttingen und von 1965 bis 1972 Professor in Zürich.

Plessner war Ganzheitsdenker und Phänomenologe, aber auf naturwissenschaftlicher Basis und mit philosophischer Strenge. 1923 veröffentlichte er mit dem Werk »Die Einheit der Sinne« eine anthropologisch fundierte Kulturphilosophie, 1928, im selben Jahr, in dem Schelers »Die Stellung des Menschen im Kosmos« erschien, und ein Jahr nach Heideggers »Sein und Zeit«, sein interdisziplinäres Hauptwerk »Die Stufen des Organischen und der Mensch« (1928), mit dem er die Philosophische Anthropologie begründete und in dem er lange vor Bertalanffy und Parsons den Systembegriff verwendete.

In seiner Anthropologie suchte Plessner einen Mittelweg zwischen dem Biologismus, der den Menschen in die Reihe des Lebens einreiht, und dem Idealismus, der den Menschen aus dem Tierreich entfernen will (Fischer 2008). Plessner begreift das Leben aus der eigenständigen Grenzleistung des Organismus. Organismen haben im Gegensatz zu anorganischen Körpern, die lediglich »einen Rand haben, an dem sie eindeutig zu Ende sind«, eine von ihnen selbst aktiv bewirtschaftete Grenze; Plessner spricht deshalb davon, dass Lebewesen die Eigenschaft der »Grenzrealisierung« haben. Diese schließt den Organismus keineswegs bloß ab, sondern erlaubt ihm zugleich, sich auf spezifische Weise zu öffnen. Paradoxerweise macht erst der die Konzentration auf eigene Leistungen ermöglichende Abschluss den Organismus für seine Umwelt offen. Das Leben besteht aus Aufbau und Sicherung eines internen Gleichgewichts, das sich aber durch seinen konstitutionellen Externalismus unablässig selbst herausfordert und damit schon aus sich selbst heraus gefährdet. Die Basisleistung des Lebens besteht nun nach Plessner darin, dass sich jedes Lebewesen »positioniert«: Indem es sich zu sich selbst verhält, kann es auch zu seiner Umwelt Stellung beziehen.

Diese Doppelleistung des Organismus nennt Plessner »Positionalität«; sie verweist auf die Beziehung eines Lebewesens zu sich selbst (Abgrenzung) und zu seiner Umgebung (Angewiesensein). Zwischen dem Selbstbezug (Innenwelt) und der Umweltorientierung (Außenwelt) besteht bei allen Organismen eine spezifische Spannung. Die Art und Weise dieser Positionalität unterscheidet Pflanzen, Tiere und Menschen. Im Unterschied zu den Pflanzen können Tiere ihre Stellung im Raum von sich aus verändern und besitzen deshalb eine »zentrische Positionalität«. Beim Menschen kommt noch hinzu, dass er seine Position nicht nur körperlich verändern, sondern sich außerdem mental außerhalb seiner selbst positionieren kann; darin liegt seine »exzentrische Positionalität« (Selbstbeobachtung, Reflexion, Verschränkung von Innenperspektive und Außenperspektive). Der Mensch kann sich sowohl in seiner subjektiven Befindlichkeit wie auch jenseits davon in einer Sicht von außen auf sich selbst wahrnehmen und hat deshalb die Möglichkeit vielfacher Perspektiven auf Körper, Leib, Seele, Selbst und Ich.

Die Spannung zwischen Selbstbezug und Weltoffenheit macht Kultur als Stabilisator nötig und möglich; der Mensch muss sich ständig selbst neu erfinden und gestalten und seinem Leben einen Sinn geben. Trotz der Möglichkeit der Selbstdistanzierung ist der Mensch jedoch auf die Koppelung mit seiner Natur angewiesen.

Diese menschliche Sonderstellung charakterisiert Plessner durch drei »anthropologische Grundgesetze«:

- Der Mensch lebt in »natürlicher Künstlichkeit«; wegen seiner vom Instinkt entbundenen Weltoffenheit benötigt er Kultur und hat Anlass zu ihr.
- Er lebt in »vermittelter Unmittelbarkeit«; er muss sich wegen seiner Exzentrizität stets neu ausdrücken, um sich zu finden.

- Er ist das Tier am »utopischen Standort«, immer bestrebt, letzte Zuflucht zu finden, ohne es wirklich zu können (Religion).

Plessner verdanken wir auch weitgehend die Einführung der leibphänomenologischen Perspektive in die anthropologische Psychologie und Medizinische Anthropologie (Fischer 2008, S. 382). Nachdem er bereits früher die Körpervergessenheit der deutschen Existenzphilosophie mit großer Hartnäckigkeit kritisiert hatte, organisierte er 1960 auf dem Sechsten Deutschen Kongress für Philosophie in München ein Symposium über »Probleme der Psychosomatik«, zu dem er Philosophen und Mediziner einlud (Kuhn 1962). In der Diskussion mit dem Psychosomatiker Thure von Uexküll, den Psychoanalytikern W. Loch und Alexander Mitscherlich, dem Psychopathologen Müller-Suur und weiteren Teilnehmern brachte er systematisch das Denkmodell, das in der Philosophischen Anthropologie in den 20er Jahren zu diesem Thema entwickelt worden war, ins Spiel: das Verhältnis der Person zum Körperleib als »Spielraum«, in dem der Umschlag in unbeherrschte körperliche Vorgänge Antwortcharakter und damit Sinn besäße, wie bereits der normale Grenzfall von Weinen und Lachen demonstriere: »Ein Ding kann auseinanderfallen, ein Tier kann verstört werden, aber nur der Mensch kann eine Krisis bewältigen, das heißt durch das Auseinanderfallen jeder persönlichen Struktur und das Aufgeben aller Verbindungen zur Welt aufs Neue geboren werden und dennoch derselbe sein«, wie Plessner dieses Muster zusammenfasste (Buytendijk 1966, S. 54).

8.2.3 *Frederick J. J. Buytendijk und der Einfluss von Biologen auf die Philosophische Anthropologie*

Der Ansatz der philosophischen Anthropologie ist »ohne den systematischen Kontakt zur Biologie und Medizin nicht denkbar« (Fischer 1995). Die entscheidenden Bezugsautoren waren dabei die Biologen Jakob von Uexküll, Louis Bolk, Frederick J. J. Buytendijk und Adolf Portmann und die Mediziner Erwin Straus und Viktor von Weizsäcker. Wohl die größte Bedeutung für die philosophische Anthropologie hatte der niederländische Biologe, Anthropologe, Psychologe und Physiologe Frederick Jakobus Johannes Buytendijk (1887–1974) (Spiegelberg 1972; Boudier 1993; Sack 2005; Fischer 2008). Er war ab 1925 Professor für Physiologie an der Universität von Groningen, von 1946 bis 1957 Professor für Allgemeine Psychologie an der Universität Utrecht und ab 1957 Professor für Theoretische und Vergleichende Psychologie an der Universität Nimwegen. Buytendijk spielte durch seinen persönlichen Einfluss auf Scheler und Plessner in den 20er Jahren, aber auch durch seine eigenen Arbeiten eine wichtige Rolle in der Entstehung der Philosophischen Anthropologie (Buytendijk 1925, 1935, 1956, 1958a, b, 1963, 1965). Mehr noch als durch die Arbeiten Uexkülls konnten sich Scheler und Plessner durch Buytendijk mit dem Phänomen des Organischen vertraut machen und erhielten Grundlagen und Ansatzpunkte für eine philosophische Durchdringung des Lebens und für ihr Anliegen einer naturalistischen Begründung der menschlichen Sonderstellung in der Natur (Fischer 2008). Umgekehrt wurde Buytendijk auch durch die Arbeiten Schelers und Plessners beeinflusst.

Für Buytendijks eigenen Werdegang waren die Kontakte mit Hans Driesch, Max Scheler und Helmuth Plessner entscheidend – ein Umfeld, in dem sich Impulse der Phänomenologie mit Fragestellungen der Philosophischen Anthropologie, der Gestalttheorie, der theoretischen Biologie und der Verhaltensforschung verbanden. Er bemühte sich um eine Verbindung von exakter Beobachtung von physiologischen Vorgängen und Verhaltensweisen mit verstehenden Ansätzen aus der Tradition der Psychologie und der Geisteswissenschaften. Buytendijks Hauptanliegen war es, den Ursprung des Menschlichen im anthropologisch-philosophischen Sinn herauszuarbeiten (Boudier 1993). Er ging dabei, ähnlich wie schon Hegel, davon aus, dass das Menschliche und der Geist (die Subjektivität) auf verborgene Weise bereits in der nicht-menschlichen Natur vorhanden sind; alles Lebendige ist eine »Präfiguration des Menschlichen«. Im menschlichen Organismus jedoch werden Geist und Subjektivität manifest; hier übertrifft die Natur sich selbst und erhebt sich auf das Niveau des Geistes.

Ein ähnliches Verhältnis wie zwischen vormenschlicher Natur und Mensch herrscht zwischen dem menschlichen Körper und der geistigen Person. Der menschliche Leib als Subjekt kündigt die geistige Person an; schon im vegetativen Leben des menschlichen Organismus erscheint der Geist (Buytendijk 1965, S. 17), und auch aufrechte Haltung und Bewegung des Menschen sind Ausdruck der geistigen Person. Das gesamte lebendige Geschehen sollte man nach Buytendijk als einen Sinnzusammenhang verstehen, eine *unité de signification* (Merleau-Ponty 1927, S. 168–169). Das Menschliche ist die Manifestation der Einheit einer körperlichen und persönlichen Subjektivität. Die Trennung von Physiologie und Psychologie war für Buytendijk nur eine pragmatische und vorläufige, die immer wieder aufgehoben werden müsse (Buytendijk 1943, 1948, 1951). Er war davon überzeugt, dass es keine exakte Wissenschaft ohne philosophische (anthropologische) Besinnung geben könne (Boudier 1993).

In der Zeit vor dem Zweiten Weltkrieg war Buytendijks philosophische Orientierung vor allem vom Einfluss Goethes und Schillers sowie demjenigen von Scheler und Plessner gekennzeichnet (Boudier 1993). An Goethes naturwissenschaftlichen Gedanken beeindruckte Buytendijk vor allem das Konzept der Anschaulichkeit und die Idee einer Urpflanze als Urbild aller Pflanzen. Plessner, mit dem er seit den frühen 20er Jahren befreundet war, wies ihn dann auf Diltheys Unterscheidung von Erklären und Verstehen hin, die Goethes Anschaulichkeit bestätigt und ergänzt. Nach Plessner war dasjenige anschaulich, was nicht erklärt, aber dennoch verstanden werden konnte. Zwischen 1921 und 1925 kam Buytendijk auf Einladung Max Schelers mehrfach zu Vorträgen nach Köln, in denen er – von Scheler inspiriert – die Ergebnisse seiner empirischen und experimentellen Funktionsanalysen zu einer Phänomenologie des Organischen verknüpfte (Fischer 2008). Hier lernte er Plessner und die anderen Forscher im Umkreis Schelers kennen; Buytendijk lud seinerseits Plessner nach Amsterdam ein und verfasste mit ihm zusammen zwei Werke, »Die Deutung des mimischen Ausdrucks« (1925) und »Die physiologische Erklärung des Verhaltens – eine Kritik an der Lehre Pawlows« (1935).

Durch Buytendijk wurde die Philosophische Anthropologie auch für Öffnungen und weitere Anschlüsse an andere Forscher und Denkrichtungen erschlossen (Fischer 2008, S. 245). In der zweiten Periode der vierziger Jahre und der Zeit nach dem Zweiten Weltkrieg, die man in seiner philosophischen Ausrichtung unterscheiden kann (Boudier 1993), wandte er sich dem französischen und amerikanischen Raum zu und beschäftigte sich mit den seit Anfang der 30er Jahre entstandenen Arbeiten des nach Amerika emigrierten Mediziners Erwin W. Straus (siehe Abschnitt 8.2.4) sowie denjenigen der französischen Phänomenologen Jean-Paul Sartre und Maurice Merleau-Ponty; dadurch kam vor allem der wichtige Anschluss der Philosophischen Anthropologie an die leibphänomenologischen Studien zustande (Fischer 2008). Sartres Werk (insbesondere »Das Sein und das Nichts«, 1943) kannte Buytendijk bereits während des Kriegs; noch größer war jedoch der Einfluss von Merleau-Ponty mit seiner Phänomenologie des menschlichen Körpererlebens auf ihn (siehe z. B. Merleau-Ponty 1945). Die Arbeiten der französischen Phänomenologen beruhten wiederum auf Husserl, Heidegger und Goldstein, sowie Plessner und Buytendijk selbst. Merleau-Ponty verweist z. B. auf die gemeinsame Arbeit »Physiologische Erklärung des Verhaltens« von Buytendijk und Plessner (1935). Plessners Einfluss bereitete Buytendijk auf die Aufnahme der phänomenologisch-existenzialistischen Körperdeutung vor. In seinem Werk »Die Frau« (1951) bemerkt Buytendijk, dass in Plessners »Die Stufen des Organischen und der Mensch« (1928) die existenzialistische Körperdeutung *avant la lettre* zu finden sei. Plessner gebrauchte auch lange vor Merleau-Ponty die Begriffe des »belebten Körpers« und des »lebendigen Leibes« und nahm so Merleau-Pontys Unterscheidung von »Körper-Objekt« und »Leib-Subjekt« vorweg. Plessner war sich selbst der Priorität seines Einflusses auf Buytendijk als Vorgänger von Merleau-Ponty wohl bewusst. Buytendijk anerkannte 1965 in einem Brief die Bedeutung Plessners für seine »Prolegomena« (siehe übernächster Absatz) und schrieb in diesem ausdrücklich, dass sich die Auffassungen Plessners, die dieser zwanzig Jahre vor Merleau-Ponty formuliert hatte, sehr in die gleiche Richtung wie die des französischen Philosophen bewegten (Buytendijk 1965, S. 81).

1949 erschien Buytendijks anthropologisches Hauptwerk, das 1956 auch auf Deutsch veröffentlicht wurde: »Allgemeine Theorie der menschlichen Haltung und Bewegung« (Buytendjik 1956), eine »Verbindung und Gegenüberstellung von physiologischer und psychologischer Betrachtungsweise«, wie es im Untertitel heißt. Aufbauend auf der Auseinandersetzung mit Scheler und Plessner, Viktor von Weizsäckers »Gestaltkreislehre« und Erwin Straus' Studien zum Bewegungsraum, die zeigen, wie dieser durch das Zusammenspiel von Bewegungen und Empfindungen entsteht, wollte er das Wesen von menschlicher Haltung und Bewegung neu deuten. Er versuchte, Haltung und Bewegung, Handlungen und Reaktionen, Ausdrucksbewegungen, Gebärden und Mienenspiel des Gesichts von einem einheitlichen methodischen Gesichtspunkt aus zu erfassen. Nach seiner Auffassung musste dies auf der Grundlage eines »vitalen Felds der Erfahrung« erfolgen, das auf einer Ebene »vor der Unterscheidung zwischen dem Physikalischen und dem Psychischen liegt, oder zumindest eine Region ist, in der diese Unterscheidung nicht anwendbar ist«. Diese unmittelbare Erfahrung zeige uns die allgemeinen Charakteristika menschlichen und tierischen Lebens als »In-der-Welt-Sein als lebendes Wesen« und »macht die Bewegungen, die in der Wechselwirkung zwischen dem Individuum und seinem vitalen Feld entstehen, erkennbar«. Aus diesem Grund muss Bewegung phänomenologisch erklärt werden als »In-der-Welt-Sein«, als »leibliche Präsenz« und als »Einheit von Natur und Geist« und kann weder durch die Physiologie noch durch die Psychologie allein verstanden werden. Buytendijk beschrieb den Menschen als einen – zwischen den physiologisch analysierten Prozessen und Funktionen des Körpers und den psychologisch zu erschließenden Motiven, Erlebnissen und Befindlichkeiten situierten – sich zu sich selbst, zur Objekt- und zur Mitwelt verhaltenden Organismus, der als ein integrales, intentionales Gefüge in der Welt erscheint; umgekehrt ruft die Welt als Objekt-Welt und als Mit-Welt den Leib abhängig von dem jeweiligen Bedeutungszusammenhang in ein jeweils anderes antwortendes Verhalten. Später war Buytendjik auch mit Alfred Prinz Auersperg, Herbert Plügge und anderen Vertretern der Heidelberger Schule Viktor von Weizsäckers (siehe Abschnitt 8.4) befreundet; ab etwa 1950 bezieht er sich in vielen Arbeiten auch auf die Gestaltlehre von Weizsäckers.

1967 erschien sein Werk »Prolegomena einer anthropologischen Physiologie«, mit dem er eine spezifisch menschliche Physiologie entwerfen und erklären wollte, »inwieweit man tatsächlich aufweisen kann, dass das spezifisch Menschliche ein konstituierender Faktor ist in den normalen Funktionen von Organen und Organsystemen« (Buytendijk 1967). Er versteht hier nicht das Bewusstsein als das spezifisch Menschliche, sondern die menschliche Leiblichkeit, das heißt »eine Daseinsweise, die während des ganzen Lebenslaufs [...] durch eine körperlich fundierte [...] Verbindung mit der Welt gekennzeichnet ist, in der gelebt wird und in der primär durch den eigenen Körper der Zugang erschlossen wird« (Buytendijk 1967, S. 21). Er bezeichnete das Buch als »Physiologie als Wissenschaft der körperlichen Leistungen im Zusammenhang mit den situativen persönlichen Reaktionen«, in der jedes physiologische Geschehen eine »Bedeutung in einem umfassenden existenziellen Zusammenhang« hat (Buytendijk 1967). Es ist der bisher umfassendste Versuch einer Verbindung von subjektivem Erleben mit Physiologie und Pathophysiologie und kann als Hauptwerk der phänomenologischen Biologie (Sack 2005) gelten, zu der neben Buytendijk auch Forscher wie Erwin W. Straus, Herbert Plügge, Alfred Prinz Auersperg, Hubertus Tellenbach und Paul Christian beigetragen haben.

8.2.4 *Erwin W. Straus*

In den 60er Jahren machte sich durch Vermittlung Plessners auch der Einfluss der Arbeiten des seit den 30er Jahren in den USA lebenden Neurologen, Psychiaters und Philosophen Erwin W. Straus (1891–1975) mit großer Verspätung in der Philosophischen Anthropologie geltend, der bis dahin auf die USA beschränkt geblieben war (Spiegelberg 1972; Rattner 1981). 1960 war in Form der Aufsatzsammlung »Psychologie der menschlichen Welt« erstmals nach dem Krieg wieder ein Werk von ihm im deutschen Sprachbereich zugänglich (Straus 1960). Straus hatte sich nach dem Medizinstudium der Psychiatrie zugewandt und war 1931 in Berlin Professor der Psychiatrie geworden. 1938 war er gezwungen, in die USA zu emigrieren, und lehrte dort am Black Mountain College, an der Johns Hopkins University in Baltimore (1944–46) sowie am Veteran's Hospital in Lexington und verschiedenen Universitäten in Kentucky. Straus kam bereits während seines Studiums mit der Phänomenologie in Kontakt; in München besuchte er die Vorlesungen von Pfänder und Geiger, in Göttingen diejenigen von Husserl, Reinach und Scheler. Er hatte jedoch zu dieser Zeit mit keinem dieser Männer persönlichen Kontakt; Scheler lernte er erst in den 30er Jahren in Berlin kennen. Gegenüber Husserl hatte er ernsthafte Vorbehalte; erst nachdem dessen postume Schriften über das »Lebenswelt«-Konzept erschienen waren, beschäftigte er sich näher mit ihm. Es war allerdings schon immer seine eigene Vorgehensweise gewesen, im Stil der Münchner und Göttinger Phänomenologen »zu den Dingen zu gehen«. Erst die phänomenologischen Arbeiten von Binswanger, Gebsattel und Minkowski, mit denen er in den 20er Jahren befreundet war, vermochten ihn zu überzeugen.

Straus' zentrales Anliegen war es, »die menschliche Erfahrung zu erforschen und ihre Tiefe und ihren Reichtum zu enthüllen, anstatt zu reduzieren« (Spiegelberg 1972). Eine wichtige Motivation für seine Arbeit bildete der Kampf gegen die Pawlow'sche Reflexlehre mit ihrem mechanistischen Glauben an die Erklärungskraft des »konditionierten Reflexes« (Spiegelberg 1972). In den frühen 30er Jahren hielt er einen Vortrag vor einer Berliner medizinischen Fachgesellschaft, wo seine Kritik an Pawlow als Angriff auf die Wissenschaft selbst niedergeschmettert wurde. Dieser Vortrag war der Anlass zur Abfassung von Straus' Hauptwerk »Vom Sinn der Sinne« (1935), in dem dieser Meister der phänomenologisch-existenzialistischen Anthropologie den Vormachtsanspruch der Naturwissenschaften im anthropologischen Denken und die konventionelle, mechanistische Reiz-Reaktions-Reflextheorie kritisierte und darauf hinwies, dass der Mensch als Subjekt mit Intentionen nicht einfach nur mechanisch auf Dinge reagiert, dass das Empfinden eine Kommunikationsweise ist und dass Empfinden und Bewegen eine Einheit bilden. Auch mit der Aussage »Der Mensch denkt, nicht das Gehirn« machte er seinen ganzheitlichen Standpunkt klar. Straus wirft Pawlow in erster Linie vor, dass dessen Reflextheorie die phänomenale Welt »ausmerze«; für Pawlow bestehe die Welt lediglich aus physikalischen Prozessen außerhalb und innerhalb des Nervensystems. Damit sei Sehen nichts als eine Stimulierung der Retina; die »sekundären Qualitäten« wie Farben und Klänge – im Gegensatz zu Licht- und Luftschwingungen – würden abgeschafft, obwohl sie ja benützt werden müssten, um die primären Qualitäten zu identifizieren.

Aufbauend auf der detaillierten Kritik an der Theorie des bedingten Reflexes im ersten Teil des Buchs, entwickelte Straus in den weiteren Teilen einen Ansatz für eine neue Grundlage der psychologischen Wissenschaft, in der die »primäre Welt der Sinne« den Platz des irreführenden Konzepts der »Reize« einnehmen sollte. Straus versuchte eine »phänomenologische Rehabilitation der unmittelbaren Sinneserfahrung« zustande zu bringen (Spiegelberg 1972, S. 270). Die Sinneserfahrung (Empfindung) habe die Form eines Werdens, in welchem jede Phase auf andere Phasen verweise, die ihr vorangehen und folgen. Die Funktion der Sinneserfahrung sei völlig missverstanden worden, indem die Sinne als bloße Werkzeuge des Wissenserwerbs betrachtet wurden. Ihre Hauptfunktion sei jedoch nicht der Wissenserwerb, sondern die Kommunikation zwischen Ich und Welt, das heißt dem »Anderen«. »Das sinnliche Empfinden ist keine Form des Erkennens. Weder ist das Empfinden eine Vorstufe, noch eine mindere Art der Erkenntnis, im Vergleich zu den höheren Formen, dem Wahrnehmen, Vorstellen, Denken« (Vom Sinn der Sinne, S. 1).

Sinnliches Empfinden sei eine Form der sympathetischen Kommunikation ohne Sprache: »Das Empfinden ist also ein sympathisches Erleben« (Straus 1935, S. 207). Offensichtlich verwendete er »Kommunikation« in einem viel umfassenderen Sinn als die Sozialwissenschaften; sie schließt für ihn jede Art von lebender Verbundenheit zwischen dem Ich und seiner Welt ein; jeder Sinn stellt eine spezielle Art von solcher Verbundenheit dar. Entsprechend seinem Verständnis der menschlichen Wahrnehmung verstand Straus auch den erlebenden Menschen als einen »Werdenden«, der sich in Auseinandersetzung mit seiner Welt entwickle und entfalte; diesen Ansatz nannte er »Historiologie« (Straus 1930).

Eine zentrale Bedeutung in Straus' Theorie hat die Einheit von Wahrnehmen und Bewegen. Unter Bewegen verstand er nicht die mechanische Bewegung der Physik, sondern das spontane, »beseelte« Selbstbewegen lebender Wesen. Das Wahrnehmen von Dingen oder Lebewesen war für ihn engstens verbunden mit der Möglichkeit, sich ihnen zu nähern oder sich von ihnen wegzubewegen (Straus 1935, S. 242).

Straus entwickelte als Psychiater seine phänomenologische Pathologie auf der Basis der Ich-Welt-Beziehung des Menschen; pathologische Erscheinungen werden als Zusammenbrüche der normalen Beziehung zwischen Ich und dem »Anderen« interpretiert und bestehen in einer Deformation der normalen »Modalitäten« der Ich-Welt-Beziehung. Eine solche Deformation ist z. B. das Phänomen der Verzerrungen der Zeitwahrnehmung in depressiven Zuständen, das er in seinem Aufsatz »Das Zeiterlebnis in der endogenen Depression« beschrieb (Straus 1960, S. 126). Im depressiven Zustand ist das persönliche Zeitempfinden so sehr verzerrt, dass die Zukunft blockiert wird, alles stillsteht und keine Kontinuität mehr existiert.

Obwohl er nur wenige Bücher veröffentlicht hat, hatte Straus' Werk eine weitreichende Wirkung, wie am Sammelband »Conditio Humana« abgelesen werden kann, der anlässlich seines 75. Geburtstags erschien (von Baeyer & Griffith 1966). Mitte der 60er Jahre kam es durch die Vermittlung der amerikanischen Philosophin Marjorie Grene (geb. 1910), die später das Denken der Philosophischen Anthropologie in zwei Büchern würdigen sollte (Grene 1965, 1969) und auch Plessners »Lachen und Weinen« ins Englische übersetzte, zu mehreren Konferenzbegegnungen zwischen Straus und Plessner, die sich bis dahin nie getroffen hatten (Fischer 2008). Auf einer von Straus organisierten Konferenz in Pittsburgh trug Plessner 1964 erstmals auf Englisch seine in »Lachen und Weinen« (1941) ausgearbeitete Unterscheidung zwischen »Leibsein« und »Körperhaben« als unausgleichbare Grundbeziehungen des Menschen zu sich und zur Welt vor. Der Vortragstext »On Human Expression« (Plessner 1964) kursierte seitdem in der Szene der existenzialistisch-phänomenologischen Anthropologischen Psychologie und hatte dort beträchtlichen Einfluss.

8.2.5 *Arnold Gehlen*

Der Philosoph und Soziologe Arnold Gehlen (1904–1976) war wie Scheler und Plessner von der Lebensphilosophie beeinflusst. Er studierte Philosophie, Germanistik, Psychologie, Zoologie und Physik und war Schüler von Hans Driesch, dem Begründer des Neovitalismus, mit dessen Philosophie sich seine Dissertation beschäftigte, sowie von Nikolai Hartmann und Max Scheler.

Wegen dem erzwungenen Exil Plessners und dem frühen Tod Schelers fanden deren Beiträge zur Philosophischen Anthropologie zunächst wenig Resonanz; so wurde Gehlens Hauptwerk »Der Mensch« (1940) vorerst zum einflussreichsten philosophisch-anthropologischen Konzept. Bereits vier Jahre nach der Veröffentlichung erschien die dritte von insgesamt mehr als vierzehn Auflagen des Buchs. In Anknüpfung an Johann Gottfried Herder charakterisierte er darin den Menschen als ein »Mängelwesen«. Er sei, rein biologisch gesehen, durch seine organische Unspezialisiertheit, die fehlende Umwelteinpassung und seine weitgehende Instinktreduktion dem Tier unterlegen und müsse diese Mängel durch Kultur kompensieren. Er habe weder natürliche Waffen noch ausreichende Instinkte und Verhaltensschemata. Als Kulturwesen lebe der Mensch vor allem durch seine vorausschauende und verändernde, also kulturschaffende Tätigkeit (das Prometheische). Er entlaste sich vom Druck der Umstände durch »Weltoffenheit« (Scheler 1928) und stabilisiere seine konstitutionell gefährdete Existenz durch Kultur – durch eigentätige Gestaltung seiner selbst und der Umwelt und durch Schaffung von Institutionen. Gehlen verwendete den Begriff der »Plastizität« für die von Scheler 1928 beschriebene Weltoffenheit des Menschen, schrieb jedoch Reflexen und Instinkten nur eine untergeordnete Bedeutung für die Steuerung des Verhaltens bei; dieses werde eher von der Lern-, Entwicklungs- und Kombinierfähigkeit der Antriebe und durch die Möglichkeiten der Hemmung, des Aufschubs und der Sublimierung der Antriebe bestimmt. Aus der mangelnden Spezialisierung des Mängelwesens Mensch und dem Abbau angeborener instinktiver Verhaltensweisen ergibt sich eine außerordentliche Nicht-Festgelegtheit und »Plastizität« des Menschen (Gehlen 1961, 1962). Der zunächst unangepasste Mensch verändere seine Umwelt und passe sie sich an, mache sie lebensdienlich; die Grenzen des Menschen seien deshalb die seiner geistigen und technischen Möglichkeiten. Gehlen vertrat die Auffassung, die Plastizität der menschlichen Antriebe und der chronische »Antriebsüberschuss« des Menschen würden eine disziplinierte Führung des Lebens erzwingen; die Funktion von Kultur und Institutionen bestehe in der Lenkung der ungezügelten Antriebsenergien und in der Stabilisierung der gefährdeten Existenz des Menschen.

8.2.6 *Erich Rothacker*

Der Philosoph und Soziologe Erich Rothacker (1888–1965), Professor in Heidelberg (ab 1924) und Bonn (ab 1928), ist eine der wichtigen Figuren in der Geschichte der deutschen Geistes- und Kulturwissenschaften und vor allem bekannt als Begründer einer wissenschaftlichen »Kulturanthropologie«. Auch er hatte einige Semester Medizin studiert, bevor er sich der Philosophie zuwandte. Seinen Ansatz der Philosophischen Anthropologie entwickelte er in der Zeit von 1932 bis 1944, ausgehend von der Philosophie der Geisteswissenschaften und unter dem Einfluss von Scheler, Dilthey, Jakob von Uexküll und Plessner. Bereits 1929 hatte er in einer Vorlesung »Zur Geschichte und Theorie der philosophischen Anthropologie« systematisch die biologischen und anthropologischen Ansätze zu einer »Lehre vom Menschen« aufgearbeitet. 1932 hatte er die Schlüsselidee, die zur Grundlage seines eigenen philosophisch-anthropologischen Ansatzes wurde: »Alles menschliche Verhalten erfolgt als Antwort auf erlebte Situationen« (Rothacker 1932). Auf in einer bestimmten Weise gedeutete Situationen antwortet der Mensch mit einer Handlung, und wenn solche gleich erlebte und gedeutete Situationen immer wieder mit gleichen Handlungen beantwortet werden, entsteht ein »Lebensstil«. Lebensstile sind nach Rothacker die Grundlage der gesellschaftlich-geschichtlichen Welt; der Keim der Kultur – Gegenstand der Geisteswissenschaften – ist die Verhaltensantwort des Menschen auf bestimmte Lebenssituationen, die er deutet und zu denen er einen schöpferischen Einfall hat. Kultur bildet sich durch auf Dauer gestellte Handlungen: durch »Haltungen«. Eine Haltung bedeutet: »Das einfallsreiche Leben antwortet auf Dauersituationen mit Dauerreaktionen« (Rothacker 1934). Rothackers These der »Kultur als Lebensstile« war seine Antwort auf die philosophisch-anthropologische Frage nach der spezifisch menschlichen Beziehung zwischen Mensch und Umwelt und der Natur des Menschen als Kulturwesen. Als Schüler von Rothacker spielt heute unter anderen der Kieler Philosoph Hermann Schmitz als bedeutender Leibphänomenologe eine Rolle (Schmitz 1965). Er knüpfte an Scheler und Plessner, Rothacker, Klages, Sartre und V. E. von Gebsattel an.

8.3 Psychosomatische Medizin

Eine der Strömungen, die wichtige Beiträge zu einer Medizinischen Anthropologie geliefert haben, war auch die Psychosomatische Medizin. In Deutschland und Frankreich haben bereits in der romantischen Medizin einige Ärzte psychosomatische Ansätze entwickelt, so Johann Christian Reihl (1759–1813), Jean-Etienne Dominique Esquirol (1772–1840) und Johann Christian Heinroth (1773–1843), der als erster den Begriff »psychosomatisch« verwendet haben soll (Brede 1974, S. 13–14) und den wir bereits erwähnt haben. Auch im angelsächsischen Raum gab es solche Vorläufer (Stainbrook 1952, S. 211–227). Aufgrund der Durchsetzung naturwissenschaftlich-experimenteller Methoden in der Medizin während der zweiten Hälfte des 19. Jahrhunderts knüpfte zumindest die psychoanalytisch orientierte Psychosomatische Medizin jedoch nicht unmittelbar an diese Vorläufer an (Brede 1974, S. 13–14).

Die eigentliche Psychosomatische Medizin entstand kurz nach 1900 aus der Psychoanalyse (vor allem im deutschsprachigen Raum) sowie, unabhängig davon, aus Forschungen zur Physiologie der Emotionen in den USA (Walter B. Cannon, Edmund Jacobson, Ernst Gellhorn, William F. Petersen, Behavioristen in der Nachfolge Iwan P. Pawlows und John B. Watsons, Hans Selye); die letztere Richtung sah nach Brede »unter Vernachlässigung der Freud'schen Triebdynamik die Affekte als eine Zone des Übergang zwischen Psyche und Soma an« (Brede 1974). Zu ihr gehörten unter anderen Stanley Cobb (1887–1968) und Harold G. Wolff (1898–1962); auch Franz Alexander (1891–1964) war von dieser Richtung beeinflusst.

In den USA kann die Entstehung der Psychosomatischen Medizin auf die Jahre 1934 und 1935 angesetzt werden (Lain Entralgo 1950), als Helen Flanders Dunbar, Franz Alexander, Karl Menninger, Harold G. Wolff und Roy R. Grinker die ersten bahnbrechenden Arbeiten veröffentlichten. Weitere Ausdehnung erfuhr sie dann während des Zweiten Weltkriegs, etwa von dem Zeitpunkt an, als die Fachzeitschrift »Psychosomatic Medicine« zu erscheinen begann. Vier Faktoren waren laut Lain Entralgo für die schnelle Entwicklung der Psychosomatischen Medizin in den USA verantwortlich (Lain Entralgo 1950, S. 182-83):

- die starke Zunahme chronischer Krankheiten und neurotischer Störungen in der Bevölkerung;
- das mächtige Vordringen der Psychoanalyse in den USA, besonders seit der Einwanderung der aus Europa geflohenen Psychoanalytiker in den Jahren 1933 bis 1936;
- die starke Tradition der Erforschung der körperlichen Ausdrucksformen und Begleiterscheinungen der Emotionen in den USA seit Cannon sowie
- die behavioristische Ausrichtung der nordamerikanischen Psychologie.

Thure von Uexküll führt die Entstehung der Psychosomatik auf den Physiologen Johannes von Müller (1801–1858) zurück, der mit seinem Gesetz der »spezifischen

Sinnesenergie« erstmals den Funktionsbegriff vom Begriff des Mechanismus abgegrenzt habe (Uexküll 1986). Müllers Formulierung lautete: »Die Sinnesempfindung ist nicht die Leistung einer Qualität oder eines Zustandes der äußeren Körper zum Bewusstsein, sondern die Leistung einer Qualität, eines Zustandes, eines Sinnesnerven zum Bewusstsein, veranlasst durch eine äußere Ursache, und diese Qualitäten sind in den verschiedenen Sinnesnerven verschieden, die Sinnesenergien« (Müller, Handbuch der Physiologie des Menschen. Coblenz 1835).

Wie Uexküll schreibt, war damit »ein Gesetz formuliert, welches das Subjekt der Sinnesempfindung nicht eliminiert, sondern als Teilnehmer an der Sinnesempfindung auffasst. Ausdrücklich wird betont, dass die äußere Ursache keine mechanische Einwirkung und die Funktion des Sinnesnerven nicht deren passive Folge ist« (Uexküll 1986, S. 23–24). Uexküll spricht mit Bezug auf Plato davon, dass hier eine »Überredungs-Ursache« im Spiel sei; die äußere Ursache veranlasse lediglich das in Funktion-Treten des Nervs als dessen autonome Antwort. Alwin Mittasch hat dafür später im Anschluss an Julius Robert Mayer (1814–1878) den Begriff »Anstoß-» oder »Auslösungs-Kausalität« geprägt (Mittasch 1940). Jakob von Uexküll habe darauf hingewiesen, dass »die spezifische Energie, die Müller im Sinn hatte, [...] ein subjektiver Faktor [sei], der bei allen lebenden Substanzen, die von außen eindringenden Wirkungen wie gleichartige Reize behandelt und in spezifischer Weise beantwortet«.

Wie Jakob von Uexküll an anderer Stelle schreibt, erhalten die Gegenstände »erst durch die Einschaltung des beobachtenden Subjekts mit seinen spezifischen Sinnesenergien ihre Eigenschaften. So wird der Beobachter zum integrierenden Teil der von ihm beobachteten Natur, und die angestrebte Sonderung des Objektes vom Subjekt erweist sich als unmöglich. Das Subjekt zwingt die es umgebenden Dinge der Natur unter das Joch seiner Energien« (Uexküll 1977).

Johannes von Müllers Lehre wurde von keinem seiner Schüler aufgegriffen; erst um die Jahrhundertwende knüpften zwei bedeutende Internisten wieder an sie an: Friedrich Kraus in Berlin und Ludolf von Krehl in Heidelberg und vor allem ihre Schüler Gustav von Bergmann und Viktor von Weizsäcker, die beiden Mitbegründer der Psychosomatik.

Thure von Uexküll stellt die Situation dieser beiden Vordenker in den Rahmen des Gegensatzes zwischen Struktur- und Funktionsdenken. Die Mediziner jener Zeit gingen in Nachfolge von Morgagnis Solidar- und Virchows Zellularpathologie als Konsequenz der mechanistischen Lehre von einem Primat der Struktur aus. Wenn der menschliche Organismus eine biochemische Maschine ist, in deren anatomischer Struktur sich Krankheitsursachen räumlich lokalisieren lassen, dann sind Krankheiten Strukturschäden, und Funktionsstörungen werden als Folgen von Strukturschäden betrachtet. Um die Jahrhundertwende sei mit Freuds Psychoanalyse ein »spiritualistisches« Gegenmodell entstanden: Sigmund Freud hatte die Vorstellung eines »psychischen Apparats« entwickelt, der sich im Lauf der kindlichen Entwicklung aus psychischer Energie aufbaut. In diesem Modell sind seelische Krankheitssymptome sozusagen zeitlich lokalisierbar, nämlich in Entwicklungsstörungen, die zu einem bestimmten biografischen Zeitpunkt stattgefunden haben. Dieses Modell war in einer Medizin, die noch ganz unter dem Einfluss von Virchows Zellularpathologie stand, ein Fremdkörper.

8.3.1 Friedrich Kraus

Friedrich Kraus (1858–1936), war einer der ersten Mediziner im 20. Jahrhundert, der das funktionelle Denken propagierte (Lindner 1999; Bischof 2009). Ausgangspunkt seines Denkens war der Konstitutionsbegriff. In der Arbeit »Ermüdung als Maß der Konstitution« (1897) entwickelte er einen funktionalen Konstitutionsbegriff, der die gegenseitige Abhängigkeit und Verzahnung der organischen Teilsysteme thematisiert und somit ein Modell für den Organismus als Einheit liefert. Für dieses als Ganzheit funktionierende, dynamische Funktionsgefüge prägte Kraus später dann in seinem Hauptwerk »Allgemeine und spezielle Pathologie der Person« (1919) den Begriff der »Person« und lieferte ein theoretisches Modell für eine »personale Medizin«. Im Vorwort zu diesem bedeutenden Werk betonte er die Einheit und Ganzheit des Organismus sowie die personale Individualität des Patienten und trat dafür ein, dass die somatische und psychische Entwicklung stärker berücksichtigt werden sollten. Der Mensch sei nicht dazu verurteilt, sich mit dem von der Natur Gegebenen begnügen zu müssen, sondern sei in der Lage, sich durch eigene Bemühung weiterzuentwickeln. Ebenso könne er sich selbst regulieren, Defizite und Störungen ausgleichen und unausgeschöpfte Möglichkeiten entfalten. So könne z. B. die alltägliche Aktivität des Menschen den individuellen Reaktionstyp ändern, wobei das Bewusstsein eine Rolle spiele. Kraus lehnte die Auffassung ab, der menschliche Organismus sei rein passiv, rezeptiv oder reaktiv, und betonte dessen aktives und schöpferisches Verhalten. Mit dem Begriff des »variablen physiologischen Zustands« charakterisierte Kraus den Organismus als offenes, sich ständig wandelndes System. Vor allem aber wies er auf die Bedeutung der »funktionellen Betrachtungsweise« hin, die er im Rahmen des Konstitutionskonzepts sah; sie mache es möglich, alle bleibenden Resultate der bisherigen theoretischen und praktischen Bemühungen der Medizin zu vereinigen. Kraus beruft sich dabei auf Wilhelm Rouxs Aussage, dass das Lebewesen überhaupt nur funktionell, das heißt durch Charakterisierung seiner Leistungen, annähernd definiert werden könne (Roux 1905). Durch die ererbte Konstitution erhalte der Organismus keine absolut stereotypen Zustands- und Leistungsmerkmale, sondern lediglich bestimmte Dispositionen, auf äußere Einflüsse in bestimmter Weise zu reagieren.

Kraus betonte, man müsse zwischen der notwendigen Ganzheitsbetrachtung des Organismus und der ebenso notwendigen Betrachtung von dessen Teilsystemen eine mittlere Linie halten. Es sei wichtig, Teilsysteme, die Organe und Organsysteme, aus sich selbst zu verstehen; die Teile seien selbst Quellen des vitalen Prozesses, und der Organismus erhalte aus immer wieder anderen Teilen Impulse zu Aktivitäten. Trotz ihrer Abhängigkeit von der Nachbarschaft seien die Teile alle auch selbst Mittelpunkte lebendigen Geschehens. Deshalb müsse die in der Klinik eingebürgerte lokalistische Betrachtungsweise nicht aufgegeben, aber erweitert werden in die Vorstellung des Organismus als dynamisches, komplexes Gleichgewicht von dynamisch koordinierten Teilsystemen in Form bestimmter gekoppelter Funktionsketten, physiologischer Abläufe, Triebhandlungen, zum Teil ererbter, zum Teil jedoch erst während des Lebens gebahnter Abläufe und Abwicklungsreihen des sensorimotorischen Geschehens und all ihrer Anfangs-, Mittel- und Verbindungsglieder.

Die Person ist für Kraus keine statische, feste Größe, sondern ein integriertes, zu seiner Umwelt offenes System, das sich in der Auseinandersetzung mit ihr formt und entwickelt. Der Grundprozess dieser Dynamik bestehe darin, dass immer wieder das komplexe Gleichgewicht eines Teilsystems gestört werde und diese Störung weitere Veränderungen zur Folge habe, die entweder eine Rückkehr in das alte Gleichgewicht bewirken oder eine neues Gleichgewicht entstehen lassen. Die Auslöser der Dynamik dieser Funktionsprozessketten seien Erregungen in bestimmten Teilsystemen oder koordinierten Gruppen von Systemen, die dann als »Motoren« gegenüber dem übrigen Organismus agieren, und die Abläufe seien fast immer von Muskelaktionen (Bewegungen) begleitet. Jede Änderung des dynamischen Gleichgewichts löst eine sowohl aus physiologisch-physischen wie aus psychischen Gliedern gemischte Funktionsprozesskette aus, die Kraus im Rückgriff auf den Philosophen Richard Avenarius (1843–1896) als »Vitalreihen« bezeichnet. Sie bauen auf voneinander abhängigen Körperfunktionen auf, mit denen der Organismus auf seine Umwelt sinnvoll reagiert und damit als Einheit erscheint. Diese Prozesse bestehen bei der Störung des Gleichgewichts aus Unlustempfindungen und negativen Reaktionen, bei seiner Wiederherstellung hingegen werden sie als Beruhigung, Behagen usw. erlebt und bewirken eine positive Reaktion (S. 12–13).

Obwohl Kraus die Rolle des Nervensystems in diesen Regulationsvorgängen herausstellte, betonte er, das Nervensystem sei nicht der »zentrale Träger des Lebens«, wie einige Zeitgenossen annahmen. Es sei nur ein Element in dem »vitalen Prozess«, der in der lebendigen Substanz ablaufe; die Organe und anderen Teilsysteme würden eine (relative) vitale Autonomie besitzen. Dieser Prozess habe sowohl die Funktion der Erhaltung wie auch die diejenige der Veränderung. Entsprechend verfüge das Nervensystem neben der alterativen, Hemmung oder Aktivierung bewirkenden Innervation auch über eine »tonische« Innervation, die die Erfolgsorgane in einem bestimmten physiologischen Zustand versetze, der maßgebend sei für die Reaktionsnorm; daher spreche man auch von »Zustands«- oder »Bedingungs«-Innervation (S. 13). Die Reaktion des Nervensystems und damit seine Wirkung auf die lebende Substanz sei nicht nur von Qualität, Quantität und Dauer des Reizes abhängig, sondern sei ebenso bestimmt durch den Funktionscharakter (die Organspezifität und »spezifische Energie«) des betreffenden organischen Teilsystems, durch dessen physiologischen Zustand und durch dessen Integration in den Gesamtorganismus bestimmt, wozu Kraus auch »die Korrelation zur durch die Entwicklungsarbeit realisierten Person« zählte (Kraus 1919, S. 13–14).

Im zweiten, speziellen Teil seines Buchs entwickelte Friedrich Kraus seine durch die Lebensphilosophie Bergsons inspirierte Theorie der »Tiefenperson« (Lindner 1999). Kraus unterschied in der menschlichen Person eine »Kortikalperson« und eine »Tiefenperson«. Die Kortikalperson ist die willensgesteuerte Ich-Person von Bewusstsein und Intellekt. Kraus beschreibt sie als das intellektuell-analytische Instrument der Person, das physiologisch dem Zentralnervensystem entspricht; dieses Teilsystem erfasst als »Sinnesreizanalysator« Ausschnitte der Welt, Einzeldaten, die dann von der Tiefenperson zu einer fließenden Ganzheit verbunden werden. Die Tiefenperson ist die »schlechthin vitale, das tiefste Wesen des Menschen bildende, spontan dranghaft schöpferische Instanz«, Inbegriff der schöpferischen Lebensdynamik des Organismus. Sie umfasst Unterbewusstsein, Intuition und das vegetative Leben des Organismus und ist spontan und triebhaft. Sie repräsentiert den Ganzheitsaspekt und das Dynamisch-Prozesshafte des Organismus.

Mit seiner ebenfalls im zweiten Teil seines Buchs entwickelten »Nässetheorie des Lebens« versucht Kraus das materielle Substrat der Tiefenperson und ihrer lebendigen Dynamik mit Hilfe der zeitgenössischen Forschungsergebnisse in Kolloidchemie und physikalischer Chemie beschreibbar zu machen. Er identifiziert im Organismus ein »vegetatives System«, das eine funktionelle Einheit von Kolloiden, den Körperflüssigkeiten mit ihren Elektrolyten und des vegetative Nervensystems darstellt (Bischof 2005). Der Organismus war nach Kraus als ein schwingendes System ionotroper Kolloide zu verstehen, deren Zustand ständig zwischen dem flüssigen Sol- und dem festen Gel-Zustand wechselt. Die Hauptarbeit des Organismus bestehe in Quellung und Entquellung, wobei der Übergang vom nassen zum weniger nassen Zustand die Arbeit leistet. Die »vegetative Strömung« der Körperflüssigkeiten im Gefäßsystem, im Lymphsystem, den interzellulären Räumen und in der Zelle, angetrieben durch die Dynamik des Protoplasmas, war für Kraus eine der wichtigsten Eigenschaften des Lebendigen, und er hielt den Grad und die Verteilung der Wassersättigung und den Turgor der Gewebe für ein Maß des Lebens.

Der Personenbegriff von Friedrich Kraus bleibt jedoch vor-anthropologisch und hat keinen Anschluss an Ansätze der Philosophischen Anthropologie und der Medizinischen Anthropologie (Lindner 1999). Sein Personenbegriff ist vom Systemdenken und der Gestalttheorie beeinflusst.

8.3.2 *Gustav von Bergmann*

Die funktionelle Betrachtungsweise erlebte einen Durchbruch, als Gustav von Bergmann (1878–1955) Anfang der 30er Jahre erklärte, dass Krankheiten nicht mit einem Strukturschaden, sondern mit einer Funktionsstörung beginnen würden, als deren

Folge ein Strukturschaden entstehen kann, aber nicht entstehen muss (Bergmann 1932, 1947a,b). Dies kam einer wissenschaftlichen Revolution gleich und bereitete den Weg für die psychosomatische Betrachtungsweise. Mit seiner 1932 erschienenen »Funktionellen Pathologie« legte er das Fundament für eine Pathologie der Funktionen, die an die Stelle der traditionellen Pathologie anatomischer Strukturen treten sollte. Bergmann trat auch dafür ein, psychische Vorgänge als Ursache für solche Funktionsstörungen in Betracht zu ziehen. Bereits 1931 erklärte er in der Eröffnungsrede des traditionellen Deutschen Internisten-Kongresses: »Die Beziehung der Erlebnisinhalte zur Krankheit, nicht nur zu den Psychoneurosen, sondern selbst bis in die organischen Strukturen hinein zu leugnen, hieße die Natur mit Scheuklappen sehen, die nicht mehr zu ertragen sind«.

Bergmann erkannte 1947, dass »wir für das neuen Denken in der Medizin mitten im psychophysischen Problem stehen mit der alten Frage: ›Kann denn ein seelischer Zustand einen körperlichen auslösen?‹ Wie ist ein Übergang von dem einen Aspekt der Wirklichkeit, dem seelischen, von einem Zustand des Bewusstseins, in einen körperlichen, in einen geradezu sich mechanisch auswirkenden Zustand zu deuten?« (Bergmann 1947a, S. 12). Doch Bergmann gab sich nicht mit dem herkömmlichen psychophysischen Parallelismus zufrieden, der in diesen Fragen zum Ausdruck kommt, indem er fortfuhr: »Wir ahnen schon jetzt, dass die in der klassischen Naturwissenschaft so fest gegründete Beziehung von Ursache und Wirkung für diese Fragestellung nicht verwendbar ist; hier müsste ein Rätsel gelöst werden« (Bergmann 1947a, S. 12). »Wir müssen die Bedeutung des [physiologischen] Vorgangs, den Sinn, in unsere ärztliche Vorstellungswelt einbeziehen« (Bergmann 1947b, S. 126).

In der Nachfolge seines Lehrers Ludolf von Krehl griff dann Viktor von Weizsäcker diese Anregungen auf und verfolgte sie konsequent (siehe weiter unten). »Wenn am Anfang der Krankheit die Funktionsstörung steht, deren Ursache auch ein pathogener Erlebnisinhalt sein kann, so kann dessen Ursache nur ein biografisch entstandener und biografisch verstehbarer tiefenpsychologischer Konflikt eines menschlichen Subjektes sein«. Er forderte daher die Einführung des Kranken als Subjekt in die Heilkunde und stellte so die Verbindung zum spiritualistischen Modell Freuds und der Psychoanalyse her.

Nach Thure von Uexküll ist mit Bergmanns Funktionspathologie erneut die Forderung nach einem neuen Modell für den menschlichen Körper aufgetreten, die bereits in Johannes von Müllers und Jakob von Uexkülls Vorstößen enthalten war. Mit dem Konzept der Funktionellen Pathologie und mit Weizsäckers Arbeiten sei jedoch nur der Anfang für eine solche Revision gemacht worden, und es sei auch später bei diesen Ansätzen geblieben, ohne dass diese ausgearbeitet worden seien. Dies sei auf drei Gründe zurückzuführen:

- Freud selbst sei allen Versuchen, das Konzept der psychischen Verursachung auf körperliche Leiden zu übertragen, ablehnend gegenübergestanden, wie er es 1932 in einem bekannten Brief an Viktor von Weizsäcker ausgesprochen hat (siehe Bräutigam & Christian 1973, S. 6).

- Das erste Modell, das die psychosomatische Medizin entwickelte und das auf Freuds Konzept der »Konversion« basierte (Freud 1894), beruhte nach Uexküll auf einem Missverständnis. Freud hatte die These aufgestellt, dass bestimmte körperliche Symptome bei Hysterikern dadurch entstehen, dass die »Erregungssumme unerträglicher seelischer Vorstellungen ins Körperliche umgesetzt« und dadurch unschädlich gemacht werde (Freud 1894, S. 63). Nach Uexküll bestand das Missverständnis darin, dass man nicht erkannte, dass Freuds Konversions-Modell eine Umsetzung in das Ausdrucksgeschehen des Körpers, also den Körper als biosemiotischen Sender bewusster und unbewusster Zeichen an andere Menschen, und nicht die Umsetzung in physiologische Funktionen von Zellen und Organen, zum Gegenstand hatte; das war ein ganz anderes Modell. Diese erste Generation der Psychosomatiker glaubte nach Uexküll das Maschinenmodell des Körpers einfach durch das Modell eines psychischen Apparats ersetzen und alle Krankheitsursachen auf unbewusste psychische Krankheitsmotive zurückführen zu können. Sie ignorierten das »Körperproblem« und versäumten es, das alte Maschinenmodell des Menschen zu revidieren. Als konsequentesten Vertreter dieser Richtung nennt Uexküll Georg Groddeck (1866–1934) mit seinen Symboldeutungen für die Symptome organischer Krankheiten. Mit Felix Deutsch (1884–1964), Hausarzt Freuds in dessen Wiener Zeit und später führender Vertreter der Psychoanalyse in den USA, habe bereits der Übergang zur zweiten Generation psychosomatischer Modelle begonnen. Deutsch war ein Anhänger des Konversionsmodells, ging aber von der Vorstellung eines psychophysischen Dualismus aus und versuchte, eine Brücke über die »mysteriöse Kluft zwischen Körper und Seele« zu schlagen, wie Deutsch formulierte (Deutsch 1959).
- Die Machtergreifung der Nationalsozialisten habe dann die Ausarbeitung der Ansätze zu einem neuen Körpermodell verhindert. Sie beendete den Dialog zwischen innerer Medizin und Psychoanalyse, der in den 20er und 30er Jahren in Deutschland eingesetzt hatte. Die Weiterentwicklung der psychosomatischen Medizin erfolgte dann bis nach dem Zweiten Weltkrieg in den USA, in erster Linie durch die aus Deutschland vertriebenen Psychoanalytiker, die mit wenigen Ausnahmen nicht in der inneren Medizin verankert waren. Die in dieser Phase entwickelten Modelle der zweiten psychosomatischen Generation seien durch »eine große Sensitivität für psychische Zusammenhänge, aber meist sehr anspruchslose Vorstellungen über das Körpergeschehen charakterisiert« (Uexküll 1986). Sie versuchen die psychoanalytischen Vorstellungen über die Pathogenese neurotischer Symptome auf psychosomatische Zusammenhänge zu übertragen (Weiner 1977). Doch die Hoffnung, eine psychosomatische Medizin auf dieser Grundlage aufbauen zu können, habe sich nicht erfüllt. Dadurch sei die psychosomatische Medizin in den USA in eine Krise gekommen, die erst überwunden

worden sei, als man dazu überging, die psychoanalytischen Methoden durch epidemiologische (Hinkle 1973; Wolff 1953; Pflanz 1962), verhaltenswissenschaftliche (Ader 1981; Cassel 1976; Stunkard 1979; Henry 1977) und psychophysiologische (Lacey 1950; Fahrenberg 1984) zu ergänzen. Damit habe sich dann erneut das Problem einer Revision des klassischen Körpermodells gestellt. Nach Uexküll waren die vor dem Krieg in Deutschland im Rahmen der Inneren Medizin entwickelten Ansätze zu einer psychosomatischen Medizin, die der Forderung entsprachen, dem Körper nicht weniger Aufmerksamkeit zu schenken, wenn man sich um die Bedeutung psychosozialer Faktoren für das Krankheitsgeschehen kümmert (Weiss & English 1949) – so z. B. Gustav von Bergmann und Viktor von Weizsäcker –, sehr viel besser als manche psychosomatischen Konzepte einseitiger psychoanalytischer Ausrichtung, die nach 1945 aus den USA eingeführt wurden. An sie knüpften auch jene Internisten wieder an, die im Nachkriegsdeutschland das Ziel einer Integration der Psychosomatischen Medizin in die Heilkunde weiterverfolgten und psychosomatische Abteilungen im Rahmen internistischer Kliniken einrichteten, in denen organisch Kranke internistisch und psychotherapeutisch betreut wurden, wie z. B. Arthur Jores in Hamburg, Paul Christian in Heidelberg, Walter Seitz in München und Ludwig Heilmeyer in Freiburg.

Die psychosomatische Medizin ist heute mit vielen Lehrstühlen und Kliniken gut etabliert als eine medizinische Spezialität unter anderen. Allerdings ist es ihr bis heute nicht gelungen, die Psychosomatik innerhalb der Medizin selbst als generelle Perspektive zu etablieren, die die gesamte medizinische Lehre und Praxis informieren würde; die Medizin selbst zeigt sich bis heute praktisch unbeeindruckt von der psychosomatischen Sicht; die Psychosomatische Medizin läuft bloß parallel, aber unverbunden neben ihr her. Damit muss die psychosomatische Medizin im Grund in ihrem zentralen Anliegen, die Medizin zu reformieren, als gescheitert betrachtet werden.

8.4 Die Heidelberger Schule der anthropologischen Medizin

Im Rahmen der Medizinischen Anthropologie, die sich aus der Philosophischen Anthropologie entwickelte, spielte zweifellos die »Heidelberger Schule der anthropologischen Medizin« eine zentrale Rolle (Schipperges 1990). Der Begriff »Heidelberger Schule« wurde zum ersten Mal 1950 von dem spanischen Medizinhistoriker Pedro Lain Entralgo (1908–2001) in seinem Buch »Heilkunde in geschichtlicher Entscheidung« (1950) für die Gruppe von Ärzten um Ludolf von Krehl, Richard Siebeck und Viktor von Weizsäcker verwendet, die sich seit den 20er und 30er Jahren an der Heidelberger Universität um die Erneuerung der Medizin durch eine Einbeziehung der psychischen und sozialen Dimensionen im Leben des erkrankten Menschen bemühten; sie wurde auch als »Medizin in Bewegung« (Siebeck) bekannt.

In der Entstehung der Heidelberger Schule, die von manchen Autoren mit der Medizinischen Anthropologie gleichgesetzt wird, spielten das Konstitutionsdenken, die Psychoanalyse und die Medizinische Psychologie eine wichtige Rolle. Sie ist durch einen medizinischen Personalismus und eine biografische Ausrichtung sowie durch ein starkes Augenmerk auf die Phänomenologie des leiblichen Erlebens und die sozialen Aspekte des Krankseins charakterisiert und hat einen großen Anteil an der Entwicklung der modernen Psychosomatik. Einige ihrer Vertreter der dritten Generation (wie z. B. Herbert Plügge, Hubertus Tellenbach und Alfred Prinz Auersperg) hatten eine starke phänomenologisch-existenzialistische Ausrichtung.

Die Heidelberger Schule wurde von Ludolf von Krehl und seinen Schülern Viktor von Weizsäcker und Richard Siebeck gegründet und später von Weizsäckers Schülern Herbert Plügge, Paul Christian, Heinrich Schipperges, Alfred Prinz Auersperg, Alexander Mitscherlich, Hubertus Tellenbach, Wilhelm Kütemeyer, Hans Schaefer, Paul Vogel und Heinrich Huebschmann weitergeführt.

Nach Schipperges (1999) ist die Entwicklung der »Medizin in Bewegung« der Heidelberger Schule durch drei Wendepunkte gekennzeichnet:

- Erste Wendung: Einführung des Biografischen. Die Erforschung der persönlichen Lebensgeschichte des Kranken rückt ins Zentrum der Forschung. Ergebnis dieser Wende war die »Personale Medizin«.
- Zweite Wendung: Wiederentdeckung des Leibs. An den konkreten Erfahrungen am kranken Menschen zeigte sich, dass es bei seinem Kranksein nicht nur um Körperliches oder auch Seelisches ging, sondern um den »Leib selbst«, der sich in seiner eigenen Sprache ausdrückt. Daraus entstand die leibphänomenologische Perspektive der Medizinischen Anthropologie.
- Dritte Wende: Wendung ins Soziale. Bereits bei Siebeck (1949) festzustellen, wurde der soziale Aspekt im Leben des kranken Menschen zu einem der Schwerpunkte in Viktor von Weizsäckers Arbeit.

8.4.1 *Ludolf von Krehl*

Der große Heidelberger Internist Ludolf von Krehl (1861–1937), der von 1907 bis 1933 die Medizinische Klinik der Universität Heidelberg leitete, war der Gründer der Heidelberger Schule und einer der wichtigsten Initiatoren der Psychosomatischen Medizin und der Medizinischen Anthropologie. Krehl gehörte zu denjenigen Ärzten, die am frühesten erkannten und aussprachen, dass der kranke Mensch sich einer vollständigen naturwissenschaftlichen Bestimmung entzieht, und das der Medizin von ihrem Wesen her immanente Dilemma zwischen der Notwendigkeit einer Interpretation des Menschen in naturwissenschaftlichen Bezügen und der gleichzeitigen Unmöglichkeit, ihn damit in seiner Ganzheit zu erreichen, thematisierten. Ein Gefühl für diese Tatsache war auch in einer Zeit, die von den positivistischen Naturwissenschaften dominiert war, bei den Klinikern immer lebendig geblieben. In der Zeit um 1900 traten nun Krehl und weitere führende Ärzte seiner

Generation wie Gustav von Bergmann, Theodor Brugsch und Friedrich Kraus mit der Ansicht an die Öffentlichkeit, dass die Medizin einer grundlegenden Erneuerung bedurfte, und dass dafür zwei zentrale Probleme angegangen werden mussten:
- die Einheitlichkeit der organismischen Zusammenhänge, und
- das Problem der Individualität und Personalität des Menschen.

Friedrich Kraus hatte die Einheit des Organismus aus dem »Vegetativen« heraus zu begründen versucht, für Krehl hingegen war die Einheit in etwas Unräumlichem, Seelischem begründet. »Die Einheit des lebenden Organismus ist für mich eine der sichersten Tatsachen, die es gibt. Wie will man sie aber naturwissenschaftlich fassen? Man kann sich drehen und wenden, wie man will: Ich komme über die Antinomie nicht hinweg, dass zwar eine völlig einheitliche Leitung nach einem einheitlichen Plan besteht, dass aber morphologisch eine Stelle, ein Organ, eine Organteil, von dem diese Leistung ausgeht, in keiner Weise zu finden ist. Die Leitung der Vorgänge, von der alles ausgeht, ist, wie mir scheint, etwas Seelisches, Unräumliches. Jedenfalls ist etwas Seelisches, Unräumliches die Einheit der Persönlichkeit« (Krehl 1930, S. 30).

Die Entwicklung seines anthropologischen Denkens spiegelt sich in den Vorworten zu den verschiedenen Auflagen von Krehls Lehrbuch »Pathologische Physiologie« (Schipperges 1972). In der dritten Auflage (1904) stützte er sich noch ganz auf die morphologisch-physiologische Organisation des menschlichen Organismus, welche allein die Bedingungen lehre, »unter welchen das pathologische Geschehen sich einstellt«. Ein Vierteljahrhundert später (13. Auflage 1929) spricht Krehl dann nur noch vom Menschen selbst, der seine Krankheitsvorgänge zu gestalten in der Lage sei. Der Mensch vermöge das pathologische Geschehen »zu gestalten durch seinen körperlichen und seelischen, am besten gesagt menschlichen Einfluss auf eben die Vorgänge. Der Kranke ist nicht nur Objekt, sondern stets auch zugleich Subjekt«. Für Krehl gab es keine Krankheiten als solche mehr; »wir kennen nur kranke Menschen«. Alle am menschlichen Organismus ablaufenden Prozesse würden daher eigenständige und eigenartige Beobachtungsformen erfordern, die über das hinausgehen, was wir sonst an der belebten wie auch unbelebten Natur zu erfahren vermögen. Hier sei etwas Neues hinzugekommen, das nun wissenschaftlich ausgearbeitet werden müsse: »das ist aber das Zeichen einer eigenen Wissenschaft« (Krehl 1930).

Krehl plädierte dafür, dass die Medizin weiterhin strenge naturwissenschaftliche Methoden verwenden solle, wo es angebracht sei. Gleichzeitig aber erfordere die Erfassung des Menschen als Person mit allen Dimensionen seiner Existenz die Fortentwicklung der Medizin über die Naturwissenschaften hinaus. »Die wahre Fortentwicklung der Medizin ist nicht mehr natur-, sondern geisteswissenschaftlich« (Krehl 1928). »Nie werden wir eine Wissenschaft der Therapie besitzen, wenn wir nicht alles, was zu ihr gehört, der strengen Forschung unterwerfen. Hierfür müssen wir Ärzte die engen Grenzen, die Sitte und Gewohnheit der mechanischen Naturforschung unserer Wissenschaft zogen, überschreiten und müssen entschlossen die Heilmethode durch Gedanken und Methoden der Geisteswissenschaft bereichern«. Nach Krehls Auffassung sollten Naturwissenschaft und Biologie auf einer höheren Ebene, der anthropologischen, integriert werden. Damit öffnete Krehl, bei allem Festhalten an der naturwissenschaftlichen Empirie, der Psychologie einen breiten Eingang in die Krankheitslehre (Christian 1959).

Im Zug seiner Erneuerungs- und Erweiterungsbestrebungen für die Medizin beschäftigte sich Krehl auch mit der Naturheilkunde (Krehl 1936). Er schrieb, dass Schulmedizin und Naturheilkunde sich vor allem in ihren Vorstellungen über die Natur der Krankheits- und Heilungsvorgänge unterscheiden würden, und plädierte dafür, diese Meinungsverschiedenheiten durch gemeinsame, unvoreingenommene und aufrichtige Prüfung zu klären. Dabei solle man sich nicht auf die letzten – vorerst ununtersuchbaren – Probleme versteifen, sondern jene in Angriff nehmen, die jetzt schon untersuchbar seien und deren Klärung einen unmittelbaren Nutzen verspreche. Ganz in hippokratischer Tradition hielt er es für gegeben, dass nicht der Arzt heile, sondern die Natur. Diese Naturheilkraft gehe von einer besonderen Fähigkeit des Organismus aus, die Krehl für nicht mechanisch hielt. Sofern er nicht einen zuverlässigen Weg der Einwirkung kenne und damit nicht im Dunkeln tappe, sei es für den Arzt viel besser, der Naturheilkraft zu vertrauen und sie zu studieren. Krehl sah sich hier in der Tradition der Schulmedizin, die »die große französische und österreichische Medizin seit vor hundert Jahren vorzeichnete« und die in diesem Punkt mit der Naturheilkunde einig sei. Man stehe aber hier noch völlig am Anfang. Krehl war sich mit dem großen Chirurgen August Bier einig, dass man den Weg der mechanistischen Naturwissenschaft so weit als möglich gehen solle. Doch es gebe auch viele andere Wege der Forschung, und man müsse auch neue Wege gehen – jeder Weg, auf dem man Neues erkennen könne, sollte beschritten werden. Hier könne die Medizin von der Naturheilkunde viel lernen. Wenn die Forschung den Menschen als Ganzen im Auge habe – und das müsse sie – so müsse sie sowohl naturwissenschaftliche, biologische, wie auch geisteswissenschaftliche Ansätze heranziehen, ohne dass damit dieses Ganze allerdings jemals erreichbar werde. Die Medizin müsse zwar den Menschen in naturwissenschaftlichen Bezügen interpretieren, doch sein Wesen als Seele und Geist könne damit nicht erfasst werden. »Das Problem des kranken Menschen erschöpft sich nicht in objektiver Betrachtung«.

8.4.1 *Richard Siebeck*

Richard Siebeck (1883–1965), der nach dem Medizinstudium in Tübingen, Freiburg und Berlin 1907 als junger Assistent zu Krehl nach Heidelberg gekommen war und 1942 nach Professuren in Bonn, Heidelberg und Berlin als Direktor der Ludolf-Krehl-Klinik endgültig nach Heidelberg wechselte, gab der neuen medizinischen Richtung der Heidelberger Schule ihren ersten Namen: »Medizin in Bewegung« (Schipperges 1990). 1949 veröffentlichte er ein Buch mit diesem Titel, in dem er die Medizin als etwas charakterisierte, das ständig in Bewegung ist und sich »in den wechselnden Anschauungen, Erkenntnissen und Bedürfnissen der sich wandelnden Zeit äußert« (Siebeck 1949). Dem Arzt begegne das gesunde und kranke Leben in seinen vielgestaltigen Beziehungen und Verbindungen. Deshalb müsse er in jeder Begegnung mit kranken Menschen immer auf »die Lebensordnungen in Haus und Beruf, in Natürlichkeit und Gesundheit wie in Leiden und Not« achten.

Das war nicht mehr die Sprache des Naturwissenschaftlers, der sich auf die Mechanik des Organismus konzentriert, um den zu reparierenden Defekt zu finden; hier traten vielmehr die biografischen Ereignisse und die sozialen Zusammenhänge im Leben des Patienten in den Vordergrund. Es war Richard Siebeck ein Anliegen, den kranken Menschen in seinem »wirklichen Leben« zu sehen, »im Gefüge seiner inneren und äußeren Ordnungen und Unordnungen in Natur und Geschichte, in den tiefen Gründen seiner Freuden und Leiden, seines Drängens und seiner Ängste, seiner Bereitschaft und seines Versagens, in seiner Not und seiner Hoffnung, in seinen Bindungen und seiner Freiheit. Was der Mensch wurde und ist in der Einheit von Leib und Seele und in der Teilhabe am Geist, angesprochen und zur Verantwortung gerufen, das wirkt sich in seinem ganzen Verhalten aus, in dem, was er leistet und verfehlt, bis in die organische Krankheit«, schrieb Siebeck in einem sehr persönlichen Bekenntnis im »Handbuch der Neurosenlehre und Psychotherapie« (1959). Die Medizin müsse eben, weil sie und ihre Inhalte immer »unbegrenzt und in Fluss« seien, in theoretischer Hinsicht und in praktischer Entscheidung immer wieder neue Wege suchen. Sie solle daher alles aufnehmen, was ihr immer nur an Erfahrungen zufließe, nicht zuletzt auch die »dunklen Schichten alter Überlieferungen« (Siebeck 1949).

So sehr die Gesetze der Physik und Chemie auch in der belebten Natur wirkten, sie determinierten den Menschen nicht. Sie seien in ihrer Auswirkung auf das Leben »an eine eigentümliche Ordnung gebunden«, die immer wieder neu entfaltet und gestört werde. Diese innere, historische Dynamik der Krankengeschichte habe der Arzt zu berücksichtigen, und das sei nur durch echte Teilnahme und Hingabe an den Patienten als Person möglich und erfordere eine Erweiterung der bisherigen medizinischen Wissenschaft.

8.4.2 *Viktor von Weizsäcker*

Als der eigentliche Begründer der Medizinischen Anthropologie muss Viktor von Weizsäcker (1886–1957) gelten (Schipperges 1999; Kostka 2000; Fischer 2008). Er hatte in Freiburg und Stuttgart Medizin studiert und wurde dann Assistent an der Medizinischen Klinik in Heidelberg, wo er sich 1917 bei Ludolf von Krehl habilitierte. Nach einer dreijährigen Professur in Breslau (1941–1944) kam er 1945 zurück nach Heidelberg, wo er den für ihn neu eingerichteten Lehrstuhl für »Allgemeine Klinische Medizin« erhielt. 1952 wurde er emeritiert.

Wie viele andere Pioniere der Medizinischen Anthropologie kam Weizsäcker nicht aus der Kernzone der Philosophischen Anthropologie, war aber in den 20er Jahren mit der Kölner Szene von Scheler und Plessner in Berührung gekommen. Die Philosophische Anthropologie bildete für ihn die Grundlage für das Projekt einer »Medizinischen Anthropologie« und half ihm, sich die Übergänge zwischen naturwissenschaftlicher Medizin, Psychoanalyse, Psychosomatik, Phänomenologie und Heidegger'scher »Daseinsanalyse« vorzustellen, aus denen sich die Medizinische Anthropologie entwickelte (Fischer 2008, S. 248). Schelers und Plessners Impulse in den 20er Jahren gaben ihm den ersten Ansatzpunkt, im Spannungsfeld zwischen einer naturwissenschaftlich objektivierenden Medizin, aus der er kam, und der Freud'schen Psychoanalyse, von der er fasziniert war, das Konzept einer Medizinische Anthropologie zu entwickeln, die, gemäß dem Diktum seines Lehrers Ludolf von Krehl »Krankheiten als solche gibt es nicht, wir kennen nur kranke Menschen«, das Subjekt, den kranken Menschen mit seiner Biografie in die medizinische Biologie der »Krankheit« einzuführen suchte. In seinem Vortrag »Über medizinische Anthropologie«, den er auf Einladung Schelers 1927 in der Kölner Kantgesellschaft hielt, stellte er einen ersten Entwurf einer Medizinischen Anthropologie vor und führte erstmals sein Konzept des »Gestaltkreises« ein; Plessner veröffentlichte ihn in dem von ihm begründeten »Philosophischen Anzeiger« (Weizsäcker 1928). Seit dieser Zeit hatten Weizsäcker und sein Heidelberger Kreis auch Kontakt zu Buytendijk.

Ende der 40er und Anfang der 50er Jahre schließlich trat Weizsäcker mit einer Vielzahl von Veröffentlichungen hervor, mit denen er die Medizinische Anthropologie begründete, wie z. B. »Grundfragen medizinischer Anthropologie« (1948), »Der kranke Mensch – eine Einführung in die medizinische Anthropologie« (Stuttgart 1951) und »Pathosophie« (1956). Auf der Basis seiner Medizinischen Anthropologie baute Weizsäcker zusammen mit Richard Siebeck und seinen Schülern Paul Christian, Herbert Plügge, Alexander Mitscherlich und Paul Vogel Heidelberg zu einem Zentrum der Psychosomatik aus (Fischer 2008, S. 249).

Der Gestaltkreis

1940 veröffentlichte Weizsäcker in seinem bekanntesten Werk, »Der Gestaltkreis«, die ausgereifte Fassung seines Gestaltkreis-Modells, das er als Grundlage für die Einführung des Subjektiven in die Medizin und als theoretische Grundlage für die ärztliche Tätigkeit konzipiert hatte. Ähnlich wie bereits Edmund Husserl mit dem Konzept der »Lebenswelt«, Jakob von Uexküll mit seinem relationalen Umweltbegriff und Erwin Straus in seinem Werk »Sinn der Sinne« (1935), strebte Weizsäcker mit diesem Modell eine Überwindung des mechanistischen »Reiz-Reaktions-Modells« in Biologie und Medizin an. Das Gestaltkreis-Modell baut auf Uexküll auf, ist aber vermutlich unabhängig von Erwin Straus' Arbeit entstanden, da Weizsäcker es bereits in Veröffentlichungen von 1927 und 1932 in seinen Grundzügen vorstellte

(Weizsäcker 1927, 1933). Weizsäcker war davon überzeugt, dass eine Überwindung des mechanistischen Denkens in Biologie und Medizin nicht durch einen bloßen naturphilosophischen Überbau über das bestehende Gebäude der Naturwissenschaft zustande kommen könne, sondern nur durch einen vollständigen Neubau der Naturforschung selbst. Der Wandel des Weltbilds der modernen Physik, vor allem die Einführung von Relativität und Komplementarität, schien ihm ein Zeichen zu sein, dass die »Einführung des Subjekts« in das physikalische Weltbild geradezu zwingend sei. Diese Einführung des Subjekts in die Wissenschaft trat nun auch in den Mittelpunkt der »Medizin in Bewegung«.

Die Frage, »wie das Subjekt in den Besitz des Objekts gelangt und wie das Objekt in das Subjekt Eingang finden kann«, hatte Weizsäcker seit einem Erlebnis während des Kriegsdiensts im Ersten Weltkrieg (1914–1918) nicht mehr losgelassen (Schipperges 1999; Kostka 2000). Er hatte 1915 bei der Betrachtung seiner Patronentasche einen Augenblick »ursprünglicher Einheit von Subjekt und Objekt« erlebt. Im Feldlazarett im lothringischen Montmedy entstanden unter Leitung von Ludolf von Krehl die ersten Untersuchungen zur »Raumsinnessphäre«, die aber zunächst rein physiologisch ausgerichtet waren. Klinische Forschungen zu Reflexen und Empfindungsphysiologie in den Jahren 1917 bis 1924 und zu Gleichgewichtssinn und Schwindelgefühl in den 30er Jahren (zusammen mit Paul Vogel) veranlassten ihn zur Feststellung, dass der Organismus bei einer Störung bestimmter Leistungen in der Regel nicht die von den behinderten oder verletzten Organen ausgeführten Funktionen ausfallen lässt, sondern durch Modifikation der Gesamtfunktion kreativ Abhilfe schafft – eine ähnliche Feststellung, wie sie der Frankfurter Neurologe Kurt Goldstein bei Kriegsverletzten machte. Folglich musste man, schloss Weizsäcker, den Funktionsbegriff von der Idee festgelegter Aktionen befreien und eine flexiblere Anordnung der organischen Gesamtoperation konzipieren. Diese Untersuchungen stellten den ersten Schritt von der Vorstellung eines »Funktionswandels« zum Modell des »Gestaltkreises« dar. In den erwähnten Aufsatz in Pflügers Archiv, »Der Gestaltkreis, dargestellt als psychophysiologische Analyse des optischen Drehversuchs«, präsentierte Weizsäcker eine Kurzversion des Konzepts, die aber bereits die wesentlichen Züge des Gesamtkonzeptes zeigt (Weizsäcker 1933), und 1940 folgte die vollständige und endgültige Darstellung des Gestaltkreis-Modells in seinem Buch »Der Gestaltkreis«.

Mit dem Begriff des Gestaltkreises bezeichnet Weizsäcker die Einheit von Bewegen und Wahrnehmen, Psyche und Körper, Innenwelt und Umwelt sowie Subjekt und Objekt im realen Vollzug der menschlichen Existenz. Wahrnehmen und Bewegen sind so in einem Regelkreis gegenseitiger Abhängigkeit verbunden und miteinander verschränkt, dass in jeder motorischen Bewegung die sinnliche Wahrnehmung bereits eingeflossen ist, die Hand z. B. immer »Fühler und Greifer zugleich« ist. Weizsäcker verwendet als Metapher zur Illustration des Prinzips die zweigriffige Baumsäge, bei deren Verwendung im Arbeitsakt die beiden beteiligten Personen eine untrennbare Einheit bilden. Genauso bilden auch Wahrnehmen und Bewegen einen Regelkreis gegenseitiger Verschränkung. Mit dem Begriff des Gestaltkreises nimmt Weizsäcker auch Bezug auf die Gestalttheorie von Christian von Ehrenfels, Max Wertheimer, Wolfgang Köhler, Kurt Koffka, Kurt Lewin und Kurt Goldstein: »Gestaltkreis heißt der Kreis, weil wir Gestalten wahrnehmen«.

Mit dem Modell wollte er die wissenschaftliche Aufspaltung des Menschen in unterschiedliche Ebenen aufheben und die leibseelische Einheit der menschlichen Wirklichkeit herausstellen (Kostka 2000). Die Gestaltkreislehre hat ihren Ursprung, außer im neurophysiologischen Experiment, vor allem auch in der ärztlichen Erfahrung, denn letztlich war, wie Weizsäcker in »Natur und Geist« schrieb, »die Lehre des Gestaltkreises gar nichts anderes als die theoretische Abstraktion von der Form des Lebensvorganges, die sich mir in der ärztlichen Beziehung zum Kranken dargestellt hatte« (Weizsäcker 1986, S. 170). Der menschliche Organismus insgesamt, aber auch das menschliche Bewegen im Speziellen sind so organisiert, dass eine bestimmte Leistung immer auf mehreren Wegen erreicht werden kann (Prinzip der Redundanz) (Tiwald 1994). Bewegen ist eine Leistung, die vom Ziel her (der Intention) definiert ist; sie ist intentional gerichtet. In der Ausführung besteht jedoch eine gewisse Freiheit in der Wahl der Wege zur Ausführung dieser Intention. Das Ziel bindet und reguliert das Bewegen in einheitlicher Weise. Sowohl das Subjekt wie auch die Umwelt besitzen einen gestaltenden Einfluss auf die Bewegung; sie sind durch einen regelkreisartigen, gegenseitigen Dialog miteinander verbunden und bilden eine Einheit durch die Intention. Im Gestaltkreis-Modell geht es um mehr als nur die Einheit von Motorik und Sensorik, wie Weizsäckers Modell oft dargestellt wird, sondern vielmehr um die Einheit von objektivem Ziel (Umwelt) und subjektivem Intentor und Aktor (Mensch); gemeint ist die Einheit von Bewegen und Wahrnehmen als ganzheitlicher Akt des Subjekts. Wahrnehmen und Bewegen sind zwei zeitgleiche Aspekte desselben Akts (Tiwald 1994).

Weizsäckers Erläuterungen zu dem in den 30er Jahren eingeführten Begriff der »Kohärenz«, den er ins Spiel brachte, um von der Vorstellung einer statischen, eindeutigen Abhängigkeit des Individuums von der Umwelt loszukommen, verdeutlichen das Konzept des Gestaltkreises (Kostka 2000). Die Kohärenz bezeichnet die flexible und lebendige Art der Beziehung, die ein Individuum in einem intentionalen Akt mit der Umwelt zu einer Einheit verbindet. »Jede Veränderung im Gestaltkreis stößt auf einen Widerstand, ist also mit dem Auftreten einer Kraft verbunden, welche wir als die Kohärenz im Gestaltkreis bezeichnen« (Weizsäcker 1933, S. 35). Die Kohärenz ergibt sich aus dem Erhalt einer Bewegungsreihe, die eine zweckgerichtete Aktionseinheit ermöglicht. Sie bleibt bestehen, bis Störungen auftreten, die so stark sind, dass sie diese Verbindung zwischen Organen und Umwelt zerbrechen lassen, um eine neue zu bilden. Eine solche Störung an einer einzelnen Stelle des Gestaltkreises macht sich im ganzen Gestaltkreis bemerkbar. Als Beispiel dafür kann man sich den Akt der Beobachtung des Flugs eines Insekts vorstellen; die Wahrnehmung dieses Bilds wird von bestimmten Muskelbewegungen begleitet, die ständig auf die Wahrnehmung hin abgestimmt werden. Sie halten auf flexible Weise die Verbindung zum Objekt aufrecht und verbinden Beobachter und Beobachtetes zu einer Einheit. Solange die Bewegungsreihe sich fortsetzt, die diese Einheit gewährleistet und solange die Intention andauert, bleibt die Kohärenz erhalten, trotz der fortlaufenden Veränderungen auf beiden Seiten (Kostka 2000).

Wie bereits erwähnt, verwendet Weizsäcker den Gestaltkreis auch als Modell für die ärztliche Tätigkeit. Mit dem Gestaltkreis-Modell wird das Prinzip der Komplementarität aus dem neurophysiologischen Versuchsfeld in den klinischen Alltag gehoben (Schipperges 1999). So wie der physiologisch interpretierte Gestaltkreis gleichzeitig die Innenwelt des Organismus und seine Umwelt umfasst, so umfasst auch der therapeutische Gestaltkreis Arzt und Patienten gleichzeitig. Daraus ergibt sich als Grundlage ärztlicher Tätigkeit (wie auch generell wissenschaftlicher Forschung) das Prinzip, das Weizsäcker mit dem ersten Satz des »Gestaltkreis«-Buchs formuliert: »Um Lebendes zu erforschen, muss man sich am Leben beteiligen« (Weizsäcker 1940).

Wie Schipperges schreibt, gleicht der Arzt einem Schauspieler, der jeden Zug, den er bei einer Untersuchung des Kranken macht, in Verbindung bringt mit Mutmaßungen über die Antwort, die er erhalten wird; außerdem wird natürlich auch der Patient als erkrankter menschlicher Partner des Arztes in dieses dialogische Spiel mit einbezogen. Damit wird die Diagnose nicht nur zur Identifikation und Bezeichnung einer Störung, sondern ist gleichzeitig auslegendes Wissen von der Krise im Kranksein und der Antwort auf diese Krise (Schipperges 1999).

Leibphänomenologie des gesunden und kranken Menschen

Der Anthropologie des Leibs und der Leiberfahrung, wie sie in der Philosophischen Anthropologie von Max Scheler, Helmuth Plessner und Johannes J. Buytendijk entwickelt wurde, kam in einer Medizinischen Anthropologie naturgemäß eine zentrale Rolle zu. Weizsäcker kam schon früh zum Schluss, dass die Aufmerksamkeit einer Medizinischen Anthropologie nicht einer psychischen Krankheitsverursachung gelten dürfe, sondern »dem Menschen in seiner vollen Leiblichkeit« gewidmet werden müsse. Bereits 1935 schrieb er in den »Studien zur Pathogenese«, auch in organischen Krankheiten enthülle sich die »unbewusste Vernunft und Leidenschaft des Leibes« (Weizsäcker 1935). Entsprechend seinem Gestaltkreis-Modell (und in Übereinstimmung mit dem phänomenologischen Ansatz) betrachtete er die Seele als einen Teil des Leibs: »Wir verstehen unter Leib etwas unbewusst Körperliches. Wir haben gute Gründe, uns alle Zellen des Körpers als beseelt zu denken« (Weizsäcker 1947). Ein solcher Standpunkt erschien ihm notwendig für eine Überwindung des »unseligen Descartes'schen Dualismus« von Körper und Geist. Der kranke Mensch in seiner vollen Leiblichkeit, das war nicht nur seine eigene körperliche Natur und seine Umwelt, sondern auch seine Biografie, die durch vielfältige leiblich erfahrene Zustände und Veränderungen und Begegnungen mit seiner Mitwelt geprägt war und ihre Geschichte hatte. Der Arzt wirkt von Anfang an »auf diesen Leib selbst« und ist dabei in seiner eigenen Leiblichkeit durch einen vielschichtigen Prozess der Kommunikation mit der Leiblichkeit des Patienten verbunden, mit allen Risiken und Chancen. Hier kann der Arzt somit weder Techniker noch Heiland sein, sondern ist eine vergängliche Menschenexistenz gegenüber einer anderen, dem leidenden Partner.

Wie für Scheler und Plessner war der Mensch für Weizsäcker »anthropologisch in seiner Leibhaftigkeit [ein] Glied im Reiche des Lebendigen«, und die spezifisch menschliche Leibhaftigkeit bestand darin, dass der Körper »der einzige Teil der Welt [ist], der zugleich von innen empfunden und von außen wahrgenommen« wird (Jaspers 1946). Die erlebte Leiblichkeit ist engstens verbunden mit dem Erleben der Gefühle, der Triebe und des Ichbewusstseins. Im phänomenologischen Ansatz, wie er vor allem in den 1940er Jahren durch Jean-Paul Sartre (1943) und Maurice Merleau-Ponty (1945) entwickelt wurde, kommt sie besonders eindringlich zum Ausdruck (Bischof 2001). Innerhalb der Heidelberger Schule war es vor allem der Internist Herbert Plügge (1906–1973), Schüler von Weizsäckers und nach dem Krieg Direktor der Medizinischen Poliklinik, der sich der Phänomenologie der Leiblichkeit zuwandte (Schipperges 1999, S. 53). Seine Bücher »Wohlbefinden und Missbefinden« (1962), »Der Mensch und der Leib« (1967) und »Vom Spielraum des Leibes« (1970) sind noch heute von hoher Relevanz für die Medizinische Anthropologie. Ein weiterer hervorragender Vertreter der phänomenologisch-existenzialistischen Richtung der Medizinischen Anthropologie in der Heidelberger Schule war der Neurologe und Psychiater Hubertus Tellenbach (1914–1994), der stark von Heidegger und Binswanger beeinflusst war. Seine herausragendsten Werke sind »Melancholie« und »Geschmack und Atmosphäre« (1969). Außerdem verfasste Tellenbach einen aufschlussreichen Aufsatz zur »Phänomenologie des Gesundseins und deren Konsequenzen für den Arzt« (1980).

In der Phänomenologie nimmt der »Leib« eine zentrale Rolle ein – er ist der »erfahrene (oder erlebte) Körper« und umfasst deshalb nicht nur die Dimension des Seelischen, sondern ist auch der »Ort«, wo die Welt für mich entsteht, wie wir bei Merleau-Ponty und Bollnow lesen können. »Die Welt entsteht durch den Körper« (Merleau-Ponty 1945). »Durch meinen Leib bin ich eingelassen in die räumliche Welt« (Bollnow 1963). Im Erleben des Leibs sind Subjektivität und Objektivität auf eigentümliche Weise verschränkt. Er ist »gleichzeitig der Körper, den wir haben und der Leib, der wir sind« (Gabriel Marcel). »Der Leib ist [...] nicht mehr reines Subjekt, aber auch noch nicht reines Objekt, sondern eigentümlich in der Schwebe« (Bollnow 1963). Das zeigt sich unter anderem daran, dass der erlebte Leib bei Gesundheit und Wohlbefinden unbemerkt bleibt. »Der Leib ist das Übergangene, stillschweigend Geschehende«, schrieb Sartre. Im gesunden und ungestörten Zustand ist der Leib ein »zwar nicht registrierter, aber doch vertrauter Raum« (Plügge). Erst durch Störung, Verletzung oder Bedrohung tritt der Leib in die Aufmerksamkeit, weil dann mein Spielraum eingeschränkt ist. Er erhält dann dinghaften Charakter, wird fremd, zum Objekt (z. B. bei einem tauben Gefühl im Bein). Aber diese Objektivierung ist nie vollständig, da das Körperteil dann mein eigen bleibt, meine Aufmerksamkeit und Sorge auf sich zieht. Aus diesem Grund überrascht es nicht, dass besonders die Untersuchung von Veränderungen des subjektiven Körpererlebens in Krankheiten (körperlichen und psychischen) und bei Verletzungen für die Entwicklung einer »subjektiven Anatomie« (Uexküll et al. 1997) ergiebig war, so z. B. Studien zur Veränderung des Körpererlebens in Depressionen oder Psychosen oder bei Verlust eines Glieds (Phänomen des »Phantomglieds«).

Besonders interessante Aspekte der »subjektiven Anatomie« sind das Befinden, die Stimmung und die besondere Raumhaftigkeit des erlebten Leibs. Erlebte Leiblichkeit ist etwas sehr Wandelbares, auch weil sie wesentlich etwas Vermittelndes ist, denn in ihrem Erleben erlebe ich auch die Begegnung und das Verhältnis zwischen meinem Ich und meiner Welt – Befinden und Weltbezug sind eins.

Das Befinden ist von großer Bedeutung für die Medizinische Anthropologie, kommt der kranke Mensch doch immer mit seinem subjektiven Befinden zum Arzt, während der Arzt in der Regel lediglich dem objektiven »Befund« Aufmerksamkeit schenkt (Uexküll et al. 1997).

Befinden ist immer auch Gestimmtsein: »Stimmung ist die Art und Weise des Sich-Befindens und Sich-Antreffens im Zusammenhang mit den Umständen« (Plügge). Stimmungen (z. B. Hungrigsein, Schläfrigsein, Erregtsein, Traurigsein) sind uns normalerweise nur am Rande bewusst, das heißt als Hintergrund dessen, was uns bewusst beschäftigt. Sie verbinden persönlich bewusste und vorpersönlich unbewusste Existenz. Eine Stimmung bildet ein Feld, das Motive, Verhaltensweisen, Gefühle und Urteilsformen usw. aufeinander abstimmt, strukturiert und bestimmt. Unsere Stimmungen sind auch verbunden mit den Stimmungen anderer und mit der »Atmosphäre« unserer Umgebung.

Weizsäcker arbeitete auch mit der Körpertherapeutin Marianne Fuchs (1908–2010) zusammen, förderte ihre Arbeit und lieferte mit seinem Gestaltkreis-Modell die theoretische Basis für die von ihr entwickelte »Funktionelle Entspannung«, eine tiefenpsychologische Körperpsychotherapie (Fuchs 1974). In dieser Methode werden durch spezielle minimale Bewegungen einzelner Gelenke und durch bewusstes Atmen körperliche Prozesse ausgelöst, die sich auf die Psyche auswirken und innere Blockaden lösen sollen. Fuchs war Gymastiklehrerin mit heilpädagogischer Zusatzausbildung und hatte sieben Jahre lang an der Psychiatrischen Universitätsklinik Marburg als freie Mitarbeiterin bei Ernst Kretschmer und Friedrich Mauz gearbeitet, bis sie 1936 an die Medizinische Universitätsklinik Heidelberg kam, die damals von Richard Siebeck geleitet wurde. Nach der Rückkehr Weizsäckers nach Heidelberg (1946) arbeitete sie mit Siebeck und Weizsäcker zusammen und entwickelte in den 40er und 50er Jahren die ursprüngliche Körpertherapiemethode der

»Funktionellen Entspannung« auf der Basis der Medizinischen Anthropologie zur Körperpsychotherapie-Methode weiter.

8.5 Wengener Kreis

Ein weiterer bedeutender Kreis von Medizinischen Anthropologen war der sogenannte Wengener Kreis (Spiegelberg 1972; Passie 1995). Ihm gehörten lauter Psychiater an, darunter vor allem Ludwig Binswanger, Eugene Minkowski, Victor Emil Freiherr von Gebsattel, Erwin Straus und Jürg Zutt.

8.6 Utrechter Schule

Um Frederick J. J. Buytendijk herum bildete sich in den 60er Jahren eine »Utrechter Schule«, durch die die Philosophische Anthropologie einen erheblichen Einfluss auf die niederländische Psychologie gewann (Fischer 2008, S. 376). Mit seiner durch seine langjährigen Kontakte mit Scheler, Plessner, Weizsäcker und Gebsattel geprägten anthropologischen Psychologie der umweltbezogenen Verhaltensforschung, die die um die Phänomene der »Situation« und der »Begegnung« kreiste, beeinflusste er eine Vielzahl von Psychologen (wie z. B. Johannes Linschoten, 1924–1964), Psychiater (wie Jan Hendrik van den Berg, geb. 1914), Pädagogen (wie Martinus Jan Langeveld, 1905–1989) und Philosophen wie Cornelis Antonie van Peursen (geb. 1920) und Stephan Strasser (1905–1991).

8.7 Thure von Uexküll

Im Zusammenhang mit der Medizinischen Anthropologie darf natürlich Thure von Uexküll (1908–2004) nicht unerwähnt bleiben, der Sohn des Biologen Jakob von Uexküll und einer der Begründer der psychosomatischen Medizin, wenn er auch weder zur Heidelberger Schule noch zum Wengener Kreis gehörte. Er war nach dem Medizinstudium in Berlin (1928–1934), der Promotion in Hamburg, und einer Assistenzarztstelle an der Berliner Charité (1936–46) Oberarzt Gustav von Bergmanns in München, wo er sich 1948 habilitierte. In seiner Jugend stark philosophisch interessiert, entwickelte er später die »Biosemiotik« und eine Biosemiotische Medizin (Spranger 2001) als Weiterentwicklung der »Bedeutungslehre« und des »Funktionskreis«-Modells seines Vaters. Thure von Uexküll war mit seiner Schülern wohl der einflussreichste Pionier der psychosomatischen Medizin in Deutschland nach der Heidelberger Schule; sie traten auch mit dem Konzept einer »Integrierten (psychosomatischen) Medizin« hervor, auf das wir in Teil 3 zu sprechen kommen.

9
Rückbesinnung auf die hippokratische Tradition

AUCH IM GESUNDHEITSVERSTÄNDNIS der hippokratischen Tradition des abendländischen medizinischen Denkens finden wir eine weitgehende Entsprechung zu den neuen salutogenetischen Gesundheitskonzepten. Dementsprechend erleben wir heute (wieder einmal) eine Rückbesinnung auf die hippokratische Tradition, auf die sich ja sowohl die moderne Biomedizin (zumindest nominell) wie auch Naturheilkunde und Komplementärmedizin berufen.

9.1 HIPPOKRATES UND DER ANTIKE HIPPOKRATISMUS

Bereits der vorhippokratische Arzt Alkmaion von Kroton (ca. 500 v. Chr.) beschrieb Gesundheit als Resultat eines Gleichgewichts aller Funktionen des Organismus; das Übergewicht einer einzigen über die anderen bewirke Krankheit. So ähnlich verstehen auch Hippokrates und seine Schüler Krankheit als Störung der Gesamtharmonie aller menschlichen Funktionen.

Hippokrates (460–ca. 380 v. Chr.) stammte aus der Familie der Asklepiaden von der Insel Kos, die ihren Ursprung auf den Gott Asklepios zurückführten und seit Generationen den Arztberuf ausübten. Sein Verdienst ist es, dass er die Heilkunst von der Philosophie trennte und zu einer eigenständigen Wissenschaft machte (Krug 1984). Außerdem begründete er die Tradition der schriftlichen Niederlegung ärztlichen Wissens, das bis dahin auf mündlicher Überlieferung beruht hatte. In der Folge wurde das medizinische Schrifttum das umfangreichste der Antike. Die ihm zugeschriebenen mehr als sechzig hippokratischen Schriften, das »Corpus Hippocraticum«, stammen allerdings nicht alle von ihm selbst, sondern wurden wahrscheinlich von unbekannten Zeitgenossen oder in späteren Epochen (bis ca. 200 n. Chr.) verfasst. Es ist auch nicht klar, ob sie seinen Schülern oder Nachfolgern zuzuschreiben sind oder auch Vertretern anderer medizinischer Lehren (Krug 1984). Grundlage des hippokratischen Denkens ist eine naturalistische Krankheitslehre, das heißt die Lehre, dass jede Krankheit natürliche Ursachen habe und nicht von den Göttern gesandt oder von übernatürlichen Mächten verursacht sei.

In den hippokratischen Schriften wird Gesundheit als harmonische Grundordnung im dynamischen Gleichgewichtssystem der Gesamtbeziehungen gesehen, in denen der Mensch steht, sowohl innerhalb des Organismus wie auch in Bezug auf Umwelt und Kosmos; Krankheit ist die Störung dieser Harmonie. Die individuelle Art dieses In-der-Welt-Seins ist die »Konstitution«, die auch eine bestimmte Art und Weise beinhaltet, aus dem Gleichgewicht zu geraten und krank zu werden, die »Disposition«. Krankheiten entstehen durch die Lebensweise, natürliche Umwelteinflüsse wie Wetter und Klima, soziale Verhältnisse, falsche Ernährung, fehlerhafte Ausscheidung, falsch gesteuertes Seelenleben und Emotionen. Diese Einflüsse wirken sich auf den Haushalt der »Säfte« (*humores*) aus, der für die Hippokratiker die eigentliche Bühne von Krankheitsentstehung und Heilung darstellt. Ähnlich wie in der antiken indischen, chinesischen und islamischen Medizin wird ein Gleichgewichtssystem von vier Säften, die eher als Wandlungsformen einer feinstofflichen Lebensenergie denn als materielle Flüssigkeiten zu verstehen sind (Berner-Hürbin 1997), als Hauptregulationssystem des Organismus betrachtet, das auf pathogene Einflüsse, aber auch auf therapeutischen Maßnahmen antwortet. Die Prozesse in diesem System sind Ausdruck der Tätigkeit der *Physis*, der Natur, die als eine Lebenskraft verstanden wird, die bei Versagen des Organismus Störungen ausgleicht und die verlorene Ganzheit wiederherstellt.

Die hippokratische Medizin ist geprägt vom Vertrauen auf diese Naturheilkraft und in die Selbstorganisation und Selbstregulationsfähigkeit des Organismus; der Arzt versteht sich als ihr Diener und Helfer, der das natürliche Streben nach Wiederherstellung des Gleichgewichts nur zu unterstützen braucht. Wesentlich für die Heilung ist die aktive Mitwirkung des Patienten. Hippokrates lehrte, dass Krankheit nicht allein *Pathos* (»Leiden«) ist, sondern auch *Ponos* (»Leistung«), nämlich die Leistung der Wiederherstellung der körpereigenen Ordnung, die vom Organismus selbst erbracht wird. Als Faktoren in Diagnose und Therapie sind auch Jahres- und Tageszeit, kosmische Einflüsse, Klima, Wetter, Ort und Landschaft, aber auch Alter, Geschlecht, Lebensgewohnheiten wie Nahrungsaufnahme, körperliche Ertüchtigung usw. zu berücksichtigen. Die hippokratische Therapie verwendet neben Diät und Gymnastik die psychische Katharsis und Musikwirkungen; zentral für Erhaltung der Gesundheit und Behandlung der Krankheit ist aber vor allem die abgestimmte Lebensführung (Diätetik), bei der es auf das wohlgestimmte Gleichgewicht, die Mitte zwischen Zuviel und Zuwenig, auf das rechte Maß ankommt.

Der Arzt ist in erster Linie Berater für die rechte Lebensführung zur Vermeidung von Krankheit, Lebensbegleiter des Patienten, ein philosophisch geschulter Fachmann für alle Phasen und Krisen der Existenz, die als kontinuierliche und rhythmisch gegliederte Abfolge von Regulationen, Krisen und Wandlungsprozessen verstanden wird. Die Heilkunst hilft dem Menschen, sich selbst (die eigene Konstitution) kennenzulernen, mit sich selbst fertigzuwerden und den für jeden Lebensabschnitt optimalen Lebensstil zu entwickeln. War die Lebensführung aber schon entgleist, so stand die Aktivierung der Selbstheilkraft, des »inneren Arztes«, im Mittelpunkt der therapeutischen Maßnahmen. Arzneimittel spielten eine untergeordnete Rolle; die Pflege der Gesundheit durch Diät und Gymnastik, Musik und die Herbeiführung psychisch-emotioneller Katharsis durch veränderte Bewusstseinszustände (z. B. im »Tempelschlaf«) gehörten zu den verwendeten Mitteln.

9.2 Galen und der Galenismus

Erst der in Rom tätige griechische Arzt Galenos (129–199 n. Chr.) schuf aus den Erkenntnissen der Hippokratiker ein vollständiges System der Heilkunde, indem er die Physiologie als Lehre vom Gesunden und das Wissen um die rechte Lebensordnung, die Pathologie als die Lehre vom Kranksein und das Wissen um die Krankheiten, und die Therapeutik als die Lehre vom Heilen, die beide verbindet, vereinigte (Temkin 1974; Schipperges 1978; Bischof 2002). Er synthetisierte das gesamte antike medizinische Wissen und entwickelte auf der Basis der stoischen Philosophie, die er mit der hippokratischen Säftelehre verknüpfte, sowie der aristotelischen Ethik eine wissenschaftliche Krankheitslehre, die bis ins 17. Jahrhundert das medizinische und biologische Denken des Abendlands bestimmen sollte.

Für die stoischen Philosophen Griechenlands und Roms (300 v. Chr–300 n. Chr.) wie z. B. Zenon, Poseidonios und Seneca, wurde der menschliche Körper genauso wie die Welt als Ganze durch einen alles durchdringenden Weltenatem, das *Pneuma*, belebt, zusammengehalten und kommunikativ verbunden, durch dessen dynamische Eigenschaft der »Kohärenz«, auch *Tonos* (»Spannung«) oder *Hexis* (»Bindekraft«) genannt. Alle Lebensäußerungen des Menschen, wie Wahrnehmung, Bewegung, Zusammenhalt und Koordination des Organismus, wurden auf der Basis dieses feinstofflichen Fluidums erklärt (Bischof 2002). Bei Galenos wurde das griechische Pneuma zum lateinischen *Spiritus*, da er in Rom als erfolgreicher Arzt der Kaiser und der reichen Patrizier tätig war. Ähnlich wie bei den Stoikern hatte das Pneuma in seiner Lehre einen zyklischen Umlauf im Organismus; von einem zentralen Steuerungsteil der Seele aus flossen pneumatische Strömungen zur Peripherie des Leibs und umgekehrt. Sie sorgten für die Kohäsion des Organismus. Für Galen war der wandlungsfähige Spiritus der Vermittler zwischen der unstofflichen Seelenkraft und dem grobstofflichen Körper (Schipperges 1978); aus dem durch die Lungen aufgenommenen Pneuma entstand im Herzen ein *Spiritus vitalis* (Lebenspneuma), der über die Leber zum Gehirn floss, um von dort als *Spiritus animalis* (psychisches Pneuma) durch feinste Kanäle in den ganzen Körper verteilt zu werden. In Galens System sind die vier »Säfte« den vier alten Elementen zugeordnet, deren vier Qualitäten in verschiedensten Kombinationen vorkommen können (Schipperges 1978). Entsprechend den vier Säften erhält jedes Individuum eine bestimmte körperliche und geistige Ausprägung, das »Temperament«; es wird zum Sanguiniker, Choleriker, Phlegmatiker oder Melancholiker. Das Pneuma (bzw. der Spiritus) vermittelt zwischen Seele und Körper. Die wichtigsten Körperorgane sind durch ihren Gehalt an Pneuma den Seelenkräften zugeordnet: der *Spiritus rationalis* hat seinen Sitz im Gehirn, der *Spiritus Animalis* im Herzen, während der *Spiritus vegetalis* in der Leber tätig ist.

Der von Galen entwickelten Theorie der Therapeutik liegt, wie Schipperges (1978) schreibt, die Vorstellung zu Grunde, dass die Physis, die als Lebenskraft verstandene natürliche Anlage eines Menschen, sich in einer bestimmten individuellen physiologischen Konstitution äußert; diese wiederum führt zu einer bestimmten individualtypischen Bereitschaft (griechisch *diathesis*, lateinisch *dispositio*) für bestimmte Störungen und Krankheiten und äußert sich auch im *Habitus*, dem individuellen äußeren Erscheinungsbild. Das labile Spiel der Mischungen (griechisch *krasis*) der Säfte führt leicht zu einem Überwiegen dieser oder jener Primärqualität, zu einer sogenannten Dyskrasie (Säfte-Ungleichgewicht), ohne dass dies gleich einen krankhaften Zustand zur Folge haben muss. Aus diesem Grund fügte Galen zwischen Gesundheit und Krankheit eine dritte, vermittelnde Kategorie ein, ein labiles Übergangsfeld, das wir als kritische Situation erleben.

Gesundsein wird mit der Harmonie der gesamten menschlichen Verhältnisse, nicht nur des Leibs, gleichgesetzt; es geht um die Mitte und das Maß und Gleichgewicht in allen Dingen, das niemals endgültig errungen werden kann, sondern in der Dynamik der sich ständig verändernden »Mischungsverhältnisse« immer von neuem zu suchen ist. Genesung wird von einer natürlichen Heilkraft erwartet, die das verlorengegangene Gleichgewicht wiederherzustellen in der Lage ist. Die Heilmittel haben dabei lediglich unterstützenden Charakter. Entscheidend bleibt die spontane Heilkraft der Natur (*vis medicatrix naturae*), der der Arzt nur als dienender Helfer zur Seite steht (*medicus minister naturae*). Die Natur findet durch Zustände wie Fieber, Entzündungen, Katarrhe und Blutungen ihre Wege, die »verdorbenen Säfte« unschädlich zu machen und die gestörte Harmonie auszugleichen. Die *Techne* (»Kunst, handwerkliche Kompetenz«) des Arztes liegt dabei im Erkennen, Vorsorgen, Helfen.

Galen dachte insofern durchaus salutogenetisch, als ihm der Schutz und die Pflege der Gesundheit wichtiger erschienen als eine noch so optimale Krankenversorgung. Ähnlich wie die moderne Stressforschung erkannte er auch, dass die gleichen Veränderungen der Umwelt, die uns bedrängen und unsere Gesundheit gefährden können, auch heilende Wirkung haben können: »Die einen [Ursachen der Heilung] finden wir aus der Berührung mit der uns umgebenden Luft, die andere im Wechsel von Bewegung und Ruhe, eine dritte aus Wachen und Schlafen, eine vierte aus der Nahrung, die fünfte aus den Ausscheidungen und eine sechste schließlich aus den seelischen Affekten«. Damit hatte er die berühmten *Res non naturales* formuliert, die in der arabischen und lateinischen Scholastik des Mittelalters in der Form des *Regimen Sanitatis* die Grundlagen eines zivilisierten Lebensstil bildeten und heute als Kennzeichen der hippokratischen Lehre gelten. Galens Lehre der Therapeutik, in der die antike Lehre von der Lebensordnung erstmals zu einem eigenständigen therapeutischen Programm wurde, hatte ebenfalls salutogenetischen Charakter. In seiner Schrift »De Sanitate tuenda« (»Von der Pflege der Gesundheit«) schreibt er über die Möglichkeiten und Grenzen dieser Kunst, die Gesundheit zu bewahren, folgende bemerkenswerten Sätze: »Das Ziel der Heilkunst ist Gesundheit, der Endzweck der Besitz derselben. Notwendig ist daher für die Ärzte die Erkenntnis, wodurch man die geschwundene Gesundheit wiedererlangt, die vorhandene schützt. Die Medizin ist die Wissenschaft vom Gesunden und vom Kranken. Den Körper, dem die Gesundheit innewohnt, die Ursache dafür, die Anzeichen davon – dies alles nennen die Griechen gesund. Wenn unser Körper aber unempfindlich wäre, wie der Diamant oder ähnliches, brauchte er keine Kunst, die ihn zu schützen hätte. Denn wenn er nichts empfände und nicht verändert würde, würde er beständig von sehr guter Beschaffenheit sein. Aber weil er Reize empfängt, weil er verändert und verschlechtert wird, bedarf er des Schutzes; und zwar wird die Art der Hilfsmittel, das heißt der erhaltenden Ursachen, an Zahl gleich sein den Arten der Veränderungen. Verändert wird aber einerseits der Körper aus Notwendigkeit, andererseits nicht aus Notwendigkeit. Notwendigkeit aber nenne ich, was in keiner Weise vermieden werden kann; alles Übrige ist nicht notwendig. Notwendig ist, dass wir uns in der umgebenden Luft bewegen, dass wir essen, trinken, wachen und schlafen; der Kampf mit Menschen oder wilden Tieren dagegen ist keine Notwendigkeit. In den einzelnen Dingen, die notwendigerweise unseren Körper verändern, werden wir nun auch zugleich die Gesamtheit der heilsamen Ursachen finden. Die eine kommt aus der Berührung mit der umgebenden Luft, eine andere aus Bewegung und Ruhe, eine dritte aus Wachen und Schlaf, eine vierte aus der Nahrung, eine fünfte aus der Ausscheidung und Resorption, eine sechste endlich aus den Affekten der Seele. Von diesen allen nämlich muss der Körper in irgendeiner Weise berührt werden. Alle aber sind nur Arten einer bestimmten Materie heilsamer Ursachen. Werden sie zweckmäßig angewandt, so sind sie erhaltend und dienlich; unzweckmäßig angewandt, wirken sie sich schädlich und krankheitserregend aus«. Medizin als *Techne* (»Heilkunst«) ist damit zu einem rationalen System geworden, das für die Jahrhunderte des byzantinischen, des arabischen und des lateinischen Mittelalters verbindlich blieb.

Wie Schipperges (1978) schreibt, verstand Galen die Medizin aber in einem sehr umfassenden Sinn nicht nur als Theorie von Krankheit und Gesundheit, sondern als Theorie der Kultur, die auch maßgeblich war für die allgemeine Ethik, die Pädagogik und die Politik. Menschenlehre, Weltkunde und Lebensordnung wurden als Einheit verstanden. Nach Heraklit war für Galen das menschliche Herz das Zentrum aller Kräfte des Kosmos. Ohne einen gebildeten Umgang mit der Umwelt und ohne geselligen Verkehr mit Mitmenschen werde niemand zu einer wirklichen Lebensordnung finden. Durch Atem, Essen und Trinken, durch die gesamte materielle und geistige Lebensführung erhalte unsere geistige Struktur erst einen Horizont und ihr eigentliches Profil; Diätetik im weitesten Sinn sei die einzige Möglichkeit, die eigene Lebenswelt sinnvoll zu organisieren. Wahre Therapie werde damit zur »Anthropoplastik«, das heißt zur Menschenformung, die den Menschen aus seiner hinfälligen Existenz, seinem Missstand, zu einem wirklichen Wohlstand führe. Schipperges führt in seiner Galen-Interpretation weiter aus, Heilkunst sei abhängig von der Gesellschaftsstruktur und wirke humanisierend auf diese ein. Sie habe die kulturellen Bedingungen mit den Gesetzlichkeiten der Natur in Übereinstimmung zu bringen. »Wir besitzen zwar alle von Natur aus eine gute Anlage, werden aber verkehrt durch die Zurechtweisungen der Eltern, der Lehrer und der Erzieher«, zitiert er Galen. Medizin werde damit aus der privaten Sphäre herausgehoben in den Bereich des Sozialen. Galen habe sehr genau beobachtet, wie bereits das kleine Kind mit seinen Aktionen und seinen Affekten in die Interaktionen einer Kulturwelt hineinwachse, deren Muster gleichermaßen von Natur und Kultur bestimmt werden. Galen betone deshalb, dass das ärztliche Interesse selbst den banalsten Lebensmitteln gelten müsse; gesunde Lebensweise bedeute Aufbau (durch Atmung, Nahrung, Schlaf) und Abbau (durch Verdauung, Bewegung, Atmung) zugleich. Als Lebensmittel dürften jedoch nicht die Speisen allein betrachtet werden, sondern auch die Luft, der Schlaf, die Affekte (Gefühle), die körperliche Bewegung und die Entspannung müssten als solche berücksichtigt werden. Alles zusammen bilde den harmonischen Akkord einer gesunden Lebensweise. Der Arzt werde aus seinem Wissen um die Natur der Dinge zum Fachmann für die menschlichen Verhältnisse. Er wisse um das Gleichgewicht der Kräfte und kenne die Möglichkeiten und Mittel, sie wieder auszugleichen. Er kenne das Maß und die Grenzen der menschlichen Natur; allein das Wissen um dieses Maß könne die Norm liefern, wie der athenische Staatsmann Solon gewusst habe, als er sagte: »Es ist das Schwerste von allem, der Einsicht unsichtbares Maß wahrzunehmen, das allein aller Dinge Grenzen in sich trägt«. Der Arzt sei der Steuermann, der *Kybernetes* einer humanen Lebensführung.

Auf der Basis dieser Erkenntnisse wurde der antike Arzt zu demjenigen, der auf verantwortungsvolle Weise den allgemeinen Lebensstil aufbauen konnte. Das ließ die Medizin zur führenden Kulturmacht der späten Antike und zu einem zentralen Element der allgemeinen Bildung, der *Enkyklios paideia*, werden. Wie Werner Jaeger zu Recht in »Paideia«, seinem berühmten Werk über die Entwicklung der griechischen Kultur bzw. über die »Formung des griechischen Menschen«, schrieb, hat die Medizin nie wieder in der europäischen Geschichte ein solche Stellung eingenommen (Jaeger 1944).

9.3 Hippokratismus in Mittelalter und Renaissance

Im Mittelalter behielt die hippokratische Lehre zunächst weitgehend ihre Geltung. So bekunden z. B. die Texte der arabischen und lateinischen Scholastik zum *Regimen Sanitatis* die kontinuierliche Bedeutung der hippokratischen Diätetik für die mittelalterliche Medizin (Schipperges 1978). Mitte des 12. Jahrhunderts versicherte der arabisch-jüdische Arzt Moses Maimonides (1135–1204), einer der bedeutendsten Gelehrten des Mittelalters, »Medizin ist eine für den Menschen essenzielle Wissenschaft, zu jeder Zeit und überall, nicht nur in Zeiten der Erkrankung, sondern auch für die Zeit der Gesundheit. Es kann wahrlich gesagt werden, dass die Medizin des Menschen ständiger Begleiter sein sollte«. Der Mensch habe selbstverständlich Einfluss auf sein Leben; er sei geradezu verantwortlich für seine Gesundheit. Da er aber von Natur aus schwach sei, müsse er seine Gegenmaßnahmen möglichst systematisch treffen. Das Leben sei gleichermaßen ein Licht, das Öl und Luft zum Brennen brauche, und immer in Gefahr sei, durch Rauch oder Wind ausgelöscht zu werden. Es sei daher sorgfältig zu hüten bis zum natürlichen Erlöschen der Lebensflamme. Die Medizin sei deshalb die Kunst einer äußerst behutsamen Lebensführung; den Arzt würden dabei ebenso fundamentale Aufgaben wie klare Grenzen zufallen. Die Medizin könne nämlich nur auf das Nützliche hinweisen und vor dem Schädlichen warnen; sie könne jedoch weder zu jenem zwingen noch für dieses strafen. Der Arzt sei kein Schullehrer und kein Zuchtmeister. Er könne nur beraten und werde immer helfend eingreifen. Die Medizin sei weder Wissenschaft noch Kunst; sie sei ein ebenso persönlicher wie sozialer Auftrag. Nach Maimonides entwickelt das Befolgen einer gesunden Lebensführung in Lebensstil, Ernährung, Übung und Behandlung den spirituellen Aspekt eines Menschen, da »niemand des Schöpfers gewahr sein kann, wenn er krank ist«.

Die europäische Medizin hat sich in der Folge immer wieder, wenn sie in eine Krise geraten war, ihren hippokratischen Ursprüngen zugewandt (Müller 1938). So zeigte sich ausgangs des Mittelalters bei der Krise des späten Galenismus erstmals die befreiende Kraft des hippokratischen Gedankens. In der Renaissancezeit verfasste Paracelsus (1493–1541) einen deutschsprachigen Kommentar zu den »Aphorismen« des Hippokrates, verwarf aber dessen Säftelehre. Die 1506 gegründete Universität in Frankfurt (Oder) gehörte zu den ersten Universitäten, an denen die Schriften des Hippokrates gelehrt wurden (Targiel 1994). Der Arzt und Philosoph Jodokus Willich (1501–1552), ein Freund von Luther und Philipp Melanchthon, der dort eine Medizinprofessur innehatte, auch Arithmetik und Astronomie lehrte und Vorlesungen über griechische Klassiker hielt, übersetzte Passagen aus den Schriften von Hippokrates und Galenos aus dem Griechischen ins Lateinische und erklärte deren Lehren in seinen Vorlesungen (Schwarze 1898). 1599 erstellte der Arzt, Philosoph und Chemiker Andreas Libavius (1540–1616) eine Gesamtdarstellung der alten Medizin unter besonderer Berücksichtigung des Hippokrates, »Novus de medicina veterum tam hippocratica, quam hermetica tractatus« (Frankfurt, 1599).

Im 17. Jahrhundert wurde der englische Arzt Thomas Sydenham (1624–1689), von der Nachwelt der »englische Hippokrates« genannt, zum Erneuerer des Hippokratismus (Hell 2002). Er hatte in Oxford und Montpellier Medizin studiert und war in London als praktischer Arzt tätig. Er propagierte als Reaktion auf den Wirrwarr der medizinischen Systeme und theoretischen Spekulationen seiner Zeit die Rückkehr zu Naturbeobachtung und Empirie und brachte den Einfluss der Konstitution auf Krankheitsausbruch und Krankheitsverlauf wieder zur Geltung. Er fasste Krankheiten als Prozesse auf, deren Symptome sich je nach Konstitution ändern könnten. Sydenham, der als Reformator der praktischen Medizin gilt, erklärte die Medizin zu einer Kunst, deren Grundsätze aus der Erfahrung abzuleiten sind; weniger die anatomisch-physiologische Forschung als vielmehr die Erfahrung am Krankenbett sei maßgebend. Er lehnte Systeme und Theorien ab, ging aber mit der hippokratischen Lehre einig, dass die klinische Beobachtung Vorrang gegenüber bloßer Spekulation habe. Die Erfahrung am Krankenbett erlaube das Erkennen der einzelnen Krankheiten und ihrer richtigen Behandlung. Die wichtigste Aufgabe des Arztes sei es, sich ein umfassendes Wissen über die einzelnen Krankheitsformen anzueignen, um sie so genau wie ein Botaniker schildern zu können. Sein Bestreben, umfassende und genaue Krankheitsbilder zu erstellen, trug wesentlich zur Aufklärung einer Reihe von Symptomatologien bei, so bei Rheumatismus, Pneumonie, Hysterie und Gicht. In guter hippokratischer Tradition sah Sydenham den Sitz der Krankheiten in den Säften und ihre Ursache in deren Ungleichgewichten und Verunreinigungen. Nach seiner Auffassung machten die verschiedenen Konstitutionen den Menschen in unterschiedlicher Weise und in unterschiedlichem Maß anfällig für atmosphärische Einflüsse von Klima, Wetter und Einflüssen aus dem Erdinneren. In der Therapie legte Sydenham größtes Gewicht auf die Heilung durch die Natur, die der Arzt nur überwachen und unterstützen könne.

9.4 Hippokratismus in der Neuzeit, bei Goethe und in der romantischen Medizin

Die erneuernde Kraft des hippokratischen Gedankens wurde mit dem Entstehen der wissenschaftlichen Medizin, die dazu tendierte, die Heilkunst immer weiter vom Patienten und der Ganzheitlichkeit wegzuführen, eher noch stärker. Den endgültigen Bruch mit den alten hippokratisch-galenischen Ansichten markiert das berühmte Werk »De sedibus et causis morborum« (1761) des italienischen Anatomen Giovanni Battista Morgagni (1682–1771), das ihn zum Begründer der Pathologischen Anatomie machte. Während bis dahin lokale Veränderungen stets nur als Symptome einer Allgemeinerkrankung gesehen wurden, verkündete Morgagni nun, der Sitz einer Erkrankung sei in einem bestimmten erkrankten Organ zu suchen. Er begründete damit das solidarpathologische Konzept, das Krankheit mit lokalen Veränderungen bzw. Beschädigungen von Organen und Geweben identifiziert, das heißt im solid-materiellen Bereich des Organismus sucht und sich seither als herrschendes Konzept der Pathologie durchgesetzt hat. Damit wurden zwei andere alternative Modelle der Pathologie, die sich im Lauf der Jahrhunderte entwickelten und beide eine mehr ganzheitliche, systemische Sicht des Krankheitsgeschehens vertreten, in die Minderheitenposition versetzt: die Humoralpathologie und die Neuralpathologie. Doch das hippokratische Gedankengut verlor trotzdem niemals seine ganze Anziehungskraft; so beriefen sich Hermann Boerhaave (1668–1738) und die »ältere Wiener Schule« mit dem Boerhaave-Schüler Gerard van Swieten (1700–1772), Anton de Haen (1704–1776) und Maximilian Stoll (1742–1788) ebenso wie die Schule von Montpellier (in der zweiten Hälfte des 18. Jahrhunderts), die physiologische Medizin Frankreichs und die deutschen Vitalisten der Romantik (beide im frühen 19. Jahrhundert) auf Hippokrates (Müller 1938).

Die Tradition der klassischen Diätetik als Urform der Gesundheitspflege und Gesundheitsvorsorge setzte sich auch in der Neuzeit in einer Reihe früher Pioniere einer ganzheitlichen Gesundheitslehre fort (Schipperges 1978). Schon Gottfried Wilhelm Leibniz (1646–1716) entwarf einen positiven Gesundheitsbegriff und forderte, bessere Kenntnisse über »Stufen der Gesundheit und die Neigung zu Krankheiten« seien vonnöten wie auch Regeln für eine gesunde Lebensführung; eine Gesundheitswissenschaft müsse entwickelt werden.

In seinem klassischen Bildungsroman »Wilhelm Meisters Lehrjahre« (1796) schrieb Johann Wolfgang von Goethe (1749–1832), die »harmonische Ausbildung der eigenen Natur«, die mehr sei als nur die natürliche Anlage, führe zur »heilsamen Einheit« der Persönlichkeit, die aber auch verfehlt werden könne. Den Gang durch dieses Gelingen und diese Verfehlungen im Lauf eines Lebens bezeichnet er als Lehrjahre, die zur Meisterschaft eines Lebens führen. Friedrich Joseph Schelver (1778–1832), Professor der Medizin in Heidelberg und Freund Goethes, schrieb ein Jahrzehnt später, Krankheit gehöre zur menschlichen Existenz und diene als Prüfung und Wegweiser; »Krankheit ist der Weg zu bleibender Gesundheit«. Gesundheit und Krankheit seien kein Eigentum, sondern eine Aufgabe, nämlich zu lernen, mit dem umzugehen, was einem gegeben sei. Der Mensch und seine Gesundheit sollen durch die Heilkunst nicht nur erhalten, sondern veredelt, zur Ganzheit geführt werden.

Carl Wilhelm Ideler (1795–1860), Psychiatrieprofessor und Klinikleiter an der Berliner Charité, forderte 1846 in seiner »Allgemeinen Diätetik für Gebildete« eine umfassende Lebensordnungslehre, der gegenüber alle Heiltechnik und Heilmittel nur Notbehelf seien (Schipperges 1978): »Wir müssen uns früher oder später entschließen, die Diätetik zur Grundlage des Heilverfahrens in der schon von Hippokrates bestimmt ausgesprochenen Bedeutung zu machen«. Ideler sah die Aufgabe dieser hippokratischen Diätetik darin, »ein System von Regeln für die Kultur des

Lebens aufzustellen, wodurch der Begriff einer vollkommenen Gesundheit möglichst verwirklicht wird«. Ihr Ziel könne nichts anderes sein als ein »Kultur des Lebens«. Eine solche umfassende Heilkunde, die sich als Lebenskultur verstehe, müsse sich mit den übrigen Heilmethoden und Heiltechniken verbinden, um zu einem ausgewogenen und einsatzfähigen Programm zu kommen. Darin sollte z. B. die Gymnastik eine Rolle »in organischem Zusammenhang mit der höchsten Geistes- und Gemütsbildung« erhalten, wie es die antike Heilkultur vorgebildet habe.

Christoph Wilhelm Hufeland (1762–1863), Medizinprofessor in Jena und Berlin und berühmtester Vertreter der romantischen Medizin, betonte die zentrale Rolle der Reaktionsfähigkeit des Organismus auf pathogene Reize; sie beruhe auf der Lebenskraft. Jeder Kranke reagiere entsprechend seiner Lebenskraft anders auf pathogene und therapeutische Reize, und diese Reaktivität sei die Grundlage aller Krankheiten und aller Therapie.

Einer der wichtigsten Vorläufer der modernen Gesundheitsförderung war der Physiologe und Mediziner Friedrich Oesterlen (1812–1877), der bereits Mitte des 19. Jahrhunderts das Programm einer umfassenden Gesundheitsbildung und Gesundheitspflege aufstellte, in deren Zentrum die »Verbesserung aller gesellschaftlichen und Lebensverhältnisse« stand. Er verstand seine Gesundheitslehre als »Gegengewicht gegen die Medizin, welche sich nur um Kranke bekümmert«; die Pflege der Gesundheit sei Sache von jedermann und man solle nicht von anderen Hilfe erwarten, die man sich besser selber leistet. Jeder solle lernen, selber zu prüfen, zu denken und zu urteilen, sich selbst zu schützen. Verhüten sei die Hauptsache; »nicht alle Krankheiten sind bloß durch Arzneien zu heilen; bei vielen chronischen Krankheiten richten Bewegung und dienliche Lebensordnung oft mehr aus als alle Mittel aus der Apothek«. Oesterlen betrachtete eine Lebensreform als notwendigen Teil der Heilkunde; eine Heilkunst sei nicht möglich ohne die Reformierung der gesamten Lebensverhältnisse.

9.5 Neo-Hippokratismus im späten 19. und im 20. Jahrhundert

Die hippokratische Tradition, deren wesentlichstes Kennzeichen aus heutiger Sicht vielleicht ihr Holismus (Ganzheitslehre) ist, prägte bis weit ins 19. Jahrhundert die vorherrschende Haltung des Klinikers und praktischen Arztes; sie bildete »bis mindestens Anfang des 20.Jahrhunderts die traditionelle, wenn auch uneingestandene Perspektive zumindest des medizinischen Praktikers« (Rosenberg 1998), während der Reduktionismus der herrschenden »Biomedizin« oder »wissenschaftlichen Medizin«, medizingeschichtlich gesehen, eine Ausnahmeerscheinung – ja im Grund die eigentliche Außenseiterposition – darstellt. In diesem Zusammenhang müssen aus Sicht der Wissenschaftsgeschichte drei heute weit verbreitete Annahmen über die ganzheitliche Richtung der Medizin (»Alternativmedizin«, »Ganzheitsmedizin«, »Biologische Medizin«) korrigiert werden, nämlich erstens, dass sie etwas Neues sei, zweitens, dass sie eine Außenseitermedizin sei, und drittens, dass sie eine reine Erfahrungsheilkunde ohne wissenschaftliche Begründung sei. Sie steht in der im Lauf der Jahrhunderte immer wieder erneuerten Tradition der hippokratischen Medizin, die auch im 19. Jahrhundert nicht völlig verschwunden ist, wenn sie auch mit dem Aufkommen der von den Ergebnissen der experimentellen Laboratoriumswissenschaft bestimmten »wissenschaftlichen Medizin« von der zweiten Hälfte des 19. Jahrhunderts an immer mehr zurückgedrängt wurde.

In der Zeit zwischen den beiden Weltkriegen, etwa 1920 bis 1940, in der auch auf anderen Gebieten starke Tendenzen zu einem ganzheitlichen Denken vorherrschten, erfolgte in vielen europäischen Ländern und auch in den USA eine erste Rückbesinnung auf die hippokratische Tradition (Lawrence & Weisz 1998; Cantor 2001). Sie war, ähnlich wie heute, mit der Kritik am Reduktionismus der Biomedizin und einem starken Aufschwung und einer Annäherung der Naturheilkunde an die Schulmedizin verbunden. Gleichzeitig wurden auch in der biomedizinischen Grundlagenforschung (so in der Pathologie, Physiologie, Inneren Medizin, Neurologie, Embryologie und Immunologie) ganzheitliche Ansätze entwickelt, durch die viele zentrale Elemente der bis dahin fast ausschließlich empirisch begründeten hippokratischen Tradition erstmals naturwissenschaftlich untermauert wurden (Lawrence & Weisz 1998). Ganzheitliche Ansätze waren deshalb auch, bis etwa um 1950 bis 1960, eine mögliche und normale Richtung im Rahmen der an den Universitäten gelehrten und wissenschaftlich begründeten »Schulmedizin«; sie wurden erst mit der extremen Verschärfung des reduktionistischen Trends durch den Aufstieg von Genetik und Molekularbiologie zum beherrschenden medizinischen Paradigma der biomedizinischen Wissenschaften in eine Außenseiter-Position gedrängt.

Wie die Autoren von zwei bahnbrechenden Sammelbänden zu diesem Thema zeigen (Lawrence & Weisz, 1998; Cantor 2002), nahmen solche ganzheitlichen Bewegungen innerhalb der Schulmedizin verschiedene Formen an, wie z. B.

- Neo-Hippokratismus;
- Neo-Humoralismus;
- Konstitutionstheorien;
- Psychosomatische Medizin;
- Sozialmedizin;
- Katholischer Humanismus (Frankreich) sowie
- verschiedene Synthesen der Alternativmedizin (Homöopathie, Naturheilkunde etc.) mit der Schulmedizin.

Wie erwähnt, waren solche ganzheitlichen Ansätze nicht auf Klinik und Hausärzte beschränkt, sie waren auch in der medizinischen Grundlagenforschung der Zeit vertreten. In Frankreich wie auch in anderen Ländern kam der wichtigste Impuls für die Ausbreitung ganzheitlicher Ansätze in der Medizin sogar, wie George

Weisz (1998) schreibt, aus der Wissenschaft und nicht aus der Naturheilkunde. In Deutschland griff die Wissenschaft in den 20er bis 50er Jahren Impulse für eine ganzheitliche Medizin auf (Müller 1938; Bothe 1991; Hampel 1998; Hau 2000; Timmermann 2001), die bereits im Kaiserreich existiert hatten und weitgehend von Patientenbewegungen mit Hunderttausenden von Mitglieder getragen worden waren, die der entstehenden Schulmedizin kritisch gegenüberstanden. Zu ihnen gehörten z.B. Naturheilvereine, Impf- und Tierversuchsgegner sowie Psychiatriekritiker, denen es um die Mitbestimmung über ihre Gesundheit und um aktive Gesundheitsvorsorge ging (Dinges 1996).

Damals wurden bereits alle wesentlichen Grundlagen für eine theoretische und experimentelle wissenschaftliche Untermauerung der traditionellen, auf die hippokratische Schule zurückgehenden ganzheitlichen Medizin geschaffen, so dass diese heute nicht mehr nur als reine Erfahrungsmedizin gelten muss, sondern durchaus wissenschaftlich begründet ist. Allerdings haben sich viele dieser Ansätze seit etwa den 50er Jahren in Theorie und Grundlagenforschung kaum mehr weiterentwickelt und den Anschluss an die wissenschaftliche Entwicklung weitgehend eingebüßt; nur die Empirie ist seither fortgeschritten. Die in vielen Fällen durchaus noch gültigen Erkenntnisse dieser Gebiete müssen heute dringend aktualisiert und mit dem gegenwärtigen Wissensstand verbunden werden. Wenn dies geschieht, könnten sie in vielen Fällen einen wesentlichen Beitrag zu der dringend nötigen Synthese des durch die moderne Detailforschung angehäuften Einzelwissens liefern und die verlorengegangene Verbindung zwischen wissenschaftlicher Erkenntnis und der Lebenswelt des Bürgers und Patienten wiederherzustellen helfen.

Im Fall der ganzheitlichen Ansätze in Medizin und Biologie haben wir ein gutes Beispiel für die immer wieder unterschätzte Nützlichkeit der Wissenschaftsgeschichte. Eine Untersuchung der abgebrochenen Tradition ganzheitlicher Ansätze auf diesem Gebiet könnte nach meiner Auffassung genau das zutage fördern, was der Biomedizin in ihrer gegenwärtigen Krise nottut und fehlt und ihr somit neue Relevanz und neuen Schwung verleihen.

Charakteristisch für diese ganzheitliche Tradition in der modernen Biomedizin ist die Schlüsselrolle des Unspezifischen. Im Mittelpunkt der Therapie steht, ganz in hippokratischer Tradition, die Aktivierung der Selbstregulation, des »inneren Arztes« des Organismus, die vom Therapeuten nur unterstützt zu werden braucht. Dies geschieht in erster Linie durch unspezifische, systemisch wirkende Mittel und Maßnahmen. Auch die Systeme im Organismus, auf die dadurch eingewirkt wird, wurden als unspezifische Ganzheitsfunktionen erkannt; unter ihnen kommt dem »Grundregulationssystem« des weichen Bindegewebes (extrazelluläre Matrix), das auch Ausgangspunkt des unspezifischen Immunsystems ist, eine besondere Bedeutung zu (Pischinger 1975; Heine 1997). Vorbeugende Gesundheitsförderung muss auf dem Unspezifischen aufbauen, dieses bildet aber auch das Bindeglied zwischen der konventionellen Biomedizin und den ganzheitlichen Ansätzen, denn das Unspezifische ist auch Grundlage für die spezifische Therapie, die gezielt auf Teilfunktionen des Organismus einwirkt. Da, wo das Unspezifische an seine Grenzen stößt, weil die Selbstheilungsfähigkeit des Organismus zur Bewältigung der Störung aus eigener Kraft zu schwach ist, muss die spezifische Notfallmedizin eingreifen; hier hat sie ihre unbestrittene Stärke. Aus den Grundsätzen der hippokratischen Tradition leitet sich auch die Auffassung her, dass nicht Krankheiten, sondern kranke Menschen behandelt werden. Nicht nur die Natur der pathogenen Einflüsse bestimmt Art und Verlauf der Erkrankung, sondern die individuelle Reaktionsweise oder typische Regulationsform (Konstitution) der einzelnen Person, die durch teils vererbte, teils erworbene, teils feststehende, teils beeinflussbare Krankheitsneigungen (Dispositionen, Diathesen) gekennzeichnet ist. Grundlage krankhaft verstärkter Krankheitsanfälligkeit und konstitutioneller Krankheitsneigungen sind nach den Vorstellungen der Ganzheitsmedizin Veränderungen des sogenannten Terrains, das heißt des geweblichen, humoralen und vegetativ-nervösen »Bodens« im Organismus, ohne die Krankheitskeime oder andere pathogene Reize ihre Wirksamkeit schlecht oder nicht entfalten können. Entsprechend wird in der Ganzheitsmedizin dem Funktionskomplex »flüssiges inneres Milieu – extrazelluläre Matrix – vegetatives Nervensystem«, ähnlich wie in der alten Humoralphysiologie, verstärkte Aufmerksamkeit geschenkt. An der Entstehung, aber auch bei der Beseitigung dieser Veränderungen des Terrains wiederum sind natürlich auch soziale, psychische und Umwelteinflüsse beteiligt, was z. B. durch die Forschungsergebnisse der Psychoneuroimmunologie bestätigt worden ist.

10
Beiträge der Naturwissenschaften

Da ich mich in diesem Buch auf einen sozial- bzw. geisteswissenschaftlichen Schwerpunkt konzentriere, dürfen wir es nicht versäumen, auf die naturwissenschaftlichen Beiträge zum gesundheitswissenschaftlichen Paradigmenwechsel einzugehen. Wenn wir darauf hinweisen, dass der biomedizinische Ansatz durch die sozial- und geisteswissenschaftlichen Ansätze zum Verständnis von Gesundheit und Krankheit ergänzt, erweitert und verändert werden muss, dann bedeutet das nicht, dass die naturwissenschaftlichen Beiträge eine geringere Bedeutung bekommen sollen. Sie werden lediglich in eine umfassendere Perspektive eingebettet. Zu den Beiträgen der Naturwissenschaften gehören nicht nur die weitgehend in Vergessenheit geratenen Bestrebungen zu einer wissenschaftlichen Grundlegung der hippokratischen Tradition bzw. der sogenannten Ganzheitsmedizin in der ersten Hälfte des 20. Jahrhunderts, sondern auch verschiedene Ansätze zu einer ganzheitlichen Biologie im gleichen Zeitraum, wie die Homöostase- und Regulationsforschung, die Chronobiologie und die Biometeorologie, wichtige neurologische Beiträge der jüngsten Zeit wie die Psychoneuroimmunologie, die neuronale Plastizität und die Sozioneurologie, neuere Entwicklungen in der Molekularbiologie und Genetik, die die Ansätze der Ganzheitsmedizin und -biologie unterstützen und bestätigen, wie die Forschung zur extrazellulären Matrix, die Epigenetik und die »personalisierte Medizin«, sowie bestimmte Entwicklungen in Physik und Biophysik, wie Allgemeine Systemtheorie, Selbstorganisationstheorie, Nicht-Gleichgewichts-Thermodynamik, Quantentheorie und Biophotonenforschung, die ebenfalls ein ganzheitliches und salutogenetisches Bild von Leben, Mensch und Gesundheit stützen und es um wichtige Perspektiven bereichern. Von großer Bedeutung ist überdies, dass in den letzten Jahrzehnten ein zunehmender Trend zur Entwicklung interdisziplinärer Ansätze und zur transdisziplinären Synthese zwischen geisteswissenschaftlichen und naturwissenschaftlichen Ansätzen zu beobachten ist, der diesen Ansatz ebenfalls stützt. Zu einigen Aspekten dieses Themenbereichs habe ich bereits in meinem Buch »Biophotonen« (1995) und in einer Reihe von Aufsätzen (so z. B. Bischof 1989, 1994, 1996, 1998, 2000c, 2003a, 2005, 2008c) ausführliche Darstellungen gegeben.

10.1 Ansätze zu einer ganzheitlichen Biologie

Die Grundlagen für ein ganzheitliches naturwissenschaftliches Verständnis von Gesundheit und Heilung wurden in der ganzheitlichen Biologie der zweiten Hälfte des 19. und der ersten Hälfte des 20. Jahrhunderts gelegt, unter anderem in der Homöostase- und Regulationsforschung, in der Chronobiologie, der Biometeorologie sowie durch die Entwicklung von biologischen Feldtheorien in der Embryologie. Mit einiger Berechtigung kann man den Beginn dieser Entwicklung bei der Arbeit des französischen Physiologen Claude Bernard (1813–1878) ansetzen (Bischof 2003a). Bernard, der als Begründer der experimentellen Medizin und der modernen Physiologie gilt, entwickelte mit dem Konzept des »inneren Milieus« eine physiologische Grundlage für das alte Konzept der »inneren Krankheitsursache«, der Reaktivität und Verarbeitungsfähigkeit des Organismus für potenziell krankheitserregende Reize aus der Umwelt (die »äußere Krankheitsursache«). In seinem 1859 erstmals formulierten und 1865 vollständig entwickelten Konzept postulierte er, dass »protektive Funktionen« (regulative Mechanismen) im Organismus existierten, die die »Konstanz des inneren Milieus« aufrechterhalten, um die Lebensfunktionen des Organismus zu bewahren. Bernard stellte fest, die Störung dieser Schutzfunktionen bewirke zunächst pathologische Veränderungen im flüssigen »Terrain« (Erdboden), in welches Zellen und Organe eingebettet seien, und könne schließlich zu Krankheit und Tod führen. Bernard betonte auch, dass der Organismus auf vielfältige Weise mit der Umwelt verbunden sei; seine innere Regulation basiere auf einer vollen Kommunikation mit der Umwelt und einer aktiven Reaktion auf die Veränderungen in ihr. Die Aufrechterhaltung der Konstanz des inneren Milieus habe die Entwicklung höherer Lebewesen und die Unabhängigkeit des Lebens von seinem Ursprung im Meer ermöglicht. Bernard identifizierte das innere Milieu erst mit dem Blutplasma, erweiterte es dann auf die Lymphflüssigkeit und kam schließlich zur Überzeugung, dass es aus der Gesamtheit der Körperflüssigkeiten bestehe.

Bernards Konzept des »Terrains«, das eng mit demjenigen des »inneren Milieus« verknüpft ist, ist bis heute eines der wichtigsten Konzepte einer ganzheitlichen Medizin geblieben und hatte auch großen Einfluss auf die weitere Entwicklung der Physiologie. Wie der berühmte französische Immunologe und Medizin-Nobelpreisträger Charles Richet (1850–1935) 1927 in seinem Vorwort zu einem Buch seines Schülers Jules Héricourt über das »Terrain« bemerkte, hatte das Konzept des Terrains seinen Ursprung in der Beobachtung, dass die gleichen pathologischen Faktoren oft eine große Vielfalt verschiedener Reaktionen bei verschiedenen Individuen hervorriefen, und in dem naheliegenden Schluss daraus, dass damit auch die Physiologie – die Gewebe, das Immunsystem und die Körperflüssigkeiten – ähnlich wie die psychologische Persönlichkeit sehr unterschiedlich sein und von Individuum zu Individuum variieren musste (Héricourt 1927). 1936 schrieb der polnisch-französische Biochemiker Wladislaw Kopaczewski (1886–1953) in einem Artikel zum gleichen Thema, das Terrain wirke auf aktive Weise pathogenen Einflüssen (entweder äußeren oder inneren Ursprungs) bis zu einem gewissen Grad entgegen und funktioniere als Barriere gegen pathogene Agentien (Kopaczewski 1936).

Heute müssen wir diese traditionelle Auffassung des Terrains ergänzen durch die Feststellung, dass es nicht nur ein solid-materielles biologisches Terrain gibt, sondern außerdem

- das Terrain der elektromagnetischen und nicht-elektromagnetischen Felder in unserem Organismus sowie
- das psychisch-mentale Terrain, das in diesem Buch eine große Rolle spielt.

10.1.1 *Regulationsforschung*

Mit den Konzepten des »inneren Milieus« und des »Terrains« wurde der Gründer der experimentellen Physiologie nicht nur zu einem der Begründer der Forschung zur physiologischen Regulation, sondern er löste auch eine Renaissance der Humoralphysiologie aus, die auf der Einführung der physikalischen Chemie in die Physiologie – hauptsächlich durch das von Jacobus H. Van't Hoff (1852–1911) und Svante Arrhenius (1859–1927) entwickelte Konzept der verdünnten Ionenlösungen – beruhte. Die Regulation des inneren Milieus der Körperflüssigkeiten durch die Kontrolle von Hormonen und Elektrolyten charakterisiert die Arbeit von Pionieren wie René Quinton, Léon Frédérick, Joseph Barcroft, Ernest H. Starling, Lawrence J. Henderson und Walter B. Cannon.

Der britische Physiologe Ernest H. Starling (1866–1927), ein Pionier der Hormonforschung, der zusammen mit W. H. Bayliss 1902 als erster ein Hormon, das Sekretin, isolierte und 1905 den Begriff »Hormon« einführte, war ein Pionier in der Erforschung des peripheren Blutkreislaufs, der Rolle der osmotischen Kräfte und des Flüssigkeitsaustauschs zwischen den Blutkapillaren, dem Zwischenzell-Gewebe und dem Lymphsystem. Er wies die Existenz eines Gleichgewichts zwischen dem Blutdruck im Gefäßsystem und den osmotischen Kräften in den peripheren Kapillaren und dem interstitiellen Gewebe nach, das heute als »Starling-Gleichgewicht« bekannt ist. Er war davon überzeugt, dass diese Prozesse Ausdruck einer »Weisheit des Körpers« seien.

Der amerikanische Biochemiker und Physiologe Lawrence J. Henderson (1878–1942), stark beeinflusst von der hippokratischen Idee einer Naturheilkraft, untersuchte die Regulation des Säure-Basen-Gleichgewichts durch die verschiedenen chemischen Puffersysteme, vor allem im Blut. In seinem Werk »The Fitness of the Environment« (1914) entwickelte er auf der Basis seiner physiologischen Forschungen die Idee, dass die physikalischen und chemischen Eigenschaften der anorganischen Umwelt auf der Erde, insbesondere diejenigen von Wasser, Kohlenwasserstoff-Verbindungen und Kohlensäure, *fit for* (»angepasst an und geeignet für«) die Entwicklung des organischen Lebens seien, und wurde damit zum Vorläufer der Theorie des »anthropischen Prinzips« (Breuer 1981; Barrow & Tipler 1986). Er war davon überzeugt, dass die gegenseitige Anpassung von Lebewesen und Umwelt kein Zufall war. Wie er darlegte, spielen in dieser »Fitness« der Umwelt für das Leben die einzigartigen Eigenschaften des Wassers eine prominente Rolle.

Von besonderer Bedeutung für uns ist der bereits in Kapitel 1 erwähnte amerikanische Physiologe Walter B. Cannon (1871–1945), der 1929 im Anschluss an Claude Bernards Forschungen das Konzept der »Homöostase« für den Mechanismus, der physiologische Variablen innerhalb eines bestimmten Variationsbereichs stabilisiert, einführte. Nach Cannon findet dies hauptsächlich in der »flüssigen Matrix des Körpers« statt. Er führte auch den Stress als Konzept ein, den er als die Belastung der homöostatischen Mechanismen durch Überschreitung der kritischen Grenzen der physiologischen Variablen definierte. Dies konnte nach seiner Auffassung durch Emotionen, Angst, Hunger und Wut oder andere Notfallsituationen geschehen. Er ging davon aus, dass körperliche Reaktionen immer protektiv, zielgerichtet, angemessen und »weise« seien (Cannon 1929, 1939).

Diese Art von Forschung wurde später durch den österreichisch-kanadischen Physiologen Hans Selye (1907–1982) fortgesetzt, den wir ebenfalls in Kapitel 1 bereits erwähnt haben. Er begann im Jahr 1936 eine Reihe von Experimenten, mit denen er die unspezifischen, systemischen Reaktionen des Organismus auf ein weites Spektrum von Stressoren, wie körperliche Anstrengung, Strahlenbelastung, Hitze und Kälte, traumatische Verwundungen und Blutverlust, Krankheiten, Verletzungen, Infektionen, Gefahren und Angst, untersuchte. Er hatte bereits früher beobachtet, dass viele verschiedene akute und chronische Krankheiten alle von einem Gefühl der Erschöpfung und der gleichen Gruppe von körperlichen Symptomen begleitet waren, und wollte verstehen, worin dieser »allgemeine Zustand des Krankseins« bestand. Als Resultat seiner Experimente formulierte Selye seine Theorie des »Allgemeinen Anpassungssyndroms« (*General Adaptation Syndrome*, GAS), in der er diesen allgemeinen Krankheitszustand, der jede Krankheit begleitet, als Resultat einer unspezifischen, systemischen und immer gleichförmig verlaufenden Reaktion des Organismus identifizierte (Selye 1946, 1951, 1952; Weiner 1992). Selyes Konzept des GAS wurde in der Folge zur Erklärung der Pathogenese vieler Krankheiten verwendet, die Selye »Anpassungskrankheiten« nannte, und sein Stress-Konzept fand weite Anwendung in Medizin und Physiologie und noch stärker in den Sozial- und Verhaltenswissenschaften (siehe Abschnitt 1.1 und Weiner 1992). Es spielte zusammen mit weiteren Entwicklungen in der Regulationsforschung auch eine wichtige Rolle in den Bemühungen um eine wissenschaftliche Grundlegung für die Ganzheitsmedizin.

In den letzten Jahrzehnten wurde die Erforschung der menschlichen Regulationsmechanismen über den physiologischen Bereich hinaus in den psychologischen und psychophysischen Bereich hinein ausgedehnt, namentlich in der Verhaltensforschung und in der Psychoneuroimmunologie (siehe weiter unten). Ein herausragender und wegweisender Beitrag zur Regulationsforschung der jüngsten Zeit sind die Arbeiten des amerikanischen Neuropsychoanalytikers Allan N. Schore von der Los Angeles School of Medicine an der Universität von Kalifornien, der seit den frühen 90er Jahren in einer Reihe von Büchern und Aufsätzen eine Vielzahl experimenteller und klinischer Studien aus Entwicklungs- und Bindungspsychologie, Psychiatrie, Psychoanalyse, Traumaforschung und den Neurowissenschaften integriert und ein übergreifendes, multidisziplinäres Modell für die emotionale und soziale menschliche Entwicklung präsentiert hat (Schore 1994, 2003a, b). Er zeigte, wie die frühe soziale Umwelt in Form der primären Bezugspersonen die Entwicklung der Strukturen im Gehirn des Kleinkinds beeinflusst und wie die Reifung des orbitofrontalen Kortexes, des ausführenden Organs der rechten Gehirnhälfte, durch die dyadischen Interaktionen der frühen Bindungen geformt wird. Sie sind entscheidend für die zukünftige Fähigkeit des Kindes, Emotionen selbst zu regulieren, den emotionalen Zustand anderer Menschen einzuschätzen und mit Stress umzugehen. In der Einleitung zu (2003a) stellt Schore fest: »Die Ontogenese der Selbstregulation ist ein grundlegendes Organisationsprinzip, wenn nicht gar ein fundamentaler Mechanismus der Entwicklung dynamischer lebender Systeme« (Schore 2003a).

Die individuelle Art und Weise, wie sich die Selbstregulationsfähigkeit bei einem Menschen im Lauf seines Lebens entwickelt, spielt natürlich auch eine wichtige Rolle in der Gesundheit dieses Menschen. Die bisher weithin ignorierte und unterschätzte Fähigkeit des Menschen, seine eigenen physiologischen und psychologischen Zustände zu regulieren und zu verändern, muss generell als der wichtigste Faktor der Salutogenese bezeichnet werden, der in einer zukünftigen Gesundheitskultur eine zentrale Rolle spielen dürfte (siehe Teil 3).

10.1.2 *Chronobiologie*

Der zeitlichen Dimension des lebenden Organismus, die für sein Funktionieren nicht weniger wichtig ist als die räumliche Strukturierung, wurde in der Biologie lange Zeit kaum Aufmerksamkeit geschenkt. Obwohl bereits im Altertum die rhythmischen Bewegungen von Pflanzen bemerkt wurden und der französische Astronom Jean Jacques d'Ortous de Mairan (1678–1771) bereits im 18. Jahrhundert vorschlug, Pflanzen würden die Tageszeit kennen und eine eigene Uhr besitzen, entstand die Wissenschaft der Chronobiologie erst in den späten 1940er und 1950er Jahren (Bischof 2003a). Franz Halberg, einer der Pioniere auf diesem Gebiet, hat auf die Bedeutung des rhythmischen Verhaltens der Lebewesen hingewiesen, als er schrieb, dass für das Funktionieren des Organismus auf der physiologischen

Ebene nicht nur die richtige Menge der richtigen Substanz am richtigen Platz sein müsse, sondern dies auch zur richtigen Zeit geschehen müsse (Halberg 1979). Deshalb erwies sich Claude Bernards Konzept der homöostatischen Konstanz als zu statisch und musste durch die Idee einer rhythmischen Ordnung ergänzt werden. Zu den bedeutenden Pionieren der Chronobiologie gehörten Wissenschaftler wie Frank A. Brown, Franz Halberg, Erwin Bünning, Jürgen Aschoff, Arne Sollberger und Günther Hildebrandt, der im Abschnitt 2.3 bereits ausführlich zur Sprache gekommen ist.

Lange Zeit wurde die Disziplin geprägt durch die Auseinandersetzung zwischen den Vertretern eines exogenen Ursprungs der biologischen Rhythmik und denjenigen eines endogenen Ursprungs. Heute hat man eingesehen, dass in beiden Auffassungen ein wahrer Kern steckt; wenn man bedenkt, dass im Lauf der Evolution sich alle Organismen in einer rhythmisch strukturierten Umgebung von planetaren und kosmischen Feldern (rhythmische Veränderungen wie der Tag- und-Nacht-Zyklus von Licht und Dunkel, Temperaturveränderungen, pulsierende magnetische, elektrische und elektromagnetische Felder usw.) entwickelt haben, dann ist zu vermuten, dass die ursprünglichen biologischen Rhythmen der Organismen durch die Integration der Zeitstruktur von Umweltreizen in die sich entwickelnden Organismen entstanden sind. Später haben sie sich dann von der Abhängigkeit von diesen Zeitgebern gelöst und autonome Pulsationen entwickelt, die aber immer noch in Resonanz mit den externen Zyklen stehen. Letztlich muss aber die Suche nach linearen monokausalen Beziehungen, die diesen Kontroversen zugrunde liegt, ohnehin zugunsten multifaktorieller, ökologischer Konzepte aufgegeben werden, die die gegenseitige Verwobenheit aller Phänomene berücksichtigen.

Ein entsprechendes wegweisendes Konzept hat bereits in den späten 1970er Jahren Rainer Sinz, Physiologe an der Leipziger Universität, entwickelt (Sinz 1978, 1980). Sein Konzept einer »dynamischen multioszillatorischen Funktionsordnung des Organismus« stellt eine brillante Kombination von chronobiologischer Forschung, Regulationsforschung und neuesten Erkenntnissen der Physik komplexer Systeme dar. Aufbauend auf den Entwicklungen von Claude Bernard und Walter B. Cannon bis zu Erich von Holsts Entdeckung der zentralnervösen Koordination (Holst 1939) und Werner Rudolf Hess' »funktioneller Organisation des vegetativen Nervensystems« (Hess 1948), schlägt Sinz eine dynamische Systemtheorie der Organisation von Regulation, Koordination und Oszillation im Organismus vor, die auf einer funktionellen Einheit von Regulationsprozessen, funktioneller Koordination und Rhythmik aufgebaut ist. Sie integriert die Erkenntnisse der Nicht-Gleichgewichts-Thermodynamik irreversibler Ordnungsprozesse (siehe weiter unten) mit dem Wissen von der hierarchischen Koordination nicht-linearer Regulations- und Oszillationssysteme im Organismus. Sinz erläutert, wie die räumliche Organisation des Organismus mit den endogenen Zeitstrukturen korreliert, die aus den nicht-linearen Prozessen der Regulation und der Oszillation dissipativer Strukturen (siehe weiter unten) und ihrer Koordination auf verschiedenen Organisationsebenen entstehen, die nach Sinz durch die stammesgeschichtliche Anpassung an die dominierenden Umweltrhythmen optimiert wurden.

Heute erscheint die Chronobiologie (der Name wurde 1960 geprägt) als eine zwar wohlfundierte und zweifellos bedeutende Wissenschaftsdisziplin, die jedoch trotz allem noch immer eine relativ randständige Position in der Wissenschaftslandschaft einnimmt, weil sie sich nicht in das klassische disziplinäre Schema einfügt und die konventionelle wissenschaftliche Weltsicht in einem gewissen Maß in Frage stellt. Ohne Zweifel ist jedoch die chronobiologische Perspektive von großer Bedeutung für ein ganzheitliches Verständnis von Gesundheit und Heilungsprozessen, für das die Berücksichtigung der Dynamik und Prozesshaftigkeit des biologischen Geschehens unerlässlich scheint. Vieles spricht dafür, dass eine gestörte Rhythmik wichtiger physiologischer Prozesse eine wesentliche Rolle im Krankheitsgeschehen spielt (Bischof 2005) und die Rückführung des Organismus zu einer gesunden rhythmischen Ordnung ein wichtiges therapeutisches Prinzip sein könnte (Bischof 2005). Die Koordination, Synchronisation und Integration der unterschiedlichen rhythmischen Prozesse könnte eine grundlegende Bedeutung für Salutogenese und die Optimierung (Weiterentwicklung) menschlichen Funktionierens besitzen (Bischof 2008).

10.1.3 *Biometeorologie und Kosmobiologie*

Wie bereits Claude Bernard betonte, existieren höhere Organismen gleichzeitig in zwei Umwelten: der inneren Umwelt des *Milieu interne* und der äußeren Umwelt des *Milieu externe* der terrestrischen und kosmischen Umgebung; ihr Leben ist gebunden an und beeinflusst durch beide Umwelten (Holmes 1963). »Die Bedingungen, die für das Leben notwendig sind, sind weder im Organismus noch in der äußeren Umwelt allein zu finden, sondern in beiden zusammen« (Bernard 1865).

Die These, dass Wetter und Klima eine signifikante Rolle in der Gesundheit und den Krankheiten des Menschen spielen könnten, findet sich bereits in den hippokratischen Schriften, doch sie wurde erst mit dem Beginn des 20. Jahrhunderts ernsthaft geprüft, als Voraussetzungen wie regelmäßige meteorologische Beobachtungen unter Standardbedingungen, verlässliche epidemiologische Aufzeichnungen, adäquate physiologische Kenntnisse und die Erfindung der Klimakammer zur Untersuchung menschlicher Versuchspersonen unter simulierten Wetterbedingungen zur Verfügung standen. Als einer der ersten modernen Wissenschaftler versuchte Svante Arrhenius, einer der Begründer der Physikalischen Chemie und Nobelpreisträger für Physik des Jahres 1903, im Jahr 1898 die Wirkungen kosmischer Einflüsse, einschließlich derjenigen des Mondes, auf das Wetter und auf lebende Organismen zu zeigen (Arrhenius 1898).

Ein früher Pionier der Biometeorologie (weitere Begriffe für das Gebiet sind Bioklimatologie, medizinische Klimatologie und Meteorobiologie) war der deutsche

Arzt, Professor der Sozialpsychologie und Politiker Willy Hellpach (1877–1955), der auch einer der ersten deutschen Ärzte war, die Freuds sexuelle Ätiologie der Neurosen vertraten. Er war auch einer der Begründer der Umweltpsychologie und behandelte die Beziehung zwischen Mensch und Umwelt auf eine sehr interdisziplinäre Weise, zu der sein breites Wissen über ihre naturwissenschaftlichen, psychologischen und sozialen Aspekte beitrug (Hellpach 1911, 1924). Sein bis heute einzigartig gebliebenes Buch »Die geopsychischen Erscheinungen« (1911, später unter dem Titel »Geopsyche« erschienen), das viele Auflagen erlebte und in eine Reihe von Sprachen übersetzt wurde, etablierte die Biometeorologie erstmals als Wissenschaft. Darin definierte er die Biometeorologie als die Untersuchung des Einflusses aller meteorologischen Faktoren und aller atmosphärischen Veränderungen auf lebende Organismen, das heißt Strahlung, Luftdruck, Temperatur, Feuchtigkeit, Wetterfronten, atmosphärische Elektrizität usw., insbesondere der Beziehung von Wetter und Klima zu gewissen gesundheitlichen Störungen und Krankheiten, der Frage, ob bestimmte Wettersituationen und -faktoren Krankheiten verursachen oder auslösen können, und schließlich der Frage, ob verschiedene Typen von Menschen (sogenannte Konstitutionstypen, siehe weiter unten) auf Wetter- und Klimaeinflüsse unterschiedlich reagieren. Hellpach vertrat die Auffassung, dass die natürliche Umwelt eine von drei Umweltsphären sei, in denen der Mensch lebt, neben der sozial-psychologischen Umwelt und der vom Menschen selbst geschaffenen künstlichen Umwelt. Die natürliche Umwelt von Wetter, Klima, Boden und Landschaft übte nach Hellpach zwei Arten von Einflüssen auf den Menschen aus, nämlich

- einerseits den sinnlichen »Eindruck«, die Einflüsse, die mit Hilfe der Sinne direkt wahrgenommen werden, wie z. B. Wärme, Kälte, Wind, Regen, Sturm, Dunkelheit oder Helligkeit, und
- andererseits die sogenannten tonischen Wirkungen von Einflüssen wie Luftdruck, Luftelektrizität, schwache Luftdruckschwankungen usw., die wir nicht direkt wahrnehmen können, die durch das vegetative Nervensystem vermittelt werden und die einen noch größeren Einfluss auf uns haben.

Zusammen mit dem Einfluss von Landschaft und Boden bestimmen die tonischen Wirkungen von Wetter und Klima unseren Lebenstonus, unsere Vitalität, Frische oder Abgespanntheit, Handlungsbereitschaft und Stimmung. Unter »Geopsyche« verstand Hellpach die Gesamtwirkung aller dieser Faktoren auf unser psychisches Leben. In seiner »Psychologie der Umwelt« (1924) wies Hellpach darauf hin, dass die allgemeine Psychologie als »umweltlose« Wissenschaft konzipiert worden sei; sie beschäftige sich entweder mit dem inneren Leben des Individuums oder mit der psychologischen Interaktion zwischen Individuen (Sozialpsychologie), jedoch nicht mit der dritten Sphäre der natürlichen Umwelt. Er plädierte für eine Einbeziehung der erwähnten zwei Arten von Umwelteinflüssen in die Sozialpsychologie; diese sei bisher »fast ausschließlich interpersonell orientiert« gewesen, und es sei in ihr »physischen Objekten keine Beachtung geschenkt worden, trotz ihrer unzweifelhaften persönlichen und sozialen Bedeutung«.

In den 20er Jahren entdeckten eine Reihe von Forschern den Einfluss des 1826 von Heinrich Schwabe (1789–1875) entdeckten Sonnenflecken-Zyklus, dessen Periodendauer der Schweizer Astronom Rudolf Wolf (1816–1893) 1848 auf 11,1 Jahre bestimmt hatte, auf die menschliche Physiologie. Die französischen Ärzte M. Faure und G. Sardou legten 1922 zusammen mit dem Astronomen J. Vallot der französischen Medizinischen Akademie einen Bericht über die Korrelation zwischen der Passage von Sonnenflecken über den Meridian und plötzlich auftretenden Krankheiten und Todesfällen vor, basierend auf einer kontinuierlichen Beobachtung von Patienten während 267 Tagen. Ebenfalls in den 20er Jahren begann der russische Biophysiker Alexander L. Tschischewskij (1897–1964), Begründer der Heliobiologie und einer der wichtigsten der frühen Pioniere kosmobiologischer Forschung, mit seinen Untersuchungen über die Korrelation zwischen dem Sonnenfleckenzyklus und dem menschlichen Leben, die er bis in die 50er Jahre fortführte (Bischof 2003a). Er konnte durch umfangreiche statistische Untersuchungen nachweisen, dass der Sonnenfleckenzyklus mit vielen Lebenserscheinungen in der Biosphäre korrelierte; nach seiner Auffassung sollten die physikalischen Felder der Erde in die Reihe der Faktoren aufgenommen werden, die die Lebensbedingungen in der Biosphäre beeinflussen. Bezugnehmend auf Claude Bernard, sprach Tschischewskij von dem »kosmischen Milieu«, in dem die Erde existiere, und von einem »atmosphärischen Milieu«, das Luftelektrizität und andere elektromagnetische Felder einschließe. Er untersuchte auch die physiologischen Wirkungen von positiven und negativen Luftionen und die elektrodynamischen Prozesse in fließendem Blut. Er zeigte, dass die Kolloide des Organismus, aus denen auch das Blut besteht, unter dem Einfluss von Luftionen ausflocken (bei Ionen, deren elektrische Ladung derjenigen der Kolloide entgegengesetzt ist) oder sich stabilisieren (bei gleicher Ladung). Negative Ionen verschieben den pH-Wert des Bluts auf die basische Seite und stimulieren die mitogenetische Strahlung des Bluts (heute »Biophotonen« genannt, siehe weiter unten), während positive Ionen ihn auf die saure Seite verschieben und die Strahlung unterdrücken.

Wie für andere wissenschaftliche Gebiete waren die 1930er und 40er Jahre eine sehr fruchtbare Periode für die biometeorologische Forschung, in der viele der Grundlagen unseres heutigen Wissens auf diesem Gebiet gelegt wurden. In dieser Zeit führte der japanische Forscher Miki Takata von der Tohu-Universität in Tokyo weitere Forschungen zur Korrelation zwischen der Ausflockung von menschlichem Blutserum und der Sonnenaktivität durch. In den frühen 30er Jahren veröffentlichte der deutsche Kinderarzt Bernhard de Rudder (1894–1962), Schüler von Meinrad von Pfaundler, einem der Pioniere konstitutionellen Denkens in der Medizin, das erste Lehrbuch der Biometeorologie, »Grundriss einer Meteorobiologie des Menschen« (1931). Diese umfassende Zusammenfassung und kritische Analyse der bereits ziemlich umfangreichen Literatur auf dem Gebiet half in hohem Maß mit, die vielen Missverständnisse und falschen Vorstellungen seiner medizinischen Kollegen zu überwinden (Tromp 1963). Rudder wies die jahreszeitliche Abhängigkeit von Krankheiten nach, eine der fundamentalen Lehren der Biometeorologie, und kam zu dem Schluss, dass die Konstitution eines Menschen unzweifelhaft eine wichtige Rolle in der Wetterempfindlichkeit spielt; wetterempfindliche Menschen hatten nach seinen Forschungen in der Regel ein instabiles vegetatives Nervensystem. Die Frage, wie wichtig wetterbedingter vegetativer Stress für die Auslösung von Krankheit sei, erforderte nach seiner Auffassung weitere Untersuchungen.

Ein weiterer wichtiger Pionier der klinischen Biometeorologie war William F. Petersen (1887–1950), ein amerikanischer Internist deutscher Herkunft, Professor für Innere Medizin und Chef der Abteilung für Pathologie und Bakteriologie an der Universität von Illinois in Chicago (Bischof 2003a). Petersen war bereits einer der führenden Forscher auf dem Gebiet der konstitutionellen Medizin, der unspezifischen Widerstandsfähigkeit gegen Krankheit und der Pathophysiologie des vegetativen Nervensystems in den USA gewesen und verfasste eben den ersten Entwurf zu seinem Werk »The Skin Reactions, Blood Chemistry, and Physical Status of ›Normal‹ Men and of Clinical Patients« (Petersen & Levinson 1930), als er in den späten 1920er Jahren die hippokratischen Schriften entdeckte. Er wurde einer der führenden Neo-Hippokratiker der USA und begann mit intensiven Untersuchungen der Beziehungen zwischen Wetter und Krankheit. In den späten 1930er Jahren begann er, die Resultate dieser Forschungen in den umfangreichen Studien »The Patient and the Weather« (Petersen 1935–37) und »Man, Weather, Sun« (Petersen 1947) zu veröffentlichen. Es sind wahrscheinlich die umfangreichsten und vollständigsten wissenschaftlichen Untersuchungen über die menschliche Fähigkeit, mit Wetter und Klima fertigzuwerden, die je unternommen wurden. In diesem Werk zeigte Petersen den Zusammenhang zwischen vegetativen Umschaltungen, Verschiebungen des Körperwassers und Wetterprozessen auf und stellte fest, dass die Reaktion des menschlichen Organismus auf Umwelteinflüsse eine rhythmische Pendelbewegung der vegetativ-nervösen Prozesse umfasste, die mit hormonellen und biochemischen Veränderungen verbunden war. Er nannte diesen vegetativen Rhythmus, den er im Jahr 1930 entdeckte, wegen seines Zusammenhangs mit den zwei Arten von Reaktionen auf Wetterreize »ARS-COD-Rhythmus«. Die eine war die sympathikotone Reaktion auf Kaltfronten, die Petersen »ARS-Phase« nannte, weil sie eine Anoxämie (Sauerstoffmangel im Blut), chemische Reduktion (Sauerstoffverlust bzw. Elektronenaufnahme), erniedrigte Gewebedurchlässigkeit (Permeabilität), reduzierte Gewebehydratation, Spasmen (Gefäßverengung), eine relative Alkalose (Erhöhung des Blut-pH-Werts) sowie stärkere Immunantworten und Neigung zu Kreislauferkrankungen umfasste. In dieser Phase geht das Körperwasser in die Gefäße über und wird ausgeschieden; die Urinabgabe ist deutlich erhöht. Die sympathikotone Reaktion, die auch im Herbst vermehrt auftritt, äußert sich auch in subjektiven Befindlichkeiten wie Vitalität, emotionaler Stabilität und reduzierter Irritabilität. Die vagotone Reaktion auf der anderen Seite – die manchmal, aber nicht immer, mit der nachfolgenden Warmfront zusammenfiel – nannte Petersen die »COD-Phase«; sie ist verbunden mit einer relativen Gewebsazidose (Säuerung) mit erniedrigtem Blut-pH-Wert, einer erhöhten Gewebedurchlässigkeit und Gewebehydratation, Dilatation (Gefäßerweiterung) sowie mit Katabolismus (Abbaustoffwechsel), Oxidation (Sauerstoffaufnahme bzw. Elektronenabgabe), schwächeren Immunantworten sowie einer Neigung zu entzündlichen Prozessen. In dieser Phase wird durch die Produktion kapillarwirksamer Substanzen, die den diastolischen Blutdruck erniedrigen, die Kapillaren erweitern und die Kapillarpermeabilität erhöhen, der arterielle Blutfluss erniedrigt und eine venöse Stasis erzeugt. Da auch die Urinabgabe reduziert ist, wird das Körperwasser zurückgehalten und in die Peripherie der Gewebe verlagert, die anschwellen und das Körpergewicht erhöhen. Subjektive Begleiterscheinungen der vagotonen Phase, die auch im späten Winter und im Frühling dominiert, sind Irritabilität, Müdigkeit, schwacher Antrieb und emotionale Verletzlichkeit. Natürlich gab es individuelle Unterschiede in diesen Reaktionen auf zellulärer, Organ- und Organismus-Ebene, doch »insgesamt pendelt die gesamte Bevölkerung in einem gemeinsamen chemischen und physiochemischen Rhythmus« (Petersen 1935).

Petersens Fazit aus seinen Forschungen war, dass man den Menschen und seine geophysikalische Umwelt als eine Einheit betrachten sollte und der Mensch ein »kosmischer Resonator« sei.

Von großem Einfluss war die Arbeit über den Einfluss außerirdischer Kräfte auf chemische und biologische Prozesse, die von den 1930er bis zu den 70er Jahren von Giorgio Piccardi (1895–1972), Professor für Physikalische Chemie an der Universität von Florenz, geleistet wurde (Bischof 2003a). Seine Untersuchungen über »fluktuierende Phänomene« begannen in den später 30er Jahren mit seiner Forschung über die Entfernung von Kalkablagerungen in Wasserboilern. Er konnte diese verhindern, indem er Wasser hinzufügte, das mit dem Leuchten, das entsteht, wenn man das Wasser mit einer Glaskugel umrührt, die einen Tropfen Quecksilber in einer Neon-Atmosphäre niedrigen Drucks enthält, vorbehandelt wurde. Dabei machte er jedoch die überraschende Beobachtung, dass die Wirkung solchen »aktivierten Wassers« nicht immer eintrat, und er kam zu der Überzeugung, dies beruhe nicht auf Zufall, sondern sei auf einen außerirdischen Einfluss unbekannter Natur zurückzuführen. Piccardi vermutete bereits zu jener Zeit, er habe es hier mit einer allgemeineren Erscheinung zu tun und dass die wohlbekannte Nicht-Reproduzierbarkeit chemischer Reaktionen nicht in der Unvollkommenheit der experimentellen Bedingungen zu suchen sei, wie man traditionellerweise annimmt, sondern ihren Ursprung in dem Raum der Umgebung habe. Um diese Hypothese zu überprüfen, entwickelte er »chemische Tests« nach dem Vorbild von Takatas Albumin-Flockungstest, standardisierte Reaktionen wie die Sedimentationsgeschwindigkeit von anorganischen Kolloiden wie Wismut-Chlorid (BiOCl) und anderen Substanzen. In einer Serie von Experimenten, die mehr als zweiundzwanzig Jahre lang dreimal täglich durchgeführt wurden, wurde die Sedimentationsgeschwindigkeit von unabgeschirmtem Wismut-Chlorid in entweder aktiviertem oder inaktiviertem Wasser mit derjenigen in Proben verglichen, die gegen bekannte Umweltfaktoren wie Temperatur, Luftdruck und Feuchtigkeit abgeschirmt waren. Es wurde festgestellt, dass die Wirkung des aktivierten Wassers bzw. einer Metallabschirmung auf die Sedimentation mit Sonneruptionen, dem 11-jährigen Sonnenfleckenzyklus und Schauern kosmischer Strahlung variierte. In seinem Buch »The Chemical Bases of Medical Climatology« (1962) schlug Piccardi deshalb die Sonne als Ursprung der beobachteten Veränderungen vor, und zog den Schluss, dass »gewisse Phänomene, die im geophysikalischen und astrophysikalischen Raum stattfinden, auf Distanz wirken. Was immer die Natur dieser weit entfernten Erscheinungen des Raums sein möge, ihre Wirkungen üben sie vermittels einer Strahlung elektromagnetischer oder korpuskularer Natur aus oder durch Variationen im allgemeinen Feld, sei es im elektrischen, magnetischen, elektromagnetischen oder Gravitationsfeld. Alle diese Feldwirkungen können heute als Fernwirkungen aufgefasst werden«.

Piccardi gelangte schließlich zu der Überzeugung, dass die Grundlage der von ihm im heute so genannten Piccardi-Effekt beobachteten Wirkungen, in denen sich auch der Einfluss der Position der Erde in Bezug auf die Äquatorialebene, die Mondphasen und weitere Aspekte geltend machen, der Einfluss ist, den diese kosmischen Faktoren auf die Struktur des Wassers und der wässrigen Lösungen ausüben, die ja einen großen Teil aller lebenden Organismen bilden. Er dachte, dass ein solcher Effekt vor allem in Systemen auftreten müsste, die sich nicht im thermodynamischen Gleichgewicht (siehe weiter unten) befinden, und war überzeugt, dass Kolloidsysteme besonders geeignet seien, diese Effekte zu demonstrieren. Er ging davon aus, dass selbst kleine Veränderungen in den Intensitäten elektromagnetischer Felder in der Lage seien, dramatische und lange anhaltende Wirkungen auf die Eigenschaften von Wasser und wässrigen Lösungen auszuüben.

Piccardis Arbeit wurde von der belgischen Wissenschaftlerin Carmen Capel-Boute (1914–2003), von dem niederländischen Geologen und Biometeorologen Solco W. Tromp (1909–1983) und anderen Mitgliedern seiner Internationalen Gesellschaft für Biometeorologie, dem von Capel-Boute gegründeten Internationalen Komitee für die Forschung und das Studium von Umweltfaktoren (bekannt unter ihrer französischen Abkürzung CIFA) und von dem russischen Biophysiker Simon E. Schnoll und seiner Gruppe am Institut für Theoretische und Experimentelle Biophysik der Russischen Akademie der Wissenschaften in Puschtschino fortgeführt. In den 50er und 60er Jahren entwickelte sich das Gebiet der Biometeorologie rapide, vor allem aufgrund der Entstehung der Umweltbewegung und der wachsenden Zahl von Umweltstudien in den Vereinigten Staaten und Großbritannien. 1956 wurde die International Society for Biometeorology gegründet, deren langjähriger Präsident Solco W. Tromp 1963 in seinem Buch »Medical Biometeorology« die tieferen physiologischen Mechanismen, die den Beobachtungen früherer Forscher zugrunde lagen, ausführlich untersuchte. Die weitere Entwicklung der Biometeorologie führt auch zur Etablierung des umfassenderen Konzepts einer »Humanökologie« (Sargent 1974, 1983), die ihren Ursprung in einer Studie des bekannten amerikanischen Geographen und Biometeorologen Ellsworth Huntington (1876–1947) für den U. S. National Research Council hat, in der Gesundheit als eine Folge der komplexen Interaktion zwischen Mensch und Umwelt gesehen und Krankheit als Konsequenz vieler verschiedener Faktoren betrachtet wird, zu denen neben Mikroben und anderen Krankheitserregern auch meteorologische Einflüsse und sozio-ökonomische Bedingungen gehören. Der Begriff der Humanökologie wird von verschiedenen Disziplinen verwendet, jedoch immer auf der Grundlage, dass die Beziehung zwischen Mensch und Umwelt auf eine ganzheitliche und multikausale Art und Weise aufgefasst und die Konsequenzen dieser Beziehung für Gesundheit und Krankheit immer im Rahmen eines umfassenden ökologischen Konzepts untersucht werden; damit unterscheidet sich dieser Ansatz stark vom konventionellen biomedizinischen Denken.

10.1.4 *Entwicklung von biologischen Ganzheits- und Feldtheorien in der Embryologie*

In der zweiten Hälfte des 19. Jahrhunderts wurden Physiologie und Biologie vom Programm der sogenannten Berliner Schule physikalisch orientierter Physiologen dominiert (Bischof 2003a). Die Gruppe um Hermann von Helmholtz, Emil du Bois-Reymond, Ernst von Brücke und Carl Ludwig hatte um 1840 begonnen, eine »breit geplante, systematische Untersuchung eines breiten Feldes physiologischer Phänomene gemäß den strengsten physikalischen Methoden« durchzuführen und den Grundsatz durchzusetzen, dass »eine Lebenserscheinung erst dann als erklärt gelten kann, wenn bewiesen ist, dass sie als Resultat der materiellen Komponenten lebender Organismen erscheint, die gemäß den Gesetzen interagieren, denen die gleichen Komponenten auch in ihrer Interaktion außerhalb lebender Systeme folgen«, wie Adolf Fick (1829–1901), Schüler von Carl Ludwig und Autor des ersten Biophysik-Lehrbuchs, in seinen »Gesammelten Werken« schrieb (Fick 1904). Im Jahr 1847 hatte die Gruppe ein Programm entwickelt, das wie eine Vorwegnahme desjenigen der modernen Molekularbiologie erscheint (Cranefield 1957). Ihr Wortführer Emil du Bois-Reymond (1818–1896) schrieb 1842: »Brücke und ich haben geschworen, der Wahrheit zum Durchbruch zu verhelfen, dass im Organismus keine anderen Kräfte wirksam sind als die reinen physikalisch-chemischen«, und 1848 versicherte er in seinem berühmten Werk »Untersuchungen über thierische Electricität«, die Physiologie werde sich »zwangsläufig gänzlich auflösen in organische Physik und Chemie«.

Ende des 19. Jahrhunderts entwickelte sich jedoch eine Gegenbewegung zu diesem mechanistisch-reduktionistischen Programm (Bischof 1998). Es begann mit einer Wiederbelebung vitalistischer Vorstellungen durch Hans Driesch, Henri Bergson, Jakob von Uexküll, Constantin von Monakow, Richard Semon und andere und entwickelte sich in den ersten Dekaden des 20. Jahrhunderts mit einer Reihe von Vorschlägen zu einer nicht-vitalistischen Alternative zur mechanistischen Biologie unter dem Namen des »Holismus« oder »Organizismus« zu einer ernstzunehmenden Richtung der akademischen Biologie (Haraway 1976; Harrington 1996). Beide Gruppen bezogen sich (auf unterschiedliche Weise) auf die erste antireduktionistische und teleologische Vision organischer Ganzheit, die im frühen 19. Jahrhundert von Goethe und romantischen Biologen wie Alexander von Humboldt, Carl Gustav Carus, Johann Friedrich Blumenbach, Karl Ernst von Baer und Johannes Müller entwickelt worden war (Meyer-Abich 1949).

Diese Entwicklung spielte sich hauptsächlich in der Embryologie ab. Ausgangspunkt war 1890 eine Kontroverse zwischen Wilhelm Roux (1850–1924) und Hans Driesch (1867–1941) über die Interpretation embryologischer Experimente mit Seeigel-Eiern. Dabei ging es um die Fähigkeit sich entwickelnder Organismen zur »Selbstregulation«, durch die der Embryo in der Lage ist, sich bei einer Beschädigung oder Zerstörung von Teilen trotzdem zu einem vollständigen Lebewesen zu entwickeln. Roux postulierte in seiner mechanistischen Theorie der »Entwicklungsmechanik«, dass der frühe Embryo wie ein Mosaik sei, dessen Teile sich unabhängig voneinander entwickeln, während Driesch nach Aristoteles' berühmtem Diktum, dass »das Ganze mehr ist als seine Teile«, schloss, dass der Zustand jedes Teils auf dynamische Weise von allen anderen Teilen mitbestimmt wird, so dass sich eine Beziehungsstruktur zwischen den Teilen eines Organismus ergibt, die für jeden Organismus spezifisch ist. Die Funktion eines Teils wurde von seiner Position innerhalb des Ganzen bestimmt, und Störungen des organisierten Ganzen, wie die Entfernung, Hinzufügung, Beschädigung oder Verschiebung von Teilen, führten zu einer Wiederherstellung des Ganzen. Nach Driesch war die Aristotelische »Entelechie« verantwortlich für die Steuerung dieses und aller anderen Prozesse der Entwicklung und Regulation; er definierte sie als eine Entität jenseits von Raum und Zeit, die einer wissenschaftlichen Untersuchung nicht zugänglich war. Die Entelechie ist nach Driesch »beeinflusst durch und beeinflusst ihrerseits die räumliche Kausalität, wie wenn sie aus einer Dimension jenseits des Raumes kommen würde; sie wirkt nicht im Raum, sondern in den Raum hinein; sie befindet sich nicht im Raum, sondern besitzt Punkte der Manifestation im Raum« (Driesch 1908).

Nach 1900 war es vor allem Hans Spemann (1869–1941), der mit seiner »Organisator«-Hypothese die von der Roux-Driesch-Kontroverse aufgeworfenen Fragen weiterverfolgte, wonach bestimmte Geweberegionen im Embryo als »Induktoren« die geordnete Folge von Differenzierungsschritten in der Entwicklung von Organismen bewirkten. Die Arbeit Spemanns und seiner Schule führte in den späten 1920er und frühen 30er Jahren zu zwei Forschungsrichtungen; auf der einen Seite entstand aus der Suche nach einer »Organisator-Substanz« das neue Feld der biochemischen Embryologie, in dem sich Wissenschaftler wie Joseph Needham, Charles M. Child, Julian Huxley und Gavin De Beer hervortaten. Auf der anderen Seite inspirierte die ganzheitliche Tendenz der Spemannschen Arbeit eine umfassendere Suche nach den Organisationsprinzipien in sich entwickelnden Organismen durch Forscher wie Ross Harrison, Paul A. Weiss, Joseph Needham, Conrad H. Waddington und Alexander G. Gurwitsch, die in der Aufstellung von embryologischen Feldtheorien gipfelte.

Diese Gruppe »holistischer« oder »organizistischer« Biologen lehnte Drieschs Diktum ab, dass das organisierende Prinzip in Lebewesen keiner wissenschaftlichen Untersuchung zugänglich sei, und suchte, das Paradigma einer ganzheitlichen Biologie in der Tradition der Entwicklungsmechanik durch experimentelle Untersuchungen auf der Ebene von Geweben und Stoffwechsel zu konkretisieren. Wie Paul A. Weiss (1898–1989) schrieb, musste, um den konkreten Inhalt eines ganzheitlichen Modells zu verstehen, das komplexe und dynamische Gewebe der organischen Entwicklung in Teilprozesse aufgelöst werden; die Verwendung von Begriffen wie »Organisation« oder »Feld« sollte eine genaue Analyse nicht ersetzen, sondern leitende Metaphern für die analytische Arbeit in einem holistischen Rahmen liefern (Weiss & Moscona 1958). Das Verständnis von Prozessen sollte durch klare Wahrnehmung von Strukturen erreicht werden. Im Gegensatz zu Vitalisten wie Driesch wollten die Organizisten das materielle Substrat des Organismus und seine Biochemie nicht geringschätzen oder ignorieren, sondern versuchten vielmehr durch verschiedene Konzepte supramolekularer Ordnungsbildung »den alten Abgrund zwischen physikalisch-chemischen Prozessen und ihren morphologischen Manifestationen zu überbrücken« (Needham 1931).

In den frühen 20er Jahren wurde von Paul Weiss und Alexander Gurwitsch die Hypothese eines »biologischen Felds« oder »morphogenetischen Felds« als Instrument zum Verständnis von organischer Entwicklung, Regeneration und Morphogenese (Formbildung) sowie zur Aufstellung von Voraussagen für eine experimentelle Überprüfung in die Biologie eingeführt. Obwohl sie dabei von den von Faraday und Maxwell in der zweiten Hälfte des 19. Jahrhunderts aufgestellten elektromagnetischen Feldtheorien inspiriert waren, betrachteten die Holisten das biologische Feld als ein rein heuristisches Konzept und ließen die Frage nach der genauen Natur dieses Felds offen. Die Zeit (und die elektromagnetische Wissenschaft) waren noch nicht reif für die Annahme einer biologischen Rolle realer elektrischer, elektromagnetischer oder anderer physikalischer Felder von langer Reichweite im Organismus. Im Gegensatz zu heute gab es zur dieser Zeit weder genug experimentelles Beweismaterial für die Existenz bioelektromagnetischer Felder im Organismus noch für die Wirkungen elektromagnetischer Felder auf Organismen. Ein weiterer Grund dafür, dass der elektromagnetische Aspekt von Organismen noch nicht ins Blickfeld rücken konnte, war der Erfolg des biochemischen Ansatzes zum Verständnis des Lebens, der bis heute die biologischen Wissenschaften und die Medizin beherrscht. Dies war auch, zusammen mit dem Aufstieg der Genetik als alternativem Programm zur Erklärung der Entwicklung, mitverantwortlich dafür, dass das Konzept des biologischen Felds in den 1950er Jahren wieder fast vollständig aus der Biologie verschwand. In jüngster Zeit ist allerdings die Genetik als alleiniges Erklärungsmodell für die Evolution von einer Gruppe führender amerikanischer Biologen, Scott F. Gilbert, John M. Opitz und Rudolf A. Raff, in Frage gestellt und die Rehabilitation von Morphologie und biologischer Feldtheorie gefordert worden (Gilbert et al. 1996). Sie schlagen vor, Evolutionsbiologie und Entwicklungsbiologie sollten in einer neuen Synthese wiedervereinigt werden, in der morphogenetische Felder zwischen Genotyp und Phänotyp vermitteln sollten. Als eine Alternative zu dem rein genetischen Modell von Evolution und Entwicklung sollte die neue Synthese auf dem morphogenetischen Feld als grundlegender Einheit ontogenetischer und phylogenetischer Veränderung basieren. In diesem Modell würden Genprodukte erst interagieren, um morphogenetische Felder zu bilden, bevor dann Veränderungen in diesen Feldern die Art und Weise beeinflussen würden, welche Organismen sich entwickeln.

10.2 Wissenschaftliche Begründung der Ganzheitsmedizin in der ersten Hälfte des 20. Jahrhunderts

Wie bereits erwähnt, wurden in der ersten Hälfte des 20. Jahrhunderts, vor allem in der Zeit zwischen den beiden Weltkriegen, etwa 1920 bis 1940, in der biomedizinischen Grundlagenforschung (so in der Pathologie, Physiologie, Inneren Medizin, Neurologie, Embryologie und Immunologie) eine Reihe von ganzheitlichen Ansätzen entwickelt, durch die viele zentrale Elemente der bis dahin fast ausschließlich empirisch begründeten hippokratischen Tradition erstmals naturwissenschaftlich untermauert wurden (Lawrence & Weisz 1998). Zum Teil wurden dabei Impulse aus der Naturheilkunde aufgegriffen, in vielen Fällen aber kamen die ganzheitlichen Ansätze aus der Wissenschaft selbst. Zu den wichtigsten Bereichen einer solchen »biologischen Medizin« oder »Ganzheitsmedizin«, in denen die betreffenden Forscher tätig waren, gehörten die Konstitutionsforschung, die Regulationsforschung, die Bindegewebeforschung, die Humoralmedizin, die Neuralmedizin, die Herdlehre und die Psychosomatische Medizin.

Eine zusammenfassende Darstellung (und Evaluation im Licht des heutigen Forschungsstands) der Beiträge, die diese Mediziner in der ersten Hälfte des 20. Jahrhunderts zu einer wissenschaftlichen Grundlegung einer ganzheitlichen Medizin in den genannten Bereichen geleistet haben, existiert bisher nicht und könnte ein wichtige Grundlage für die Weiterentwicklung eines solchen ganzheitlichen Ansatzes bilden; selbst wissenschaftshistorische Untersuchungen zu einzelnen Bereichen liegen erst teilweise vor, so zur Regulationsforschung (Adolph 1943, 1968; Uexküll 1952; Wagner 1961; Rothschuh 1972; Canguilhem 1979), zur Konstitutionsforschung (Albonico 1970; Probst 1982; Timmermann 2001), zur psychosomatischen Medizin sowie zur Bindegewebeforschung (Bischof 2003a, 2005) und Humoralmedizin (Bischof 2005).

10.2.1 *Regulationsforschung*

Das Konzept der Regulation gehört zu den zentralen Konzepten der Ganzheitsmedizin. Hier geht es um die Vorstellung, dass der Organismus über eine selbsttätige biologische Regelung verfügt, die auf verschiedenen Systemebenen aktiv ist und auch eine Selbstheilungsfähigkeit einschliesst. Diese Regulationsvorrichtungen garantieren einerseits die Erhaltung der lebendigen Einheit und Integrität des Organismus und seiner Strukturen, andererseits ermöglichen sie aber auch die gleichzeitige Offenheit für Übergänge in andere Phasen und Transformation in andere Strukturen und damit die Reaktion, Anpassung, Regeneration und Entwicklung des Organismus. Zu den wichtigsten deutschsprachigen Forschern in der Regulationsforschung gehörten unter anderen Eduard Pflüger, Ferdinand Hoff, Günther Hildebrandt, Alfred Pischinger, Felix Perger und Otto Bergsmann.

10.2.2 *Konstitutionsforschung*

Das wohl wichtigste und zentrale Konzept in der Ganzheitsmedizin ist der Konstitutionsgedanke, der seinen Ursprung in der hippokratischen Konstitutionslehre hat; in der Form der in der galenischen Medizin entwickelten konstitutionellen Pathologie (Humoraltypologie) dominierte sie die klinische Medizin jahrhundertelang, bis Morgagni begann, Krankheit in den Organen zu fixieren. Die Konstutionsforschung gehörte auch zu den ersten Bereichen der Ganzheitsmedizin, die um 1900 von der medizinischen Wissenschaft aufgegriffen wurden. Unter Konstitution versteht man die individuelle körperlich-seelische Beschaffenheit eines Menschen, wie sie in seiner besonderen Reaktionsweise auf Umweltreize zum Ausdruck kommt. Die Konstitution eines Menschen besteht einerseits aus seinem »Habitus«, das heißt der Gestalt oder dem äußeren Körperbau (»morphologische Konstitution«), der in der Geschichte der Konstitutionsforschung zunächst im Vordergrund stand. Von noch größerer Bedeutung für ein wissenschaftliches Konstitutionskonzept ist jedoch die funktionelle oder physiologische Konstitution, das heißt die individuelle histologische Beschaffenheit und neurovegetative, endokrine, humorale und metabolische Reaktions- und Regulationsweise eines Menschen. Außerdem müssen diese biologischen Aspekte natürlich ergänzt werden durch die verhaltensmäßige Konstitution (Verhaltensform, Lebensstil) und den psychologischen Konstitutionstypus (Temperament). Heute ist man sich auch einig, dass die Konstitution neben einer vererbten Grundlage auch einen erworbenen Anteil besitzt, da die genetische Konstitution unter den dauernden Einflüssen des Lebens modifiziert wird.

Immer wieder wurde versucht, sogenannte Konstitutionstypen aufzustellen. Zunächst waren es meist Körperbautypen, wie der *Typus muscularis*, *cerebralis*, *respira-*

torius und *digestivus* des Franzosen Claude Sigaud. Am bekanntesten sind wohl die Kretschmer'schen Konstitutionstypen, die Leptosomen (oder Astheniker), Pykniker und Athletiker, die neben dem Habitus auch Charaktereigenschaften berücksichtigen. Zu den wichtigsten deutschsprachigen Forschern in der Konstitutionsforschung gehörten unter anderen Bernhard Aschner, Friedrich Martius, Julius Bauer, Theodor Brugsch, Meinrad von Pfaundler und Ernst Kretschmer.

10.2.3 *Humoralmedizin*

Die Humoralphysiologie und -pathologie beschäftigt sich mit der Rolle des Flüssigkeitsorganismus in den Lebens- und Krankheitsprozessen, die im Gegensatz zu den festen Geweben und Organen seit dem Aufkommen der heute die Medizin beherrschenden »Solidarpathologie« im 18. Jahrhundert etwas aus dem Blick geraten ist. Sie ist damit eine moderne wissenschaftliche Form der hippokratisch-galenischen »Säftelehre«. Zum Flüssigkeitsorganismus gehören nicht nur die Körperflüssigkeiten wie Blut, Lymphe und extrazelluläre Körperflüssigkeiten, sondern es müssen letztlich neben den in ihnen zirkulierenden Zellen und Substanzen – wie Forscher wie Kraus, Ricker, Eppinger und Pischinger gezeigt haben – auch das Bindegewebe, das mit den Körperflüssigkeiten eng verbunden ist und den Großteil des Körperwassers enthält, sowie das vegetative Nervensystem, das eine zentrale Rolle in seiner Regulation spielt, zu ihm gerechnet werden. Da die hippokratisch-galenischen »Säfte« ursprünglich keine Flüssigkeiten, sondern immaterielle, »energetische« Regulationssysteme waren (Berner-Hürbin 1997), müsste man im Grund auch jene Organismus- und Krankheitsmodelle zum Humoralismus zählen, die den Feldaspekt gegenüber dem soliden Aspekt betonen und die elektromagnetischen und weitere Feldkomponenten des Organismus untersuchen; hier spricht man heute von »Energiemedizin« (Bischof 2000). Bis zum Siegeszug der Virchow'schen Zellenlehre sah man in den Veränderungen der Körpersäfte das Wesentliche der Krankheitsprozesse. Im 18. Jahrhundert war aber von den alten »Säften« nur noch das Blut übriggeblieben. Claude Bernard und seinen Nachfolgern verdanken wir die Erweiterung auf die übrigen Körperflüssigkeiten und die in ihnen enthaltenen Hormone und Elektrolyte. Da die Komponenten des Flüssigkeitsorganismus immer ganzheitliche, den ganzen Organismus umfassende Systeme sind, ist der humorale Standpunkt gleichzeitig immer ein systemischer und ganzheitlicher. Zu den wichtigen deutschsprachigen Forschern auf diesem Gebiet gehören unter anderen Friedrich Kraus, Heinrich Schade, Gustav Ricker, Hans Eppinger jun. und Alfred Pischinger.

10.2.4 *Bindegewebeforschung*

Als äußerst wichtiges Gebiet der Ganzheitsmedizin betrachte ich die Bindegewebeforschung, insbesondere wo sie die zentrale Rolle des Bindegewebes als ein den ganzen Organismus durchziehendes Organ und Regulationssystem betrifft. Das

Bindegewebe, das alle Räume zwischen den Organzellen ausfüllt, besteht außer aus Fasern mit struktureller (stützender und verbindender) Funktion, wie Kollagenen und Elastinen, auch aus Zellen – neben den Fibrozyten und Fibroblasten sind die frei beweglichen Zellen wie Mastzellen, Wanderzellen, Histiozyten, eosinophile Zellen, Plasma-, Pigment- und Fettzellen zu nennen – sowie der von den Fibroblasten gebildete Grund- oder Interzellularsubstanz (auch Interstitium oder extrazelluläre Matrix genannt). Die Grundsubstanz besteht aus hochpolymeren Zucker-Protein-Komplexen, hauptsächlich Proteoglykanen und Glukosaminen sowie Strukturglykoproteinen. Grundsubstanz plus Bindegewebezellen (ohne Fasern) nennt man auch das »weiche Bindegewebe«. Es wird weitgehend noch heute als reines Füll-, Umhüll- und Stützgewebe verstanden, obwohl die Forschung längst gezeigt hat, dass es außerdem eine große Zahl für den Organismus wichtiger aktiver Funktionen leistet, die es zu einer der Grundlagen für ein ganzheitliches Verständnis des Organismus machen. Aufgrund der Forschungen von Pionieren wie Schade, Eppinger, Siegmund, Pischinger und Hauss muss das weiche Bindegewebe als ein selbständiges Organ oder Körpersystem betrachtet werden, das als eines der phylogenetisch (evolutionär) ältesten Systeme im Organismus – älter als Nervensystem und Gehirn und selbst älter als der Blutkreislauf – mit seinen Funktionen die Grundlage für die anderen Systeme im Organismus bildet und deshalb »Grundsystem« genannt werden kann. Es nimmt auf aktive Weise eine Reihe zentraler Regulierungsfunktionen (unter anderen im Wasserhaushalt, in der Immunität sowie in bioelektrischen Prozessen) wahr und ist somit auch das Basis-Regulationssystem des Organismus. Dieses Grundsystem durchzieht, mit Ausnahme der obersten Hornhautschichten der Haut, den gesamten Organismus von der Kopfhaut bis zu den Zehenspitzen. Es ist das einzige überall vorkommende Gewebe und das einzige Regelsystem, das mit allen Organzellen in direktem Kontakt steht. Zu den wichtigen deutschsprachigen Forschern in der Bindegewebeforschung gehören unter anderen Felix Buttersack, Heinrich Schade, Heinrich Thiele, Robert Rössle, Herbert Siegmund, Erich Letterer, Friedrich Feyrter, Alfred Pischinger, Felix Perger, Werner H. Hauss und Hartmut Heine.

10.2.5 *Neuralmedizin*

Neben der Humoralpathologie ist die Neuralpathologie die zweite der alten ganzheitlichen Auffassungen von der Entstehung von Krankheiten, die durch die Vorherrschaft der modernen Solidarpathologie seit Virchow in den Hintergrund gerieten. Sie wurde bereits im 18. Jahrhundert durch die schottischen Ärzte John Brown (1735–1788) und William Cullen (1710–1790) begründet, die den Ursprung der Krankheiten in mangelnden oder zu großen Reizen bzw. einem allzu sehr erhöhten oder erniedrigten Tonus des durch diese Reize angeregten Nervensystems sahen. Neuralphysiologie und Neuralpathologie erforschen die Rolle des Nervensystems in Gesundheit und Erkrankung, wobei es, historisch gesehen, Richtungen gab, von denen die eine mehr das vegetative oder autonome Nervensystem, die andere mehr das Zentralnervensystem in den Vordergrund stellte. Wie die Körperflüssigkeitssysteme und das Bindegewebesystem verbindet das Nervensystem alle Teile des Organismus miteinander; aus diesem Grund geht es hier auch um Fernwirkungen von einer Körperstelle auf entlegene andere Teile des Organismus. Dies ist sowohl bei den sogenannten kutiviszeralen Reflexphänomenen, wo die Beziehungen zwischen inneren Organen und bestimmten Hautarealen (Reflexzonen) eine Rolle spielen, wie auch bei den sogenannten Herdphänomenen (siehe unten) der Fall. Diese Fernbeziehungen sind sowohl von diagnostischer Bedeutung wie auch therapeutisch nutzbar. Letzteres geschieht in den Methoden der Reflextherapie, zu der die Reflexzonenmassage, die Akupunktur-Nadelung und die Moxa-Anwendung auf Akupunkturpunkten gezählt werden können, sowie in der sogenannten Neuraltherapie nach Huneke, bei der die lokale Einspritzung von Lokalanästhetika systemische und Fernwirkungen zur Folge hat.

Eine wichtige Rolle in der Ganzheitsmedizin spielt auch das Konzept der »vegetativen Umstimmung« oder »vegetativen Gesamtumschaltung«. Dieses Konzept, das in der Naturheilkunde seit langem bekannt ist und bereits bei dem antiken griechischen Arzt Thessalos von Tralleis (1. Jahrhundert n. Chr.) erwähnt wird, wurde von dem Berliner Internisten und Neurologen Alfred Goldscheider (1858–1935), dem Begründer einer wissenschaftlich untermauerten physikalischen Therapie, im Jahr 1922 in die Wissenschaft eingeführt (Goldscheider 1922). Die Umschaltung des vegetativ-nervösen Gesamttonus des Organismus spielt eine entscheidende Rolle in der systemischen, unspezifischen Umstimmung des ganzen Organismus, die durch unspezifische therapeutische Maßnahmen, wie Saunagänge, Klimatherapie, Ernährung, Fasten, Kneipptherapie, Fiebertherapie, Homöopathie, sowie durch Entspannung, Yoga, Atem und Meditation erzielt werden kann (Wiedemann 1987). Sie wird begleitet von entsprechenden Veränderungen im zentralen Nervensystem, Hormonhaushalt, Herz- und Kreislaufsystem, Stoffwechsel, Immun- und Verdauungssystem sowie im psychischen Gesamtzustand (Stimmung). Durch eine solche Umstimmung kann eine chronische, festgefahrene Krankheitssymptomatik in ein akutes, behandelbares Krankheitsstadium überführt werden. Indem die entsprechenden therapeutischen Maßnahmen während einer längeren Zeit wiederholt angewendet werden, das heißt durch eine übende, trainierende Anwendung, kann eine nachhaltige, langfristige Veränderung physiologischer Funktionen und psychologischer Zustände sowie der Selbstregulations- und Reaktionsweisen des Organismus erreicht werden. Wichtige Arbeiten zur vegetativen Umstimmung stammen von Ferdinand Hoff (1896–1988) und Ernst Gellhorn (1893–1973) (Hoff 1930, 1952; Gellhorn 1967, 1969). Zu den bedeutenden deutschsprachigen Forschern in der Neuralmedizin gehören außerdem Friedrich Kraus, Gustav Ricker, Hans Eppinger jun., Ferdinand und Walter Huneke und Karl Hansen.

10.2.6 *Herdlehre*

Die Herdlehre geht ebenfalls von einem systemischen Bild des Organismus aus. Es geht dabei um die Vorstellung, dass lokale Störungen (»Herde«), vor allem im Zahn- und Kieferbereich, Auswirkungen auf den Gesamtorganismus haben können. Der Herdbegriff machte seit Entdeckung des Phänomens durch Hans Pässler (1909) und William Hunter (1910) eine mehrfache Wandlung durch. Im ursprünglichen Konzept der »Herdinfektion« (Hunter, Pässler, Rosenow, Billings) streut eine latente (verborgene) Infektion Bakterien von einem Keimdepot (Herd, Fokus) aus in den Organismus. Als Alternative dazu schlugen Arthur Slauck und Wolfgang H. Veil das Konzept der »Fokaltoxikose« vor, um die Rolle der von den Bakterien erzeugten Toxine zu betonen. Später war die Rede von einer »Fokalallergie« (Berger), da das Herdgeschehen den Gesetzen der Allergie gehorche. Das neuralpathologische Modell des Herdgeschehens verlagerte dann den Fokus auf den Einfluss des Nervensystems. Die bisher letzte Fassung der Herdlehre schließlich bildet das Modell der »Wiener Gruppe« um Alfred Pischinger. In der Herdforschung besteht wahrscheinlich heute der größte Forschungs- und Evaluationsbedarf aller dieser Bereiche der Ganzheitsmedizin, da sie weitgehend den Anschluss an die gegenwärtige Wissenschaft verloren hat. Zu den wichtigen deutschsprachigen Forschern in der Herdforschung gehörten unter anderen Hans Pässler, Konrad Thielemann, Siegfried G. Fudalla, Alfred Pischinger, Gottfried Kellner und Otto Bergsmann.

10.3 Beiträge der Neurologie

Die von der Neuralmedizin angenommene zentrale Rolle des Nervensystems in Gesundheits- und Krankheitsprozessen ist inzwischen vielfach nachgewiesen worden und weithin akzeptiert (siehe z. B. Weiner 1977, 1992; Ornstein & Sobel 1987; Milkman & Sunderwirth 1993; Rothwell & Berkenbosch 1994; Martin 1997; Armour & Ardell 2004; Rüegg & Rudolf 2007). In jüngster Zeit gibt es außerdem eine Reihe neuer Entwicklungen in der Neurologie, die für unser Thema relevant sind.

10.3.1 *Psychoneuroimmunologie*

Eine der wichtigsten neueren Entwicklungen auf diesem Gebiet ist sicherlich die Psychoneuroimmunologie, eine erst seit wenigen Jahrzehnten bestehende Wissenschaftsdisziplin, die die Wechselwirkungen zwischen dem Nerven- und Immunsystem und psychologischen und sozialen Prozessen untersucht (Solomon 1985; Justice 1988a, b; Borysenko 1988; Sternberg 2001, Sapolsky 1993, Schedlowski & Tewes 1996, Bauer 2002, Ader, Felten & Cohen 2006). Sie vereinigt Erkenntnisse und Methoden aus Psychologie, Soziologie, Neurowissenschaften, Immunologie, Physiologie, Pharmakologie, Molekularbiologie, Psychiatrie, Endokrinologie, Rheumatologie, den Verhaltenswissenschaften und dem Studium von Infektionskrankheiten und ist einer der wichtigsten aus einer ganzen Reihe interdisziplinärer Ansätze, die in jüngster Zeit entstanden sind (siehe Kapitel 18). Sie ist von großer Bedeutung für unser Thema, da sie die geisteswissenschaftlichen Ansätze aus den Sozialwissenschaften und der Psychologie, denen unsere Arbeit in erster Linie gewidmet ist, mit Physiologie und Medizin, also mit naturwissenschaftlichen Ansätzen verbindet und aus beiden eine Synthese schafft. Sie untersucht die Wechselwirkungen zwischen Nerven- und Immunsystem nämlich in erster Linie in Hinblick auf die Auswirkungen von psychischen Prozessen und Zuständen (Emotionen, mentale Prozesse und geistige Haltungen) sowie sozialen Einflüssen auf Gesundheit und Krankheit und die psychische und körperliche Selbstregulation. Nachdem in der Nachfolge der Forschungen von Cannon und Selye schon länger Zusammenhänge zwischen Psyche, Nerven- und Immunsystem vermutet worden waren, entstand das Gebiet der Psychoneuroimmunologie in den späten 60er Jahren aus Beobachtungen über die Rolle von Persönlichkeit, Stress und emotionalen Belastungen in der Entstehung und dem Verlauf von Autoimmunerkrankungen, die zur Vermutung führten, dass Stress immunsuppressiv wirken könne (Solomon 1995).

Mitte der 60er Jahre hatte George F. Solomon an der Stanford University in Kalifornien experimentell die Wirkung von Stress und frühen Erfahrungen auf die humorale Immunität (Antikörper) nachgewiesen und hatte 1964 in einem wegweisenden Aufsatz den Begriff »Psychoimmunologie« geprägt und ein integratives Konzept für diese Bezüge entwickelt (Solomon & Moos 1964). Doch da diese frühen Beobachtungen der damaligen Auffassung von der Autonomie des Immunsystems widersprachen, das nur auf Antigene reagiere, hatten sie zunächst wenig Wirkung. Erst durch die Arbeit von Robert Ader und Nicholas Cohen von der Universität von Rochester im Bundesstaat New York im Jahr 1975 begann die Wissenschaftlergemeinde das Forschungsgebiet als neue Disziplin zu akzeptieren. Die beiden führten den experimentellen Nachweis einer klassischen Konditionierung der Immunfunktion an Ratten und prägten den noch heute gültigen Begriff der »Psychoneuroimmunologie« für das Gebiet (Ader & Cohen 1975). Eine klassische Konditionierung nach Pawlow kann nur durch das Nervensystem vermittelt werden. Dies war eines der ersten Experimente, das bewies, dass das Nervensystem das Immunsystem beeinflussen kann. 1981 entdeckte dann David Felten an der Medizinischen Universität von Indiana ein Netzwerk von Nerven, die Blutgefäße mit Zellen des Immunsystems verbinden, und fand auch Nerven in Thymusdrüse und Milz, die in der Nähe von Lymphozyten-, Makrophagen- und Mastzellen-Ansammlungen endeten, alles Zellen, die an der Kontrolle von Immunfunktionen beteiligt sind. Diese Entdeckung lieferte einen der ersten Hinweise darauf, wie solche Wechselwirkungen zwischen Nerven- und Immunsystem vonstattengehen könnten. 1985 zeigten Experimente der Neuropharmakologin Candace Pert, dass neuropeptidspezifische Rezeptoren in den Zellwänden von Gehirn und Immunsystem existieren (Pert et al. 1985; Ruff et al. 1985). Neuropeptide (wie Enkephaline und Endorphine) und andere Neurotransmitter (wie Azetylcholin, Adrenalin und

Noradrenalin, Dopamin und Serotonin) wirken direkt auf das Immunsystem, was ein Hinweis auf die enge gegenseitige Abhängigkeit von Emotionen und Immunsystem ist. Immun- und Nervensystem werden nicht nur vom Gehirn, sondern auch vom Zentralnervensystem selbst beeinflusst, was eine große Bedeutung für unser Verständnis von Krankheit und Gesundheit hat. Auf diesem Weg können Emotionen und andere psychologische Zustände, aber auch Stress, zu immunologischen Dysregulationen und unter Umständen auch zu Krankheit führen.

Sowohl das zentrale Nervensystem wie auch das Immunsystem haben die Funktion, zwischen dem Organismus und der Umwelt zu vermitteln, und erfüllen Überwachungs-, Abwehr- und Anpassungsaufgaben. Es ist deshalb nicht überraschend, dass sie in enger Koordination arbeiten; das Immunsystem bildet gemeinsam mit dem Nervensystem eine Art Empfangsorgan, das auf Signale aus der Umwelt antwortet, auf die die fünf Sinne nicht reagieren können (Solomon 1995). Beide Systeme besitzen ein Gedächtnis und lernen durch Erfahrung.

Die gleichen Mechanismen, die den Organismus hochempfindlich auf alle Arten von Reizen reagieren lassen und so unsere hochentwickelte Reaktions- und Regulationsfähigkeit begründen, sind auch dafür verantwortlich, dass wir krank werden können. Wenn Abwehrreaktionen überschießen oder unangemessen sind, kann Krankheit entstehen. Eine unangemessene Nerven- oder Immunreaktion kann zu emotionaler oder körperlicher Verletzlichkeit, zu Immunschwäche oder zu Allergien führen. Frühe Lebenserfahrungen können je nach ihrer Natur eine spätere psychologische Verletzlichkeit beim Erwachsenen zur Folge haben oder die Abwehrfähigkeit gegenüber körperlichen Krankheitserregern entweder hemmen oder verbessern. Frühere Erfahrungen können sowohl im Nerven- wie auch Immunsystem zu einer »Sensitivierung« oder zur Entwicklung einer »Toleranz« führen; frühere Herausforderungen, die erfolgreich gemeistert worden sind, verbessern die »Ichstärke«, während ein Versagen ihnen gegenüber zu seelischer Verletzlichkeit führen kann. Genauso kann immunologische Stimulierung mit sehr schwachen Dosen eines Antigens eine Immuntoleranz hervorrufen, während höhere Dosen eine Sensitivierung bzw. Immunität erzeugen können.

10.3.2 *Neuronale Plastizität*

Bereits in den frühen 20er Jahren hatte der Frankfurter Neurologe Kurt Goldstein (1875–1965) bei der Untersuchung von Kriegsverletzten festgestellt, zu welchen erstaunlichen Umbildungen und Reorganisationen das menschliche Gehirn und das Nervensystem nach Verletzungen fähig sind; seine Erkenntnis, dass der Organismus auf Verletzungen oder Krankheit immer als Ganzer reagiert und veränderte Orientierungen und Verhaltensweisen entwickelt (Goldstein 1934), regte Abraham Maslow 1950 zu seinem Konzept der »Selbstverwirklichung« an (siehe 3.1.3). Schon Arnold Gehlen hatte in seiner philosophischen Anthropologie die generelle Plastizität des Organismus als herausragendes Merkmal des Menschen bezeichnet (siehe

8.2.5). Die Entdeckung und Erforschung der Fähigkeit des Gehirns, sich selbst nicht nur in der Kindheit, sondern während des gesamten Lebens umzubilden und neu zu strukturieren, die sogenannte neuronale Plastizität oder Neuroplastizität, hat in den letzten Jahren einen grundlegenden Paradigmenwandel in der Gehirnforschung und in unserem Verständnis der Kapazität des menschlichen Geistes bewirkt (Rudolf 1998; Rüegg 1998; Shaw & McEachern 2001; Schwartz & Begley 2002; Dinse & Böhmer 2002; Nithianantharajah & Hannan 2006; Doidge 2007; Begley 2007; Garcia-Segura 2009). Die entsprechende Plastizität des vegetativen Nervensystems, die sogenannte vegetative Umstimmung, die eine der Grundlagen der ganzheitlichen Medizin bildet, haben wir bereits in Abschnitt 10.2.5 behandelt. Jahrzehntelang gingen die Neurowissenschaftler davon aus, dass die »Hardware« des Gehirns festgelegt und unveränderlich ist, sobald die Gehirnreifung eines Menschen in der frühen Jugend abgeschlossen ist. In den letzten zwei Jahrzehnten haben Forscher jedoch gezeigt, dass das Gehirn als Reaktion auf Erfahrungen nicht nur seine eigene Struktur verändern, sondern sogar bis ins hohe Alter neue Nervenzellen bilden kann. Das Gehirn kann sich an veränderte Umstände anpassen, kann sich selbst heilen, sich nach Traumen selbst erneuern und Beeinträchtigungen und Beschädigungen durch Umstrukturierungen und Übernahme ausgefallener Funktionen durch andere Hirnteile kompensieren. Die Forschungen zur Neuroplastizität zeigen unter anderem, dass es möglich ist, durch Verhaltenstherapien und andere Methoden den Gebrauch gelähmter Glieder nach einem Schlaganfall wiederzuerlangen, altersbedingte Veränderungen im Gehirn rückgängig zu machen (Dinse 2005), den menschlichen Geist zu trainieren, Zyklen von Depression und Zwangserkrankungen zu brechen und unser »Glücksmeter« neu einzustellen. Eine wichtige Rolle spielt dabei die Entwicklung der Fähigkeit zu fokussierter Aufmerksamkeit, wie sie z. B. in der buddhistischen *Mindfulness*-Praxis geübt wird.

Auch die molekularen und zellulären Mechanismen der Neuroplastizität sind schon weitgehend bekannt (Rüegg 1998). Erste Erkenntnisse darüber wurden durch die Untersuchung bedingter Reflexe nach Art der Pawlowschen Experimente erworben. Wie der Medizin-Nobelpreisträger Eric R. Kandel mit seiner Forschungsgruppe an niederen Tieren wie z. B. Meeresschnecken gezeigt hat, können durch Lernprozesse ein neues Reaktionsverhalten auf bestimmte Reize und neue Bahnungen in neuralen Netzwerken entstehen, was mit physiologischen Veränderungen auf molekularem und zellulärem Niveau verbunden ist (Kandel 1991). Dasselbe gilt für den Menschen, wobei es hier nicht um einzelne Neuronen, sondern um umfassende Veränderungen in komplexen neuronalen Netzwerken geht (Rüegg 1998).

Alles, was wir im Lauf unseres Lebens erleben, lernen und als Eindruck in uns aufnehmen, prägt uns und bestimmt bzw. verändert die Art und Weise, wie unsere synaptischen Netzwerke funktionieren. Die meisten Verschaltungen des menschlichen Gehirns werden erst nach der Geburt angelegt. Frühkindliche Prägungen durch Erlebnisse der Geborgenheit und des Wohlbefindens ebenso wie solche durch mangelnde Erfüllung unserer Bedürfnisse oder traumatische Erfahrungen bestimmen weitgehend die Art und Weise, wie Gehirn und Nervensystem im Erwachsenenalter funktionieren und damit nicht nur unser Verhalten, sondern auch Gesundheit und Krankheit beeinflussen. Kinder, die im ersten Lebensjahr von der Mutter getrennt werden und keine Bezugspersonen haben, entwickeln sich schlecht, wie bereits René Spitz gezeigt hat (Spitz 1945). Sie leiden am »Hospitalisierungssyndrom« und neigen später zu Verhaltensstörungen und psychosomatischen Krankheiten, haben eine schlechte Immunabwehr und sind deshalb auch überdurchschnittlich oft krank. Plastische Veränderungen im Nervensystem entstehen vermutlich auch durch frühkindliche Traumatisierung infolge von psychosomatischen Erkrankungen und bestimmten psychosozialen Prozessen. Die Verankerung emotional gefärbter Traumen im Gedächtnis, vermutlich in der Amygdala, kann auch lange nach dem traumatischen Erlebnis noch zu psychosomatischen Erkrankungen führen. Alle psychiatrisch-neurologischen Krankheiten, ob organische Hirnkrankheiten oder sogenannte funktionelle Erkrankungen wie Neurosen oder psychosomatische Erkrankungen, sind nach Kandel (1991) mit strukturellen Veränderungen im Gehirn verbunden, so dass es nicht länger sinnvoll sei, die beiden Kategorien zu unterscheiden.

Andererseits ist es auch umgekehrt aufgrund der Neuroplastizität möglich, durch therapeutische Interventionen wie Psychoanalyse, Psychotherapie, Verhaltenstherapie oder andere Methoden die neuronalen Netzwerke zu renormalisieren, so dass es ebenfalls zu neuen neuronalen Verschaltungen und Umbildungen auf molekularem und zellulärem Niveau kommt (Kandel 1991).

»Ausgehend von der Plastizität des Gehirns«, schreibt der Neurowissenschaftler und Meditationsforscher Richard J. Davidson, Professor für Psychologie und Psychiatrie und Direktor des Labors für Affektive Neurowissenschaften an der Universität von Madison (Wisconsin), »können wir Dinge wie Glück und Mitgefühl als Fähigkeiten betrachten, die sich nicht von der Fähigkeit unterscheiden, ein Musikinstrument zu beherrschen oder Tennis zu spielen. [...] es ist möglich, unser Gehirn zu trainieren, glücklich zu sein« (Davidson, zitiert von Church 2009, S. 547). Aufgrund dieser Erkenntnisse über die neuronale Plastizität ist nach Rüegg (1998) klar, dass das Subjekt mit seiner persönlichen Lebensgeschichte und Persönlichkeitsstruktur wichtig für den Verlauf von Krankheit und Heilung ist, wobei seine Individualität nicht nur durch die Gene determiniert, sondern durch Umwelteinflüsse und Lernprozesse, die neuronale Netzwerke strukturieren, stark geprägt wird.

Im Zusammenhang mit der Neuroplastizität wurde auch die Bedeutung der Stimulation durch eine »reizreiche Lebensumgebung« (*enriched environment*) für die Entwicklung von Nervensystem und Gehirn, aber auch für Rehabilitation und Heilung erkannt (Renner & Rosenzweig 1987; Diamond 1988, 1998; Nithianantharajah & Hannan 2006).

10.3.3 *Interpersonelle Neurologie oder Sozioneurologie*

Eines der jüngsten Gebiete der Neurologie, die sogenannte interpersonelle Neurologie oder Sozioneurologie (*Social Neurology*) scheint mir von besonderem Interesse für Fragen der Gesundheit und Krankheit zu sein, vor allem im Licht der hier behandelten sozialwissenschaftlichen Zusammenhänge (Siegel 1999; Cacioppo et al. 2002; Goleman 2006; Cozolino 2006; Bischof 2007b, 2009). Es untersucht die neurobiologischen Prozesse, die bei sozialen Interaktionen auftreten und zum Teil neues Licht auf die gesundheitliche Bedeutung zwischenmenschlicher Beziehungen und sozialer Einbettung werfen. Diese sehr junge Wissenschaft wurde durch die Arbeiten des amerikanischen Psychiaters Daniel J. Siegel von der Universität von Kalifornien begründet (Siegel 1999); Daniel Goleman hat 2006 den Stand dieses Forschungsgebiets unter der Perspektive der »sozialen Intelligenz« zusammengefasst (Goleman 2006). Die soziale Intelligenz ist eigentlich nur eine andere Perspektive der emotionalen Intelligenz, die Goleman in seinem berühmt gewordenen Bestseller zu diesem Thema behandelte (Goleman 1995). Es ist die Intelligenz im Umgang mit Beziehungen, das heißt nicht das Wissen über Beziehungen, sondern das existenzielle Wissen und Handlungswissen in Beziehungen. Die soziale Intelligenz beinhaltet vor allem nichtkognitive Fähigkeiten wie z. B. Empathie (Einfühlung), Anteilnahme und die sogenannte interpersonale Synchronie, und in ihr spielen Körperwahrnehmung und Gefühle eine zentrale Rolle. Sie besteht nach Goleman erstens aus der sozialen Wahrnehmung und zweitens aus sozialen Fertigkeiten im Umgang mit anderen Menschen. Die soziale Wahrnehmung ist in erster Linie die Wahrnehmung von nonverbalen Signalen anderer Menschen und natürlich auch die Fähigkeit, selbst solche Signale auszusenden. Eine wichtige Rolle spielt dabei die Empathie, die Einfühlung in andere Menschen. Die Sozialpsychologie spricht von einer »empathischen Treffsicherheit«, der Fähigkeit, durch Einfühlung in andere Menschen deren Gefühle und inneren Zustände richtig wahrzunehmen. Wichtig ist auch die Einstimmung auf andere, das heißt intensives Zuhören und Aufmerksamkeit für andere Menschen über eine bloß momentane Empathie hinaus.

Zu den sozialen Fertigkeiten gehört in erster Linie diese interpersonelle Synchronie oder Interaktionssynchronie, die nonverbale Synchronisation zwischen zwei Menschen durch Koordination von Bewegungen, Körperhaltung, Mimik, Gesichtsausdruck und Stimme. Eine solche Synchronisation stellt sich automatisch ein, wenn Beziehungen entstehen. Dies bleibt jedoch meistens unbewusst, ist aber die Methode, mit der wir erreichen, dass wir in reibungslose Interaktion kommen, dass wir uns in den anderen Menschen einfühlen können, dass wir verstehen, was in ihm vorgeht. Ebenso wichtig ist natürlich auch die Fähigkeit, andere Menschen in Synchronie mit sich selbst zu bringen und dadurch diejenigen Emotionen in ihnen auszulösen, die man selber ausstrahlt oder ausstrahlen möchte. Insofern ist die Interaktionssynchronie ein Teil von dem, was man Charisma nennt und was für die interpersonale Beeinflussung und in der Politik eine nicht unwichtige Rolle spielt.

Das relativ neue Gebiet der sozialen Neurologie hat in vielen Untersuchungen gezeigt, dass der Mensch für die soziale Intelligenz bestens ausgerüstet ist. Es gibt viele verschiedene Instrumente in unserem Organismus dafür; die entsprechenden Prozesse und Fähigkeiten liegen jedoch hauptsächlich auf unbewusster Ebene. Es sind Prozesse nonverbaler Kommunikation, bei denen der Körper eine zentrale Rolle spielt. Wie die Forschungen über sogenannte Spiegelneuronen gezeigt haben, spiegeln sich bei einer Interaktion zwischen zwei Menschen deren Zustände von Gehirn und Nervensystem gegenseitig, und die Gefühle und der Körpertonus der beiden Personen gleichen sich einander an. Durch diese neurologische und körperliche Resonanz entsteht eine gegenseitige empathische psychische Verbindung, die man »Rapport« nennt.

Durch diese und andere Forschungen hat sich die Vorstellung der Wissenschaft über menschliche Identität völlig geändert. Heute geht man davon aus, dass Identität und Persönlichkeit nur im Austausch mit anderen Menschen entstehen. Unsere Begegnungen und Interaktionen mit Eltern, Ehepartnern, Kindern, Freunden, Arbeitskollegen, Chefs, auch Fremden formen sogar unser Gehirn ganz konkret physiologisch und haben Auswirkungen auf alle Ebenen unseres Körpers bis zu den Zellen und Genen. Tatsächlich können durch Beziehungen sogar Genveränderungen entstehen. Goleman schreibt, wir seien ständig in einem Tanz miteinander, in einem »neuralen Ballett«, das unser Gehirn und Nervensystem mit denjenigen anderer Menschen verbinde (Goleman 2006). Unsere Reaktion auf andere Menschen und deren Reaktion auf uns haben weitreichende biologische Wirkungen in unserem Körper; sie setzen Kaskaden von Hormonausschüttungen in Gang, die von unserem Herzen bis zum Immunsystem alles regulieren. Durch die bereits erwähnte Neuroplastizität bilden und strukturieren soziale Interaktionen sogar unser Gehirn und Nervensystem um. Wiederholte Erfahrungen gleicher Art beeinflussen und verändern Gestalt, Größe und Zahl der Nervenzellen und ihrer Verbindungen. Als Folge davon können gute und »nährende« Beziehungen gesundheits- und entwicklungsfördernd wirken, während fehlende oder schlechte Beziehungen – man spricht sogar von »toxischen Beziehungen« – wie Gift wirken und uns erkranken lassen können. Die Konsequenzen von sozialer Isolation oder von intensivem sozialem Stress können uns krankmachen und unser Leben verkürzen.

Ein für unser Thema besonders interessantes Gebiet der Sozioneurologie ist die Erforschung neurologischer Mechanismen im therapeutischen Prozess (Cozolino 2002; Schiepek & Başar-Eroglu 2004; Rüegg & Rudolf 2007), das verspricht, völlig neue Perspektiven für ein ganzheitliches Verständnis der Arzt-Patienten-Beziehung und der therapeutischen Prozesse insgesamt zu liefern.

10.4 Entwicklungen in Molekularbiologie und Genetik

Eine sehr interessante Entwicklung ist in jüngster Zeit in den biomedizinischen Wissenschaften zu beobachten, wo eine Reihe von Konzepten und Annahmen der Ganzheitsmedizin durch Erkenntnisse der Grundlagenforschung eine Bestätigung und Untermauerung erfahren. So wurde z. B. in der Molekularbiologie in den letzten Jahren eine intensive Erforschung der »extrazellulären Matrix« betrieben, die viele Erkenntnisse der früheren Bindegewebeforschung über die Rolle des Bindegewebes als »Grundregulationssystem« bestätigt und noch beträchtlich erweitert haben (siehe z. B. Hay 1991; Heine 1989, 1997; Heine & Anastasiadis 1992). In allerjüngster Zeit gibt es in den neuen Wissenschaften der »Proteomik«, die das Proteom (die Gesamtheit der Proteine einer Zelle oder eines Organismus) untersucht, und der »Genomik«, die sich mit dem Genom (das genetische Material) und der Wechselwirkung der darin enthaltenen Gene befasst, Bestrebungen, eine »personalisierte Medizin« zu entwickeln, das heißt eine auf die individuell verschiedene Physiologie eines Menschen abgestimmte Medizin (Personalized Medicine Coalition 2006). In beiden Fällen erfolgen diese Entwicklungen jedoch ohne Bezug auf und ohne Kenntnis der früheren Konzepte und Erkenntnisse (der Bindegewebe- und Konstitutionsforschung), so dass es nicht überrascht, dass sie weitgehend auf der Ebene molekularer, genetischer und Gewebe-Einzelerkenntnisse bleiben und keine umfassenden systemischen Konzepte entwickelt haben, durch welche diese Einzelerkenntnisse in ein organismisches Gesamtkonzept eingebettet werden könnten. Im Fall der »personalisierten Medizin« ist es außerdem besonders bedauerlich, dass diese Bestrebungen sich oft darin erschöpfen, eine »personalisierte Medikation«, das heißt eine auf die individuelle Physiologie abgestimmte Versorgung mit pharmakologischen Präparaten, zu entwickeln, und dass diese neueste Art von individualisierter Medizin auf der biologisch-physiologischen Ebene bleibt und die leib-seelische Person in keiner Weise als Ganze in den Blick nimmt, wie es die »personalisierte Medizin« der Heidelberger Schule Anfang des 20. Jahrhunderts anstrebte – und wie es nötig wäre. Immerhin bestätigen und unterstützen jedoch solche Entwicklungen die Ansätze der Ganzheitsmedizin und liefern Ansatzpunkte für ihre naturwissenschaftliche Untermauerung und den Anschluss an den neuesten Stand biomedizinischer Forschung.

10.4.1 *Epigenetik*

Von besonderer Tragweite für das Thema dieses Buchs ist ein neues Gebiet der Genetik, das in den letzten Jahren gezeigt hat, dass nicht nur unser Nervensystem und Gehirn Plastizität zeigen, sondern dass es auch eine Plastizität des Genoms gibt (Rossi 2002; Jablonka & Lamb 2005; Lipton 2006; Church 2009; Kegel 2009; Spork 2009; Gibbs 2010). Auch die Genforschung hat gezeigt, dass wir uns durch alles, was wir denken, erleben, fühlen und tun, ständig selbst formen und umbilden

– bis in die Gene und Körperzellen hinein. Dies geschieht über den sogenannten zweiten (genetischen) Code des Epigenoms, der einen zusätzlichen biologischen Informationsträger neben den Genen darstellt und über den Einflüsse aus der Umwelt die Tätigkeit der Gene mitbestimmen. Diese zweite biologische Informationsebene dient nicht der Konstruktion wie die Gene (Proteinaufbau), sondern der Regulation der Gene und der Genexpression. Im Gegensatz zum stabilen genetischen Code der DNA sind viele der epigenetischen »Markierungen« fortlaufenden Veränderungen unterworfen; unsere genetische Ausstattung fluktuiert stunden- und minutenweise. Die Epigenetik oder Epigenomik erforscht alle Änderungen der Genfunktion, die nicht auf Veränderungen der DNA-Sequenz zurückzuführen sind und dennoch von Zellen an ihre Tochterzellen vererbt werden (Special Issue on Epigenetics, Science, Vol. 293, 10. August 2001). Sie untersucht die Einflüsse auf die Genexpression von außerhalb der DNA, die Signale, die Gene ein- und ausschalten. Einige dieser Signale sind chemischer Natur, andere elektromagnetisch, einige stammen aus Prozessen im Inneren des Organismus, während andere die Reaktion auf Signale aus der Umwelt außerhalb des Körpers darstellen.

Die Erkenntnisse der Epigenetik haben in den letzten Jahren, ohne großes Aufsehen zu erregen, eine stille, aber tiefgreifende Umwälzung nicht nur der genetischen Wissenschaft, sondern der gesamten Biologie bewirkt. Sie haben das lange aufrechterhaltene Dogma umgestürzt, dass unser Leben durch die Gene bestimmt werde, dass alle wichtigen biologischen Informationen eines Organismus in den Genen enthalten seien und dass nur diese Informationen vererbt würden. Die Lehre eines genetischen Determinismus, die seit Jahrzehnten die Ausbildung der Ärzte an den medizinischen Fakultäten dominiert, galt, seitdem der Nobelpreisträger Sir Francis Crick, der zusammen mit James D. Watson im Jahr 1953 die Doppelhelixstruktur der DNA entdeckte, im gleichen Jahr sein »zentrales Dogma der Molekularbiologie« verkündete und es in einem Artikel dieses Titels in der Zeitschrift Nature (Crick 1970) sowie in seinem Buch »The Astonishing Hypothesis« (1994) niederlegte. Nach Crick liegt der »Code des Lebens« in der DNA, und die Lebensprozesse folgen immer dem Schema

DNA → RNA → Protein,

das heißt, nach dem in der DNA vorliegenden Bauplan werden mit Hilfe der RNA die im Organismus benötigten Proteine hergestellt. In der Einleitung zu seinem Buch verpflichtet Crick den Leser auf das dem »Dogma« zugrundeliegende reduktionistische Credo: »Sie, ihre Freuden und Sorgen, Ihre Erinnerungen und Ihre Ambitionen, Ihr Gefühl persönlicher Identität und freien Willens, sind in Wirklichkeit nichts als das Verhalten einer riesigen Anordnung von Nervenzellen und den Molekülen, aus denen sie bestehen« (Crick 1994, S. 3). Bewusstsein ist aus dieser Sicht ein bloßes »Epiphänomen der Materie«; es besteht lediglich in der Interaktion von Milliarden von Molekülen und ist als solches letztlich eine Illusion.

Das »zentrale Dogma der Molekularbiologie« war so erfolgreich, dass für lange Zeit immer wieder Daten, die ihm widersprachen, als bloße Anomalien abgetan wurden, da sie viel kompliziertere Interaktionen erforderten, als der genetische Determinismus erklären konnte (Ho 2004). Seit den 1970er Jahren hat jedoch die Forschung zunehmend Belege dafür vorgelegt, dass das Dogma nicht der Realität entspricht. Neue Verhaltensweisen können durch Erfahrung und Imitation schon innerhalb von Minuten entstehen und durch epigenetische Mechanismen die Expression von Genen verändern und werden dann an die nächste Generation vererbt (Church 2009, S. 33–34). Die Erkenntnisse der Epigenetik machen auch den seit Jahrhunderten in der Biologie schwelenden Streit darüber hinfällig, ob Vererbung oder Umwelt für unsere Existenz bestimmend seien, da sie zeigen, dass sowohl die Umwelt das Erbe beeinflusst wie auch umgekehrt.

Diese neuen Erkenntnisse sind so bedeutsam, dass einer der wichtigsten deutschen Pioniere der Gentechnik und Stammzellforschung und heißer Nobelpreiskandidat, Rudolf Jaenisch, der am renommierten Whitehead-Institut in Boston tätig ist, sich zu der Aussage veranlasst sah: »Das Jahrzehnt der Genetik ist schon lange vorbei. Wir befinden uns jetzt mitten im Jahrzehnt der Epigenetik« (Spork 2009, S.17). Nach Randy Jirtle, Biologieprofessor an der Duke University in Durham und einer der Pioniere der Epigenetikforschung, kann man die Genomik mit der Spitze des Eisbergs vergleichen, während die Epigenetik dem weitaus größeren Teil des Eisbergs gleicht, der unter Wasser verborgen liegt (Church 2009).

Die Genetiker kennen den Begriff der Epigenetik bereits seit rund siebzig Jahren (Felsenfeld 2007). Doch die Epigenetik als solche konnte erst vor wenigen Jahren entstehen, nachdem die Genetik in einer systematischen, weltweiten Anstrengung einen gewichtigen Fortschritt in der Entschlüsselung des menschlichen Genoms gemacht hatte und diese alten Ideen vor dem Hintergrund der neuen Erkenntnisse wieder aufgegriffen wurden. Der Begriff der Epigenetik geht auf den britischen Biologen Conrad H. Waddington (1905–1975) zurück, der ihn 1942 prägte (Spork 2009). Er benützte bereits 1939 den Begriff »Epigenotyp« in seiner »Einführung in die moderne Genetik«. Den Begriff Epigenetik schuf er als Zusammensetzung aus den älteren Begriffen Genetik und Epigenese. Letztere ist ein Konzept, das bereits im antiken Griechenland existierte, nämlich die Entwicklung aller Organismen aus einem winzigen, von den Eltern gezeugten Urstoff. Ein prominenter Vertreter dieser Idee um 1800 war Johann Friedrich Blumenbach (1752–1840), einer der Lehrer Alexander von Humboldts. Diese, wie man heute weiß, im Grundsatz korrekte Theorie verdrängte damals allmählich die lange vorherrschende »Präformationstheorie«, wonach der Organismus bereits in der Eizelle oder im Spermium in winziger Form vorhanden sei und sich danach nur noch zu voller Größe entwickeln müsse. Waddington knüpfte an Blumenbachs epigenetisches Modell an; 1942 fasste er seine Thesen dazu in seinem berühmten Modell der »epigenetischen Landschaft« zusammen. Waddington nahm als einer der ersten Biologen an, die biologische Entwicklung eines Lebewesens sei von seinem Erbgut vorbestimmt und damit ein Produkt der Evolution. Aus diesem Grund würden die ersten Schritte der biologischen Entwicklung einem starren Programm folgen. Doch sobald der Organismus in sein multizelluläres Stadium komme, würden neben der eigenen genetischen Ausstattung auch Signale von außen über Art und Aussehen jeder einzelnen Zelle mitentscheiden. Die Gene im Zellkern – deren wahre Gestalt Waddington noch gar nicht bekannt war – konkurrierten bei der Steuerung der Entwicklung nach Meinung des britischen Biologen mit den Einflüssen von außen. Deshalb bestimme letztlich die Umwelt immer mit, in welcher Richtung sich ein Organismus im Lauf seines Lebens verändere.

Mit dem Bild der »epigenetischen Landschaft« wollte Waddington den Einfluss von Genen und Umwelt auf die Entwicklung eines Lebewesens veranschaulichen. Das Landschaftsrelief steht für unsere genetische Ausstattung. Die Täler stellen epigenetische Programme dar, durch die der Organismus im Lauf seines Lebens wie eine Murmel hinabrollt. Sie »kanalisieren« unsere Entwicklung, wie Waddington schreibt. Wir starten hoch oben und rollen zunächst durch sanfte Mulden, später durch tiefe Täler. Dabei gelangen wir immer wieder an Verzweigungen, wo wir nach links oder nach rechts abbiegen können. Umwelteinflüsse können uns jedoch von den genetisch vorbestimmten Bahnen abbringen und zum Wechsel in ein anderes Tal führen. Dann hat sich unser epigenetischer Code verändert, und der Organismus gerät in einen anderen Zustand. So kann jemand z. B. leichter schlank bleiben als andere, oder sein Risiko, eine Herz-Kreislauf-Erkrankung zu bekommen, steigt. Waddington sprach davon, dass jemand in diesem Fall seinen Epigenotyp verändert, heutige Genetiker sagen, dass der »Phänotyp«, das Erscheinungsbild, sich verändert. Je älter wir werden, desto tiefer werden die Haupttäler der »epigenetischen Landschaft« und desto schwerer wird es, von einem Zustand in einen anderen zu wechseln. In den Haupttälern ergeben sich allerdings neue, flachere Zwischentäler: die vielen epigenetischen Feinheiten, dank derer Organismen der gleichen Art sich zunehmend auseinanderentwickeln, je älter sie werden. Die Täler der Genetik sorgen für die Stabilität des Organismus, wie der Essener Professor Bernhard Horsthemke, einer der führenden deutschen Epigenetiker, erklärt; die Umwelteinflüsse der Epigenetik hingegen sind für die Veränderlichkeit des Organismus zuständig. »Gäbe es nur die Gene und nichts als die Gene, hätten Lebewesen überhaupt keine Chance, sich zu entwickeln. Waddington hat das schon vor mehr als sechzig Jahren erkannt und immer versucht, das große Ganze im Blick zu behalten« (Horsthemke, zitiert in Spork 2009).

Obwohl noch viele Einzelheiten ungeklärt sind, sind heute Mechanismen und Funktionen der Epigenetik im Wesentlichen bekannt. Ihre wichtigste Feststellung ist, dass Gene nicht alles bestimmen; ihre Aktivität lässt sich steuern, nicht zuletzt auch durch unseren Lebensstil (Spork 2009). Alle Zellen eines Individuums haben dasselbe Genom (die Gesamtheit der Gene im Erbgut eines Menschen), aber welche davon gerade ein- oder ausgeschaltet sind, bestimmt das »Epigenom«. Es sagt dem Genom, was es aus seinem Potenzial machen soll, und stellt den Regulationsmechanismus des Genoms dar. Es entscheidet, welches Gen zu welcher Zeit aktiv ist und welches nicht; damit definiert es die Bestimmung einer Zelle. Die Informationen im Epigenom werden – eine neue Erkenntnis – ebenfalls vererbt, nicht nur die genetische Information. Somit beschäftigt sich die Epigenetik mit den molekularbiologischen Informationen, die in den Zellen gespeichert sind und von diesen an ihre Tochterzellen weitergegeben werden, die das Erbgut jedoch nicht enthält.

Die Werkzeuge des Epigenoms sind die »epigenetischen Schalter«, mit denen es die Gene ein- oder ausschaltet bzw. ihre Wirkung verstärkt oder abschwächt. Solche epigenetischen Schalter und ihre Aktivitäten wurden in allen Organismen nachgewiesen, vom Einzeller bis zum Menschen (Kegel 2009). Bisher sind über zwanzig verschiedene epigenetische Mechanismen gefunden worden, über die durch verschiedene Einflüsse Gene ein- bzw. ausgeschaltet werden können. Die wichtigsten von ihnen sind

- die DNA-Methylierung,
- Histonmodifikation und Histonvarianten,
- Transposone und
- Mikro-RNA.

Die Basis für diese Möglichkeit, Gene ein- und auszuschalten, bildet die Tatsache, dass die DNA in den Zellkernen nicht nackt vorliegt, sondern mit anderen Molekülen verbunden ist. Eine der wichtigsten dieser Molekülgruppen, die dauerhaft, aber reversibel an die DNA andocken, ist die Methylgruppe, einer der kleinsten organischen Molekülverbindungen, die aus einem Kohlenstoffatom und drei Wasserstoffatomen besteht (CH_3). Die Methylierung, die Bindung einer solchen Methylgruppe an die DNA, erfolgt beim Menschen ausschließlich an der Base Cytosin. Bei Wirbeltieren mit ihrem komplexen Genom sind bis zu zehn Prozent aller Cytosinbasen methyliert.

Die Methylierung ist das wichtigste Instrument der Epigenetik; es ist allerdings noch nicht klar, ob die Methylierung allein ein Gen zu inaktivieren vermag oder nur in Kombination mit Histonmodifikationen. Abgesehen von Keimzellen, besitzen alle Körperzellen eines Individuums dieselbe genetische Ausstattung. Was aber Nerven-, Haut-, Schleimhaut-, Darm- oder Muskelzellen unterscheidet, ist das Verteilungsmuster der Methylierung der DNA. Jeder Zelltyp benützt für seine spezifischen Aufgaben nur einen kleinen Teil seines gesamten Gen-Inventars; die anderen Gene sind durch Methylierung stillgelegt. Die Gene, die von einem bestimmten Zelltyp nicht gebraucht werden, weisen einen hohen Grad von Methylierung auf. Die Methylierung verändert sich auch im Lauf des Lebens. In einem frühen Stadium der Embryonalentwicklung, wo die Zellen noch nicht spezialisiert sind, ist die DNA noch arm an Methylgruppen; erst von der neunten Schwangerschaftswoche an entspricht das Methylierungsmuster demjenigen erwachsener Zellen. Bei der Verdopplung der DNA in der Zellteilung bleibt nicht nur die Basen-Sequenz erhalten – auch die seit der frühen Embryonalentwicklung an das Cytosin gebundenen Methylgruppen werden in beiden Tochtersträngen exakt reproduziert. Da die Methylierungen wie alle epigenetischen Veränderungen vererbt werden, stellt die Epigenetik eine Art »zelluläres Gedächtnis« dar.

Der zweite epigenetische Mechanismus, die Histonmodifikation und Histonvariation, hat mit der »Verpackung« der DNA zu tun (Kegel 2009; Gibbs 2010). Das Chromatin unserer Chromosomen (Erbsubstanz) besteht nicht nur aus DNA, sondern auch aus etwa der gleichen Menge an Proteinen, den »Histonen«. Die DNA-Doppelhelix ist durch Aufrollung auf »Nukleosomen«, trommelartigen Körperchen aus je acht Histonproteinen, die auf ihr aufgereiht sind wie Perlen auf einer Perlenschnur, verpackt. Diese Aufwicklung auf Millionen von Histonspulen, die sich zu Bündeln zusammenlagern, macht es möglich, dass die rund 2 Meter DNA in einer Zelle überhaupt im Zellkern mit seinen 0,019 mm Durchmesser Platz finden.

Verschiedene Abschnitte eines Chromosoms können sich durch stärkere oder schwächere Bündelung unabhängig voneinander verdichten oder auflockern; dadurch werden ausgedehnte Bereiche der DNA jeweils dem Zugriff entzogen oder für das Ablesen freigegeben (Gibbs 2010). Außerdem tragen die Histonproteine der Nukleosomen chemische Anhängsel, die aus Acetylgruppen (CH_3CO-), Phosphatgruppen sowie dem Mini-Protein Ubiquitin bestehen. Diese aus den Nukleosomen herausragenden »Histonschwänze« stellen eine weitere Möglichkeit epigenetischer Regulation dar, indem das Anhängen dieser Schwänze die Aktivität benachbarter Gene verstärkt, während ihre Entfernung sie dämpft.

Der dritte epigenetische Mechanismus betrifft die sogenannten Transposone, auch »springende Gene« genannt. Sie machen etwa fünfundvierzig Prozent des menschlichen Genoms aus. Es sind Gene oder Genfragmente von Viren, die sich im Lauf der Evolution ins menschliche Genom eingenistet haben. Die meisten von ihnen sind zum Glück stark methyliert und damit ausgeschaltet. Eine der wichtigsten Funktionen der epigenetischen Regulation ist denn auch die Stummschaltung solcher parasitischer genetischer Elemente.

Die RNA schließlich, die nach Cricks Dogma als bloße Trägermoleküle in der DNA-Expression (der sogenannten Replikation) durch die Herstellung von Proteinen betrachtet wurde, spielt nach jüngsten Erkenntnissen eine weit wichtigere und vielfältigere Rolle (Church 2009). Es gibt weit mehr Arten von RNA, als man glaubte, und einige von ihnen spielen eine wichtige Rolle in der epigenetischen Regulation von Genen. Eine RNA-Art, die man als XIST bezeichnet, besitzt die Fähigkeit, ein ganzes Chromosom stillzulegen, nämlich das zweite X-Chromosom bei Frauen. Wichtig für die Epigenetik sind vor allem die »Mikro-RNAs«; einige einzelne von ihnen regulieren die Produktion von Hunderten von Proteinen, und es gibt über 37 000 verschiedene Mikro-RNAs, von denen wir noch nicht alle Funktionen kennen – mehr als es Gene gibt (N. N. 2007).

Welches sind nun die Einflüsse aus der Umwelt, die über diese epigenetischen Mechanismen die Tätigkeit der Gene mitbestimmen? Die Umwelt, die auf diesem Weg Gene aktiviert bzw. deaktiviert, ist die Umwelt der Gene, die auf der einen Seite die innere Umwelt (das »innere Milieu«, siehe Abschnitte 1.2 und 10.1) des Organismus, seine biochemische, emotionale, mentale, energetische und spirituelle innere Landschaft, und auf der anderen Seite die äußere Umwelt außerhalb des Organismus umfasst. Die äußere Umwelt schließt das soziale Netzwerk und die ökologischen Systeme ein, in denen das Individuum lebt. Nahrung, Giftstoffe, elektromagnetische Felder, menschliche Zuwendung, soziale Rituale, die Anwesenheit von Feinden und sexuelle Signale sind Beispiele von Einflüssen aus der äußeren Umwelt, die die Genexpression beeinflussen. Forscher schätzen, dass »ungefähr 90 Prozent aller Gene damit beschäftigt sind, auf Signale aus der Umwelt zu reagieren« (Richardson 2000).

Was die Art der Einflüsse betrifft, so stellt der deutsche Genforscher Jörn Walter, der zusammen mit dem bereits erwähnten Bernhard Horsthemke Koordinator eines Epigenetik-Schwerpunkt-Programms der Deutschen Forschungsgemeinschaft ist, fest: »Fast alles wirkt sich über die Epigenetik irgendwie auf unsere Gene aus: Essen, Verhalten, Gifte, Stress, möglicherweise sogar klimatische Veränderungen« (Spork 2009, S. 84). »Fast alles« umfasst jedoch vor allem auch alle Arten von subjektiven Erfahrungen, Emotionen, Gedanken, Intentionen, Überzeugungen und Bewusstseinszuständen, die ebenso wie die materiellen Umweltfaktoren auf die Gene einwirken und ihre Tätigkeit verändern können (Lipton 2006; Rossi 2002, Church 2009), denn äußere Faktoren können auch über das Nervensystem unsere Physiologie beeinflussen, bis hin zum Stoffwechsel der einzelnen Zelle. Im Gehirn bewirken persönliche Erfahrungen, dass manche Gene mehr oder weniger aktiviert werden, was selbst unseren Charakter und unser Sozialverhalten verändern kann.

Somit stellt die Epigenetik auch in Bezug auf den Stellenwert des Bewusstseins eine Revolution dar. Sie zeigt nämlich, dass das Bewusstsein nicht nur kein illusionäres Nebenprodukt von molekularen Prozessen des Gehirns ist, wie es noch Crick gesehen hat, sondern in einem gewissen Sinn sogar der Materie übergeordnet ist. Veränderungen des Bewusstseins lösen Veränderungen in der Biologie aus und der Mensch ist in der Lage, aus freiem Willen nicht nur seinen eigenen psychischen Zustand, sondern selbst seine eigene Biologie zu verändern. Damit müsste Cricks Schema nun wie folgt erweitert werden:

Bewusstsein → DNA → RNA → Protein,

In Wirklichkeit ist aber das Bild, das sich aus der Epigenetik ergibt, sogar noch weit komplexer (Church 2009, S. 46). Wie der Psychotherapeut und Neurowissenschaftler Ernest L. Rossi, Pionier auf dem Gebiet einer »psychobiologischen Epigenetik«, schreibt, können Neuheit, bereichernde Lebenserfahrungen und Körperübungen nicht nur bis ins hohe Alter die Entstehung neuer Nerven- und Gehirnzellen bewirken, sondern »solche Erfahrungen können auch innerhalb von Minuten im gesamten Gehirn und Körper die Expression von Genen anschalten und damit Wachstum, Entwicklung und Heilung auf eine Art und Weise lenken, die in der Vergangenheit als ein Wunder gegolten hätte« (Rossi 2002, S. XV).

Nicht nur die Erfahrungen selbst haben diesen Einfluss, sondern auch die Bedeutung, die wir ihnen geben (Church 2009, S.36). Der mentale, emotionale und spirituelle Sinn, den wir unseren Erfahrungen verleihen, ist oft ebenso wichtig für die Aktivierung der Gene wie die faktischen Ereignisse selbst. Wie Rossi schreibt, »können wir sagen, dass Bedeutung kontinuierlich moduliert wird durch das komplexe dynamische Feld der Messenger-Moleküle, die unentwegt neuronale Netzwerke neu bespielen, neu gestalten und neu kombinieren in einem Spiel ständig sich verändernder Muster« (Rossi 2002, S. 66). Oder, wie Norman Cousins, ein anderer medizinischer Pionier, schreibt: »Überzeugungen werden Biologie, in unseren hormonellen, neuralen, genetischen und elektromagnetischen Systemen plus all den komplexen Wechselwirkungen zwischen ihnen« (Cousins 1989).

Um dieses »fast alles« noch deutlicher zu machen, sei hier ein (nicht vollständiger) Überblick über Einflüsse, die über epigenetische Mechanismen auf Gene einwirken können, gegeben:

- Nahrung, Fasten;
- Umweltchemikalien, auch in Nahrung, Verpackungen, Plastikflaschen usw.;
- Genussmittel wie Alkohol, Nikotin und Koffein;
- elektromagnetische Felder;
- Temperatur, Luftdruck, Klima, Wetter;
- Licht, Tag- und Nacht-Wechsel;
- Verhalten und Änderungen im Lebensstil;
- Bewegung, Sport;
- Gefühls- und Bewusstseinszustände, Gedanken, Einstellungen, Überzeugungen;
- Stress und Entspannung;
- Schlaf, Schlafmangel;
- Psychotherapie, Yoga, Meditation usw.;
- Beziehungen zu anderen Menschen.

Die Epigenetik ist von großer Bedeutung für die Gesundheit. Der epigenetische Einfluss auf unsere Gesundheit ist »weit größer, als bisher angenommen«, und zwar sowohl im positiven wie auch im negativen Sinn, wie der bereits zitierte Randy Jirtle bekräftigt: »Die Basis der meisten Leiden ist die Epigenetik. Denn Krankheiten entstehen nun einmal leichter durch eine falsche Regulation der Gene als durch falsche Gene. Deshalb sollten wir dafür sorgen, dass das epigenetische System möglichst jederzeit gut funktioniert und die richtigen Signale erhält. Wir sollten uns und unsere Kinder gesund ernähren, sportlich aktiv sein und für eine liebevolle, geborgene Umwelt sorgen« (Spork 2009, S. 161).

Die Grundlage für unsere Krankheiten wird in der Regel bereits in Mutterleib und früher Kindheit gelegt, und zwar durch eine Prägung der Epigenetik (Spork 2009, S. 150). Viele unserer epigenetischen Muster werden bereits während der frühen Entwicklung des Organismus geprägt. Während der Schwangerschaft und in der frühen Kindheit gibt es bestimmte sensible Perioden, in denen eine epigenetische Programmierung stattfindet; es scheint, dass jedes Organ unseres Körpers im Lauf der Embryonal- und Kindheitsenwicklung seine sensible Phase zu einer anderen Zeit hat (Spork 2009, S. 154). Die Veränderung der Epigenome während der Prägungsphase hat jedoch nur eine mittelbare Wirkung: Ob sie eines Tages zu einer Krankheit führt, entscheidet der spätere Lebensstil; ob dieser uns krankmacht, hängt wiederum auch davon ab, ob eine solche frühe epigenetische Prägung vorliegt. Die perinatale epigenetische Programmierung gilt nach Andreas Plagemann, dem Leiter der Arbeitsgruppe für experimentelle Geburtsmedizin der Berliner Charité und weltweit ersten Professor für perinatale Programmierung am Londoner King's College, als »dritte Säule der allgemeinen Krankheitslehre« (Spork 2009, S. 155). So werden die Grundlagen für Fettleibigkeit, Diabetes, Herz- und Kreislaufkrankheiten und Krebs während der Schwangerschaft oder kurz nach der Geburt gelegt.

Für das Verständnis der gesundheitlichen Bedeutung der Epigenetik ist die Erkenntnis von Bedeutung, dass die meisten Prozesse in unserem Körper nicht – wie oft in Presseberichten über Forschungserfolge der Genetik fälschlicherweise zu lesen ist – von einem einzelnen Gen ein- oder ausgeschaltet werden, sondern die Zusammenarbeit vieler Gene erfordern (Church 2009). So sind heute etwa 600 Gene bekannt, die in Patienten mit Herzkrankheiten anders exprimiert werden als in gesunden Personen; an anderen Krankheiten, deren genetische Profile bisher erstellt worden sind, sind Hunderte von Genen beteiligt.

Nicht nur, dass viele Gene für die meisten Zustandsveränderungen notwendig sind, sondern es sind in der Regel auch verschiedene Gene zu verschiedenen Zeitpunkten an dieser Veränderungen beteiligt. Nicht nur von Tag zu Tag, sondern sogar von Sekunde zu Sekunde werden durch unsere Erfahrung genetische Kaskaden in Gang gesetzt oder gestoppt. Einige Gene schalten sich sehr früh ein, andere exprimieren sich etwas später, wieder andere erreichen in diesem komplexen und hochkoordinierten Tanz den Höhepunkt ihrer Expression viele Stunden später.

Man kann Gene auf verschiedene Arten katalogisieren; eine Möglichkeit ist, sie nach der Geschwindigkeit einzuteilen, mit der sie den Höhepunkt ihrer Expression erreichen, wenn sie durch einen externen Einfluss stimuliert worden sind (Rossi 2002). Gene, die sehr schnell aktiviert werden (in manchen Fällen innerhalb von einer oder zwei Sekunden nach dem Reiz) nennt man *Immediate Early Genes* (IEG). Ihre Funktion besteht oft darin, die Aktivierung weiterer (späterer) Gene auszulösen. *Early Activated Genes* erreichen den Höhepunkt ihrer Expression in etwa einer Stunde. Eine weitere Klasse von Genen, die *Intermediate Genes*, erreicht den Höhepunkt ihrer Expression in etwa zwei Stunden. *Late Genes* schließlich brauchen längere Zeiträume, um ihren Höhepunkt zu erreichen – in der Regel bis zu acht Stunden –, und ihre Wirkungen können von einigen Stunden bis zu einigen Jahren anhalten. Gewisse Klassen von *Late Activated Genes* können, wenn sie einmal exprimiert sind, für die gesamte Lebensdauer angeschaltet bleiben.

Neben der Einteilung nach der Geschwindigkeit, mit der sie exprimieren, können Gene auch nach den Arten von Auslösern klassifiziert werden, die sie an- und abschalten. Ein Klasse dieser Art sind die *Experience-Dependent Genes* oder *Activity-Dependent Genes*. Diese Gene sind an Aktivitäten oder Prozessen wie Wachstum, Heilung und Lernen beteiligt. Eine weitere Klasse dieser Art sind die *Behavioral State-Dependent Genes*. Sie gelangen zur Expression während Perioden von Stress oder emotionaler Erregung oder in verschiedenen Bewusstseinszuständen wie Träumen oder traumlosem Schlaf. Über diese Art von Genen vollzieht sich ein großer Teil der epigenetischen Einflüsse von Erfahrungen, Gefühls- und Bewusstseinszuständen, Stress und Entspannung, Psychotherapie, Yoga und Meditation, wobei die schnell reagierenden *Immediate Early Genes* oft eine Schlüsselrolle spielen.

Aus den vielen wissenschaftlichen Studien der letzten Jahrzehnte über solche Wirkungen hormoneller, Immun- und anderer physiologischer Prozesse lässt sich schon schließen, dass Erfahrungen und Gefühls- und Bewusstseinszustände über epigenetische Prozesse auch auf die Gene einwirken müssen, denn die biochemischen Transmittersubstanzen, die als Resultat z. B. emotioneller Veränderungen gefunden wurden, sind immer Produkte einer Genexpression (Church 2009). In jüngster Zeit gibt es jedoch auch zunehmend direkte Nachweise einer Wirkung von Emotionen, Bewusstseinszuständen, Stress und Entspannung auf die Gene. Das kommt in einer Reihe von zusammenfassenden Berichten über Untersuchungen zum Zusammenhang zwischen emotionalen Zuständen und Genen zum Ausdruck, die in den letzten Jahren erschienen sind (Isles & Wilkinson 2008; Higgins 2008; Stuffrein-Roberts et al. 2008). So wurden z. B. die Korrelationen zwischen emotionalen Störungen wie Schizophrenie, Depression, Panikattacken und posttraumatischen Belastungsstörungen einerseits und Genexpression andererseits untersucht, vor allem im Gehirn. Diese Untersuchungen haben gezeigt, dass die Muster der Genexpression in den Gehirnen der unter solchen Störungen Leidenden sich deutlich von denjenigen glücklicherer Menschen unterscheiden. Emotionen sind somit epigenetischer Natur und können Gene in denjenigen Gehirnregionen methylieren, die an den betreffenden Stressreaktionen beteiligt sind. Emotionen schalten jedoch nicht nur Gene ein und aus, sondern auch das Umgekehrte ist der Fall. Menschen mit bestimmten Genen neigen auch stärker zu unglücklichen Emotionen, obwohl die Untersuchungen nahelegen, dass bei den meisten dieser Störungen externe epigenetische Auslöser dazukommen müssen, damit die Expression der betreffenden Gene stimuliert wird. Es gibt bestimmte Gene, die einen Menschen anfällig machen, als Erwachsener an posttraumatischem Belastungssyndrom (PTBD) zu erkranken, wie eine Studie im Jahr 2008 ergab, die vom US National Institute of Mental Health (NIMH) finanziert wurde (Binder & Bradley, et al. 2008). PTBD tritt jedoch mit großer Wahrscheinlichkeit in diesen Erwachsenen auf, wenn diese als Kinder misshandelt worden sind. Die traumatische Kindheit ist hier das Umweltereignis, das den epigenetischen Stimulus für die innere Umwelt liefert, der die Genveränderungen auslöst.

Diese Art von Untersuchungen beruhen auf der Verwendung sogenannter DNA-Mikroarrays oder Genchips, die es den Wissenschaftlern ermöglichen, in die Genexpression in den *Fight-or-Flight*-Strukturen des Gehirns hineinzublicken und so herauszufinden, wie sich die Gene von Menschen mit unterschiedlichen Varianten des Unglücklichseins unterscheiden (Church 2009, S. 249). Genchips sind Instrumente, die Tausende verschiedener DNA-Stränge auf einem einzigen Silikon-Chip vereinen (Church 2009, S. 82). Wenn man diese Chips mit dem Untersuchungsgegenstand, z. B. der Blutprobe eines Patienten, in Berührung bringt, zeigt sich, welche der Stränge durch die Probe beeinflusst werden. Genchips enthalten Hunderte oder Tausende von winzigen Vertiefungen, in denen jeweils ein bei der Replikation entstandener aufgebrochener DNA-Halbstrang befestigt ist, an den Probemoleküle andocken können. Ein solcher Genchip sieht wie ein LCD-Flüssigkristall-Display mit Tausenden von Pixeln aus, von denen jedes eine andere Farbe hat. Eine veränderte Farbe zeigt eine Beeinflussung durch die Probe an, und so kann der Forscher sofort ablesen, welche Proben-Moleküle sich mit einem Gegenstück auf dem Chip verbunden haben. Auf diese Weise erlaubt diese raffinierte Technologie die Identifikation von DNA-Zuständen und ihren Veränderungen.

Zu den Experimenten der letzten Jahre, die den epigenetischen Einfluss von Erfahrungen und Gefühls- und Bewusstseinszuständen auf die Gene belegt haben, gehören diejenigen des kanadischen Hirnforschers und Verhaltensbiologen Michael Meaney von der McGill-Universität in Montreal und seiner Kollegen Ian Weaver und Moshe Szyf, die die Interaktion von Mutter und Kind untersuchten (Spork 2009; Church 2009). Sie konnten zeigen, dass mütterliche Pflege und Fürsorge (*nurturing*) chemische Veränderungen im Gehirn bewirkt, die wiederum bestimmte Gene aktivieren. Bereits in den 1990er Jahren hatten Verhaltensforscher mit sogenannten *Licking-and-Grooming*-Experimenten die Bedeutung der mütterlichen Fürsorge in den ersten Lebensjahren für die spätere Entwicklung bei Ratten demonstriert. Sie misst sich an der Häufigkeit, mit der eine Mutter ihre Kleinen leckt (*licking*) und putzt oder krault (*grooming*) (Spork 2009, S. 98). Auf diese Weise vermittelt sie ihrem Nachwuchs das Gefühl von Geborgenheit, das er für seine Lebenstüchtigkeit und Entwicklung braucht. Je geborgener die jungen Ratten sich fühlen, umso stabiler begegnen sie zukünftigen Herausforderungen und Bedrohungen und umso ausgeglichener sind sie. Da die Erfahrungen der ersten Tage sich tief in ihr Gehirn einprägen, hält dieser Effekt in der Regel, wenn nichts Außergewöhnliches dazwischenkommt, zeitlebens an. *Nurturing* verändert die Genexpression im Hippokampus und anderen Teilen des Gehirns, die die *Fight-or-Flight*-Reaktion steuern, und verleihen damit den gut umsorgten Ratten eine bessere Fähigkeit, mit stressenden Reizen und Situationen umzugehen (Meaney & Szyf 2005; Szyf, McGowan & Meaney 2008). Szyf konnte nachweisen, dass menschliche Gehirne ähnliche epigenetische Veränderungen als Reaktion auf eine umsorgte oder vernachlässigte Kindheit aufweisen (McGowan et al. 2008). Bei Schizophrenen waren viele der stressdämpfenden Gene im Hippokampus, dem Gehirnareal, das für Stimmungen verantwortlich ist, abgeschaltet. Obwohl diese Menschen alle die richtigen Gene besaßen, um ihre Stressreaktionen zu dämpfen, waren diese Gene methyliert, was ihre Aktivität unterdrückte. Da in einem anderen Teil des Gehirns, der nichts mit der Stimmungsregulation zu tun hat, keine signifikanten epigenetischen Unterschiede zwischen glücklichen und unglücklichen Personen festgestellt werden konnten, war vermutlich die Methylierung der Stimmungsregion eine Reaktion auf die unglückliche Kindheit der Schizophrenen. Eine andere kanadische Studie an Hirngewebe von Verstorbenen stellte ebenfalls fest, dass die Genunterdrückung in den Gehirnen von Menschen, die Selbstmord begangen hatten, sehr viel ausgeprägter war als bei Menschen mit glücklicher Kindheit, die bei Unfällen gestorben waren (Poulter et al. 2008). Auch in einer Studie an 177 jungen Männern in einem Jugendgefängnis waren das Vorliegen einer Depression und das Vorhandensein eines Gens, das den Stress-Neurotransmitter Dopamin transportiert, verbunden mit einer unglücklichen Kindheit und vernachlässigter mütterlicher Fürsorge (Haeffel et al. 2000).

Dass stressende Erfahrungen epigenetische Veränderungen bewirken, hat eine Reihe von Untersuchungen der Gene vor und nach solchen Erlebnissen verdeutlicht. In einer von ihnen wurde die Genexpression von Medizinstudenten vor und nach ihren Schlussprüfungen mit ihren Angst-Werten in einem psychologischen Standardtest verglichen (Kawai et al. 2007). Während der Zeit des intensivsten Prüfungsstresses war die Expression von vierundzwanzig Genen anders als vor den Prüfungen. Eine andere Forschergruppe verglich die Genexpression des vollständigen Genoms einsamer und depressiver Personen mit derjenigen einer glücklicheren Gruppe (Cole et al. 2007). Sie stellte fest, dass bei den unglücklichen Menschen 209 Gene anders exprimiert waren. Von besonderem Interesse ist hier die Art der betroffenen Gene. Es waren solche, die als Marker der Immunität gegen Krankheiten bekannt sind. Unglückliche Menschen hatten somit ein geschwächtes Immunsystem und waren anfälliger für Krankheiten.

Alle diese Forschungen haben gezeigt, dass eine große Vielfalt von verschiedenen unglücklichen psychologischen Zuständen wie z. B. Schizophrenie, Einsamkeit, Depression, Prüfungsangst, posttraumatische Belastungsstörung und Zwangsstörung, epigenetische Veränderungen bewirken können. Doch der Körper scheint alle diese Zustände als ähnliche epigenetische Stresssignale zu interpretieren. Was dem Psychologen als eine Vielfalt unterschiedlicher psychologischer Zustände erscheint, ist auf der biochemischen Ebene eine ziemlich einheitliche, unspezifische Reaktion, was bereits Hans Selye in den 1930 und 1940er Jahren erkannt hatte (siehe Kapitel 1).

Im Zusammenhang mit der Salutogenese interessiert natürlich besonders, ob es auch Nachsweise für die Wirkung von Stressreduktion und positiven psychologischen Zuständen gibt. Der Kardiologe Herbert Benson von der Medical School der Harvard Universität in Boston, der in den 1970er Jahren den psychophysiologischen Zustand der »Entspannungsreaktion« (*relaxation response*) entdeckte (Benson et al. 1974), hat vor einigen Jahren auch die Entspannungsreaktion als epigenetisches Phänomen identifiziert (Dusek et al. 2008). Mit Hilfe von Genchips verglich er mit seinem Forschungsteam die Genexpressions-Muster von gesunden Menschen, die die von ihm entwickelte Entspannungsmethode seit vielen Jahren regelmäßig praktizieren, und solchen, die keine Entspannung praktizieren. Anschließend erhielt die zweite Gruppe ein achtwöchiges Training, bevor ihr epigenetisches Muster ein zweites Mal untersucht wurde. Bensons Methode besteht darin, dass die Praktizierenden zwanzig Minuten lang stillsitzen, dabei ihren Geist mit einem positiven Satz oder einer Vorstellung füllen, während sie gleichzeitig alle ihre Muskeln, angefangen bei den Füßen bis hinauf zum Kopf, entspannen. Wie eine Reihe von Studien gezeigt hat, hilft die Methode bei verschieden Beschwerden, darunter hohem Blutdruck, Unfruchtbarkeit, rheumatischen Beschwerden und Schmerzzuständen. Benson stellte fest, dass sich nach dem Training das Genexpressions-Profil der zweiten Gruppe so verändert hatte, dass es demjenigen nahekam, das er bei der ersten Gruppe gefunden hatte. Benson konnte diese Feststellung mit einer Reihe von Replikationen bestätigen, bevor er die Resultate veröffentlichte. Unter den Genen, die verändert waren, befanden sich solche, die bei Entzündungen eine Rolle spielen, andere, die die Zellerneuerungsrate steuern, und weitere, die mit der Unschädlichmachung von freien Radikalen zu tun haben, die bei vielen Krankheiten und im Alterungsprozess eine Rolle spielen. Bensons bahnbrechende Studie kann als erste umfassende wissenschaftliche Untersuchung über den Einfluss des menschlichen Geists auf die Genexpression betrachtet werden und schlägt selbst in den Augen von Naturwissenschaftlern eine Brücke zwischen der bisher als »sanfte Wissenschaft« betrachteten Psychologie und der »harten« Wissenschaft der Genomik. Wie Benson sagte, können wir nun sicher sein, dass eine Veränderung der Bewusstseinstätigkeit die Art und Weise beeinflussen kann, wie fundamentale genetische Instruktionen von den Zellen ausgeführt werden.

Eine weitere Pionierstudie auf diesem Gebiet wurde von Dean Ornish durchgeführt, einem Kardiologen, der durch seine bahnbrechende Entdeckung bekanntgeworden ist, dass Koronarerkrankungen durch Ernährung Einhalt geboten werden kann (Ornish 2008). Er untersuchte die Wirkung von Lebensstil-Veränderungen, die eine Umstellung der Ernährung und täglich eine Stunde stressreduzierender Übungen wie Meditation umfassten, auf eine Gruppe von Männern mit Prostatakrebs. Die Versuchspersonen hatten sich entschieden, sich keiner konventionellen

Operation, Strahlenbehandlung oder Hormontherapie zu unterziehen. Stattdessen änderten sie ihren Lebensstil für eine Periode von drei Monaten. Zusätzlich zur Meditation und anderen Stressreduktionsmethoden unternahmen sie für eine halbe Stunde täglich einen Spaziergang und aßen eine Diät, die viel Gemüse, Früchte, Getreide und Soja entgielt. Im Ergebnis verloren die Männer nicht nur Gewicht und konnten den Blutdruck reduzieren, sondern zeigten auch die erstaunliche Zahl von 501 veränderten Genen in nur drei Monaten, darunter Gene, die bei Brustkrebs und Prostatakrebs eine Rolle spielen.

Ähnliche Resultate erhielt auch Norman Shealy, ein bekannter Pionier der amerikanischen Komplementärmedizin und Gründer der American Holistic Medical Association, in einer Pilotstudie über die Epigenetik des Alterungsprozesses (Shealy 2008). Er machte bei sechs Versuchspersonen Messungen der Telomer-Länge, unterzog sie anschließend einer Diät und einem Regime von Übungen und Behandlungen, die das von ihm patentierte »RejuvaMatrix«-Verfahren einschloss, eine Behandlung mit den »elektromagnetischen Frequenzen der DNA«. Telomere sind die Endstücke der Chromosomen, die im Lauf unseres Lebens immer kürzer werden, und zwar um ein Prozent im Jahr. Sie sind ein Marker für die Alterung; je älter man ist, umso kürzer sind sie. Ein schlechter Lebensstil beschleunigt den Vorgang der Telomer-Verkürzung, während ein gesunder Lebensstil ihn etwas verlangsamt. Nach drei Monaten konnte Shealy feststellen, dass die Verkürzung der Telomere seiner Versuchspersonen zum Stillstand gekommen war und diese sogar begannen, länger zu werden. Nach zehn Monaten waren sie im Durchschnitt 2,9 Prozent länger, was darauf hindeutet, dass möglicherweise vielen der Anzeichen der Zellalterung durch eine Kombination von günstigen Lebensstilveränderungen mit einer gesunden elektromagnetischen Umwelt Einhalt geboten werden kann. Eine Studie konnte sogar nach einer einzigen tüchtigen Dosis Lachen bei 27 Genen positive epigenetische Veränderungen feststellen (Hayashi et al. 2005).

Viele der Gene, die in diesen Studien verändert waren, waren regulatorische Gene, die die Expression anderer Gene und Proteine regulieren. Solche Gene können oft Tausende von anderen Genen und die Synthese weiterer regulatorischer Proteine und Neurotransmitter beeinflussen. Aus diesem Grund gehen die Wirkungen von Erfahrungen, Gefühlen und Bewusstseinszuständen weit über das eine Prozent des Genoms hinaus, das in diesen Untersuchungen am Menschen gefunden wurde (Church 2009).

Die Bedeutung der Epigenetik liegt mit Sicherheit auch darin, dass sie uns, wie Church schreibt, »Werkzeuge in die Hand gibt, um zu verstehen, warum unsere Gesundheit durch so viele verschiedene Heilweisen beeinflusst werden kann, und wie wir lernen können, eine Umgebung zu schaffen, die unsere eigene Heilung unterstützt, welche Heilweise wir auch immer wählen« (Church 2009, S. 50).

10.5 Entwicklungen in der Physik

Auch in der Physik hat eine ganze Reihe von Entwicklungen dazu beigetragen, dass ganzheitliches Denken heute auch in Naturwissenschaft und Medizin möglich und legitim ist. Als um die Wende zum 20. Jahrhundert klar wurde, dass viele natürliche Systeme, insbesondere lebende Organismen, mit den Vorstellungen der klassischen Physik nicht verstanden werden konnten, war auch die Physik gezwungen, neue, ganzheitlichere Modelle zu entwickeln. Zu den wichtigsten von ihnen gehören die Selbstorganisationstheorie, die Nicht-Gleichgewichts-Thermodynamik und die Allgemeine Systemtheorie. Die Quantentheorie schließlich, die aus den internen theoretischen Entwicklungen der Physik selbst entstand, brachte eine noch radikalere Wende zur Ganzheitlichkeit, die bis heute von der Wissenschaft erst in Ansätzen nachvollzogen worden ist.

10.5.1 *Nicht-Gleichgewichts-Thermodynamik und Selbstorganisation*

Die klassische Physik des 19. Jahrhunderts ging davon aus, dass alle physikalischen Systeme danach streben, einen Zustand des »thermodynamischen Gleichgewichts« zu erreichen, indem die Energie des Systems verlorengeht (Dissipation) und die Entropie (Unordnung) zunimmt. Natürlich musste dabei auffallen, dass bei lebenden Organismen das Gegenteil der Fall zu sein scheint: Sie sind während ihres Lebens offenbar in der Lage, ihren Ordnungsgrad sogar noch zu erhöhen; erst beim Tod tritt der Gleichgewichtszustand ein. Dies führte in den 40er Jahren zur Entwicklung der sogenannten »Nicht-Gleichgewichts-Thermodynamik« (Bischof 1995, 2003a). Das Konzept lebender Organismen als »offene« oder »Nicht-Gleichgewichts-Systeme« wurde allerdings bereits vor ihrer eigentlichen Entwicklung, die vor allem mit dem Namen des russisch-belgischen Physikochemikers Ilya Prigogine verbunden ist, der sie erstmals mathematisch formulierte und 1977 für seine Arbeiten zu diesem Thema den Chemie-Nobelpreis erhielt, von Alexander G. Gurwitsch, Ervin S. Bauer, Ludwig von Bertalanffy und Erwin Schrödinger entwickelt. Der russische Embryologe und Histologe Alexander G. Gurwitsch (1874–1954), auch bekannt als Entdecker der ultraschwachen Zellstrahlung oder Biophotonenstrahlung (siehe weiter unten), machte in den frühen 1920er Jahren den Vorschlag, dass die Molekülverbindungen in lebenden Zellen und Geweben sich in einem Zustand des Nicht-Gleichgewichts befinden, was aus seiner Sicht auf der Aktivität von »biologischen Feldern« beruhte (Bischof 2003a). Die chemische Zusammensetzung der lebenden Substanz erschien ihm weniger wichtig als ihre räumliche Organisation; da diese durch das biologische Feld bestimmt wurde, wurde dieses zum zentralen Element seines biologischen Verständnisses. Indem er solche »molekulare Nicht-Gleichgewichts-Konstellationen«, die er als »Zustände gegenseitiger Ausrichtung« bezeichnete, als die Basis der Lebensprozesse annahm, war Gurwitsch der erste Wissenschaftler, der die Existenz von sogenannten kooperativen Phänomenen und kollektiven Zuständen annahm, das heißt von Atom- und Molekülgruppen, die sich als Ganze wie eine Einheit verhalten. Der ungarisch-sowjetische theoretische Biologe Ervin S. Bauer (1900–1937) postulierte in den 20er und 30er Jahren im Rahmen seiner »Theoretischen Biologie«, dass alle lebenden Systeme sich immer in einem Zustand stabilen Nicht-Gleichgewichts befinden und deshalb die Energie besitzen, Arbeit zu leisten (Bauer 1920, 1935). Sie nutzen diese Energie, um den Nicht-Gleichgewichtszustand aufrechtzuerhalten, was die Grundlage ihrer Homöostase ist.

Ganz entscheidend war der Beitrag des österreichisch-kanadischen Biologen Ludwig von Bertalanffy (1901–1972). Bereits seit den späten 20er Jahren als einer der führenden ganzheitlichen Denker in der Biologie hervorgetreten (Bertalanffy 1927a, 1932), hatte Bertalanffy schon Mitte der 20er Jahre begonnen, über die Bedeutung der Revolution in der Physik der damaligen Zeit für die Biologie nachzudenken (1927b). In seinen Grundzügen bereits 1926 formuliert, veröffentlichte er im Jahr 1940 zusammen mit seinem Kollegen A. C. Burton das Konzept des lebenden Organismus als »offenes System« im thermodynamischen Sinn (Bertalanffy 1940). Die Schlüsselfrage seiner Forschung war: Wie kommt es, und wie verträgt es sich mit den Naturgesetzen, dass sich Organismen spontan zu höheren Ordnungszuständen entwickeln, und wie kann man solche Phänomene der »Selbstorganisation« erklären, ohne dass man eine mystische »Lebenskraft« zu Hilfe nehmen muss? Wie die bereits erwähnte holistische oder organizistische Schule der Entwicklungsbiologen lehnte Bertalanffy zwar jeden engen mechanistisch-reduktionistischen Ansatz ab, war aber auch gegen vitalistische Erklärungsversuche eingestellt, die Organismen außerhalb der Gesetze von Physik und Chemie platzieren. Die Lösung brachte die Erkenntnis, dass Organismen nicht isoliert, sondern offen für ihre Umgebung sind. Zu dieser Zeit wurde allgemein angenommen, alle physikalischen Systeme seien »geschlossene Systeme«, die keine Energie und Materie mit ihrer Umgebung austauschen. 1932 konnte er zeigen, dass ein echtes thermodynamisches Gleichgewicht nur in geschlossenen Systemen existieren kann, während »offene Systeme« durch eine besondere Art des Nicht-Gleichgewichts charakterisiert sind. In einem solchen »Fließgleichgewicht« erhält ein System durch einen ständigen Zufluss von Energie einen Zustand stationären Nicht-Gleichgewichts aufrecht. Es befindet sich in ständiger Interaktion und Austausch mit der Umgebung und wechselt kontinuierlich seine materiellen Bestandteile aus, während es gleichzeitig seine strukturelle Integrität bewahrt. Dieses Konzept lieferte die physikalische Grundlegung für wichtige biologische Konzepte wie Organisation, hierarchische Struktur, Homöostase und Regulation.

Bertalanffy betrachtete Drieschs Konzepte der Selbstregulation und Äquifinalität als grundlegende Eigenschaften lebender Systeme. »Jeder Heilungsprozess, jede dynamische Wiederherstellung nach einer Störung, jede Rückkehr zum Normalzustand nach einer klinischen Intervention stellt die Wiederherstellung eines äquifinalen Fließgleichgewichts dar«. Er setzte die »äquifinale Selbsterhaltung des

Organismus« mit der »Naturheilkraft« gleich, von der die Ärzte in der Tradition hippokratischer Medizin sprechen (Bertalanffy 1975).

Mit dem Konzept des Organismus als offenes System löste Bertalanffy auch die weitere Entwicklung der »Thermodynamik irreversibler Systeme« aus, die in den 1960er Jahren insbesondere durch die Arbeit Ilya Prigogines erfolgte. In den 40er Jahren erschien das kleine, aber sehr einflussreiche Buch »What is Life?« des österreichischen Physikers Erwin Schrödinger (1887–1961), der einer der Begründer der Quantentheorie und Nobelpreisträger des Jahres 1933 war (Schrödinger 1944). Mit diesem Buch beteiligte sich Schrödinger ebenfalls an der Diskussion über die Thermodynamik lebender Systeme und diskutierte das Problem, wie Organismen ihre – vom Standpunkt der Gleichgewichts-Thermodynamik – höchst unwahrscheinliche geordnete Struktur angesichts des Zweiten Hauptsatzes der Thermodynamik (dem Entropie-Prinzip) aufrechterhalten können. Nach seiner Auffassung hielten Organismen ihre Ordnung aufrecht, indem sie »negative Entropie« aus der Umgebung aufnahmen; sie würden sich von der Entropie befreien, deren Erzeugung sie nicht vermeiden könnten, indem sie sie (durch Wärme- und Abfallproduktion) in die Umgebung exportieren würden. Es gebe zwei Möglichkeiten in der Natur, um Ordnung zu erzeugen: Das statistische Prinzip, welches »Ordnung aus Unordnung« erzeuge, und der neue »Ordnung-aus-Ordnung«-Mechanismus, der viel einfacher sei und das Verhalten lebender Materie wesentlich besser erklären könne.

In den späten 40er Jahren schließlich begann die Entwicklung, die zum wichtigsten Beitrag zur Thermodynamik irreversibler Prozesse und zur Theorie der Selbstorganisation führte: dem Werk des russisch-belgischen Physikochemikers Ilya Prigogine (1917–2003). Er erhielt 1977 für diese Leistung den Nobelpreis für Chemie. Obwohl bereits in den 20er Jahren die Arbeiten der Mathematiker Aleksandr M. Lyapunov (1857–1919) und Henri Poincaré (1854–1912) den Weg für die Entwicklung einer Theorie der Selbstorganisation bereiteten und später auch Alan M. Turing und andere Beiträge dazu leisteten, war es Prigogines Werk, das die Nicht-Gleichgewichts-Thermodynamik endgültig etablierte und ihre Verwendung in der Erklärung von Lebensprozessen möglich machte (Prigogine 1947, 1961; Glansdorff & Prigogine 1971, Nicolis & Prigogine 1977; Prigogine & Stengers 1981). Der Russe stützte sich auf Experimente der Deutschen Ferdinand Runge und Raphael Liesegang, des Franzosen Henri Bénard und der Russen Boris P. Belousov und Anatol M. Zhabotinsky über Selbstorganisation in chemischen Reaktionen und wies nach, dass diese nicht-linearen Reaktionen bloß anorganische Beispiele des viel allgemeineren Phänomens der »dissipativen Strukturen« sind. Diese oszillierenden, musterbildenden chemischen Reaktionen, die von Prigogine als Modell für das Verständnis biologischer Ordnung verwendet wurden, zeigen die Eigenschaften des kooperativen Verhaltens, der Sensitivität für geringe Störungen und des Gedächtnisses. Wenn ein kontinuierlicher, ausreichend großer Fluss von Energie in einen Haufen ungeordneter Moleküle eingespeist wird, entsteht darin eine spontane Ordnung und wird so lange aufrechterhalten, wie die Energiezufuhr bestehen bleibt. Dieser neue Ordnungszustand einer »Ordnung weit weg vom thermischen Gleichgewicht« entsteht aus dem plötzlichen kollektiven Verhalten einer großen Zahl von Teilchen, das durch kleine Fluktuationen ausgelöst wird, die im thermischen Gleichgewicht keine solchen Wirkungen haben. Damit lässt sich mit der Nicht-Gleichgewichts-Thermodynamik erklären, wie biologische Systeme die Nahrung als eine externe Energie-»Pumpe« benützen, um einen stabilen Zustand weit weg vom Gleichgewicht herzustellen.

10.5.2 *Allgemeine Systemtheorie*

Ludwig von Bertalanffy (1901–1972) entwickelte als Konsequenz des Organismus als offenes System seine »Allgemeine Systemtheorie«, die er erstmals im Jahr 1945 vorstellte (Bertalanffy 1945, 1968). In ihr dehnte er die ganzheitliche Sicht, die er am Beispiel biologischer Systeme entwickelt hatte, auf andere Disziplinen aus, wie z. B. Philosophie, Psychologie, Pädagogik, Chemie, Ökologie, Ökonomie, Geschichte und Politik. Die Allgemeine Systemtheorie ist ein Versuch, allgemeine Gesetze des Verhaltens und der Eigenschaften von Systemen beliebiger Art zu identifizieren, die allein aus den Eigenschaften ihrer Bestandteile nicht abgeleitet werden können. Mit seiner Systemtheorie wollte Bertalanffy die mechanistische Konzeption der Wissenschaften überwinden und eine humanistische Alternative dazu auf der Basis wissenschaftlicher Gesetzmäßigkeiten etablieren. Aus diesem Grund blieb er immer sehr kritisch gegenüber den vielen mechanistischen Varianten der Systemtheorie, die später entstanden, wie z. B. *Systems Engineering*, *Operations Research* und selbst Norbert Wieners Kybernetik. Mit seinem Systemansatz bereitete Bertalanffy auch den Boden für die Einführung des Konzepts der Komplexität in die Biologie, und er erkannte bereits die Rolle der Nicht-Linearität, die zu einer chaotischen, unvorhersagbaren Dynamik führen kann.

10.5.3 *Quantentheorie*

Die im Jahr 1900 von Max Planck begründete Quantentheorie hat weitgehende, in den Wissenschaften bei weitem noch nicht ausgeschöpfte Konsequenzen, die erst in den letzten Jahren ernstgenommen zu werden beginnen (Bischof 2003a). Ich beziehe mich hier unter anderen auf Arbeiten von Hans Primas, einem führenden Schweizer Quantenchemiker (Primas 1990, 1992, 1993). Die wichtigsten dieser Konsequenzen betreffen die Ganzheit (Holismus), die Nicht-Lokalität, die fundamentale Verbundenheit und die Feldperspektive der Realität; sie sind alle von grundlegender Bedeutung für unser Verständnis von Leben und Gesundheit. Von besonderem Interesse ist, dass gemäß der Quantentheorie die Ganzheit die grundlegendste Eigenschaft unsere Wirklichkeit ist; diese legt einen ganzheitlichen Charakter der Realität zwingend nahe. Bereits Max Planck sagte, »Das Konzept der Ganzheit muss [...] in die Physik eingeführt werden, ebenso wie in die Biologie, um die Geordnetheit der Natur verständlich und einer Formulierung zugänglich zu machen« (Planck 1931). Seither wurde zunehmend deutlich, dass für die Quantenmechanik, die am weitesten anerkannte und experimentell am besten bestätigte wissenschaftliche Theorie, die materielle Realität ein ungebrochenes Ganzes bildet, das keine Teile besitzt. Diese ganzheitlichen Eigenschaften der Realität sind mathematisch präzise definiert durch die sogenannten Einstein-Podolsky-Rosen-(EPR-)Korrelationen, die in den letzten Jahrzehnten durch die verschiedenen EPR-Experimente überzeugend verifiziert wurden. Damit sei die Quantentheorie, wie Primas schreibt, die erste und bis heute einzige logisch konsistente, universal gültige, mathematisch formulierte ganzheitliche Theorie. Die atomistisch-molekulare Sicht der Materie und die reduktionistisch-mechanistische Philosophie hätten keine wissenschaftliche Basis mehr. Die Beschreibung der Realität durch isolierte, kontextunabhängige, elementare Systeme wie Quarks, Elektronen, Atome oder Moleküle sei nur unter bestimmten spezifischen experimentellen Bedingungen erlaubt, und diese Gebilde dürften keineswegs als »fundamentale Bausteine« der Realität betrachtet werden; sie stellten lediglich eine bestimmte Perspektive, eine bestimmte, sehr beschränkt gültige Art und Weise der Beschreibung dar. Neben der molekularen gebe es andere, grundlegend verschiedene Arten der Beschreibung, die zu ihr komplementär und ebenso gut begründet sein. Keine einzelne Beschreibung sei wahrer oder besser als irgendeine andere und könne allein die ganze Realität eines wissenschaftlichen Untersuchungsobjekts repräsentieren. Die Natur sei extrem divers und vielfältig; jede Beschreibung gebe nur einen winzigen Teilaspekt ihrer unauslotbaren Vielfalt wieder. Eine bestimmte wissenschaftliche Beschreibung einer Naturerscheinung werde nur dadurch möglich, dass man auf die Beschreibung aller anderen, dazu komplementären Aspekte verzichte. Deswegen erlaube die Quantentheorie nicht nur viele verschiedene, aber gleichwertige, komplementäre Beschreibungen der Realität, sondern erfordere sie geradezu. Als ein grundlegendes Postulat für die zukünftige Wissenschaft betont Primas deshalb, dass wir lernen müssten, gleichzeitig mit mehreren komplementären Beschreibungen der Natur zu arbeiten und die kognitiven Spannungen zwischen ihnen auszuhalten (Primas 1990).

Die quantentheoretische Ganzheit beinhaltet auch, dass es keine Materie ohne Geist bzw. Bewusstsein gibt; die Aussagen der Quantenphysik beziehen das Bewusstsein ein. Die Welt der Physik ist die Welt, wie wir sie wahrnehmen, nicht eine Realität, wie sie möglicherweise unabhängig von unserer Wahrnehmung existieren könnte. Für die Quantentheorie bilden deshalb auch Geist und Materie eine nahtlose Einheit bzw. zwei Aspekte einer einzigen Realität. Es gibt aber Abstufungen unserer Wahrnehmung zwischen fast völliger Ausblendung des Geistigen (das nennen wir dann Materie) und einer materiefernen Nähe zum Geistigen. Was die Nicht-Lokalität betrifft, so beruht die Ganzheit des Quantenuniversums auf den erwähnten EPR-Korrelationen, das heißt Fernwirkungen bisher unbekannter Natur, die alle Teilchen miteinander verbinden, unabhängig davon, wie weit sie voneinander entfernt sind (Bischof 2002, S. 204 ff.). Diese Fernwirkungen, die alles mit allem verbinden und die Grundlage für die nahtlose Ganzheit der Realität sind, kommen nicht durch irgendeines der bekannten Felder zustande, und ihre Wirkungen sind augenblicklich und distanzunabhängig. Nach David Bohm (1917–1992) muss man deshalb davon ausgehen, dass es neben der uns vertrauten objektiven Welt der Gegenstände (er nennt sie »explizite Ordnung«) noch eine zweite fundamentale Dimension der Realität gibt, die er »implizite Ordnung« nennt (Bohm 1980). Die implizite Ordnung ist die Realitätsebene, auf der durch die EPR-Korrelationen alles mit allem verbunden ist und ein nahtloses Ganzes bildet, während die explizite Ordnung jene Ebene darstellt, auf der separate Objekte existieren, die durch leere Zwischenräume voneinander getrennt sind. Letztlich stellen die beiden Dimension jedoch unterschiedliche Wahrnehmungsweisen der physikalischen Welt dar, die Objektwahrnehmung und die partizipative Wahrnehmung, die uns die Realität auf verschiedene Weise präsentieren.

Die implizite Ordnung ist nichts anderes als das, was in der Physik als das »Vakuum« bekannt ist, nämlich der Raum selbst, in dem wir leben. Nach der Quantenphysik ist der Raum nicht leer, sondern er stellt den Grundzustand jedes physikalischen Systems sowie des Universums als Ganzem dar, eine Art Feld, in dem in potenzieller Form alle Möglichkeiten für Felder und Teilchen ruhen und aus dem diese unter geeigneten Bedingungen entstehen, wie Wellen aus einem Ozean. Da es zwischen diesem Bereich der Potenzialitäten (Vakuumfeld) und den messbaren Feldern und Materieteilchen noch eine Reihe von Zwischenformen gibt, geht aus der Quantentheorie auch hervor, dass die Realität einen multidimensionalen Charakter aufweist. Die erwähnte Tatsache, dass man sich der Realität nur mit vielen komplementären Beschreibungen annähern kann, legt nahe, dass letztlich jede mögliche Beschreibung eine solche Dimension bilden kann und dass neben den »objektiven« Beschreibungen der Naturwissenschaften auch die »subjektiven« Beschreibungen der Geisteswissenschaften und der persönlichen Erfahrung in Frage kommen. Was schließlich die Feldperspektive betrifft, so geht aus der Quantentheorie hervor, dass nicht nur alle materiellen Teilchen und Objekte auch als Felder beschrieben werden können, sondern vielmehr die Feldperspektive der Realität als fundamentaler betrachtet werden muss als die Teilchenperspektive der soliden Materie.

10.6 Entwicklungen in der Biophysik

Diese Konsequenzen der Quantentheorie haben zu Entwicklungen in der neueren Biophysik geführt, die von grundlegender Bedeutung für Biologie und Medizin sind (Bischof 1994, 1995, 1998, 2003a). Die Voraussetzungen dafür wurden durch die Entdeckung und Erforschung der Wirkungen elektromagnetischer Felder auf Lebewesen (Bioelektromagnetik) und der in den Lebewesen selbst existierenden elektromagnetischen Felder (Bioelektromagnetismus), einschließlich der sogenannten Biophotonen, geschaffen. Damit wurde es möglich, die Hypothese der »holistischen« oder »organizistischen« Biologen des frühen 20. Jahrhunderts von der Existenz »biologischer Felder« und ihrer Rolle in der Entwicklung, Morphogenese, Regeneration und Heilung der Organismen zu überprüfen und zu konkretisieren. Es ist heute nachgewiesen, dass Lebewesen sensitiv auf die Einwirkung elektromagnetischer Felder reagieren, selbst wenn diese sehr schwach sind (Presman 1970; Ho, Popp & Warnke 1994; Polk & Postow 1995). Wir wissen, dass Lebewesen, auch der Mensch, elektromagnetische Felder verschiedener Frequenzbereiche (Radio- und Mikro- sowie ELF-Wellen), einschließlich optischer Frequenzen (infrarotes, sichtbares und ultraviolettes Licht) abstrahlen (Bigu 1976; Popp et al. 1992). Es gibt deutliche Hinweise darauf, dass vom Organismus selbst erzeugte (endogene) schwache elektrische Ströme an der Regeneration, Wundheilung und dem Wachstum von neuem Gewebe beteiligt sind (Jaffe 1982; Borgens et al. 1989). Es gibt auch Hinweise auf den Einfluss verschiedener Arten endogener physikalischer Felder auf die zelluläre Organisation und die Morphogenese (O'Shea 1988).

10.6.1 *Biofelder*

Die moderne Biophotonenforschung konnte in den letzten 30 Jahren die Entdeckung der »ultraschwachen Zellstrahlung« durch Alexander Gurwitsch bestätigen und nachweisen, dass alle Lebewesen, der Mensch eingeschlossen, kohärente Biophotonen – Lichtstrahlung im Spektralbereich von 200 bis 800 Nanometern, das heißt von der Infrarotstrahlung über das sichtbare Licht bis zur Ultraviolettstrahlung – emittieren (Bischof 1995); der Mensch besitzt damit nicht nur einen lokalisierten solid-materiellen Körper, sondern auch einen ausgedehnten Feldkörper (Biofeld). Es ist heute weithin akzeptiert, dass lebende Organismen, einschließlich des Menschen, eine Reihe von feldartigen Dimensionen sowohl elektromagnetischer wie auch nicht-elektromagnetischer Natur besitzen (Miller et al. 1979, Bigu 1976, Bischof 1995, Oschman 2000, 2003, Curtis & Hurtak 2004, Dean 2003, Rein 2004, Rubik 2002). Es gibt viele Hinweise darauf, dass diese Biofelder eine Rolle in verschiedenen biologischen Funktionen wie z. B. zelluläre, interzelluläre und systemweite Kommunikation, Steuerung biochemischer Prozesse und Regulation von Wachstum, Morphogenese, Regeneration und Heilungsprozessen spielen. Das Biophotonenfeld könnte sich außerdem als wichtige Schnittstelle zwischen Körper und Seele bzw. Bewusstsein erweisen.

Diese Entdeckungen erhielten durch die neueren Entwicklungen in den physikalischen Fachgebieten der Quantenelektrodynamik und Quantenoptik eine besondere Bedeutung und eröffneten neue Perspektiven für ein ganzheitliches naturwissenschaftliches Verständnis der Lebensprozesse. Das Konzept elektromagnetischer Biofelder erhielt vor allem durch die Entwicklung des Konzepts der »Kohärenz« seine reife Form, das man als biophysikalische Grundlage des modernen Holismus bezeichnen kann. Prigogine hatte Kohärenz bereits in der Form des koordinierten kollektiven Verhaltens von Teilchen in den »dissipativen Strukturen« nachgewiesen, während der deutsch-britische Physiker Herbert Fröhlich (1905–1991) im Jahr 1968 die theoretische Begründung für die Existenz kohärenter elektromagnetischer Felder lieferte, die diese Teilchen miteinander verbinden und zu kohärentem Verhalten veranlassen (Fröhlich 1968, 1975). Fröhlich schlug vor, dass biologische Systeme makroskopische Quantenstrukturen im thermodynamischen Nicht-Gleichgewicht sein könnten, deren Teilchen durch kohärente, langreichweitige elektromagnetische Felder in einen kohärenten Zustand gemeinsamer Schwingung versetzt werden. In den 60er Jahren etablierte der vor kurzem mit dem Physik-Nobelpreis ausgezeichnete Roy J. Glauber die Grundlagen für unser Wissen über die Quanten-Kohärenz (Glauber 1963).

Alle diese und weitere Ansätze und Erkenntnisse verband der deutsche Biophysiker Fritz-Albert Popp in den 80er Jahren zu seiner »Biophotonen-Theorie«, in der der lebende Organismus aufgrund von Messungen der Biophotonenemission als eine Art biologischer Laser gesehen wird, der auf der Basis von Licht-Emittern und -Absorbern funktioniert, die durch ein gemeinsames Photonenfeld miteinander gekoppelt sind und an der sogenannten Laserschwelle operieren. Darin sieht Popp die Grundlage der Steuerungs- und Regelungsfähigkeit im Organismus: Indem sie um die Laserschwelle herum oszillieren, können die Felder im Organismus je nach Bedarf von einem chaotischen (weniger kohärenten) zu einem kohärenten Zustand umgeschaltet werden und umgekehrt.

Wenn wir das bereits erwähnte »Oszillatormodell des Organismus« von Rainer Sinz mit diesem Feldmodell des Organismus verbinden, so kann unser Körper mit seinen unzähligen rhythmischen Prozessen aus biophysikalischer Sicht als ein hochkomplexes Resonanzsystem oszillierender Felder und schwingender Materie verstanden werden, die durch ihre Phasenbeziehungen nicht-linear miteinander gekoppelt sind und ein makroskopisches Quantensystem bilden, das als sensitiv reagierende, flexibel selbstregulierende Ganzheit funktioniert. Auf diesen Grundlagen begannen die Forscher des Internationalen Instituts für Biophysik unter Leitung von Popp in den 90er Jahren eine multidisziplinäre und ganzheitliche »Integrative Biophysik« zu entwerfen, die versucht, auf der Basis allen relevanten Wissens aus Natur- und Geisteswissenschaften ein umfassendes Verständnis des Lebens zu entwickeln, das dem neuen, quantentheoretischen Verständnis der Realität entspricht und alle Bereiche der menschlichen Erfahrung einbezieht (Bischof 2003a). Ähnliche Ansätze sind in letzter Zeit auch von anderen Wissenschaftlern und Forschergruppen vorgelegt worden (siehe z. B. Ho 1993; Rakovic 2009).

10.6.2 *Soziale Feldtheorie*

Eine Kommunikation und Wahrnehmung mittels elektromagnetischer Felder ist nachgewiesen bei Fischen (Moller 1976; Kramer 1990), Reptilien, Vögeln (Warnke

1989) und Insekten (Warnke 1989; Callahan 1990). Da wir nun wissen, dass der Mensch elektromagnetische Felder abstrahlt und das Feld, das ihn umgibt, relativ weit in seine Umgebung hineinreicht, liegt es nahe, auch die Existenz zwischenmenschlicher Felder anzunehmen, die eine noch unbekannte Rolle in der interpersonalen Wahrnehmung und Kommunikation spielen könnten (Bischof 2006b, 2007b, 2009). Viele zur Zeit von Sozialpsychologie, Psychiatrie, Psychoanalyse und Psychotherapie erforschte zwischenmenschliche Phänomene, wie z. B. Empathie, Übertragung und Gegenübertragung, das sogenannte Präcoxgefühl und die »emotionale Ansteckung« sowie eine Reihe von wissenschaftlichen Experimenten legen es nahe, die Beteiligung solcher interpersonaler Felder an zwischenmenschlichen und gesellschaftlichen Prozessen anzunehmen. Besonders interessant in diesem Zusammenhang ist die weiter oben erwähnte »Interaktionssynchronie«, bei der sich diese Annahme besonders stark aufdrängt. Die Empathie und die Interaktionssynchronie sowie die meisten anderen Fähigkeiten der sozialen Wahrnehmung und der sozialen Fertigkeiten im Umgang mit anderen Menschen, die die von der Sozioneurologie erforschte »soziale Intelligenz« ausmachen (Goleman 2006), dürften alle in hohem Maß auf der Wahrnehmung dieser zwischenmenschlichen Felddimension beruhen (Bischof 2009). Aus diesem Grund wäre es interessant, den Versuch einer »sozialen Feldtheorie« zu machen, deren Erkenntnisse sicherlich auch für Fragen der Gesundheit erhellend wären.

Die wachsende Anerkennung der holistischen Implikationen der Quantentheorie, die Entdeckung der elektromagnetischen Biofelder sowie das zunehmende Umweltbewusstsein, das ebenfalls das Bewusstsein für die gegenseitige Vernetzung und Abhängigkeit aller Dinge verstärkt hat, hat nicht nur zu einer größeren Akzeptanz von Feldansätzen in der Biologie geführt, sondern auch eine neue Basis für ein Verständnis der traditionellen asiatischen Medizinsysteme geschaffen, die ja ebenfalls auf einer Art feldtheoretischem Modell des Organismus beruhen.

10.7 Interdisziplinäre Ansätze und Trend zur transdisziplinären Synthese

In den letzten Jahrzehnten war die wissenschaftliche Entwicklung durch die Entstehung verschiedenster neuer Wissenschaftsdisziplinen gekennzeichnet, die zwei oder mehr Fächer in sich verbinden, wie wir bereits an den Beispielen von Gesundheitswissenschaften, Psychoneuroimmunologie und Sozioneurologie gesehen haben. Ein weiteres solches Gebiet, das für unser Thema besonders relevant ist, ist die Verhaltensmedizin, die auf der Basis des Wissens über die Zusammenhänge zwischen menschlichem Verhalten und persönlichem Lebensstil und Gesundheit durch Verhaltensänderungen Heilung und Verhütung von Krankheiten zu erreichen versucht (Miltner, Birbaumer & Gerber 1986). Dabei handelt es sich bei diesen doppel- oder mehrfachdisziplinären Wissenschaften nicht nur um Kombinationen von zwei oder mehr naturwissenschaftlichen oder geisteswissenschaftlichen Disziplinen untereinander, sondern vermehrt auch um Verbindungen zwischen Naturwissenschaften und Sozial- bzw. Geisteswissenschaften (Psychoneuroimmunologie, Sozioneurologie) (siehe z. B. Cacioppo & Berntson 1992; Anderson 2002; Berntson & Cacioppo 2004; Taylor 2004). Besonders die seit einiger Zeit stark zunehmende Einbeziehung von neurowissenschaftlichen Methoden und Erkenntnissen in andere Gebiete hat dazu geführt, dass bisher als zu »weich« geltende sozial- und geisteswissenschaftliche Forschungsgebiete gleichzeitig exakter wurden und mehr Akzeptanz fanden sowie auch einen ganzheitlicheren Charakter bekamen und damit für Zugänge von und zu den Geisteswissenschaften offener wurden.

Darüber hinaus gibt es auch vermehrt Bestrebungen, im Rahmen eines ganzheitlichen Modells alle für ein Thema relevanten Ansätze, ungeachtet ihrer Herkunft, in einer transdisziplinären Synthese zu verbinden, um allen Dimensionen einer Fragestellung gerecht werden zu können (Klein 1990; Hütter et al., 1992; Somerville & Rapport 2000; Nicolescu 2002), wie z. B. meine eigenen Vorschläge zu einer »Integrativen Biophysik« (Bischof 2003a) und zu einer sozialen Feldtheorie (Bischof 2006b, 2007b, 2009). Die gleichzeitige Verwendung mehrerer zueinander komplementärer Perspektiven und Herangehensweisen ist ja, wie wir gehört haben, aus Sicht der Quantentheorie nicht nur möglich, sondern geradezu notwendig, wenn wir eine Sache ganzheitlich, das heißt in allen ihren relevanten Aspekten, verstehen wollen. Solche transdisziplinären Synthesen sind jedoch mit besonderen erkenntnistheoretischen und methodologischen Problemen behaftet, die die Entwicklung eines übergreifenden Rahmens zur Vereinigung so unterschiedlicher Perspektiven nicht ganz einfach machen; hierfür fehlen Erfahrungen und müssen neue Vorgehensweisen, Kriterien und Methoden entwickelt werden.

Wenn sich diese Tendenzen fortsetzen oder gar verstärken sollten, könnte wieder eine ähnliche Situation entstehen wie bei der Geburt der Philosophischen Anthropologie in den 20er Jahren, als durch das Aufkommen von ganzheitlichen Ansätzen in Biologie und Medizin und die Bereitschaft einzelner Wissenschaftler aus diesen Fakultäten, geisteswissenschaftliche Perspektiven und Methoden in ihre Arbeitsgebiete aufzunehmen, eine geisteswissenschaftliche Auseinandersetzung mit den Ergebnissen der naturwissenschaftlichen Forschung in Gang kam und damit eine transdisziplinäre Betrachtungsweise wichtiger Problemkreise entstand, die unsere Erkenntnisse in diesen Themenfeldern einen großen Schritt voranbrachte. Eine entsprechende Entwicklung ist im Bereich der Gesundheit dringend notwendig, denn dass der konventionelle medizinische Ansatz in eine Sackgasse führt, ist heute noch viel deutlicher, als es schon zu Zeiten Ludolf von Krehls und Viktor von Weizsäckers war. Sie zeichnet sich in den Gesundheitswissenschaften auch in der Tat seit einiger Zeit ab (siehe Teil 3), und die Kulturwissenschaften könnten bei der Entwicklung einer solchen neuen »Anthropologie der Gesundheit« eine Schlüsselrolle spielen.

11 Diskussion zum Teil 1

DIESER ERSTE TEIL DIESES BUCHS ist aus der Auseinandersetzung mit Aaron Antonovskys Salutogenese-Modell entstanden. Es hat heute einen hohen internationalen Bekanntheitsgrad (Franke 1997), zählt zu den einflussreichsten Theorien zur Erklärung von Gesundheit (Beutel 1989) und ist nach Ansicht vieler Autorinnen und Autoren sogar die »erste und am weitesten entwickelte Theorie zur Erklärung von Gesundheit« (Bengel 2001, S. 89; Faltermaier 1994; Franke 2006) oder gehört zumindest in die »Spitzengruppe der interessantesten und tragfähigsten Ansätze« (Franke 1997); von manchen wird es als neues Paradigma des Gesundheitsverständnisses betrachtet.

Das Konzept der Salutogenese als Perspektivwechsel im Umgang mit Gesundheit, als ressourcenorientierte statt defizitorientierte Betrachtung, die auf der Annahme einer Selbstregulations- und Selbstheilungsfähigkeit des Organismus beruht, überzeugte mich von Anfang an; die alte »salutogenetische« Frage nach dem, was unsere Lebenskräfte, unseren Lebensmut und unsere Lebensfreude, unsere Widerstandsfähigkeit und Leistungsfähigkeit erhält und fördert bzw. absenkt und schwächt, erschien mir von größter Relevanz. Wie die meisten Menschen außerhalb der Gesundheitswissenschaften kannte ich die Salutogenese zunächst nur als Schlagwort. Je genauer ich mich dann jedoch mit Antonovkys Werk beschäftigte, umso mehr wuchs mein Unbehagen und meine Enttäuschung über seine Behandlung der Gesundheit. So wichtig mir weiterhin das Konzept der Salutogenese blieb, so unbefriedigend fand ich seine Art und Weise, diese zu behandeln; ebenso wie das Konzept des Kohärenzgefühls bedurfte es in meinen Augen einer umfassenderen und vertiefteren Fassung. Mir schien, dass Antonovsky zwar eine richtige Intuition gehabt hatte, jedoch nicht in der Lage gewesen war, diese mit der notwendigen Konsequenz und Tiefe zu realisieren, und mir wurde schnell klar, dass man die Grundidee der Salutogenese unabhängig von Antonovsky betrachten musste. Mir war bewusst, dass salutogenetische Konzepte bereits seit der Antike zum festen Bestand der hippokratischen Tradition der abendländischen Medizin gehört hatten. In der romantischen Medizin des frühen 19. Jahrhunderts fanden sie eine hochinteressante Ausgestaltung und bekamen in der ganzheitlichen Medizin des frühen 20. Jahrhunderts sogar eine wissenschaftliche Begründung. Der Psychologe Abraham Maslow und die von ihm begründete Humanistische Psychologie hatten bereits dreißig Jahre vor Antonovsky ein sehr viel umfassenderes, weitergehendes und tieferes salutogenetisches Konzept der Gesundheit entwickelt, und auch die Gesundheitsdefinition der WHO von 1946 und Halbert Dunns Wellness-Konzept sind salutogenetische Konzepte, die dem Prinzip der Salutogenese besser gerecht werden als Antonovskys eigene Ausgestaltung. Außerdem gab es seit 1922 das gleichbedeutende Konzept der »Hygiogenese«, dessen Vertreter jedoch mehr den von Antonovsky vernachlässigten Bereich der physiologischen Salutogeneseprozesse erforscht hatten. Da ich der Ansicht bin, dass eine salutogenetisch orientierte Gesundheitswissenschaft nicht in die bereits in vielen Forschungsbereichen überwundene Spaltung von Körper und Psyche zurückfallen darf, müssen auch die ganzheitlich orientierten Ansätze in Biologie, Medizin und anderen Naturwissenschaften, nicht zuletzt diejenigen der Biophysik, herangezogen werden.

In vielen Bereichen der Geistes- und Naturwissenschaften kann man in den letzten Jahrzehnten Konvergenzen in Richtung auf ein ganzheitliches, salutogenetisch orientiertes Verständnis von Leben, Organismus, Mensch und Gesundheit beobachten, die zur Entstehung einer »integrierten« oder »integrativen« Medizin oder, besser, Heilkunde führen könnten (siehe Teil 3). Der erste Teil ist daher einer Reihe von wichtigen Beiträgen aus den Sozialwissenschaften, der Psychologie, der Medizin und der Naturwissenschaften gewidmet, die ein salutogenetisches Konzept der Gesundheit stützen, ergänzen und weiterentwickeln und in nächster Zukunft in eine solche Synthese münden könnten.

11.1 Kritik an Antonovskys Salutogenese-Modell

Um den Stellenwert dieser verschiedenen Beiträge zu einem salutogenetischen Gesundheitsverständnis (einschließlich desjenigen Antonovskys) einschätzen und sie für eine solche Synthese fruchtbar machen zu können, wollen wir uns in dieser Diskussion zunächst mit der Kritik an Antonovskys Ansatz befassen. Im Folgenden liste ich tabellarisch eine Reihe von Kritikpunkten auf, die von verschiedenen Autoren vorgebracht worden sind:

- Die Kognition steht zu stark im Vordergrund, und emotionale Erfahrungen sind nicht ausreichend berücksichtigt (Siegrist 1993, S. 979).
- Die enge Korrelation zwischen Gesundheit und sozioökonomischem Status wird von Antonovsky kaum berücksichtigt (Hurrelmann 2006).
- Mangel an sozial-epidemiologisch und gesundheitspsychologisch fundierter Theoriebildung (Margraf, Siegrist und Neumer 1998).

- Es wird nicht deutlich, ob das Kohärenzgefühl eine Ressource oder schon eine Teildimension des Gesundheitsstatus ist (Hurrelmann 2006).
- Ein befriedigendes Messinstrument für das Kohärenzgefühl ist bisher nicht vorhanden (Hurrelmann 2006).
- Antonovsky sieht den Menschen nicht wirklich als Subjekt, der Mensch ist vorwiegend als reaktive Instanz konzipiert; er gestaltet seine gesundheitlichen Belange nicht wirklich bewusst und aktiv. Dadurch bleibt die Rolle des Subjekts in der Salutogenese unberücksichtigt (Faltermaier 1999, S. 4).
- Die subjektive Einschätzung von Gesundheit und Krankheit und das tatsächliche, aktive Gesundheitsverhalten sind nicht berücksichtigt; die subjektive Einschätzung von Herausforderungen (Stressoren) wird einbezogen, jedoch nicht die subjektive Vorstellung von Gesundheit und Krankheit (Faltermaier 2005, S. 170).

11.1.1 *Hans Schaefer zur Salutogenese*

Von einigem Interesse ist auch die Auseinandersetzung, die der prominente Heidelberger Physiologe und Sozialmediziner Hans Schaefer (1906–2000) in seinem letzten, postum erschienenen Buch »Vom Nutzen des Salutogenese-Konzepts« mit Antonovsky geführt hat, obwohl ich sie in vielen Punkten unbefriedigend und unangemessen finde (Schäfer 2000). Schaefer sah in Antonovskys Arbeit einen wichtigen Beitrag zur Medizin. Zu Recht bemerkt er, Salutogenese sei zwar nichts grundsätzlich Neues – das Phänomen der Salutogenese sei (unter anderem Namen) in der Sozialmedizin seit Jahrzehnten bekannt – , neu und wichtig sei aber die spezielle Theorie, wie Salutogenese zustande komme. Die »salutogenetische Frage« hätte sich die Medizin von jeher stellen sollen, doch die etablierte Medizin habe in der Tat gesundheitsfördernde Faktoren in der Ursachenforschung vernachlässigt. Das Konzept der Salutogenese als »eine Art Kraft der Gesundheit, die sich der Krankheit widersetzt«, bringe eine willkommene und notwendige Betonung einer wichtigen Perspektive. Heilung trete dadurch ein, dass der Patient Heilungskräfte entwickelt, deren Wirkungsweise noch unverstanden sei und deren Wirken der Arzt nur unterstützen könne. Er könne nur die äußeren Bedingungen herzustellen helfen, unter denen diese *Vis medicatrix naturae* am besten arbeiten könne. Dazu gehöre »insbesondere eine besondere seelische Verfasstheit: Freiheit von Angst, Hoffnung, Lebenswille, Optimismus, und vielleicht auch eine Vielzahl von emotionalen Grundeinstellungen, die von der Schulmedizin aber nicht erstgenommen zu werden pflegen« (Schaefer 2002, S. 60). Schaefer meint, eine Theorie der Gesundheit müsste eigentlich eine wichtige Stelle in Medizin und Leben einnehmen; eine solche sei von der Medizin in befriedigender Weise nie vorgelegt worden. Er sah jedoch in Pathogenese und Salutogenese keinen grundsätzlichen Widerspruch; Pathophysiologie müsse betrieben werden, aber gesundheitsfördernde Aspekte müssten nachdrücklicher beachtet und erforscht werden.

Der Hintergrund der Salutogenese sei ein Wandel in Krankheitsgeschehen und Krankheitsverständnis seit der Mitte des 20. Jahrhunderts. Infektionskrankheiten seien heute nicht mehr die Hauptbedrohung, sondern chronische Krankheiten (Zivilisationskrankheiten), zumindest in den wohlhabenden Industriestaaten. Dadurch sei es zu einer Individualisierung der Medizin gekommen, da an die Stelle der Seuchen, die das Kollektiv betrafen, individuelle Krankheitsverläufe getreten seien; Pathogenese sei ein Individualprozess geworden. Dadurch habe sich auch das theoretische Konzept der Krankheitsentstehung verändert. Nicht-infektiöse Krankheiten hätten Anlass zu Konzepten von multifaktoriellen Krankheitsursachen und Risikofaktoren gegeben, die lange einwirken müssen, bevor Krankheit eintritt. Dadurch sei die Aufmerksamkeit auf sogenannte *Escaper* gerichtet worden, also Menschen, die trotzdem nicht erkranken (und damit, wie ich ergänzen möchte, auf die sogenannten inneren Krankheitsursachen).

Nach Schaefer ist die Salutogenese für chronische Krankheiten geeignet, wie sie in wohlhabenden westlichen Gesellschaften auftreten. Es sei eine »Methode, die nicht zum Tode führenden Krankheiten zu beeinflussen«, eine Methode zur Beeinflussung des Gesundheitsverhaltens, das keinen Einfluss auf die Sterblichkeit habe. Die Salutogenese habe ihre wesentlichen Effekte im Zwischenbereich zwischen gesund und krank, den die antike Medizin als *Neutralitas* bezeichnete, wo subjektive Befindlichkeit eine wesentliche Rolle spiele. Salutogenese habe kaum Einfluss auf »harte« Gesundheitsfaktoren (somatisch fassbare Ursachen), sondern vor allem auf »weiche« Faktoren wie z. B. den Umgang mit Krankheit (Coping) und die Steigerung der Lebensqualität. An einer anderen Stelle widerspricht er sich jedoch selbst und meint, es sei nicht ausgeschlossen, dass es »Einflüsse salutogenetischer Faktoren auf streng physikochemisch ausgelöste Erkrankungen« gebe. Psychosomatik und Psychoneuroimmunologie hätten gezeigt, dass alle leiblichen Prozesse durch seelische Vorgänge beeinflussbar seien.

Schaefer ist auch der Meinung, Salutogenese sei etwas für die Mittel- und Oberschichten. Gesundheitliches Risikoverhalten sei in ärmeren Bevölkerungsschichten stärker verbreitet (z. B. Überernährung, Fehlernährung, Alkohol-, Tabak-, Medikamenten- und Drogenmissbrauch), gesundheitsschädliche Verhaltensweisen und Stress seien jedoch stärker in wohlhabenden Schichten zu finden. Die Voraussetzungen für Salutogenese, Intelligenz, Verantwortungsbewusstsein und Kohärenzsinn, seien jedoch eher wohlhabenden Menschen zugänglich.

Schaefers wichtige Bemerkung, die gesundheitlichen Risikofaktoren würden »mit einer Art von geistiger oder Verhaltensarmut zusammenhängen«, scheint mir jedoch weiterzuführen und auf etwas nicht Schichtenspezifisches hinzuweisen. Schaefer stellt abschließend fest, über den medizinischen Wert der Salutogenese könne noch nicht entschieden werden, da erst durch epidemiologische Untersuchungen festgestellt werden müsse, ob und wo Salutogenese wirklich effektiv sei; derzeit sehe es so aus, als ob salutogenetische Wirkungen nur schwer erzielbar seien. Er kritisiert, bei Antonovsky fehle der Bezug zu physiologischen Salutogenese-Prozessen weitgehend; dieser scheine leibliche Funktionsstörungen fast nicht zu kennen. Die Umsetzung der Salutogenese sei ein schwer lösbares Problem. Schaefer sieht in der Salutogenese »in erster Linie eine neue Form der Gesundheitsbildung«.

11.1.2 *Simone Mellers und Stephen Lyngs Arbeiten*

In diesen Kritiken fand ich zwar einige der Schwachpunkte und Unzulänglichkeiten von Antonovskys Modell angesprochen, doch den Kern meines Unbehagens, der für mich selbst lange Zeit nicht richtig fassbar wurde, hatten sie noch nicht getroffen. Schließlich halfen mir jedoch zwei in jüngster Zeit erschienene Dissertationen, mein Unbehagen zu verdeutlichen und zu klären: das Buch »Salutogenese durch Selbstverwirklichung« der Hamburger Gesundheitspsychologin und Psychotherapeutin Simone Meller sowie »Holistic Health and Biomedical Medicine« des amerikanischen Soziologen Stephen Lyng (Lyng 1990; Meller 2008).

Mellers fundierte Kritik an Antonovsky und seinen Konzepten von Salutogenese und Kohärenzgefühl sowie an den Gesundheitswissenschaften, der Stress- und der Resilienzforschung dient der Herausarbeitung des Wesenskerns der Salutogenese als Selbstverwirklichung. Damit entspricht ihr Konzept weitgehend meiner eigenen Auffassung, dass Salutogenese konsequent und radikal zu Ende gedacht werden muss und nur auf der Basis einer Entwicklungsperspektive von Krankheit und Gesundheit und als Selbstverwirklichung adäquat zu verstehen ist.

Lyng analysiert das amerikanische Gesundheitssystem mit Hilfe des Vergleichs mit einem konstruierten, idealen *Countersystem* (Gegenmodell) auf der Basis der Modelle der Gesundheitswissenschaften (*Public Health*), des biopsychosozialen Modells von George Engel und der Ganzheitsmedizin (*Holistic Health Movement*). Lyngs Gegenmodell entspricht weitgehend dem Entwurf einer salutogenetischen Medizin, wie ich sie sehe, und obwohl er mit seinem Gegenmodell-Ansatz eigentlich die Charakteristiken der existierenden Biomedizin besonders plastisch herausarbeiten wollte, macht er damit gleichzeitig die Eigenheiten einer (idealen) salutogenetischen Gesundheitstheorie und Gesundheitspraxis anschaulich. Durch seinen Vergleich einer solchen salutogenetischen Medizin mit der bestehenden biomedizinischen Theorie und Praxis arbeitet er nicht nur deren Konzept und theoretische Voraussetzungen heraus, sondern verdeutlicht vor allem die gesellschaftlich-strukturelle und ökonomische Position und Funktion einer salutogenetischen Praxis sowie den Zusammenhang zwischen Krankheits- und Gesundheitsvorstellungen, der Arzt- Patientenbeziehung und ihren Machtverhältnissen und den ökonomisch-gesellschaftlichen Bedingungen. Damit gibt er der zentralen Bedeutung von Selbstverwirklichung und Selbstbestimmung für die Salutogenese, wie sie auch Meller herausgearbeitet hat, eine gesellschaftliche Dimension und macht sie auf diese Weise noch anschaulicher.

Die Kritik Mellers an Antonovsky

Simone Meller weist darauf hin, dass das Modell der Salutogenese keinesfalls ein neues Paradigma im Sinn von Thomas Kuhn sei (Kuhn 1969/2002). Antonovsky stelle zwar wichtige neue Fragen, beantworte sie jedoch im Rahmen des gewohnten gesundheitswissenschaftlichen Paradigmas, das heißt stresstheoretisch und im Leib-Seele Dualismus verhaftet (Meller 2008, S. 27). Sein Modell blieb bis heute umstritten, weil es das Stressbewältigungsmodell nicht überwindet (Franke 2006; Ducki 2000) und weil die Konstruktvalidität des Kohärenzgefühls zweifelhaft ist (Geyer 1997, 2006). Antonovskys Argumentation zeige auch eine gewisse Unschärfe, die zu polarisierenden Diskussionen mit seinen Kritikern geführt hätte, in denen häufig die wesentlichen Fragen in den Hintergrund gerieten (Meller 2008, S. 28).

Meller macht auch eine merkwürdige Widersprüchlichkeit in Antonovskys Werk aus (Meller 2008, S. 29). Einerseits offenbare Antonovsky ein Weltbild, das den Glauben an Ordnung und Einheit verloren habe, andererseits aber beschreibe er mit seinem Kohärenzgefühl eine Persönlichkeitsdisposition, die durch den tiefen Glauben an ein Leben charakterisiert sei, das überwiegend als verständlich, beeinflussbar und bedeutsam erlebt wird. So erscheine das Kohärenzgefühl als positive Projektion eines verlorengegangenen Weltvertrauens; darin liege möglicherweise der Grund für die Popularität des Konzepts. Mit seiner Betonung der grundsätzlichen Entropie und Heterostase der menschlichen Existenz manifestiere Antonovsky eine sehr pessimistische und resignative Haltung. Die Prämisse der grundsätzlichen Heterostase sei anzweifelbar und weder für die salutogenetische Forschung insgesamt noch für das Konzept des Gesundheits-Krankheits-Kontinuums notwendig (Meller 2008, S. 31).

Gleichzeitig machte Meller jedoch im Konzept des Kohärenzgefühls eine »implizite Thematisierung von Selbstverwirklichung« aus, wenn Antonovsky von »heilsamen Stressoren« spricht oder den Unterschied zwischen einem authentischen und einem falschen starken Kohärenzgefühl betont. Antonovsky (1991, 1997) führt aus, das Stressoren für Menschen mit starkem Kohärenzgefühl bei erfolgreicher Bewältigung anregend und gesundheitsförderlich sein können und dass erst die Bewältigung der durch Stressoren erzeugten Spannungen darüber entscheidet, ob ein Stressor pathogen oder gar positiv salutogen wirkt. Dahinter sieht Meller ein intuitives Erkennen, dass Stressbewältigung zwar notwendig, aber nicht hinreichend für Salutogenese ist; implizit deute Antonovsky damit auf seelische Wachstumsprozesse hin, ohne dass er aber eine Entwicklung des Menschen je thematisiere. In gewissen, sehr wenigen Formulierungen Antonovskys werde der Mensch nicht nur als der Entropie ausgeliefertes, sondern auch als strebendes und sich entwickelndes Wesen erkennbar (Meller 2008, S. 41). Doch über eine implizite Thematisierung von Wachstum komme Antonovsky nie hinaus.

Auch könne sich Antonovsky auf theoretischer Ebene die Verbindung zwischen Psyche und Körper nicht anders denken als über erfolgreiches (bzw. scheiterndes)

Coping, das die Entstehung von Stress vermindert oder begünstigt (Meller 2008, S. 41). Intuitiv habe er einen darüber hinausgehenden Zusammenhang erfasst, wie in seinen Beispielen und seiner Schilderung der drei Komponenten des Kohärenzgefühls zum Ausdruck komme. Doch was er über deren postulierte Wirkung im Modell der Salutogenese schreibe, reduziere den Menschen wieder auf das Stressgeschehen. Der Mensch sei nach Antonovsky permanent zum Coping, nicht zur Entwicklung aufgefordert (Meller 2008, S. 42). Antonovsky habe letztlich ein statisches Bild des Menschen, nach dem dieser aus schwierigen Situationen immer als derselbe hervorgeht und nicht sich verändert oder durch deren Überwindung über sich hinauswächst. Das zeige sich auch darin, dass Antonovsky eine Verbesserung des Kohärenzgefühls (nachdem es mit dem Ende der Kindheit einmal gebildet ist) für kaum möglich halte und nur an eine geringe Beeinflussbarkeit zum Positiven durch Psychotherapie, psychoedukative Anregungen oder konsequente Gestaltung neuer Lebenserfahrungen glaube. Damit werde Antonovsky, wie Meller betont, seiner eigenen salutogenetischen Orientierung untreu. Wer ein schwaches Kohärenzgefühl entwickelt habe, sei sein Leben lang gefährdet und könne dieser Gefährdung kaum entrinnen (Meller 2008, S. 44). Selbst im Fall einer Person mit starkem Kohärenzgefühl bleibe das Leben nach Antonovsky ein immerwährender Kampf gegen die Entropie. Damit zeige Antonovsky eine fatalistische und resignative Haltung, die nicht mit dem Konzept der Salutogenese vereinbar sei. Überdies würden die wenigen Verlaufsstudien zeigen, dass das Kohärenzgefühl entgegen Antonovskys Hypothese durchaus in stärkerem Maß beeinflussbar ist (Sack et al. 1997). Meller weist darauf hin, dass das Kohärenzgefühl an das »Urvertrauen« und das Konzept der sicheren Bindung in der Psychoanalyse und den psychologischen Bindungstheorien erinnert.

Meller bringt diese pessimistische und statische Sicht des Menschen bei Antonovsky mit der Erfahrung der Holocaust-Überlebenden in Zusammenhang (Meller 2008, S. 96). Wie alle Überlebenden von Kriegen und Katastrophen würden diese das Überlebthaben zum zentralen Wert ihres Lebens machen, nicht die Verarbeitung der erlittenen Schrecken und des damit verbundenen Traumas und die heilende Integration der Erfahrungen. Antonovskys Lebens-Grundgefühl und seine Konzepte würden offensichtlich diesen Erfahrungen entsprechen, auch wenn er selbst nicht zu den Holocaust-Überlebenden gehöre. Das stehe aber im Widerspruch zum Salutogenese-Prinzip.

Meller weist darauf hin, dass in Antonovskys Salutogenesemodell wie in der Resilienzforschung auch die Möglichkeit rein vordergründigen Funktionierens bei einer Abspaltung von Traumata und Gefühlen und einer Verdrängung von Problemen nicht thematisiert wird. Ebenso würden durch den Ansatz der Konzentration auf den positiven Aspekt der Gesundheit gerne die negativen Aspekte von Krankheit und Sterben ausgeblendet. Auch das »Gesundsein« der Salutogenese sei wohl oft eher ein Prozess der Genesung (Maercker 1998).

Antonovskys Polemik gegen die pathogenetische Ausrichtung der Medizin hält Meller für verfehlt. Antonovsky schreibe die Probleme der pathogenetischen Ausrichtung der Medizin zu, statt zu sehen, dass sie vielmehr auf das reduktionistische Modell der Medizin zurückgehen, das den Menschen auf seine körperlichen Prozesse reduziert. Durch die unglückliche und verwirrende Polarisierung von »Salutogenese« und »Pathogenese« drohe der eigentliche Kritikpunkt der reduktionistischen Sicht auf den Menschen unterzugehen.

Im Grund bleibe Antonovsky genauso auf Risiken fixiert wie der von ihm kritisierte Ansatz der Risikofaktorenmedizin (Meller 2008, S. 71). Er verstehe Krankheit und Sterben als von außen kommende Bedrohungen, die er in fatalistischer Weise hinnehme – als gegen den Menschen gerichtete Kräfte statt als »kontextuelle Begleiter einer lebensgeschichtlichen Entwicklung« und normaler Bestandteil des Lebens, der eine Rolle in unserer Entwicklung spielt. Auch Antonovskys Modell reduziere den Menschen, zwar nicht bloß auf seine biomedizinischen Zusammenhänge, aber doch auf seine psychobiologischen Zusammenhänge im steten Kampf gegen Risiko- und Stressfaktoren (Meller 2008, S. 72).

Krankheit sei bei Antonovsky nicht ein gleichberechtigter Teil des Lebens – wie z. B. bei Novalis oder den romantischen Ärzten –, sondern gefürchteter Feind des Lebens. Eine salutogenetische Denkweise sei somit noch kein Garant für eine Integration von Krankheit und Tod in das Gesundheitssystem (Meller 2008, S. 72). In einem wahrhaft salutogenetischen Konzept sollte Krankheit als potenziell salutogenetischer Weg der Selbstheilung (wie bei Novalis) in die Gesundheit integriert werden. Sie sollte nicht als etwas von außen Kommendes betrachtet werden (äußere Krankheitsursache im Fokus), sondern als etwas, was sich innerlich entwickelt und das ausdrückt, was durch Verlust der Ganzheit und Selbstentfremdung verlorengegangen ist (Fokus auf die innere Krankheitsursache). Krankheitssymptome weisen auf psychischer wie auf körperlicher Ebene darauf hin, dass das Selbstkonzept der Person nicht ihrem wahren Sein entspricht (Selbstentfremdung). Der Ursprung dieser Selbstentfremdung sei die kindliche Erfahrung, nicht als ganze Person angenommen worden zu sein, so dass die Person sich selbst nicht kennen- und lieben lernen konnte. Das Durchleben von Krankheit ermögliche eine Auseinandersetzung mit den verlorengegangenen Teilen von sich selbst. Auch in schwerer Krankheit und im Prozess des Sterbens vollziehe sich weiterhin eine Entwicklung der Persönlichkeit und sei die Chance auf Selbstwerdung und Ganzheit gegeben.

Die Kritik Mellers an der Resilienzforschung

Auch Meller weist auf die große Ähnlichkeit der Resilienzforschung zum Salutogenesekonzept hin; Antonovskys »generalisierte Widerstandsressourcen« würden den in der Resilienzforschung eingeführten Protektivfaktoren entsprechen (Bettge 2004). Die Resilienzforschung bezieht sich jedoch auf die psychische Entwicklung von Kindern und Jugendlichen, während die Salutogenese sich auf die körperliche Gesundheit von Erwachsenen bezieht. Beim Resilienzkonzept bestehe die Gefahr, dass angepasste Personen, die innerlich unter emotionalen Störungen leiden, fälschlich als resilient eingeschätzt werden (Bander & Lösel 1998; Bettge 2004). Die Resilienz zieht nach Meller einen willkürlichen Ausschnitt von Gesundheit heran, statt ein ganzheitliches Verständnis zu entwickeln. Entsprechend deutet der Resilienzbegriff auf einen stählenden, ertüchtigenden Effekt hin, der auch durch eine Unterdrückung von inneren Konflikten, Verletzungen und Problemen erzielt werden kann und so ein Funktionieren auf Kosten von sich selbst und der eigenen Gesundheit mit Gesundheit verwechselt. Die Wirkmodelle der Resilienz stehen im Rahmen des Belastungs-Ressourcen-Paradigmas, das letztlich mechanistisch ist; Schutzfaktoren werden vergegenständlicht, der Lebenszusammenhang geht verloren. Die Korrespondenz der von der Resilienzforschung erforschten Phänomene zur Bindungsforschung wäre evident, wenn nicht das materialwissenschaftlich gedachte Belastungs-Ressourcen-Paradigma im Weg stünde. Bindung sei aber kein »Faktor«, wie Temperament, Intelligenz, Optimismus, sondern eine lebendige Beziehung, in der das Kind das authentische Selbstkonzept und Selbstvertrauen entwickeln könne, das widerstandsfähig mache.

Die Kritik Mellers an der Copingforschung und der Gesundheitspsychologie

Meller merkt kritisch an, in der Gesundheitspsychologie würden nach wie vor psychobiologische und kognitiv-behavioristische Konzepte dominieren, deren verbindendes Paradigma das der Stress- bzw. Anforderungsbewältigung sei (Faltermaier 1994; Paulus & Deter 1998). Im Zentrum von Forschung und Praxis der Gesundheitsförderung stehen Coping-Modelle, die »der Tradition des anglo-amerikanischen Behaviorismus und Pragmatismus« entstammen (Müller & Paulus 1998, S. 29). Problematisch sei, dass sie den Menschen ausschließlich als reaktiv konzipiere, im beständigen Kampf um Selbsterhaltung und Überleben. Auch das Ressourcen-Konzept, das im Zusammenhang mit dem Konzept der Bewältigung gebraucht wird, sei unpräzise. Ressourcen dürfe man nicht nur als Schutzfaktoren zur Abwehr von Stress oder zur Bewältigung von schwierigen Situationen verstehen, sondern müsse sie auch als Mittel sehen, um persönliche Bedürfnisse und Ziele zu erreichen und das eigene Leben zu gestalten (Paulus 1994; Paulus & Deter 1998; Franke 2006; Becker 2006).

Mellers Fazit

Aufgrund dieser Vorbehalte begann Meller die Grundfragen der Salutogenese getrennt vom spezifischen Salutogenese-Modell Antonovskys zu betrachten. Dadurch wurde die Perspektive der Salutogenese zu »einer Inspirationsquelle, die unbeschadet aller Kritik am ›Modell der Salutogenese‹ den Gesundheitswissenschaften erhalten bleibt« (S. 28). Wenn man Antonovskys Konzept von der Salutogenese an sich trenne, sei zu erkennen, dass es die Perspektive auf die Wahrnehmung des ganzen Menschen und seines Potenzials für Selbststärkung und Selbstheilung fördere. Bei einer konsequenten Anwendung des salutogenetischen Denkens werde nicht nur das biomedizinische Modell in Frage gestellt, sondern auch die biopsychosozialen Konzepte der Gesundheitspsychologie. Meller ist überzeugt, dass ein ganzheitliches Verständnis mehr über die Gesundheit und Krankheit zugrunde liegenden Prozesse erbringen könne als in der konventionellen Gesundheitswissenschaft bisher vorhanden sei (Meller 2008, S. 81).

Die konsequente Anwendung der Perspektive der Salutogenese führt nach Meller »in stetiger Weise zu einer ganzheitlichen Wahrnehmung des Menschen. Sie rückt die jedem Menschen innewohnenden Ressourcen in den Mittelpunkt und betrachtet alle Wege, die zur Gesundheit führen« (S. 52). Die Salutogenese erhellt nach Meller »den Zusammenhang zwischen Persönlichkeit und Gesundheit und führt mit der Frage nach einer gesundheitsförderlichen Persönlichkeitsentwicklung direkt in das traditionell beschriebene, im wissenschaftlichen Hauptstrom jedoch vernachlässigte Thema der Selbstverwirklichung« (Meller 2008, S. 28–29).

Vor allem die Erweiterung unseres Blickfelds hält Simone Meller für bedeutsam, die zu einer kognitiven Öffnung für alle Phänomene der Heilung führe (Meller 2008, S. 52). Die Perspektive der Salutogenese einzunehmen, bedeute, sich konsequent für alles zu interessieren, was zum Gelingen von Gesundheit beiträgt, selbst wenn es außerhalb des wissenschaftlichen Mainstreams liege. Meller betont, es gehe nicht um die Frage »Salutogenese oder Pathogenese«, sondern darum, die wissenschaftlichen Theorien der täglichen Erfahrung von Menschen anzupassen und alle Reduktionismen zu überwinden, die dem entgegenstehen. Die salutogenetische Perspektive lenke den Blick weg von Defiziten und Risikofaktoren hin in Richtung Ressourcen. Sie lasse die Behandler und andere Gesundheitsfachleute in den Hintergrund treten (Lorenz 2004); in den Vordergrund rücke dann der Mensch, der sein Leben selbst gestalte und lerne, seine Selbstheilungskräfte selbst zu aktivieren.

Meller merkt an, dass trotz der vielen intensiven Diskussionen über das Salutogenese-Konzept in den Gesundheitswissenschaften erstaunlich unklar bleibe, was Gesundheit eigentlich sei (Meller 2008, S. 79). Es existiere bis heute keine einheitliche und wissenschaftlich allgemein anerkannte Definition. Verschiedene Konzepte würden sich dadurch unterscheiden, dass zum Teil nur körperliche Aspekte, zum Teil zusätzliche seelische und soziale Aspekte einfließen würden und wie diese Aspekte miteinander verbunden seien und wieviel Verantwortung dabei der Person selbst zukomme (Bengel et al. 2001). Ebenso seien die Begriffe der Ressource und der Bewältigung sehr unklar geblieben. Merkwürdig sei jedoch vor allem, dass diese Unklarheiten in keiner Weise zur Vermeidung dieser Begriffe geführt hätten, während zwei andere Begriffe, Selbstverwirklichung und Ganzheitlichkeit, regelrecht gemieden würden. Sie gelten im gesundheitswissenschaftlichen Mainstream als

»abgegriffen oder »phrasenhaft«; obwohl man das Gleiche von Gesundheit, Ressourcen oder Bewältigung behaupten könnte, sind diese unangefochtene Leitbegriffe der Gesundheitswissenschaft geblieben (Meller 2008, S. 17).

Meller stellt sich die Frage, warum es so schwer sei, Gesundheit in einer allgemein akzeptierten Weise zu definieren (S. 83), und kommt – ähnlich wie schon Jourard – zum Schluss, so schwer das auch falle, man müsse akzeptieren, dass es selbst in der Wissenschaft keinen normfreien Zugang zu Gesundheit und Krankheit geben könne. Gesundheit sei ein Wert, der von individuellen und gesellschaftlichen Normsetzungen abhänge. Was wir als gesund oder krank bezeichnen, unterliege gesellschaftlichen und historischen Einflüssen. Salutogenetische Forschung sei deshalb nicht wertfrei, wie dies Antonovsky behauptete.

11.2 Kritik an Maslow und am Konzept der Selbstverwirklichung

Der Begriff der Selbstverwirklichung wurde von Hegel (1770–1831) in die Philosophie eingeführt (Paulus 1994; Jüttemann 2005; Meller 2008). Heute werden andere Begriffe wie Selbstentfaltung, Selbstrealisierung, Selbstaktualisierung (Maslow), Selbstwerdung, Individuation (C. G. Jung und seine Schule) mehr oder weniger synonym dafür verwendet. Wie Meller ausführt, hat die Selbstverwirklichung trotz ihrer zentralen Rolle in Maslows Persönlichkeits- und Gesundheitskonzept und in der Humanistischen Psychologie bisher nicht als Leitbegriff Aufnahme in die Gesundheitswissenschaften gefunden, ja, man kann geradezu eine bewusste Vermeidung des Begriffs feststellen, was sicherlich auch mit der behavioristischen Grundhaltung der Gesundheitswissenschaften zu tun hat.

Das Konzept der Selbstverwirklichung wurde oft kritisiert und, ähnlich wie das »Wohlbefinden«, mit verantwortungsloser Selbstbezogenheit, einem Mangel an Leistungsorientiertheit und Mangel an Interesse an gesellschaftspolitischen Problemen gleichgesetzt und als bloßer Modetrend bezeichnet (Paulus 1994; Meller 2008), so auch bereits von Viktor E. Frankl, der z. B. in seinem Eröffnungsvortrag zum Internationalen Familienkongress am 20. Oktober 1988 in Wien sagte: »An sich ist Selbstverwirklichung durchaus wünschenswert; aber dieses Schlagwort wird nur allzu oft missverstanden und dient dann als Alibi für egozentrisches, ja egoistisches Verhalten. Vor allem wird nicht gesehen, dass sich Selbstverwirklichung gar nicht anstreben lässt, da sie sich vielmehr als (jeweils unbeabsichtigte) Nebenwirkung von selbstloser Hingabe entweder an eine Aufgabe oder an den Partner – ganz von selbst – einstellen muss (wie bereits der Begründer der Selbstverwirklichungs-Theorie, der Amerikaner Maslow, schließlich zugeben musste). Ganz Mensch wird der Mensch, seine ureigensten Möglichkeiten verwirklicht er, eben im Dienst an einer Sache oder aber in Liebe zu jemand anderem. Macht er Selbstverwirklichung hingegen zum Ziel seines Strebens, so hat er eben dieses Ziel auch schon verfehlt« (www.fegerl.at/josef/frankl.htm)

Ein salutogenetisches Gesundheitsverständnis kommt jedoch nicht ohne die Selbstverwirklichung als zentrales Konzept aus (Meller 2008), denn Gesundheit und Krankheit müssen im Zusammenhang mit der Persönlichkeitsentwicklung erklärt werden.

11.3 Kritik Schaefers und Kommentar Mellers zur Gesundheitsdefinition der WHO

Der Gesundheitsbegriff der WHO wurde verschiedentlich kritisiert, so auch von Hans Schaefer (Schaefer 1982). Er bezeichnet die Definition von Gesundheit in der WHO-Konstitution von 1947 als »utopisch« – sie sei die »Definition eines idealen Grenzzustandes, der sich in der Realität selten, wenn überhaupt je vorfindet«. Es handle sich dabei um eine »Tendenzerklärung, die angeben will, auf welches Endziel hin sich alle Gesundheitspolitik orientieren solle«. Diese Definition habe die positive Wirkung gehabt, dass sie auf die drei Bereiche der Gesundheit hingewiesen habe, ohne deren Betrachtung Gesundheit nicht definierbar sei – körperliches, geistiges und soziales Wohlbefinden. Diese Ansicht entspreche der modernen soziopsychosomatischen Medizin, welche nachgewiesen habe, dass Krankheiten ebenso aus seelischen wie aus gesellschaftlichen Ursachen entstehen. An der Definition sei aber der Ausdruck »Wohlbefinden« gefährlich, weil er einen rein subjektiven Begriff in eine Definition einführe, die Grundlage weitgehender rechtlicher und persönlicher Entscheidungen sei. Wohlbefinden sei mit keiner Methode zu messen, ja nicht einmal zu objektivieren. Das Befinden des Menschen sei unbestreitbar ein äußerst verlässlicher Indikator der biologischen Integrität des Leibs (Plügge 1962), weil die Erregbarkeit der »Enterozeptoren« des Leibs, das heißt der in den Organen vorhandenen Sinnesorgane, extrem hoch sei und vermutlich in der Größenordnung der anderen Sinnesrezeptoren und damit bei wenigen Elementarquanten liege (Dodt 1973). Missempfindungen seien aber notwendigerweise mit allen Anstrengungen verbunden.

Sehr aufschlussreich sind die Kommentare Simone Mellers zur WHO-Gesundheitsdefinition (Meller 2008). Nach ihrer Auffassung ist die WHO-Definition besser geeignet für ein ganzheitliches und integratives Verständnis von Gesundheit als das in den Gesundheitswissenschaften dominierende Kriterium des Funktionierens. Das Gesundheitsverständnis der WHO enthalte »von allen wissenschaftlichen Definitionen das menschenfreundlichste und größtmöglichste Entwicklungspotential« (Meller 2008, S. 103). Durch die Betonung des umfassenden geistig-körperlichen Wohlbefindens als Bestandteil von ganzheitlicher Gesundheit werde die Problematik einer Reduktion auf partielle Gesundheiten wie psychische oder körperliche Gesundheit deutlich. Vor der Verabschiedung der WHO-Definition wurde Gesundheit häufig implizit mit körperlicher Gesundheit gleichgesetzt (Franke 1993b). Es schmälere die Definitionsmacht von Experten, die ihren Befund als alleiniges

Kriterium für Gesundheit bzw. Krankheit ansehen und stärke (vor allem durch die zusätzliche Ottawa-Charta von 1986) jene, die mehr Selbstbestimmung und Verantwortung der Menschen für ihre Gesundheit fordern, was eben nur unter Einbezug von Größen wie subjektives Gesundheitserleben und Wohlbefinden möglich sei (Franke 2006). Einige der Autoren, die den Gesundheitsbegriff der WHO scharf kritisierten, würden in ihren Ausführungen ein Gesundheitsverständnis offenbaren, das sich auf Funktionieren und Leisten beschränke (S. 103). Schaefer unterstelle z. B., dass die meisten Menschen unter Wohlbefinden die bloße »Befriedigung ihrer Genusssucht« verstünden und dann den Anforderungen des Lebens nicht mehr gerecht würden. Er sehe Gesundheit als »Resultat von Askese« und projiziere in das Wohlergehen das Gegenteil von Askese, nämlich Exzess und Hemmungslosigkeit. Beide Extreme seien jedoch mit Wohlergehen nicht vereinbar, das in der Mitte dieser beiden Extreme liege; es sei mit einem Wechsel von Anspannung und Entspannung, Pflicht und Genuss sowie Ernsthaftigkeit und spielerischer Freude verbunden (Welbrink & Franke 2006). Bloßes Funktionieren könne nicht mit Gesundheit gleichgesetzt werden. Nicht jeder, der funktioniere, sei auch gesund; vielleicht sei er schon krank, funktioniere aber immer noch (Lutz & Mark 1995, S. 21). Bloßes Funktionieren als Gesundheitsziel berge die Gefahr, dass vordergründiges Funktionieren und Anpassung auf Kosten der Gesundheit angestrebt werden. Dieses Konzept liege z. B. den Gesundheitsdefinitionen von Talcott Parsons und Herbert Weiner zugrunde: »Zustand optimaler Leistungsfähigkeit eines Individuums für die wirksame Erfüllung der Rollen und Aufgaben, für die es sozialisiert worden ist« (Parsons 1967, S. 60), und »erfolgreiche Anpassung auf biochemischer, physiologischer, immunologischer, sozialer und kultureller Ebene« (Weiner 1983, S. 16).

Das Konzept von Gesundheit als Anpassung dominiere leider heute noch die Gesundheitswissenschaften (Paulus 1994; Schorr 1995). Neben dieser Vorstellung von Gesundheit als produktiver Anpassung (Selbsterhaltung) gebe es jedoch ein weiteres Grundkonzept, nämlich Gesundheit als Selbstverwirklichung (Selbstgestaltung) (Paulus 1994).

11.4 Mellers eigenes Konzept von Gesundheit als Selbstverwirklichung

Auf den Vorarbeiten von Paulus (1994) basiert Simone Mellers eigenes Konzept von »Gesundheit als Selbstverwirklichung«, mit dem sie jedoch in dreierlei Hinsicht über Paulus hinauszugehen glaubt (Meller 2008, S. 253):

- Der von Paulus (1994) aus der Selbstverwirklichung ausgegliederte Aspekt der Selbsterhaltung wird als »Selbstrealisierung« reintegriert: Selbstverwirklichung beinhalte damit auch Anpassungsleistungen, sofern diese der Person dienen;
- der von Paulus (1994) explizit vermiedene Begriff des »wahren Selbsts« wird als zentrales Konzept eingeführt;

- das von Meller entwickelte »triadische Konzept der Selbstverwirklichung« wird auf den umfassenden Gesundheits-Krankheits-Zustand bezogen.

Gesundheit und Krankheit müssen nach Meller im Zusammenhang mit Selbstverwirklichung verstanden werden. Anpassung muss in sich selbst realisierendes versus selbstverleugnendes Verhalten differenziert werden, das heißt in gesunde und krankmachende Anpassung (Meller 2008, S. 182).

Mellers »Trias der Selbstverwirklichung« umfasst Selbstbestimmung, Selbstwerdung und Selbstrealisierung. »Selbstverwirklichung ist ein fortlaufender Prozess der Selbstbestimmung, bei dem der Mensch immer mehr sein wahres Selbst zulässt (Selbstwerdung durch innere Freiheit), und es handelnder Weise immer mehr realisiert (Selbstrealisierung durch äußere Freiheit)«. Diese Trias bewirke eine salutogenetische Entwicklung. Selbstverwirklichung führe zu Gleichgewicht und Gesundheit, Selbstentfremdung in die Krankheit; beides sei von körperlichen und seelischen Zeichen begleitet (Symptome). »Der Weg zu mehr Gesundheit ist unausweichlich mit einer Lebensführung verbunden, die in alltäglicher Weise dem wahren Selbst entspricht. Krankheit ist stets ein Signal dafür, dass Selbsttäuschung und Orientierung an subjektiv falschen Zielen (die dem wahren Selbst nicht entsprechen) vorliegt« (Meller 2008, S. 249).

Die Definition der WHO werde oft wegen der Vagheit des Begriffs des »Wohlbefindens« und als utopischer und unerreichbarer Idealzustand kritisiert; wenn man ihr folgen würde, müssten die meisten Menschen als krank eingestuft werden (z. B. Schaefer 2002). Zu diesem Schluss kam ja auch Antonovsky (1997, S. 15). Sicherlich wohne der WHO-Definition auch ein Element der »politischen Zielrichtung« inne (Schaefer 2002, S. 58), und sei sie auch als »Orientierungswert für eine bessere Zukunft« (Hafen 2007, S. 39) intendiert. Der eigentliche Grund für die zum Teil heftige Ablehnung sei jedoch, dass sie unbequem und aufwühlend sei, weil sie auf den Kern der Gesundheitsproblematik ziele und gewisse stillschweigende Annahmen und Einverständnisse in unserer Gesellschaft in Frage stelle, die diese Kernproblematik in der Regel im Dunkeln zu halten vermögen. So stellt sie die Annahme in Frage, als gesund müsse das gelten, was auf die Mehrheit der Menschen zutreffe, und damit die Gleichsetzung von Gesundheit mit der statistischen Norm. Nach dieser Auffassung müsse ja auch so manches gesundheitsschädigende Verhalten als gesund gelten, da es ja mehrheitlich begangen wird: Rauchen, Trinken, Suchtverhalten verschiedenster Art, stressreiches Leben, Egoismus, Neid und Konkurrenzverhalten, zu schnelles Fahren, zu wenig Bewegung, schlechte Ernährung, mangelnder Sonnenschutz und vieles mehr. Der Begriff des ganzheitlichen Wohlbefindens in der WHO-Definition erzeuge in der Wohlstandsgesellschaft eine Dissonanz und ein Unbehagen und werfe unbequeme Fragen auf: Vielleicht ist unsere Lebensweise, sind unsere Werte doch nicht die optimalen? Vielleicht müssten wir unser Leben ändern? Die veränderte Perspektive mag auch den einen oder anderen darauf aufmerksam machen, dass er sich eigentlich (obwohl er im Sinn der Biomedizin nicht krank ist) gar nicht so wohl fühlt und dass er diesen Zustand bisher für normal gehalten hat.

Meller fragt, was der Grund dafür sein könnte, dass die positive Blickrichtung der WHO-Definition, die letztlich eine salutogenetische ist, so heftig kritisiert und der von ihr angesprochene Zustand einer optimalen Gesundheit für unerreichbar gehalten werde, während man doch in der gesamten Risikofaktorenmedizin so tue, als könnte man irgendwann alle pathogenen Einflüsse kontrollieren. Wenn vollständiges Wohlbefinden als grundsätzliche Möglichkeit menschlichen Daseins negiert werde, würden damit zwangsläufig Wege der Salutogenese ausgeblendet (Meller 2008, S. 101). Umgekehrt öffne erst die salutogenetische Perspektive einer Orientierung an einer utopischen optimalen Gesundheit ein breites Spektrum salutogenetischer Möglichkeiten der Heilung und Entfaltung persönlichen Potenzials. Die Norm »Wohlbefinden« der Salutogenese öffne, während die Norm »Funktionieren« der konventionellen Gesundheitswissenschaften einschränke (Meller 2008, S. 103). Vor allem aber sei die WHO-Definition unbequem, weil sie die gesellschaftliche Dimension der Gesundheit sichtbar mache und die Diskrepanz zwischen den inneren Bedürfnissen des einzelnen Menschen und den äußeren Bedingungen, in denen er lebe, als wichtigen Gesundheitsfaktor verdeutliche.

11.5 Lyngs soziologische Analyse der salutogenetischen Heilkunst

Ebendiesem Aspekt der Gesundheit hat sich Stephen Lyng (1990) von der Virginia Commonwealth University (USA) zugewendet. Sein »Gegenmodell« einer idealen Medizin ist auf einer Sicht der menschlichen Natur aufgebaut, die ähnlich wie Abraham Maslows Gesundheitstheorie die Notwendigkeit der Entwicklung und Nutzung des gesamten Repertoires menschlicher Fähigkeiten betont, die ein Individuum zur Verfügung hat. Lyng bezieht sich dabei auf Karl Marx, nach dem die menschliche Natur in den frühesten Stadien menschlicher Zivilisation nur als unrealisiertes Potenzial existiert und im Lauf der Geschichte zunehmend »externalisiert«, das heißt, in der Teilnahme der einzelnen Menschen am gesellschaftlichen Prozess realisiert wird. Wie Maslow vertritt er die Auffassung, Individuen sollten die Möglichkeit haben, alles, dessen sie fähig sind, zu entwickeln und zu erfahren und diese Erfahrung als empirische Basis benützen, um herauszufinden und auszuprobieren, was es heißt, ein menschliches Wesen zu sein; wenn sie das tun, erreichen sie das volle Potenzial menschlicher Existenz (Lyng 1990, S. 57). Die volle Entfaltung des menschlichen Potenzials sei jedoch nur unter bestimmten strukturellen gesellschaftlichen Bedingungen möglich, die für Marx in einer kommunistischen Gesellschaft gegeben waren; allerdings räumt Lyng ein, dass diese Bedingungen in keiner real existierenden kommunistischen Gesellschaft tatsächlich vorgelegen haben.

Die gleichen menschlichen Potenziale und Fähigkeiten, deren Entfaltung der menschlichen Spezies aufgegeben ist, muss der einzelne Mensch auch im Prozess der »Produktion von Gesundheit« entfalten (Lyng 1990, S. 128). Der von Lyng beschriebene Prozess der Gesundheitsproduktion ist damit ein salutogenetischer Prozess und sein »Gegenmodell« das Modell einer salutogenetischen Medizin, ohne dass sich Lyng allerdings je auf Antonovsky oder das Konzept der Salutogenese beziehen würde.

Die Gesundheitsdefinition, die dem Paradigma des utopischen Gegenmodells zugrundeliegt, besteht aus zwei Grundkonzepten (S. 64):

1. Gesundheit wird nicht als ein bestimmter Zustand gesehen, sondern als Prozess. Dementsprechend definieren drei Grundaktivitäten den Prozess der Gesundheitsproduktion:
   - die Aktivität, die die Aufrechterhaltung existierender menschlicher Fähigkeiten zum Ziel hat;
   - Aktivität, die die Entwicklung neuer menschlicher Fähigkeiten zum Ziel hat;
   - Aktivität zur Erhaltung des Gleichgewichts zwischen den Elementen des menschlichen Systems in einer sich ständig verändernden Umgebung.
2. Gesundheit wird als multidimensionaler Prozess verstanden. Diese Perspektive ist eine logische Folgerung aus dem anfangs erwähnten Konzept der menschlichen Natur. Das Konzept der Multidimensionalität ist vermutlich der wichtigste Baustein im Rahmen von Lyngs Gegenmodell, nicht zuletzt weil es das verbindende Element aller drei existierenden Paradigmen ist, die Lyng zur Konstruktion des Gegenmodells herangezogen hat (S. 66). Die Multidimensionalität bezieht sich zunächst auf die menschliche Existenz selbst: der menschliche Organismus wird von Faktoren beeinflusst, die auf vielen verschiedenen Ebenen operieren. *Public Health* und biopsychosoziales Modell anerkennen nur die traditionellen wissenschaftlichen Kategorien von Biologie, Psychologie und Soziologie. Die ganzheitliche Medizin (*Holistic Health Movement*) hingegen, die von der ganzheitlichen Natur der Realität und der gesundheitlichen Realität ausgeht, geht darüber hinaus und erkennt, grob gesagt, folgende Dimensionen an:
   - die anatomisch-physiologische Dimension (Körper);
   - die energetische Dimension (Lebensenergie-Feld);
   - die mentale Dimension (Geist, Psyche);
   - die soziale Dimension (Lebensstil, wie er von der Gesellschaft vorgegeben wird);
   - die spirituelle Dimension (Seele).

   Entsprechend gibt es eine Hierarchie »kausaler Faktoren« der menschlichen Existenz, in der die »emergenteren« Ebenen kausale Priorität über die weniger emergenten Ebenen haben (S. 72). Gemäß der multidimensionalen Natur des Menschen haben auch die drei Formen der Gesundheitsaktivität verschiedene Dimensionen. Das Gegenmodell erfordert auch einen multidimensionalen Charakter der Erhaltungsaktivitäten, der Aktivitäten zur Entwicklung neuer Fähigkeiten und der Aktivitäten zur Aufrechterhaltung des Gleichgewichts.

Von großer Bedeutung in Lyngs Gegenmodell ist das aus der Ganzheitsmedizin stammende Konzept, dass Menschen die Fähigkeit der Selbstregulation und Selbststeuerung besitzen, in Lyngs eigenen Worten, dass sie »besondere Kräfte besitzen, um ihre eigene Existenz zu kontrollieren – Kräfte, die in der heutigen westlichen Kultur weitgehend ungenutzt sind« (Lyng 1990, S. 76). Diese alte hermetische Lehre, die sich auch in verschiedenen außereuropäischen Kulturen findet, wird seit einiger Zeit auch von der wissenschaftlichen Forschung aufgenommen; so bemerkt z. B. Levin, die Vorstellung, dass Menschen Selbststeuerungs- und Selbstheilungskräfte besitzen, werde zunehmend durch die biologische Forschung gestützt (Levin, Katz & Holst 1976, S. 31). Die Selbstregulations- und Selbstheilungsfähigkeiten sind die Grundlage von Lyngs Gegenmodell, in dem die Menschen (»Patienten«) die Produzenten ihrer eigenen Gesundheit sind.

Sehr aufschlussreich ist nun Lyngs vergleichende Analyse des Prozesses der Gesundheitsproduktion in seinem salutogenetischen Gegenmodell und in der real existierenden Biomedizin seines Landes. Gesundheit wird nach Lyng durch zwei Aktivitäten produziert: Wissen und Handeln. Die alltäglichen und kontinuierlichen Handlungen in diesem Prozess folgen einer gewissen Gesundheitsproduktions-Agenda, welche ihrerseits ein bestimmtes System medizinischer Vorstellungen widerspiegelt, das die genauen Ziele und Methoden der Gesundheitsproduktion bestimmt. Im salutogenetischen Gegenmodell werden Wissen und Handeln von Individuen geliefert, die danach streben, ihre eigene Gesundheit durch die Erhaltung existierender Fähigkeiten, die Entwicklung neuer Fähigkeiten und durch die Aufrechterhaltung ihres Gleichgewichts zu produzieren. Ärzte oder andere Angehörige der Gesundheitsberufe tragen zu diesem Prozess lediglich in der Funktion als Coaches, Unterstützer und Ratgeber bei. Hingegen ist das biomedizinische Modell um zwei klar unterschiedliche soziale Rollen herum organisiert, nämlich diejenigen von Arzt und Patient, wobei der Arzt das medizinische Wissen liefert, die wichtigsten Entscheidungen trifft und die wichtigsten Handlungen ausführt, die für die Gesundheitsproduktion notwendig sind. Das gesundheitsproduzierende Handeln auf der Seite des Patienten ist hingegen sehr eingeschränkt. Wie Talcott Parsons (1964) in seiner klassischen Arbeit scheibt, ist das Verhalten kranker Menschen durch eine normative Umgebung strukturiert, die Krankheit als eine Form von abweichendem Verhalten definiert und verlangt, dass das gebrechliche Individuum die Hilfe eines kompetenten Arztes sucht. Man erwartet von kranken Menschen, dass sie sich bemühen, »gesund zu werden«, indem sie den Anweisungen des Doktors Folge leisten. Darüber hinaus wird das Verhalten des Patienten nicht als relevant für die Produktion von Gesundheit erachtet. Der passiven Rolle des Patienten entspricht die aktive Rolle des Arztes. Er wendet seine Fähigkeiten in Form direkter Interventionen zur Gesundheitsproduktion an, die gemäß der ärztlichen Vorstellung vom Krankheitsprozess in einer körperlichen, chirurgischen oder biochemischen Manipulation des Körpers des Patienten bestehen.

Ein besonders wichtiges Charakteristikum des Gesundheitsproduktionsprozesses in der Biomedizin ist nach Lyng bisher weitgehend übersehen worden (Lyng 1990, S. 123). Die Tatsache, dass Laien weder medizinisches Wissen noch medizinischen Fähigkeiten besitzen und keinen Zugang zu den Technologien haben, die für medizinische Diagnose und Behandlung notwendig sind, schneidet sie von den Mitteln zur Gesundheitsproduktion ab. Das Wissen und das Handeln, die für eine Produktion von Gesundheit erforderlich sind, werden von anderen Parteien als dem Individuum kontrolliert, das seine eigene Gesundheit erzeugen möchte. Diesen Umstand zu verstehen, ist der erste wichtige Schritt zum Verständnis des biomedizinischen Modells; noch wesentlicher (und schwieriger) ist es jedoch, zu verstehen, wie diese Situation zustande kommt und aufrechterhalten wird. Ein wichtiger Grund ist die Vorstellung, dass Gesundheit die Abwesenheit von Krankheit ist und dass Krankheit letztlich auf einen anatomischen Befund zurückgeführt werden könne; sie hat mehrere wichtige Konsequenzen für das gesundheitsproduzierende Verhalten von Laien. Menschen, die glauben, sie seien gesund, wenn sie frei von Krankheiten sind, haben keinerlei Anreiz, sich aktiv für die Gesundheitsproduktion zu engagieren, wie es gemäß dem Gegenmodell erforderlich wäre. Die meisten Menschen erfahren nur ab und zu Episoden von Krankheit, deshalb liefert das biomedizinische Modell dem Laien nur wenig Rechtfertigung, medizinisches Wissen und Fertigkeiten zu erwerben. Außerdem bewirken die Vorstellung, dass alle Krankheiten auf eine Veränderung der Gewebe zurückgehen, die komplexe und esoterische Natur des medizinischen Wissens, die unverständliche medizinische Terminologie und die Notwendigkeit des Einsatzes von medizinischer Technologie eine Trennung des Laienpublikums von den Mitteln der Krankheitsbehandlung (S. 121–124). Mit der Theorie, dass Gesundheit und Krankheit in Zuständen und Veränderungen auf der biologisch-physiologischen Ebene bestehen, unterstützt das biomedizinische Modell die Vorstellung, dass der Patient selbst nichts für seine Gesundheit tun könne, und damit seine Abhängigkeit von Fachleuten. So handeln Patienten als passive Konsumenten der Gesundheit; da sie keinen Zugang zu den Mitteln der Diagnose und Behandlung besitzen, fehlen ihnen die Ressourcen zur Behandlung ihrer eigenen Krankheiten. Allerdings sind heute auch die Ärzte selbst zunehmend in der gleichen Situation wie ihre Patienten; mit der zunehmenden Kontrolle über immer kapitalintensivere medizinische Technologien durch Konzerne, Organisationen und Banken haben auch sie immer weniger Kontrolle über die Mittel für Diagnose und Therapie.

Unter den Faktoren, die zu dieser Abschneidung der Menschen von den Produktionsmitteln der Gesundheit beitragen, ist nach Lyng besonders einer zu erwähnen, der in der Regel selbst von den Fachleuten, die das Gesundheitssystem analysieren, übersehen wird (Lyng 1990, S. 125). Es ist die Abhängigkeit des biomedizinischen Paradigmas von den dualistischen Annahmen der positivistischen Wissenschaft. Sie schließt nämlich jede Möglichkeit einer subjektiven Beeinflussung des Krankheitsprozesses durch den Patienten aus und eliminiert damit eine der wichtigsten Ressourcen der Krankheitsbewältigung. (Wie ich ergänzen möchte, wird damit gleichzeitig auch die Möglichkeit der subjektiven Beeinflussung der Gesundheit und damit eine der wichtigsten Möglichkeiten zur Weiterentwicklung des Menschen durch sich selbst – Stichwort Selbstkultivation – eliminiert; siehe Teil 3.)

Das biomedizinische Modell geht davon aus, dass Krankheit einen rein objektiven Charakter besitzt, da die Handlungen oder gar die Gedanken oder Gefühle des Subjekts keine Rolle bei ihrer Entstehung spielen würden (abgesehen von Handlungen, die jemanden in Kontakt mit Krankheitserregern bringen). Diese Konzeption von Krankheit hängt mit den anderen Elementen des biomedizinischen Modells zusammen: dem Glauben, dass eine effektive Krankheitsdiagnose sich auf objektive Zeichen statt auf subjektive Symptome stützen sollte, die Annahme, dass Menschen nicht persönlich für ihre Krankheiten verantwortlich sind, und dem passiven Charakter der Patientenrolle. Doch am bedeutsamsten sind die Konsequenzen dieser objektiven Krankheitsdefinition für den Zugang der Patienten zu den Produktionsmitteln für Krankheitsdiagnose und -behandlung. Potenzielle Patienten, die sich die biomedizinische Definition des Krankheitsprozesses zu eigen gemacht haben, haben nämlich keine Motivation, ihre eigenen potenziellen Fähigkeiten zur mentalen Kontrolle von Körperprozessen zu erforschen und zu erproben; aus diesem Grund sind sie von diesen wichtigen Ressourcen für die Behandlung von Krankheiten abgeschnitten. Mentale Faktoren werden zwar in der Biomedizin nicht vollständig ignoriert und kommen auch zur Anwendung; so werden z. B. Plazebo-Effekte, psychosomatische Krankheiten und therapeutische Wirkungen der ärztlichen Autorität auch in der Biomedizin als Hinweise auf einen psychischen Einfluss auf Krankheit und Heilung anerkannt. Doch die Art und Weise, wie sie dort eingesetzt werden, verwehrt den Patienten die Kontrolle über diesen Prozess. Die Kontrolle darüber wird von den Ärzten ausgeübt, die entweder bewusst oder unbewusst das Glaubenssystem des Patienten manipulieren, um das gewünschte biologische Resultat zu erzielen.

Damit wird ein weiteres Mal deutlich, wie Lyng ausführt, dass das Abschneiden der Behandelten von den Mitteln der Behandlung, das hier die Form einer Trennung zwischen Körper und Geist annimmt, neue Möglichkeiten für die Ärzte schafft, ihre Kontrolle über den Prozess der Gesundheitsproduktion zu erweitern (Lyng 1990, S. 126). Lehnen Laien allgemein die Vorstellung ab, mentale Zustände könnten einen kausalen Zusammenhang mit Krankheitszuständen haben und entwickeln sie als Folge davon nie diese Fähigkeiten, so nimmt ihre Abhängigkeit von denen, die biomedizinisches Expertenwissen über den Krankheitsprozess besitzen, zu.

Doch die biomedizinische Definition von Krankheit als einem objektiven Phänomen hat noch weitere Auswirkungen, die weit über die Funktion hinausgehen, die Kontrolle der Ärzteschaft über die Gesundheitsproduktion zu sichern. Indem die Biomedizin die subjektive Dimension vollständig eliminiert und so Krankheit objektiviert, schirmt sie nicht nur jene menschlichen Subjekte von einer Schuldzuweisung für das Auftreten von Krankheit ab, die die nächsten Verantwortlichen sind – die kranken Menschen selbst –, sondern auch diejenigen, die letztlich verantwortlich sind: mächtige Akteure und Interessensgruppen, die die herrschenden Lebensstil-Muster einer Gesellschaft in hohem Maß bestimmen, indem sie die Konsumgewohnheiten, die Lebensgewohnheiten, die Werte, das gesellschaftliche Zusammenleben und die politischen Strukturen, die Qualität der Nahrung, die natürliche und gebaute ökologische Umwelt, die Arbeitsbedingungen usw. beeinflussen.

Diese Überlegungen lenken die Aufmerksamkeit auf die generelle Rolle der biomedizinischen Theorie und der Ärzteschaft in der gesellschaftlichen Konstruktion von Sinn unter den Menschen, die eine Kultur und eine Gesellschaft teilen. Wie Paul Starr bemerkte, spielen die Ärzte »die Rolle von Vermittlern zwischen Wissenschaft und privater Erfahrung, indem sie die persönlichen Schwierigkeiten des Patienten in der abstrakten Sprache des wissenschaftlichen Wissens interpretieren« (Starr 1982, S. 4). Eine der wichtigsten Funktionen dieser Vermittlung ist die Zuweisung von Verantwortung und Schuld für die Probleme des Patienten. Dadurch dient die Medizin der ideologischen Funktion, gewisse menschliche Akteure von der Schuldzuweisung für Krankheit und soziale Probleme zu schützen; dies ist eine der vielen Arten und Weisen, auf die die Biomedizin als eine der wichtigsten Stützen des Status quo der bestehenden gesellschaftlichen und ökonomischen Arrangements fungiert (Lyng 1990, S. 128).

Eine letzte, aber besonders bedeutungsvolle Form der Abschneidung des Laien vom Zugang zu den Gesundheitsproduktionsmitteln beschreibt Lyng, die allerdings nicht speziell vom Gesundheitssystem ausgeht, sondern von der modernen Gesellschaft als solcher (Lyng 1990, S. 128). Sie besteht darin, dass unsere Gesellschaft die Fähigkeit des Menschen behindert, eine salutogenetische Gesundheitsproduktions-Agenda zu verfolgen. Wie Lyng ausführt (und wie wir es ja auch bereits von Maslow gehört haben), sind es nämlich die gleichen menschlichen Potenziale und Fähigkeiten, deren Entwicklung der Menschheit generell als Aufgabe gegeben ist, die jede und jeder von uns auch im Prozess der Gesundheitsproduktion entfalten sollte. Die strukturellen Bedingungen unseres Wirtschaftssystems, die ganz allgemein das Wachstum und die Entfaltung des menschlichen Potenzials behindern, limitieren auch die individuelle menschliche Fähigkeit, seine eigene Gesundheit in dem beschriebenen Prozess der Erhaltung bestehender Fähigkeiten, der Entwicklung neuer Fähigkeiten und der Erhaltung des Gleichgewichts zu produzieren. So ist z. B. durch die zunehmende Rationalisierung des Arbeitsprozesses mit dem Ziel der Erhaltung und Steigerung des Profits der Eigentümer die tägliche Erwerbsarbeit noch weniger als früher ein Mittel, durch das menschliche Fähigkeiten und Fertigkeiten entwickelt werden. Sie ist stattdessen eine in hohem Maß verdummende und enthumanisierende Erfahrung geworden, für die sich Menschen nur noch hergeben, um sich das materielle Überleben oder ein hohes Niveau von Konsumkraft zu sichern. Der kapitalistische Warenproduktionsprozess minimiert die Möglichkeiten für menschliches Wachstum im Arbeitsleben.

Es gibt noch weitere Lebensstil-Faktoren, die die Fähigkeiten der Menschen in unserer Gesellschaft beeinträchtigen, einer Agenda der Gesundheitsproduktion zu folgen. So ist z. B. der Mangel an persönlicher Freizeit außerhalb der Arbeit ein Hindernis für die Entwicklung persönlicher Interessen und Fähigkeiten. Ein auf Profit und die Maximierung der Produktivität ausgerichtetetes Wirtschaftssystem betrachtet Zeit, die nicht für Arbeit oder die Vorbereitung zur Arbeit verwendet wird, als »nicht genutzte ökonomische Kapazität«. In unserem Gesellschaftssystem sind eine Reihe von Strukturen entwickelt worden, um die Freizeit der Menschen auch noch für die Wirtschaft nutzbar zu machen; die wichtigste davon ist die Struktur des Konsums. Durch die Entfremdung in der Arbeit verleiht diese keine der intrinsischen Befriedigungen mehr, die die Menschen motivieren könnten, mehr zu arbeiten, als sie müssen. Was hingegen Menschen tatsächlich veranlasst, signifikante Zeit und Anstrengung in die Arbeit zu investieren, ist die Einsicht, dass ihr Potenzial, zu konsumieren, desto größer ist, je mehr sie arbeiten und je höher sie auf der Karriereleiter klettern. Dieses Engagement für die Erhaltung einer hohen Konsumkraft wird überdies durch weitere Strukturen des Systems gefördert, die von einer Sozialisation, die Menschen in dem Glauben bestärkt, dass ihre Kaufkraft ihren persönlichen Wert als Menschen bestimmt, bis zu der Bombardierung mit Werbung reicht, die jede Facette des Lebens begleitet. Diese Strukturen unterstützen den Menschen darin, seine Zeit und seine Bemühungen auf den Arbeitsprozess zu konzentrieren und die Zeit zu minimieren, die man für Aktivitäten verwendet, die die eigene Konsumkraft nicht erhöhen. Im modernen Arbeitsleben nimmt die Arbeit die Menschen so sehr in Anspruch, dass kaum noch Zeit da ist für irgendwelche Aktivitäten außerhalb der Arbeit, sei es für die Entwicklung neuer Fähigkeiten und Fertigkeiten (im Prozess der Gesundheitsproduktion) oder selbst dafür, die Konsumgüter zu genießen, für deren Erwerb man so hart gearbeitet hat. Es könnte sein, so Lyng, dass die Struktur des Konsums den Lebensstil der Menschen sogar noch stärker zu rationalisieren vermag als die ökonomischen Strukturen selbst, die explizit zu diesem Zweck entwickelt worden sind (Lyng 1990, S. 129).

Die Rationalisierung und Intensivierung der Arbeit und das Streben nach Steigerung der Produktivität vermindert jedoch nicht nur die Möglichkeiten, die menschlichen Fähigkeiten zu erhalten und zu entwickeln, sondern beeinträchtigt auch die Bemühungen der Menschen, das Gleichgewicht in ihrer leib-seelischen Existenz aufrechtzuerhalten (dem dritten Prozess in der Produktion von Gesundheit). Das Bestreben, die Produktivität mit allen Mitteln immer höher zu treiben, hat zu einem hohen Grad von Stress am Arbeitsplatz geführt. Diese Tatsachen sowie die Strukturen in dem breiteren soziokulturellen System, die eine soziale Umwelt mit hohem Stresspegel rechtfertigen, arbeiten denjenigen Kräften entgegen, die zu einer Bewahrung des Gleichgewichts im menschlichen Organismus beitragen.

Stephen Lyngs kritische Analyse des modernen Gesundheitssystems sowie des umfassenderen Gesellschaftssystems, in das ersteres eingebettet ist, zeigt somit eine strukturelle Logik in diesem System, die ein Abschneiden der Menschen von den Mitteln zur Produktion ihrer eigenen Gesundheit befördert. Die Produktions- und Konsumstruktur unserer Gesellschaft sowie die verschiedenen sozialen Beziehungen, die diese Struktur unterstützen, vermindern die Möglichkeiten der Menschen, jene menschlichen Potenziale zu entwickeln und zu pflegen, die nicht direkt mit ihrer Arbeitsproduktivität zu tun haben. Gleichzeitig erhöhen diese Strukturen den Grad des sozialen und psychologischen Ungleichgewichts, das die Menschen in ihrer täglichen Existenz erfahren. Dadurch fördert die Gesellschaft zugunsten des Wirtschaftswachstums und der Profitmaximierung die Entwicklung und Verfolgung falscher Bedürfnisse und Werte sowie die Vernachlässigung, ja Leugnung und Unterdrückung der echten Bedürfnisse ihrer Bürger.

Mit anderen Worten: Die Gesellschaft selbst ist ungesund und ein wesentliches Hindernis für die Salutogenese ihrer Bürger, und die Biomedizin in ihrem gegenwärtigen Zustand als eine der größten und wesentlichen Stützen des Status quo ist es ebenso. Sie sind es ganz besonders durch den Umstand, dass sie an ihrem ungesunden und krankmachenden Verhalten festhalten und sich einreden, es handle sich dabei um Gesundheit. Gesund zu sein und sich salutogenetisch zu verhalten, bedeutet deshalb, dass man gegen den Strom schwimmen und seiner eigenen inneren Wahrheit folgen muss, auch wenn die gesamte Umgebung so tut, als wäre alles bestens, dass man dem Wissen treu bleiben muss, dass eine Veränderung im Leben nötig ist, und diese auch vornimmt.

11.6 Mein eigenes Urteil zur Salutogenese und zu Antonovskys Modell

Im Licht der Überlegungen von Simone Meller und Stephen Lyng kann ich nun mein eigenes Urteil zur Salutogenese und zu Antonovskys Modell konkretisieren und meine eigenen Schlussfolgerungen ziehen.

Nach meiner Auffassung hat Antonovsky in genialer Intuition ein wichtiges Prinzip erkannt und damit zweifellos viel angestoßen. Durch seine Hinwendung zum Positiven und sein Konzept der Salutogenese ist er zum Symbol einer paradigmatischen Wende im Verständnis von Gesundheit und Krankheit geworden. Bei näherer Betrachtung erweist es sich jedoch, dass er damit weder der erste war noch das Wesen dieser Wende am umfassendsten verstanden hat. Bereits die hippokratische Medizin der Antike, die eine bis in die Neuzeit lebendige Tradition ganzheitlicher Medizin begründet hat, besaß eine salutogenetische Ausrichtung. In der ersten

Hälfte des 20. Jahrhunderts erhielt diese traditionelle Ganzheitsmedizin eine wissenschaftliche Grundlage, und in dieser Tradition wurde das gleichbedeutende Konzept der Hygiogenese entwickelt, das sich allerdings mehr auf die physiologischen Aspekte der Salutogenese bezieht. Den subjektiv-anthropologischen Aspekt dieser Tradition nahmen in den 20er Jahren die philosophische Anthropologie und die aus ihr entstehende Medizinische Anthropologie und Psychosomatische Medizin auf, und in den 40er bis 70er Jahren entwickelte die Humanistische Psychologie wichtige psychologisch-humanistische Grundlagen für ein salutogenetisches Verständnis von Gesundheit und Krankheit.

Antonovsky selbst war in meinen Augen aufgrund seiner Persönlichkeit und seines beruflichen Hintergrunds nicht in der Lage, das Konzept der Salutogenese in einer reifen und befriedigenden Weise zu entwickeln. Er bewegte sich methodisch und gedanklich innerhalb des Rahmens der Medizinsoziologie der 50er Jahre und der bis heute vom Behaviorismus geprägten sozialwissenschaftlichen Stress- und Copingforschung. Antonovsky bleibt letztlich im Konzept der reaktiven Anpassung des Menschen an Umweltreize gefangen, wenn er auch mit dem Kohärenzgefühl auf etwas gestoßen ist, das potenziell darüber hinausführen könnte.

Antonovskys Konzept ist auch ein Konzept mit »Psyche ohne Körper«; aber obwohl er sich auf die subjektive, psychische Erfahrung des Menschen bezieht, scheint mir auch sein Bild der menschlichen Psyche völlig ungenügend zu sein, wie überhaupt insgesamt sein Menschenbild. Er kann sich gerade knapp dazu durchringen, ein emotionales Element in sein Konzept des Kohärenzgefühls aufzunehmen, das aber nur eine kleine Rolle spielt. Sein Konzept bleibt fast völlig kognitiv.

Die menschliche Physiologie und die subjektive Körpererfahrung kommen gar nicht vor. Trotz des Ursprungs der Stressforschung in der Physiologie (Bernard, Cannon, Selye) und trotz einiger Hinweise in seinem letzten Buch auf Bezüge seines Konzepts zu naturwissenschaftlichen Ansätzen fehlt auch der Bezug zu Medizin und Naturwissenschaft völlig. Dies ist mit wenigen Ausnahmen auch bei den vielen Autoren der Fall, die sein Konzept aufgegriffen haben.

Antonovsky hat auch ein statisches Bild von Mensch und Gesundheit; Veränderung und Entwicklung des Menschen sind nicht vorgesehen. Aus diesem Grund und weil er sich als Soziologe immer auf die Norm, den statistischen Durchschnitt bezieht, konnte er die Salutogenese nicht ausreichend verstehen – das ist nach meiner Auffassung nur möglich, wenn man vom Optimum des Menschlichen und der Gesundheit, vom Supranormalen und Außergewöhnlichen ausgeht – vom »menschlichen Potenzial«, das selten verwirklicht wird und aus der Statistik herausfällt. Nur so lässt sich verstehen, dass Gesundheit im Rahmen der menschlichen Entwicklung gesehen werden muss und im ständigen Bestreben zur Realisierung des individuellen menschlichen Optimums, also in der Bemühung um Selbstverwirklichung liegt. Die Humanistische Psychologie hat die Mauer des Normdenkens durchbrochen und ihr Menschenbild am Optimum des Menschen ausgerichtet.

Salutogenese und salutogenetische Gesundheitskonzepte dürfen daher nicht mit Antonovskys Salutogenese-Modell gleichgesetzt, sondern müssen als eine bestimmte Auffassung von Gesundheit und Heilung betrachtet werden, die nicht von Antonovsky stammt und sich auch bei anderen Autoren findet. Einige frühere Ansätze – wie z. B. das Gesundheitsverständnis Abraham Maslows und der Humanistischen Psychologie, Halbert Dunns »Wellness«-Konzept und die Konzepte der deutschen Ganzheitsmedizin aus der ersten Hälfte des 20. Jahrhunderts (einschließlich des »Hygiogenese«-Konzepts von Louis R. Grote) – betrachte ich sogar als umfassender, weitergehend und tiefer als Antonovskys Vorstellungen.

Man muss nach meiner Auffassung davon ausgehen, dass das Salutogenese-Konzept heute erst in Ansätzen entwickelt ist und seine Reife noch nicht erreicht hat. Dazu muss es von Antonovskys Salutogenese-Modell abgelöst und aus dem behavioristischen Umfeld der konventionellen Stressforschung und Gesundheitswissenschaften herausgelöst werden, es muss weiterentwickelt und vertieft werden. Die Salutogenese hat ebenso viele Dimensionen wie die menschliche Existenz selbst, sie kann nicht auf Stressresistenz und Coping reduziert und muss als multidimensionale Angelegenheit betrachtet werden. Sie darf nicht als bloßes Fertigwerden mit und Überleben von stressenden Situationen und das menschliche Gleichgewicht oder die körperliche und psychische Existenz bedrohenden Krankheiten, als bloße Erholung und Wiederherstellung des vorherigen Gleichgewichts verstanden werden. Man muss sie dynamisch statt statisch begreifen, und Krankheit und Gesundheit müssen als Phasen menschlicher Entwicklung gesehen werden.

Der Prozess der Salutogenese, der unser ganzes Leben lang andauert, bringt uns immer wieder Krisen, aus denen wir lernen und durch die wir uns entwickeln können; er ist ein Transformations- oder Wandlungsprozess im Sinn des romantischen Dichters Novalis, aus dem wir auf körperlicher und seelischer Ebene als andere hervorgehen als die, die wir vorher gewesen sind. Diese Krisen, nämlich die Krankheiten, sind Chancen, die verborgene und bisher nicht gelebte Lebensmöglichkeiten zum Vorschein bringen und dadurch das Wesen, das Eigene und Unverwechselbare der betreffenden Person stärker erkennbar und lebbar machen können. Durch Krankheit kommt der Mensch zu sich und wird auf seine Wahrheit zurückgeworfen; in der Krise versucht das wahre, authentische Ich des Menschen, sich Geltung zu verschaffen, und durchbricht für einen Moment das falsche Ich, das im Versuch, gesellschaftliche Erwartungen zu erfüllen, aufgebaut wurde. Wenn diese Chance genutzt wird, ist jede Krankheit eine Möglichkeit, sich wieder ein Stück weit zu befreien, die Möglichkeiten der eigenen Existenz zu erweitern und dadurch die Gesundheit zu steigern.

Es ist daher nach meiner Auffassung sogar eine Notwendigkeit, Gesundheit als etwas Utopisches und Ideales zu definieren, denn gesund ist man nur, wenn man ständig in Richtung auf ein solches »unerreichbares« Ziel unterwegs ist. Gesundheit ist ein Wert, den wir uns selbst geben, und daher etwas sehr Individuelles; jeder muss seine eigene Gesundheit finden. Sie ist in erster Linie eine Frage des Lebensstils und des »guten« oder »richtigen« Lebens.

Die Entwicklung einer Heilkunst, die auf diesen salutogenetischen Prinzipien aufbaut, ist in Ansätzen bereits zu beobachten, wie wir in Teil 3 ausführen werden. In diesem ersten Teil haben wir eine Reihe von verschiedenen, in unserer westlichen Kultur entwickelten Ansätzen beschrieben, die sich für eine Weiterentwicklung und Vertiefung des Salutogenese-Konzepts und für die Entstehung einer salutogenetisch orientierten »integrierten Medizin« anbieten. Der nächste Teil behandelt den Prozess der medizinischen Globalisierung, durch den die Notwendigkeit entsteht, auch medizinische und andere gesundheitsrelevante Konzepte und Praktiken aus außereuropäischen Kulturen in eine solche Synthese einzubeziehen, sowie den gesellschaftlichen Wandel jüngster Zeit, der das kulturelle und gesellschaftliche Umfeld für eine solche Entwicklung geschaffen hat. Die Gesundheitskonzepte fremder Kulturen, die längst Teil unseres Lebens geworden sind, vermögen in vielen Fällen jene fehlenden Dimensionen unserer Medizin und Lebenspraxis zu ergänzen, die wir mit der Brille unserer eigenen fachlich-disziplinären und kulturellen Voreingenommenheit bisher ausgeblendet oder wenig beachtet haben. Durch den gesellschaftlichen Wandel wiederum entsteht ein neuer Menschenschlag, der durch sein Selbstverständnis für salutogenetisches Denken und Handeln aufgeschlossen und prädestiniert ist.

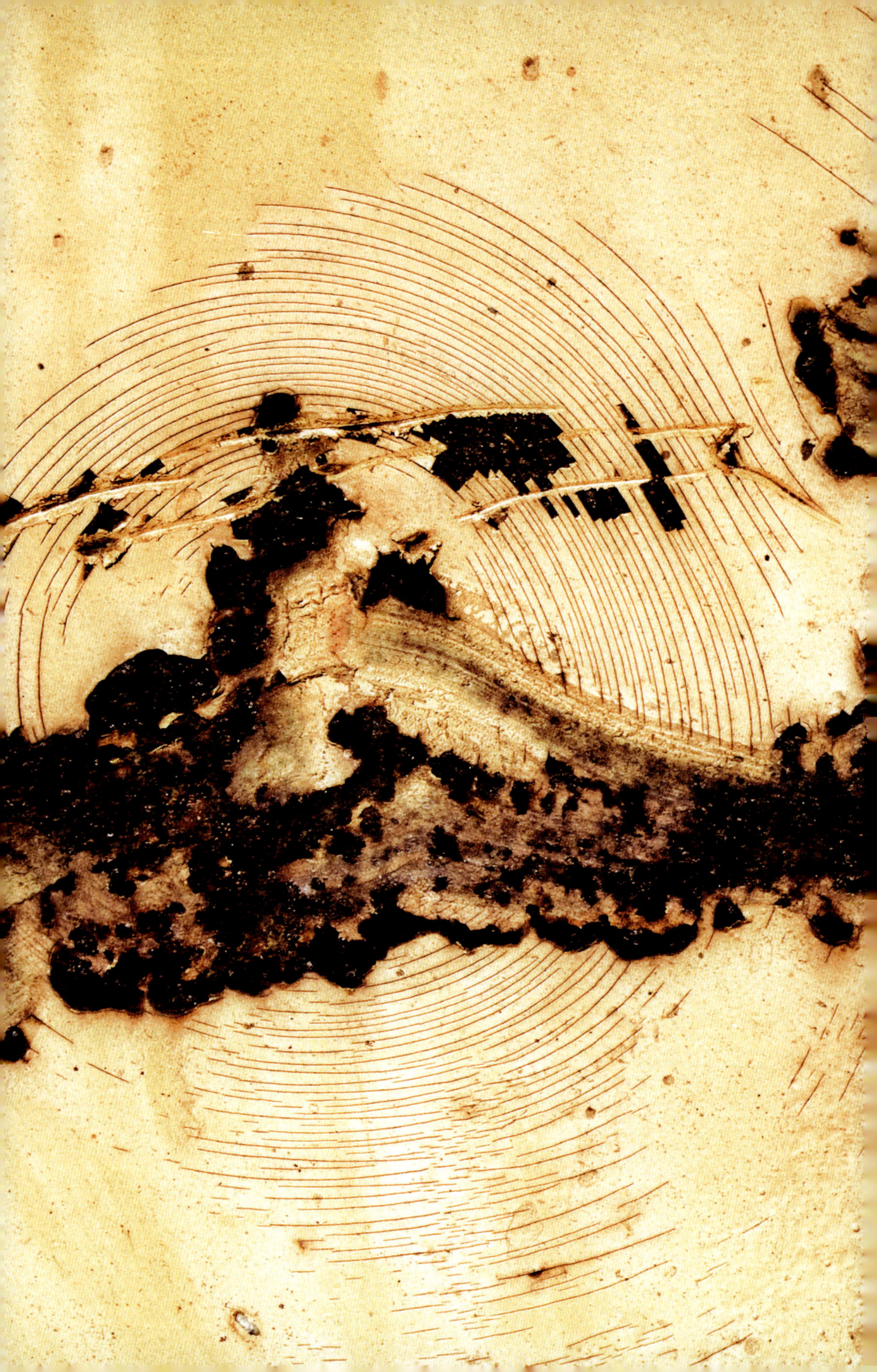

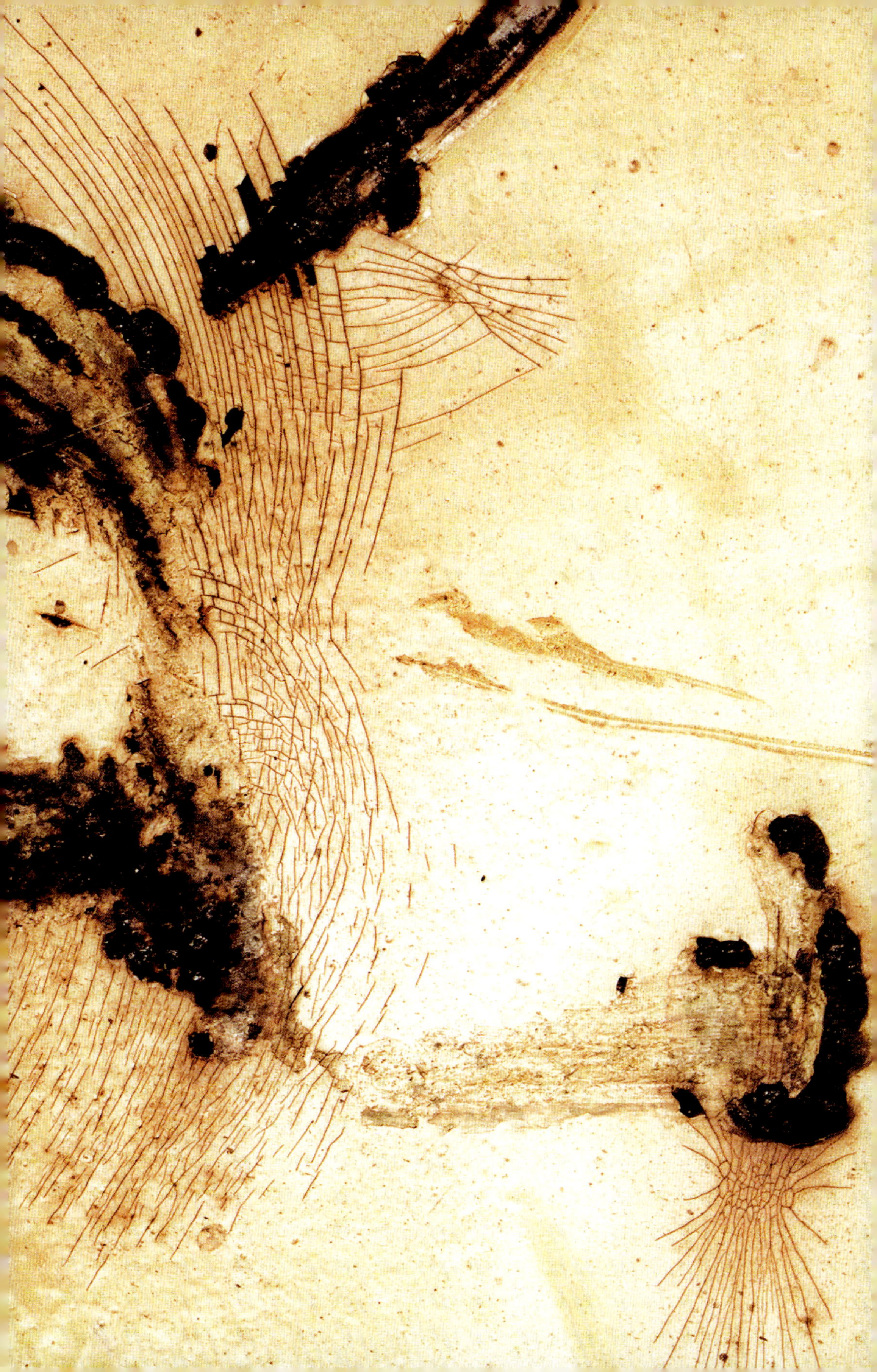

Teil 2

Auswirkungen der kulturellen und medizinischen Globalisierung und des gesellschaftlichen Wandels

Noch vor wenigen Jahrzehnten waren die salutogenetischen Gesundheitskonzepte wenig bekannt, fanden nur bei einer Minderheit von Menschen Anklang und blieben somit auf eine Außenseiterposition verwiesen. Doch die zunehmende Globalisierung und der kulturelle und gesellschaftliche Wandel der letzten Jahrzehnte haben die Position und Umsetzungschancen dieser Konzepte grundlegend verändert. Aus Globalisierung und gesellschaftlichem Wandel ergeben sich außerdem zusätzliche neue Perspektiven für das Gesundheitswesen insgesamt und für das neue Gesundheitsverständnis und die Praxis im Umgang mit Gesundheit im speziellen.

12
Die Globalisierung

»Globalisierung« wurde in den 1980er Jahren zum Schlagwort, das für eine Fülle unterschiedlicher Phänomene gebraucht und ziemlich inflationär verwendet wurde (Breidenbach & Zukrigl 1998, 1999; Frank 2004). Meist wurde der Prozess der Globalisierung nur als ein ökonomischer Vorgang verstanden, als Ausdehnung der Märkte für die Industriestaaten auf Schwellenländer und die Dritte Welt, die mit einer entsprechenden Dominanz der westlichen Produkte und Lebensweise verbunden ist. Viele Arbeiten zur Globalisierung sind durch einseitiges Augenmerk auf die mit ihr verbundene Expansion der westlichen Lebensweise und der Vorherrschaft transnationaler Konzerne (bzw. des »US-Imperialismus«) gekennzeichnet, die mit einer Verlagerung der Produktion von Massengütern in Billiglohn-Länder, erst nach Osteuropa, dann nach China, jetzt schon von China in die nachrückenden Schwellenländer Südostasiens verbunden ist und damit bei uns Arbeitsplätze, soziale Sicherungssysteme und Demokratien gefährdet und die Handlungsfähigkeit nationaler Regierungen zugunsten der Konzerne einschränkt. Sie sehen die kapitalistische Wirtschaftsweise als Motor einer globalen Entwicklung, die letztlich alle anderen gesellschaftlichen Bereiche beeinflusst. Kulturelle Globalisierung wird als die Ausbreitung einer globalen, amerikanisierten Einheitskultur (»Coca-Kolonisierung«, Hannerz 1990) verstanden und als kulturelle Verflachung, ja als Kulturverlust, in erster Linie für die nicht-westlichen Kulturen, gefürchtet.

Oft wird Globalisierung als neues Phänomen gesehen, das derzeit erstmals auftritt. Doch ist Globalisierung lediglich die jüngste – und stark intensivierte – Phase eines Prozesses, der bereits eine jahrtausendealte Geschichte hat. Nach Göran Therborn (2000) gab es mindestens sechs oder sieben Globalisierungswellen, die immer wieder von Phasen der Deglobalisierung abgelöst wurden.

- Zwischen dem 4. und dem 7. Jahrhundert n. Chr. verbreiteten sich Weltreligionen und mit ihnen Sprachen, Kulturen, Normen und Architekturen über große Distanzen.

- Die zweite Welle bestand in den europäischen kolonialen Eroberungen vom späten 15. Jahrhundert bis zum späten 16. Jahrhundert.
- Die dritte Globalisierungswelle wurde in der Zeit von 1700 bis 1815 durch eine Reihe von »Weltkriegen« verursacht, die aus rein innereuropäischen Auseinandersetzungen entstanden, aber bald die gesamte Welt erfassten: dem Spanischen und dem Österreichischen Erbfolgekrieg und dem Napoleonischen Krieg, in dem auch Ägypten erobert wurde.
- Die vierte Globalisierungswelle bestand aus der europäischen Kolonialisierung von der Mitte des 19. Jahrhunderts bis 1918, die von der Expansion des Welthandels und neuen, schnelleren Transport- und Kommunikationsmitteln angetrieben wurde. Sie begann mit der gewalttätigen Öffnung Chinas für den internationalen Drogenhandel durch die Briten und dem daraus resultierenden »Boxeraufstand« sowie dem Sieg der Briten über das indische Mogulreich und endete mit dem Ersten Weltkrieg und der anschließenden Gründung des Völkerbundes.
- Der Zweite Weltkrieg führte zur fünften Globalisierungswelle, gekennzeichnet durch die internationale Rivalität zwischen den USA und der UdSSR im »Kalten Krieg«, und endete mit der Niederlage der USA im Vietnamkrieg und dem Niedergang und Ende der UdSSR Mitte der 80er Jahre.
- In der sechsten, noch heute andauernden Welle der Globalisierung (ab der zweiten Hälfte der 1980er Jahre) wird die politisch-militärische Dynamik des Kalten Kriegs durch eine finanziell-kulturelle Dynamik abgelöst.

12.1 Kulturelle Globalisierung

Dass die Globalisierung auch eine kulturelle Dimension besitzt, hat nur bei relativ wenigen Autoren und erst in den letzten Jahren Aufmerksamkeit gefunden. Von vielen wird die kulturelle Globalisierung als ein einseitiger, weltweiter Homogenisierungs- und Nivellierungsprozesses und als Bedrohung der kulturellen Vielfalt verstanden, in dem Ethnien die Rolle von passiven, allenfalls reaktiven Rezipienten in der Diffusion von fremden Einflüssen spielen (Breidenbach & Zukrigl 1998; Frank 2004). Kultureller Wandel wird als Nebeneffekt der Durchsetzung ökonomischer und politischer Interessen dargestellt. Die Homogenisierungs-These der Globalisierung wurde durch die Polarisierungs-These ergänzt, nach der der Versuch des Exports westlicher Kultur durch aggressive politische Bewegungen mit nationalistischer, ethnischer oder religiöser Ideologie beantwortet wird und zu kultureller Fragmentierung und interkulturellem Konflikt führt (vgl. »Krieg der Kulturen« von Samuel P. Huntington, 1996). Die Kombination beider Thesen – »Jihad versus McWorld« (Barber 1991) – dominierte lange die Globalisierungs-Diskussion.

Die Analyse der kulturellen Globalisierung zeigt, wie Breidenbach und Zukrigl schreiben, dass »Globalität und Globalisierung zu komplexe, vieldimensionale und widersprüchliche Phänomene sind, als dass sie pauschal als ›Chance‹ oder ›Risiko‹ gewertet werden können. Die Analyse der kulturellen Globalisierung erschließt andere Risiken und Chancen als die der ökonomischen« (Breidenbach & Zukrigl 2000, S. 14).

In Wirklichkeit ist die kulturelle Globalisierung keine einseitige Beeinflussung der »Peripherie« (Dritte Welt) durch ein Zentrum (USA, der »Westen«), sondern ein multipolarer oder multizentrischer Prozess gegenseitiger Beeinflussung. Das zeigen die wiederholten Migrationsbewegungen aus der Dritten in die Erste Welt, die nicht erst heute geschehende kulturelle Beeinflussung der westlichen Welt, vom Siegeszug indischer, chinesischer und türkischer Gastronomie über das Eindringen asiatischer Philosophien, Religionen, Kampfkünste und psychophysischer Übungsmethoden bis zu der wachsenden Bedeutung asiatischer Medizin im westlichen Gesundheitswesen.

Auch die Annahme, dass die Welt durch die Globalisierung an kultureller Vielfalt verliere, ist nicht haltbar. So tritt auch der ehemalige sowjetische KP-Generalsekretär Michail Gorbatschow der weitverbreiteten Vorstellung entgegen, die Globalisierung bringe eine »Vereinheitlichung des Lebens in allen seinen Erscheinungsformen« (Gorbatschow et al. 1997, S. 129, zitiert bei Wagner 1999). Zwar existiere eine solche Tendenz, doch weise die Welt nach wie vor eine große kulturelle Vielfalt auf, und diese werde durch die Globalisierung noch verstärkt: In der Welt »laufen Integrationsprozesse ab, die Staaten rücken zusammen, die Welt wird gleichsam enger; zugleich wächst ihre Vielfalt, sie wird gleichsam weiter. Weder das eine noch das andere darf man ignorieren, denn es handelt sich hier um zwei Seiten eines dialektischen Prozesses« (Wagner 1999, S. 47). Indem die Globalisierung eine Annäherung und Interdependenz der Staaten befördere, provoziere sie ein ständiges Vergleichen, das besonders die bestehenden Unterschiede hervortreten lasse. Jeder Staat werde veranlasst, »den Erfahrungen der anderen etwas Nützliches für sich zu entnehmen, gleichzeitig aber auch seine eigenen zivilisatorischen Besonderheiten und Lebenswerte zu verteidigen. Die Interdependenz bedingt also zugleich ein gegenseitiges Anziehen und Abstoßen, sowohl einen wachsenden Zusammenhang als auch eine gewisse Abgrenzung« (S. 131). Dieser Prozess mache auch an den Grenzen der Nationalstaaten keineswegs halt. Er führe auch zur Abspaltung von Völkern und Regionen von den bestehenden Staatengebilden, die ihre kulturelle Eigenart in einer staatlichen Eigenständigkeit verwirklichen wollen. Gorbatschow sah in diesem Prozess eine »Herausforderung der Vielfalt« (S. 129). Die Welt der Zukunft sei nicht diejenige einer »einförmigen Menschheit, der die vergangenen Jahrhunderte auf ihre Weise zustrebten, sondern eine Welt der Welten, die nebeneinander bestehen, zusammenarbeiten und allesamt daran interessiert sind, ihre lebensspendenden Unterschiede zu erhalten. Diese Unterschiede werden zum Sinn, zum Arbeitsgegenstand, wenn man so will, zum entscheidenden Faktor für das Überleben des Menschengeschlechts« (S. 130).

Der einseitige Fokus auf die These vom (amerikanischen) Kulturimperialismus wurde schließlich unter dem Begriff der »Glokalisierung« (Robertson 1992, 1995) kritisch hinterfragt und das dahinterstehende allzu schlichte Aktions-Reaktions-Konzept kultureller Globalisierungsprozesse aufgelöst. Nach der Glokalisierungs-Hypothese dringen zwar globale Artefakte und Ideen in die lokale Lebenswelt von Menschen überall auf der Welt ein; gleichzeitig wird jedoch der Tatsache Rechnung getragen, dass auch Elemente aus lokalen Kulturen sich in alle Welt verbreiten. Diese gegenseitige Durchdringung von Globalem und Lokalem ist Hauptkennzeichen von Robertsons »Glokalisierungs«-These. In der sozialwissenschaftlichen Globalisierungs-Diskussion der letzten Jahre spielten einseitige Homogenisierungs- oder Polarisierungs-Thesen kaum mehr eine Rolle (Frank 2004).

Die Berliner Ethnologinnen Joana Breidenbach und Ina Zukrigl führen diesen Ansatz weiter (Breidenbach & Zukrigl 1998). Sie argumentieren, dass ein ethnografischer Zugang zur Globalisierung und ein weltweites Studium kultureller Praktiken notwendig seien, um ein klares Bild des mit der Globalisierung verbundenen kulturellen Wandels zu erhalten. Sie fassen ihren Ansatz in folgenden neun Thesen zur kulturellen Globalisierung zusammen:

- »Durch Globalisierung differenziert sich die Welt«: Die Kenntnis alternativer Lebensformen, Werte und Weltbilder wächst durch die exponentiell gewachsenen Kontakte zwischen Menschen und Gesellschaften. Menschen haben mehr Ausdrucksmöglichkeiten und nutzen diese zur Ausdifferenzierung ihrer Kultur. Die Auseinandersetzung mit globalen Einflüssen zeugt neue Kulturformen.
- »Menschen interpretieren Waren, Medien und Ideen höchst unterschiedlich«: Weltweit verfügbare Waren, Medien, Ideen und Institutionen führen nicht zur Angleichung der Kulturen, sondern werden von Menschen auf die unterschiedlichste Art und Weise in ihr eigenes Weltbild und ihre Lebensweise integriert.
- »Weltweite Einflüsse lassen sich nicht auf US-amerikanischen Kulturimperialismus reduzieren«: Eine nachhaltige Beeinflussung des Westens durch andere Kulturen wird immer deutlicher.
- »Geografische Räume verlieren zunehmend an Bedeutung«: Geografische Orte als primäre Bezugspunkte der Identität und des Alltagslebens verlieren an Bedeutung und werden von kulturellen und sozialen Bindungen abgelöst (Migranten, Jugendkulturen, Internet-Gemeinden, intentionale Lebensgemeinschaften).
- »Die Ausdifferenzierung der Welt erfolgt über ein globales Referenzsystem«: Die neue Vielfalt wird durch ein globales Referenzsystem, eine »Globalkultur«, organisiert; sie besteht aus einer wachsenden Reihe universaler Kategorien, Konzepte und Standards, die gegenseitige Anerkennung und kulturelle Ausdifferenzierung ermöglichen (Demokratie, Menschenrechte, ökologische Nachhaltigkeit usw.). Sie stellen einen Bezug zwischen verschiedenen Menschen her und ermöglichen es, die eigene Position vor dem Hintergrund vieler anderer zu spiegeln und zu relativieren.

- »Globalkultur ist keine Kulturschmelze«: Durch die Nutzung gemeinsamer Konzepte und Strukturen werden wir nicht gleich, präsentieren nur unsere Unterschiede zunehmend auf einander ähnliche Weise; Globalkultur ist ein System von Kategorien, innerhalb derer wir kulturelle Unterschiede definieren müssen, um einander zu verstehen und gegenseitige Anerkennung zu erlangen.
- »Globalkultur ist von ungleichen Machtverhältnissen geprägt«: Durch Etablierung universeller Strukturen und Standards wird Hegemonie im globalen Referenzsystem erreicht; Menschen müssen innerhalb dieser Kategorien ihre Unterschiede artikulieren, um von einer Mehrheit gehört zu werden. Dabei werden bestimmte Arten von Unterschieden hervorgehoben, andere ignoriert oder unterdrückt.
- »Die Globalkultur ist authentisch«: Authentizität kann nicht mehr nach Ursprüngen definiert werden und ist nicht mehr an geografische Räume gebunden. Waren, Ideen und Institutionen sind in dem Maß authentisch, wie Menschen sie sich erfolgreich für ihre eigenen kulturellen Projekte aneignen. Sie ermöglichen es Gesellschaften, mit wesentlichen Themen des modernen Lebens umzugehen, diese zu reflektieren und sich ihre eigenen authentischen Welten zu schaffen.
- »Die Globalkultur verändert sich ständig«: Zwischen der Globalkultur als Ganzer und den einzelnen zu integrierenden Elementen besteht eine enge Wechselwirkung und eine ständige Anpassung.

Statt zur Homogenisierung und Verflachung führt die Globalisierung zu einer kulturellen Pluralisierung und Heterogenisierung, somit zu einer Vielfalt von großer Unterschiedlichkeit. Die Autorinnen weisen darauf hin, dass sowohl hinter der Homogenisierungs- und Nivellierungs-These und der Polarisierungs-These wie auch hinter der Debatte über die »multikulturelle Gesellschaft« die Vorstellung von Kulturen als statische, mehr oder weniger in sich geschlossene Einheiten steht. Vor allem im deutschen, durch die Romantik (vor allem durch Johann Gottfried Herder) geprägten Verständnis ist Kultur alles das, was unverwechselbar, spezifisch und besonders ist und sich von anderen unterscheidet; diese Besonderheiten drücken sich in Sprache, Bräuchen und Werten aus. Die Debatten um die doppelte Staatsbürgerschaft zeigen, dass in Deutschland noch immer die Auffassung dominiert, Menschen würden in eine Nation hineingeboren und könnten sie nicht verlassen oder mehrere nationale Zugehörigkeiten gleichzeitig haben. Diese Auffassung ist sogar in die deutsche Verfassung eingegangen; wer deutsches Blut besitzt, hat nach dem Grundgesetz §116 ein Anrecht auf die deutsche Staatsbürgerschaft. Nach diesem *Jus sanguinis* wird Deutschstämmigen, die wie die Siebenbürger Sachsen bereits im 13. Jahrhundert aus dem Rheinland oder aus dem Gebiet des heutigen Lothringen oder im 18. Jahrhundert ins Russland der Zarin Katharina der Großen ausgewandert sind, das Recht auf die deutsche Staatsbürgerschaft zuerkannt, während viele Ausländer, die in der zweiten oder dritten Generation in Deutschland leben, mühsam um ihre Einbürgerung kämpfen müssen. Seit dem Beginn der Diskussion um die Einbürgerung der in Deutschland lebenden Gastarbeiter ist das Land zwischen einem rechten Ethnopluralismus, der (wie Huntingdon) von der Unvereinbarkeit der Kulturen ausgeht – eine Haltung, die der Begriff »Überfremdung« auf den Punkt bringt –, und dem Multikulturalismus polarisiert. Beiden ist ein statischer Kulturbegriff gemeinsam, der vor allem die Unterschiede zwischen den Kulturen betont. Es ist die Vorstellung von Kultur als Unterschied (Bourdieu 1982), dass die zeitgenössische kulturelle Diversität der Welt aus isolierten historischen Entwicklungen entstanden sei und die einzelnen Kulturen in sich geschlossene, statische Einheiten seien.

Breidenbach und Zukrigl betonen mit Recht, dass das Verständnis der kulturellen Dimensionen der Globalisierung von einen dynamischen Gesellschaftsbild und einem holistischen Kulturverständnis ausgehen muss. Migrationen hat es schon immer gegeben, und Gesellschaften und Kulturen sind schon immer mehr oder weniger durchlässig für fremde kulturelle Einflüsse gewesen und haben diese aufgenommen und integriert. Isolierte und »reine« Kulturen gab es nie und gibt es heute erst recht nicht. Es ist in der heutigen Situation notwendig, dieser Realität unvoreingenommen ins Auge zu schauen und genau hinzusehen, auf welche Weise diese kulturellen Assimilationsprozesse vor sich gehen. Gerade auch für das Verständnis der heutigen Situation im Gesundheitswesen ist dies unabdingbar.

12.1.1 *Hybridisierung*

Nach Holton (2000) sind die drei wichtigsten Hypothesen über die kulturellen Konsequenzen der Globalisierung diejenigen einer Homogenisierung, einer Polarisierung und einer Hybridisierung. Die wichtigste kulturelle Konsequenz der Globalisierung ist wahrscheinlich die »Hybridisierung«. Mit diesem Begriff werden häufig die aus dem Globalisierungsprozess entstehenden Formen der kulturellen Pluralisierung und Heterogenisierung bezeichnet (Rowe & Shelling 1991; Hannerz 1997; Frank 2004). Ähnlich wie Kreuzungen von Lebewesen mit unterschiedlichen genetischen Ausstattungen in der Pflanzen- und Tierzucht, bezeichnet Hybridisierung hier die Verpflanzung von Elementen aus einer Kultur in ein fremdes Territorium und die dort erfolgende »Aufpfropfung« auf die fremde Kultur. Dadurch entsteht meist etwas, das sowohl für die Herkunftskultur wie auch für die Empfängerkultur neu ist. Nach Rowe und Shelling (1991, S. 231) bezeichnet der Begriff »die Art und Weise, in welcher Formen von existierenden [kulturellen] Praktiken [der Herkunftskultur] getrennt werden und sich [in der Empfängerkultur] mit neuen Formen in neuen Praktiken verbinden«.

Hybridisierung ist ein weithin verwendeter Begriff in den Sozialwissenschaften geworden, vor allem in den *Postcolonial Studies*, wo er für die spielerische Kombination unterschiedlicher kultureller Elemente in Kunst und Literatur und im Zusammenhang mit der Identitätsbildung im Kontext der Migration verwendet wird (Frank & Stollberg 2003). Hybridisierung wird manchmal auch im Zusammenhang mit dem Begriff der »Deterritorialisation« benützt, um die Verwendung von kulturellen Praktiken an Orten zu bezeichnen, wo sie nicht »zu Hause« sind; hier bezeichnet der Begriff die Kombination des geografischen Ursprungs einer kulturellen Praxis mit Agenten, die diese in einem anderen geografischen Umfeld praktizieren.

Als Beispiel für Hybridisierung erwähnen Frank (2004) und Frank und Stollberg (2003) die von Caglar (1998) untersuchte Erfindung des »Döner Kebab« durch türkische Emigranten in Deutschland, die oft zitiert wird, um die Veränderungen der europäischen Esskultur durch die Globalisierung zu illustrieren. Der Döner, der aus existierenden türkischen und anderen orientalischen Elementen (das türkische »Pide«-Brot, das griechische »Gyros Pitta«) neu kreiert wurde, wurde als authentisches türkisches Produkt vermarktet, obwohl er in der Türkei selbst praktisch unbekannt war. Unterdessen beginnt er sich allerdings auch dort zu verbreiten. Hier wurden Elemente aus dem ursprünglichen kulturellen Zusammenhang und ihrer Bedeutung herausgenommen – das Brot (Pide) war traditionellerweise nur während des Ramadans produziert und konsumiert worden – und in neue kulturelle Formen gebracht (rekontextualisiert).

Obwohl sich der Begriff der Hybridisierung zur Charakterisierung solcher kreativer Innovationen durch die Rekombination existierender Elemente gut eignet, ist er problematisch, weil er die Existenz nicht-hybridisierter Kulturen impliziert (Frank & Stollberg 2003). Gesellschaften mit »reiner«, nicht hybridisierter Kultur ohne kulturelle Transfer-, Austausch- und Transformationsprozesse sind äußerst selten, falls sie überhaupt existieren. Man muss diese Vorstellung als einen Mythos bezeichnen, der einem Verständnis kultureller Transferprozesse im Weg steht. Kultur ist »gesellschaftlich organisierter Synkretismus« (Elwert 1996, S. 57). Und wenn jede Kultur hybridisiert ist, dann verliert der Begriff seine Bedeutung. Trotzdem, argumentieren Frank und Stollberg (2003), kann der Begriff weiterhin nützlich sein, wenn man dieses relativ vage Konzept differenziert und verschiedene Arten der Hybridisierung unterscheidet. Die beiden Autoren versuchen dies, indem sie

- nach dem Schicksal der sich verbreitenden kulturellen Elemente und nach dem Ausmaß ihrer Veränderung im Lauf der Assimilation fragen; dabei unterscheiden sie eine »transformative Hybridisierung«, in der das Element an lokale Bedingungen angepasst werden muss und eine intensive Anpassung nötig ist, damit die Verbreitung möglich wird, und eine »kontextuelle Hybridisierung«, in der die Komponenten relativ unverändert bleiben, jedoch in neue Bedeutungs-, Anwendungs- und soziale Zusammenhänge eingebettet werden;
- als zweites Kriterium für Hybridität die Intensität identifizieren, mit der die Komponenten sich verbinden, und fragen, wie stark die Elemente verschmelzen oder weiter in unverbundenen Formen existieren;
- als dritte Qualifikation der Hybridisierung die Frage nach dem »Gravitationszentrum« der neu gebildeten Form identifizieren: Welche Elemente dominieren? Werden sie lediglich durch andere Komponenten ergänzt?

Die verschiedenen Arten von starker und schwacher Hybridisierung, die sich aus diesem Konzept für das Gebiet der Medizin ergeben, haben die Autoren in einer Tabelle dargestellt (Frank & Stollberg 2003, S. 732)(siehe Tabelle 5, S. 277).

12.2 Kulturelle Globalisierung und gesellschaftlicher Wandel in der eigenen Kultur

Es gibt nun interessante Zusammenhänge zwischen fremdkulturellen Einflüssen aufgrund der Globalisierung und dem eigenen gesellschaftlichen Wandel in unserer Kultur. So schafft die Globalisierung eine neue Situation in Bezug auf das Verhältnis einer Kultur zu ihrem eigenen »Unbewussten«, ihren kulturellen und wissenschaftlichen Unterströmungen und Subkulturen, ein Thema, das von besonderer Bedeutung für unsere Arbeit ist. Eine Kultur darf nicht mit ihrer zur betreffenden Zeit dominierenden Strömung (»herrschende Kultur«) gleichgesetzt werden, sondern muss als die Gesamtheit von dominanten und Unterströmungen (Subkulturen) verstanden werden.

Die Subkulturen können eine Kultur in nicht unbeträchtlichem Maß beeinflussen, wenn auch oft auf nicht so offensichtliche Weise und in Form einer Reaktion der dominanten Kultur auf sie; ein Thema, das nicht sehr gut untersucht ist. Eine Strömung, die während einer bestimmten Zeitperiode dominant ist, kann in einer nächsten Periode wieder in die Subkultur absteigen, während eine bisherige subkulturelle Strömung zur dominierenden aufsteigen kann. Die Konfrontation mit fremden Kulturen oder Elementen daraus kann nun eigene kulturelle Unterströmungen und marginalisierte Themen und Praktiken reaktivieren und sie gegenüber der dominanten Strömung, der »herrschenden Kultur«, stärken; so trägt sie zu einem kulturellen Pluralismus bei. Fremdkulturelles hat oft eine Entsprechung in einer eigenen Subkultur, die dann zum Anknüpfungspunkt für seine Assimilation werden kann. Beispiele dafür sind die Traditionelle Chinesische Medizin (TCM) und das Ayurveda, die beide auf sehr ähnlichen konzeptuellen Grundlagen (Säftelehre, Elementenlehre, Lebensenergiekonzepte) beruhen wie unsere eigene hippokratisch-galenische Medizintradition. Nicht-westliches Kulturgut taucht in unserer Kultur oft über Subkulturen auf, um von dort in die dominante Kultur aufzusteigen. Allerdings macht es bei dieser Assimilation auch entsprechende Veränderungen durch, so dass es nicht mehr in seiner ursprünglichen Form existiert, wenn es in der Empfängerkultur seinen Platz gefunden hat. Der Islamwissenschaftler Peter Lamborn Wilson hat die durchaus einleuchtende These aufgestellt, dass kultureller Transfer überhaupt nur auf der Basis von absichtlichen oder zufälligen, aber »glücklichen« Missverständnissen, Fehlübersetzungen und häretischen Abweichungen möglich ist (Wilson 1988). Das nicht-westliche Kulturgut verändert seinerseits durch die Assimilation auch die Empfängerkultur, die nach der Assimilation nicht mehr dieselbe ist.

Diese Feststellungen gelten auch für unsere Wissenschaft, die als eine unserer westlichen Kulturformen betrachtet werden muss. Ebenso wenig wie die kulturelle Globalisierung als eine einseitige Verwestlichung des Denkens charakterisiert werden kann, ist die Globalisierung auf dem Gebiet der Wissenschaft ausreichend und korrekt als »Siegeszug des (westlichen) wissenschaftlichen Denkens« über die gesamte Welt dargestellt. Selbst in der Naturwissenschaft, die sich ja gern als kulturunabhängiges, universell gültiges Wissen über die Gesetze der Natur versteht und darstellt, ist dies nicht der Fall. Durch die Globalisierung wird die westliche Wissenschaft mit fremdkulturellen Konzepten und Praktiken konfrontiert, die sie zunächst wegen ihrer Fremdheit und mangelnden Kompatibilität (aus Sicht der Wissenschaft) nicht verstehen, erklären und integrieren kann. Nach einer anfänglichen Periode der Reduktion auf bekannte, bereits bestehende eigene Konzepte dringt dann die Einsicht durch, dass Fremdkulturelles aus sich selbst heraus verstanden werden sollte. Damit werden aber eigene Konzepte und Praktiken in Frage gestellt, was zur Entwicklung einer übergeordneten, vereinigenden Meta-Perspektive veranlasst, die Fremdes und Eigenes verändert, aber eine Synthese ermöglicht. Wie ich in meinem Buch »Tachyonen, Orgonenergie, Skalarwellen« (2002) dargestellt habe, sind nach meiner Auffassung solche Subkulturen, wie z. B. die Komplementärmedizin oder die wissenschaftlichen Grenzgebiete, wichtige Ressourcen unserer Gesellschaft und Volkswirtschaft für die Weiterentwicklung von Wissenschaft und Medizin, die (natürlich nach einer geeigneten Evaluation und Überprüfung) genutzt werden sollten. Das Gleiche gilt für fremdkulturelles Kulturgut. Uns steht heute im Zeitalter von Globalisierung und Wissensexplosion im Vergleich zu früheren Zeiten beinahe alles Wissen, das je zu irgendeiner Zeit in irgendeiner Kultur geschaffen wurde, zur Verfügung; ich betrachte es als unentschuldbar, davon nicht Gebrauch zu machen.

Alle geistigen Bemühungen und kulturellen und wissenschaftlichen Hervorbringungen der verschiedenen Weltkulturen und historischen Epochen sind für mich letztlich »Ausdruck eines einzigen kollektiven Projekts der Gesamtmenschheit« (Bischof 2008, S. 13), zu dem jede Kultur und jede Epoche ihre eigene und einzigartige Perspektive beiträgt. Nur als Gesamtheit in ihrer wechselseitigen Komplementarität ergeben alle diese Expressionen menschlicher Kreativität ein vollständiges Bild der menschlichen Erkenntnis. Eine solche Komplementarität zeigt sich z. B. in der Tatsache – auf die der Kulturphilosoph Jean Gebser (1905–1973) hingewiesen hat –, dass die westliche Kultur in den letzten zwei Jahrtausenden die Technik der Beherrschung der äußeren, materiellen Welt zu einem hohen Stand entwickelte, die von den Asiaten bis vor kurzem gemieden wurde, obwohl auch ihnen die Ansatzpunkte dazu zur Verfügung standen. Auf der anderen Seite entwickelten die asiatischen Kulturen Techniken der Meisterung der inneren Welt, die im Westen zunehmend aus dem Blick gerieten, zu einer hohen Vollkommenheit (Gebser 1968). Bis vor wenigen Jahrzehnten wäre es uns nicht eingefallen, diese Methoden als eine der westlichen Technik gleichwertige, wenn auch auf andere Naturbereiche gerichtete Art von Technik anzuerkennen.

Die angesprochene Nutzung dieses Menschheitserbes erfordert allerdings einen neuartigen transdisziplinären und transkulturellen Ansatz, ein Vorgehen, das die Komplementarität der Perspektiven sichtbar und diese füreinander transparent machen kann. Wir müssen uns vergegenwärtigen, dass die verschiedenen Wissenselemente, ob sie nun aus Subkulturen der eigenen Kultur oder aus fremden Kulturen stammen, in der Regel einen eigenen distinktiven Denkstil (Fleck 1935) besitzen, aus jeweils eigenen, sehr unterschiedlichen Lebensgefühlen und weltanschaulichen Hintergründen entstanden sind und auf erkenntnistheoretischen Voraussetzungen basieren, die von denen unseres herrschenden Weltverständnisses und unseres wissenschaftlichen Weltbilds unter Umständen grundlegend verschieden sein können. Doch gerade das deutlich »Andere«, diese grundsätzlich fremden Perspektiven und Arten der Betrachtung von Welt, Leben und menschlicher Natur, die die Konfrontation mit fremden Kulturen mit sich bringt, sind das Anregende und Befruchtende von Kulturkontakten und Kulturtransfers. Wie Gebser deutlich gemacht hat, bleiben die verschiedenen Bewusstseinsformen, die in unserer Vergangenheit aktiv waren, in unserem Unbewussten latent aktiv und können durch solche Kulturkontakte wieder reaktiviert werden (Gebser 1948/53). Gebser kam durch seine Forschungen zum Schluss, dass es in der gegenwärtigen Periode der Menschheitsentwicklung die Aufgabe des Menschen sei, ein »integrales Bewusstsein« zu entwickeln, in dem alle früheren Bewusstseinsformen integriert und füreinander transparent seien; diese neue Bewusstseinsform habe die Eigenschaft der »Aperspektivität«, da es alle früheren Perspektiven integriere und die räumliche Perspektive überwinde.

Im wissenschaftlichen Paradigmenwandel, der zur Zeit im Gang ist und auch die Gesundheitswissenschaften betrifft, spielt nicht-westliches Gedankengut wahrscheinlich eine nicht unbeträchtliche Rolle, die aber meines Wissens kaum untersucht worden ist. So ist bekannt, dass fast sämtliche Begründer der Quantentheorie zu Beginn des 20. Jahrhunderts – unter ihnen Max Planck, Albert Einstein, Erwin Schrödinger, Werner Heisenberg und Wolfgang Pauli – sich mit asiatischer (indischer und chinesischer) Philosophie oder europäischer Mystik auseinandergesetzt haben und bei der Entwicklung ihrer Theorien über die Natur der mikrophysikalischen Welt von ihr beeinflusst wurden (Wilber 1984). Die Quantentheorie ihrerseits trägt heute wesentlich zur Bereitschaft der Wissenschaft bei, sich in der gegenwärtigen Auseinandersetzung mit asiatischen Medizinsystemen wie der Traditionellen Chinesischer Medizin auf fremde Konzepte wie das »Qi« einzulassen und Denkmodelle zu finden, die diesen gerecht werden. Dadurch finden der Holismus, die Feldperspektive, das Prozessdenken und das partizipative Weltbild der asiatischen Medizin nun auch bei uns Eingang in das wissenschaftliche Denken.

Trotz solcher Verwandtschaften fremdkultureller Konzepte mit Elementen unserer eigenen Kultur schreibt jedoch Hartmut Schröder in Bezug auf das Vorgehen bei der Übernahme fremden Kulturgutes (hier mit Bezug auf einen Transfer des chinesischen Feng Shui in unsere Kultur) mit Recht, dass »ein wirkliches Miteinander und Ineinandergreifen [von Konzepten oder Praktiken der eigenen und solchen einer fremden Kultur] erst möglich ist, wenn deren kulturelle Eigenheiten in der Tiefe verstanden worden sind, sonst entstehen unzulässige Vermischungen«. Erst wenn »auf der Grundlage [einer solchen] differenzierten Betrachtung transkulturell Gemeinsames und mögliche Brückenschläge erkennbar werden«, kann eventuell »aus dem Wissen verschiedener Kulturen eine zeitgemäß erweiterte Theorie und Praxis entstehen« (Schröder 2008, S. 8–9).

12.3 Medizinische Globalisierung

Im Mai 2000 schrieb der »Spiegel« in seiner Titelstory, wir würden zur Zeit eine »Globalisierung der Medizin« erleben, durch die eine Art von »globalisierter postmoderner Medizin« zu entstehen beginne, in der Elemente aus allen Weltmedizinen – teils in Hightech umgesetzt, teils in der Form von einfachen, naturnahen Anwendungen – kombiniert mit westlicher Medizin eingesetzt würden (Der Spiegel, Nr. 18, 2000, S. 156). Heute ist diese Entwicklung bereits deutlich zu beobachten. In der Globalisierungsdebatte wurde der Globalisierung medizinischen Wissens allerdings bisher kaum Aufmerksamkeit geschenkt, obwohl die weltweite Verbreitung medizinischer Konzepte und Praktiken schon eine lange Tradition hat (Frank 2004). Bereits in der Antike beeinflussten sich vermutlich chinesische, indische, persische und griechische Medizin gegenseitig. Die auffallenden Parallelen zwischen der indischen, der islamischen, der chinesischen und der antiken griechischen Medizin sind nach der Auffassung einiger Fachleute kein Zufall (Filliozat 1956, 1970; Needham 1979). In allen diesen traditionellen Medizinsystemen spielt das Konzept eines feinstofflichen »Weltenatems«, so »Prana« in Indien, »Qi« in China und »Pneuma« in Griechenland, eine zentrale Rolle (Bischof 2002). Auch die Vorstellungen über die Wechselwirkung zwischen dem Pneuma und den »Säften« gelbe Galle, schwarze Galle und Schleim besitzen große Ähnlichkeit mit der zeitlich früheren »Tridosha«-Lehre des Ayurveda. Der Mediziner und Indologe Jean Filliozat (1906–1982) war der Ansicht, es könnte Einflüsse indischer medizinischer Texte auf Platos physiologische und pathologische Theorien im »Timaios« und der Maitri-Upanischade auf Hippolytos gegeben haben, die durch das Perserreich vermittelt wurden. Joseph Needham (1900–1995), der bahnbrechende Historiker der chinesischen Wissenschaften, schreibt, in keiner anderen Wissenschaft außer der Astronomie habe im hohen Altertum eine so weit verzweigte Gemeinschaft bestanden wie in der Medizin; in allen Randgebieten der Alten Welt, von Griechenland über Indien bis nach China, habe es eine »pneumatische Medizin« gegeben.

Auch die medizinische Globalisierung in der Moderne wurde zunächst mit dem einseitigen Prozess einer weltweiten Durchsetzung der westlichen »wissenschaftlichen Medizin« gleichgesetzt und als weitere Episode der Unterdrückung lokalen Wissens und der »Coca-Kolonisierung« dargestellt. In Wirklichkeit werden biomedizinische Konzepte aber weltweit auf eine Vielzahl verschiedener Arten aufgenommen und dabei »indigenisiert« und transformiert (Nichter 1980). Außerdem ist mittlerweile längst deutlich geworden, dass auch die gegenläufige Beeinflussung der westlichen Kultur und Medizin durch nicht-westliche Medizinsysteme ein wesentlicher Teil der medizinischen Globalisierung ist. Wir erleben es heute alle selbst in unserem Alltag, in welchem Ausmaß medizinische und andere gesundheitsrelevante Praktiken und Vorstellungen aus außereuropäischen Kulturen sich längst bei uns etabliert haben und eine wichtige Rolle in Heilung und Prävention spielen. Insbesondere asiatische medizinische Praktiken sind mittlerweile unter Ärzten und Patienten in der westlichen Welt weit verbreitet und sehr beliebt.

12.3.1 *Asiatische Medizin in Europa*

Im Jahr 2000 wurde die Traditionelle Chinesische Medizin (TCM) außerhalb Chinas in der einen oder anderen Form von mehr als 300 000 Therapeuten in über 140 Ländern praktiziert (Scheid 2000). Diese Entwicklung hat sich in den letzten Jahren mit einer hohen Beschleunigung vollzogen. Während in Deutschland gemäß dem Statistischen Jahrbuch in den 1990er Jahren noch von rund 117 000 niedergelassenen Ärzten etwa 16 000 regelmäßig Homöopathie, ca. 6000 anthroposophische Medizin, ca. 10 000 Akupunktur und etwa 110 Ayurveda praktizierten (Stollberg 2002), praktizierten im Jahr 2008 – prozentual gesehen – bereits mehr Ärzte Akupunktur als in ihrem Ursprungsland China (Schnabel 2008). Über 30 000 Mediziner boten im Jahr 2008 Akupunktur an; auf einen Arzt kamen somit rund 2500 Patienten. In China mit seiner Milliarden-Bevölkerung waren es dagegen über 5000 Patienten pro Arzt. 1990 wurde in Kötzting im Bayerischen Wald die erste Klinik für Traditionelle Chinesische Medizin in Europa eröffnet. Die deutschen Krankenversicherungen erstatten routinemäßig einen Teil der Behandlungskosten der von Ärzten erbrachten Akupunktur-Leistungen. In Frankreich ist Akupunktur heute ebenfalls ein weithin akzeptierter Teil der Gesundheitsversorgung (Scheid 2000). Interessant ist auch, dass die »neuen« (asiatischen) heterodoxen Medizinen die »alten«, die schon sehr viel länger bei uns heimisch sind, wie z.B. Homöopathie, Phytotherapie oder Naturheilkunde, bereits in ihrer Verbreitung und Beliebtheit überholt haben (Frank & Stollberg 2003). So ist z. B. die Mitgliedschaft im größten Berufsverband der medizinischen Akupunkteure (DÄGfA) bereits so groß wie die Zahl der naturheilkundlich tätigen und homöopathischen Ärzte zusammen. Demgegenüber ist die Position des Ayurveda immer noch marginal, trotz der großen Medienpräsenz der Methode. Etwa hundert Ärzte praktizierten anfangs der 2000er Jahre Maharishi-Ayurveda, einige von ihnen in entsprechenden Maharishi-Gesundheitszentren, und etwa 10 Ärzte praktizierten andere Arten von Ayurveda. Noch geringer sind die Zahlen für andere asiatische Konzepte wie das japanische Reiki oder die tibetische Medizin, die weit weniger verbreitet sind. Allerdings sind diese statistischen Angaben mit Vorsicht zu genießen; sie zeigen z. B. nicht, wieviele Ärzte asiatisches medizinisches Wissen integrieren und »glokalisieren«, das heißt Elemente asiatischer Medizin miteinander und mit Biomedizin und anderen Elementen kombinieren und somit etwas Neues schaffen, ohne dass sie dies unter ihren Spezialitäten benennen (Frank & Stollberg 2003). Außerdem ist weder die Verwendung asiatischer Medizin bei Heilpraktikern erfasst noch die weit verbreitete Anwendung asiatischer psychophysischer Übungs- und Behandlungsmethoden von gesundheitlicher Relevanz, die von Menschen ohne Vermittlung von Ärzten oder Heilpraktikern ausgeübt werden (siehe z.B. Andritzky 1997).

Wie Frank und Stollberg (2003) feststellen, kann in der Verbreitung asiatischer medizinischer Vorstellungen in Deutschland keine offensichtliche Homogenisierung festgestellt werden. In den 1990er Jahren kann auch nicht von einer Polarisierung der Ärzteschaft durch die Verbreitung der asiatischen Medizin die Rede sein, die zu Spaltungen und Auseinandersetzungen geführt hätte, obwohl es sicherlich unterschiedliche Auffassungen darüber gibt, wie mit diesen immer beliebter werdenden neuen medizinischen Richtungen umzugehen ist. Die Ärzte Europas sind im Großen und Ganzen positiv gegenüber der asiatischen Medizin eingestellt und überweisen sogar Patienten (Tovey 1997; Verhoef & Sutherland 1995).

Die Bielefelder Medizinsoziologen Robert Frank und Gunnar Stollberg haben die Frage untersucht, wie die westlichen Ärzte asiatisches medizinisches Wissen integrieren und »glokalisieren« (Frank 2002, 2004; Frank & Stolberg 2003; Stollberg 2001, 2002a, b). Die Fragen, denen sie in ihrer Forschung nachgehen, sind: Welche Kombinationen biomedizinischer, asiatischer und anderer heterodoxer medizinischer Konzepte können beobachtet werden? Nach welchen Kriterien erfolgt diese Integration? Welche neuen Arten medizinischen Denkens entstehen in diesem Assimilationsprozess? Wie sie ausführen, sind diese Fragen insbesondere angesichts der fundamentalen Unterschiede zwischen der westlichen Biomedizin und den asiatischen Medizinsystemen von Interesse; die Konzepte der asiatischen Medizin von Gesundheit und Krankheit sind mit denjenigen der Biomedizin schwer vereinbar und basieren auf einer völlig verschiedenen Weltsicht. Deshalb erscheint eine Integration der asiatischen Medizin in die biomedizinische Praxis als eine große Herausforderung. Ein Vergleich zwischen Ayurveda und Akupunktur ist auch schwierig, weil Ayurveda ein vollständiges medizinisches System mit einer Vielzahl von konzeptuellen, diagnostischen und therapeutischen Mitteln ist, während Akupunktur nur ein Element der chinesischen Therapeutik darstellt, die wiederum einen Teil des umfassenden Systems der TCM bildet. Im Gegensatz zum Ayurveda ist TCM bei uns nicht als Ganze gleichermaßen weit verbreitet; während die Akupunktur eine enorme Verbreitung erfahren hat, ist dies bei der TCM als

Gesamtsystem in weit geringerem Maß der Fall, und die Akupunktur wird oft ohne Einbettung in das Gesamtsystem der TCM praktiziert. Wie die Bielefelder Soziologen feststellen, scheint in der Globalisierung der chinesischen Medizin, verglichen mit dem Ayurveda, eine stärkere Dekontextualisierung stattgefunden zu haben.

12.3.2 Asiatische Medizin in Deutschlands Arztpraxen

Frank und Stollberg (2003) haben auf der Basis von halbstrukturierten Interviews mit neunundzwanzig deutschen Ärzten, die entweder Akupunktur oder Ayurveda praktizieren, die Art und Weise untersucht, in der asiatisches medizinisches Wissen in der medizinischen Praxis deutscher Ärzte hybridisiert und rekontextualisiert wird.

	Gravitationszentrum	
Grad der Hybridisierung	**Biomedizin**	**Heterodoxe Medizin**
Schwach	Ergänzung der medizinischen Praxis durch asiatische Medizin Kriterien: Biomedizinische Krankheitskategorien, Nachfrage durch Patienten Keine weitere Meta-Theorie	Ergänzung der heterodoxen medizinischen Praxis durch biomedizinische Prozeduren (zumindest Diagnostik) Keine weitere Meta-Theorie
Stark	Einbeziehung asiatischer Medizin in biomedizinische Paradigmen Verwendung asiatischer Medizin in einer vorwiegend biomedizinisch orientierten Praxis	Lockere Kombination Verschmelzung aller konzeptuellen Bestandteile in ein universelles Modell medizinischer Theorie und Praxis

Tabelle 5 Typen medizinischer Hybridität (nach Frank & Stollberg 2003)

Gemäß ihrem Schema der Typen medizinischer Hybridisierung (Tabelle 5) unterscheiden sie vier verschiedene Typen der Hybridisierung asiatischen medizinischen Wissens in Deutschland:

Typ 1: Biomedizinisch dominierte Koexistenz

Bei diesem Typ medizinischer Praxis ist der Grad der Hybridisierung schwach, und die Biomedizin bildet das Gravitationszentrum, das heißt, die biomedizinischen Praktiken bleiben die dominierende Behandlungsweise; asiatische Medizin stellt lediglich eine Erweiterung des therapeutischen Arsenals dar. Die konzeptuellen Spannungen zwischen den verschiedenen Behandlungsweisen werden nicht thematisiert und überbrückt, sondern diese werden einfach in einem bezugslosen Nebeneinander verwendet. Die Behandlungskriterien werden aus dem biomedizinischen Modell bezogen.

Typ 2: Koexistenz unter heterodoxer Dominanz

Bei diesem Typ von Praxis spielt die Biomedizin eine nebensächliche Rolle; die meisten dieser Art von Ärzten praktizieren mehr als eine Art von heterodoxer Behandlung. Akupunktur wird of kombiniert mit Neuraltherapie, Chiropraktik, Phytotherapie oder Homöopathie, während ayurvedische Ärzte Homöopathie, Phytotherapie und Akupunktur kombinieren. Ärzte dieser Art haben eine hohe Wertschätzung für biomedizinische Diagnostikmethoden, die ihnen als Grundlage für die Wahl zwischen orthodoxer und heterodoxer Medizin dient, und nehmen bei schweren akuten Erkrankungen meist Zuflucht zu biomedizinischen Methoden wie Antibiotika oder Betablockern. Diese Art von medizinischer Hybridisierung ist offenbar schwer zu vereinen mit den Rahmenbedingungen der allgemeinen Krankenversicherung; Alle vier medizinischen Akupunkteure dieses Typs hatten nur Privatpatienten.

Typ 3: Biomedizinische Inkorporation asiatischer Medizin

Während Ärzte des Typs 1 und des Typs 2 mehr oder weniger lockere Kombinationen von heterodoxer und orthodoxer Medizin praktizieren, werden die verschiedenen Konzepte bei den Vertretern von Typ 3 und 4 miteinander verschmolzen. In Frank und Stollbergs logischem Schema (siehe Tabelle 5) besteht die erste solche Alternative in der Einbeziehung asiatischer Medizin in das biomedizinische Paradigma, wobei die Wirkung der asiatischen Behandlungen durch biomedizinische Konzepte erklärt wird. Obwohl diese Möglichkeit in der Soziologie der heterodoxen Medizin als dominierende Möglichkeit dargestellt wird (siehe z. B. Saks 1992), ist dieses Modell in der Wirklichkeit praktischer Ärzte von geringer Bedeutung. Unter den von Frank und Stollberg befragten Ärzten praktizierte es nur ein einziger.

Typ 4: Der große medizinische Schmelztiegel

Eine intensive Hybridisierung asiatischer Medizin erfolgt nur in Praxen mit einem Schwerpunkt auf heterodoxer Medizin. Hier werden konzeptuelle Spannungen zwischen asiatischer Medizin und Biomedizin durch heterodoxe Mittel gelöst. Die Ärzte dieses Typs müssen nicht nur asiatische Medizin und Biomedizin in ein gemeinsames Behandlungsmodell integrieren, sondern sie haben es meist mit der Integration von bis zu zehn verschiedenen Heiltraditionen zu tun. Zu diesem Zweck müssen sie eine Meta-Theorie entwickeln, die als Grundlage für die Hybridisierung mehrerer medizinischer Systeme dienen kann. So arbeitet z. B. einer der befragten Akupunkturärzte mit einer Hierarchie von »Sanftheit«, kombiniert mit der Geschwindigkeit des Heilprozesses. Diese zwei Faktoren scheinen sich gegenseitig auszuschließen: Eine sanfte Heilung braucht Zeit, während eine schnelle Heilung drastische Interventionen erfordert. Diese Art von Praxis wurde von drei ayurvedischen und vier Akupunktur-Ärzten praktiziert, die – wen überrascht es – alle mit Privatpatienten arbeiten.

Wenn man nun Frank und Stollbergs Unterscheidung zwischen »transformativer« und »kontextueller« Hybridisierung auf die Resultate der Befragung anwendet, so ergeben sich weitere interessante Aspekte. Was die Veränderung asiatischer Konzepte und Praktiken anbetrifft, so verwenden deutsche Ärzte aus organisatorisch-technischen Gründen selten asiatische Medikamente und greifen deshalb mehr zu Diätempfehlungen. Im Ayurveda werden die zum Teil drastischen Prozeduren der indischen Panchakarma-Behandlung (unter anderen Erbrechen) auf die sanften und angenehmen Aspekte reduziert, vor allem die bekannte Ölbehandlung. Im Gegensatz zu dieser Dekontextualisierung (Loslösung aus dem ursprünglichen Zusammenhang) in der »transformativen Hybridisierung« finden die Autoren in der »kontextuellen Hybridisierung« eine genau umgekehrte Argumentation. So wird z. B. von einigen Ärzten die Tatsache, dass Ayurveda aus Indien stammt, heruntergespielt, und die kulturellen Barrieren für seine Einführung in Deutschland werden als bedeutungslos bewertet; Ayurveda sei nichts Indisches, sondern verkörpere das universell gültige Wissen über das Leben, das man auch in anderen Kulturen finden könne. Diese Art von Rekontextualisierung ähnelt dem vierten Typ in der Typologie von Frank und Stollberg. Eine solche kontextuelle Hybridisierung findet sich vor allem bei den Ayurveda-Ärzten; bei den Akupunkteuren ist es schwierig, auch nur ein einziges Beispiel dafür zu finden. Dies hat nach Frank und Stollberg (2003) damit zu tun, dass Akupunktur kein umfassendes Heilsystem ist, sondern eine einzelne therapeutische Methode. Ärzte, denen die chinesischen Konzepte überhaupt wichtig sind, machen sie in der Regel zu den Leitprinzipien für alle von ihnen praktizierten Methoden.

Nach der Identifikation dieser verschiedenen Arten der Hybridisierung stellt sich die Frage: Gibt es auch Aspekte der medizinischen Praxis, die bei einer Einbeziehung asiatischer Medizin von der Hybridisierung unberührt bleiben, und welche sind es? Alle befragten Ärzte waren sich einig, dass jedes medizinische System sich heute einer wissenschaftlichen Überprüfung unterziehen müsse. Die Akupunkteure neigten dazu, weitere Überprüfungen gutzuheißen, um die allgemeine Akzeptanz der Methode in westlichen Gesellschaften zu fördern. Ayurveda-Ärzte lehnten hingegen in der Regel die Methode der randomisierten kontrollierten Studie (RCT, *Randomized Controlled Trial*) ab; das Vorgehen der Teilnehmer-Auswahl sei irrelevant für die ayurvedische Behandlung, und die biomedizinische Aufteilung der Patienten in eine Verum- und eine Plazebo-(Kontroll-)Gruppe sei dem Ayurveda nicht angemessen. Die gleiche Argumentation könnte auf die Akupunktur angewendet werden; trotzdem aber waren die Akupunktur-Ärzte nicht an wissenschaftlichen Studien zur Klärung ihrer Zweifel an der Wirksamkeit asiatischer Medizin interessiert. Sie legten nur Wert auf die eigene Erfahrung. Wenn sie klinische Studien befürworteten, dann nur, um die Akzeptanz der asiatischen Medizin zu erhöhen und die Verteilung der Gesundheitssystem-Ressourcen zu verändern. Ähnliche Feststellungen wurden auch außerhalb Deutschlands gemacht; indische Ayurveda-Ärzte und Homöopathen betrachten ihre Methoden als »wissenschaftlich« und verlangen klinische Studien. So scheint es zumindest in Bezug auf die akzeptierten Quellen medizinischer Legitimation einen globalen Prozess der Homogenisierung zu geben, der verschiedene medizinische Systeme und geografische Gebiete umfasst (Frank 2002 a). Ein weiterer Aspekt medizinischer Praxis, der nach dieser Umfrage unter Ärzten durch die Globalisierung unbeeinträchtigt bleibt, ist die medizinische Autorität über alle Bereiche der Gesundheitsversorgung. In Deutschland wird, wie Frank und Stollberg (2003) feststellen, die Vorherrschaft der Ärzte durch die Verbreitung asiatischer Medizin nicht in Frage gestellt (wenn man die Ärzte fragt). Dies zeige sich in der begrenzten Bereitschaft der Ärzte, mit nichtärztlichen Fachleuten (vor allem Heilpraktikern) zusammenzuarbeiten; in der Akupunktur sei dies ausgeprägter als unter ayurvedischen Ärzten. Die meisten Teilnehmer der Befragung argumentierten, es gebe eine unüberbrückbare Lücke zwischen der Kompetenz von Ärzten und derjenigen anderer Heiler, die sich aus dem jahrelangem akademischem Studium und der Ausbildung der Ärzte ergebe. Und dies – bemerken die Autoren – obwohl nicht wenige nicht-ärztliche Fachleute für asiatische Medizin sehr viel besser ausgebildet seien als die Ärzte. Besonders deutlich werde dies im Fall Großbritanniens, wo gleich viele ärztliche wie nicht-ärztliche Akupunkteure tätig sind.

Abschließend stellen Frank und Stollberg (2003) fest, Globalisierung sei ein zu komplexer Prozess, als dass seine kulturellen Konsequenzen auf die Alternative Homogenisierung oder Hybridisierung reduziert werden könne. Ein gewisses Maß an Hybridisierung scheine der normale Lauf der Dinge zu sein, obwohl gleichzeitig andere Aspekte eine gewisse Homogenisierung erfahren könnten. Deshalb scheine es nicht die Frage zu sein, ob in der kulturellen Globalisierung Hybridisierung stattfinde, sondern vielmehr, in welcher Weise sie sich abspiele. Es sei kaum anzunehmen, dass Prozesse transkontinentaler Kulturdiffusion ohne ein gewisses Maß an Hybridisierung stattfinden könnten. Das zeige sich auch in den Daten dieser Umfrage: Keiner der teilnehmenden Ärzte praktiziere (oder behaupte, zu praktizieren) eine nicht-hybride Version asiatischer Medizin. Zumindest die Einbeziehung biomedizinischer Diagnostik sei jedoch unumstritten. Es müsse aber bemerkt werden, dass es auch in China selbst keine reine Form von Akupunktur und in Indien keine nicht-hybride Form von Ayurveda gebe. Das biomedizinische Wissen und die biomedizinische Praxis selbst würden sich seit jeher in einer andauernden kreativen Interaktion mit anderen medizinischen Systemen befinden (Frank 2000b). Frank und Stollberg (2003) betonen, dass nach ihrer Auffassung die globale Verbreitung asiatischer Medizin nicht aufgrund ökonomischer oder politischer Interessen erfolge, sondern dass Faktoren, die in der westlichen medizinischen Kultur selbst inhärent seien, den Weg für die Globalisierung asiatischer Medizin bereiten würden.

12.4 Gesellschaftlicher Wandel: Pluralisierung der Weltanschauungen, Lifestyles und Märkte

Die Globalisierung ist einer der wichtigsten Faktoren im gesellschaftlichen Wandel der letzten Jahrzehnte geworden. Dieser besitzt jedoch noch eine Reihe von weiteren Aspekten, die von Bedeutung für Gesundheitsverständnis und Gesundheitsverhalten sind.

Der gesellschaftliche Wandel der jüngsten Zeit wurde zunächst unter dem Begriff einer »Postmoderne« diskutiert, die im 20. Jahrhundert die bisherige Epoche der »Moderne« ablöse (Welsch 1988). Der Begriff der »Moderne«, erstmals 1896 erwähnt, wurde erst in Literatur und Kunstgeschichte für avantgardistische Strömungen im frühen 20. Jahrhundert verwendet und dann von den Sozialwissenschaften aufgegriffen. Er bezeichnet die Art und Weise der sozialen Organisation und des sozialen Lebens, die in Europa im 17. Jahrhundert aufgekommen war und seither weltweit an Einfluss gewonnen hat. Der Begriff der »Postmoderne« wurde erst in der bildenden Kunst (John W. Chapman, 1870), in der Literaturwissenschaft, (Irwing Howe, 1959) und in der Architektur verwendet (Charles Jencks, 1975) und schließlich auch auf die Soziologie und die Philosophie übertragen. Der amerikanische Soziologe Amitai Etzioni verwendete ihn erstmals 1968 in seinem Werk »Die aktive Gesellschaft« (Etzioni 1968), und von dem französischen Philosophen Jean-Francois Lyotard (1924–1998) wurde das Konzept schließlich 1979 in dem Werk »Das postmoderne Wissen« ausgearbeitet (Lyotard 1979). Lyotard konstatierte, das Ende der »großen Erzählungen« von Fortschritt und Emanzipation der Gesellschaft sei gekommen; es seien nun keine vereinheitlichenden Meta-Diskurse mehr möglich, das Ende der »einheitlichen Vernunft« sei gekommen. Es entstehe eine »Pluralität der Diskurse«; die gesellschaftliche Integration erfolge nicht mehr durch Organisationen, sondern durch Kommunikation. Kommunikation spiele sich in einer Vielfalt von heterogenen Diskursen ab, die nicht ohne gegenseitige »Gewalt« ineinander übersetzbar seien. Nicht Identität, sondern Differenz bestimme das postmoderne Denken; darin liege auch eine Chance für die Aufrechterhaltung von gesellschaftlichen Alternativen. Die Vernunft sei selbst irrational geworden, und die Wissenschaft erzeuge heute Ungewissheit. Dadurch sei auch kein Glaube an den automatischen Fortschritt durch Wissenschaft und Technik und kein Glaube an eine wissenschaftlich gelenkte Gesellschaftsentwicklung mehr möglich. Der polnische Soziologe Zygmunt Bauman (geb. 1925) stellte in seinem Werk »Postmodern Ethics« (1993) fest, die Ideologien würden einen Sinnverfall durchmachen, durch den der Mensch wieder seine Entscheidungsautonomie erhalte.

Eine ähnliche Diagnose wurde in den 1960er und 70er Jahren unter dem Schlagwort der »postindustriellen Gesellschaft« gestellt. Der Begriff geht auf den amerikanischen Soziologen David Riesman zurück (Riesman 1958) und hat sich vor allem seit 1973 durch die Arbeiten seines Kollegen David Bell (geb. 1919) durchgesetzt (Bell 1973), der einen strukturellen Wandel der Industriegesellschaft zur Informationsgesellschaft voraussagte.

12.4.1 *Reflexive Modernisierung*
Gegen den Begriff der Postmoderne wandten sich in den späten 80er und frühen 90er Jahren die Soziologen Ulrich Beck (geb. 1944) und Anthony Giddens mit ihrer Theorie der »Reflexiven Modernisierung« (Beck 1988, 1993, 1994, 2008; Giddens 1994, 1996; Beck, Giddens & Lash 1996). In vielen Punkten ihrer Diagnose mit Lyotard und anderen Theoretikern der Postmoderne einig, vertraten sie jedoch die Auffassung, was als »Postmoderne« bezeichnet werde, sei in Wirklichkeit noch Teil der Moderne, die wir keineswegs überwunden oder verlassen hätten. Der »ersten Moderne« oder »einfachen Moderne«, der Zeit, die mit der Aufklärung (18. Jahrhundert) begonnen habe, folge nun seit etwa Mitte bis Ende des 20. Jahrhunderts eine Spätmoderne oder »zweite Moderne«, die sie auch die »Reflexive Moderne« nennen. Sie werten das Aufkommen der Theorie einer Postmoderne als Indiz dafür, dass wir in der Reflexiven Moderne angekommen seien – einer Moderne, die gezwungen ist, über sich selbst nachzudenken. Der Begriff der Postmoderne sei eingeführt worden, weil die Moderne mit der Industriegesellschaft gleichgesetzt wurde und man erkannte, dass dieses Modell heute nicht mehr passt. Nach Giddens stellt die zweite Moderne eine Radikalisierung und zugleich Vollendung der Moderne dar, indem diese zu sich selbst findet; ähnlich konstatiert Beck, die Moderne sei bisher nur eine halbe Moderne gewesen, sie müsse erst zu sich finden. Dies geschehe durch eine »Reflexierung« der Gesellschaft, die von den beiden Autoren etwas unterschiedlich beschrieben wird.

Nach Beck sind es die »Nebenfolgen« des Modernisierungsprozesses (wie beispielsweise Umweltschäden, Globalisierung und gesellschaftliche Auswirkungen wie Individualisierung, Pluralisierung, Flexibilisierung und Entgrenzung), die den Wandel von der ersten oder einfachen zur zweiten oder reflexiven Modernisierung antreiben. Die Risiken und Gefahren, die durch menschliches Handeln entstehen, könnten nicht mehr verdrängt werden, und die Moderne sei gezwungen, über sich selbst nachzudenken, sich selbst in Frage zu stellen und zu verändern. Diese Nebenfolgen unterlaufen die Rationalisierungsbemühungen der ersten Moderne; zunächst sind diese Nebenwirkungen oder Risiken unbewusst, werden ignoriert oder als beherrschbar angesehen und als »Restrisiken« in die Gesellschaft integriert. Doch dann werden sie öffentlich diskutiert, erscheinen als nicht kontrollierbar, und die Gesellschaft beginnt, sich als »Risikogesellschaft« zu sehen, das heißt als Industriegesellschaft, die sich der Risiken und Gefahren bewusst ist. Durch das ständige Weitertreiben der Modernisierung hat die industrielle Gesellschaft begonnen, sich selbst zu unterminieren und ihre eigenen Grundlagen zu zerstören, und ist daher gezwungen, ihre Grundüberzeugungen in Frage zu stellen. Ganz ähnlich stellt Jürgen Habermas fest: »Postindustrielle Gesellschaften haben die Reserven, von denen die ›einfache Industrialisierung‹ gezehrt hat, aufgebraucht – sowohl die Ressourcen der Natur als auch das kulturelle und soziale Kapital der vormodernen Gesellschaftsformation. Gleichzeitig begegnen sie den Nebenfolgen der gesellschaftlichen Reproduktion, die in Gestalt von systematisch erzeugten Risiken anfallen und nicht länger externalisiert, also auf fremde Gesellschaften oder Kulturen, auf andere Sektoren oder künftige Generationen abgewälzt werden können. Moderne Gesellschaften stoßen also in doppelter Hinsicht an ihre Grenzen und werden ›reflexiv‹, wenn sie diesen Umstand als solchen wahrnehmen und darauf reagieren« (Habermas 1998, S. 229 ff.).

Nach Beck werden diese Vorgänge jedoch erst nach dem Übergang zur Risikogesellschaft Gegenstand einer bewussten Reflexion; bis dahin existiere die Reflexivität nur in Form einer Selbstbezüglichkeit der Moderne. Diese Risiken und Gefahren würden die Industriegesellschaft schnell an ihre Grenzen bringen, da sie in deren Begriffen nicht erfasst werden könnten und die Gesellschaft ihre eigenen Grundlagen ändern müsse, um eine Lösung zu finden. Sie entstünden aufgrund von Entscheidungen, die von ökonomischen Kriterien und ökonomischem Gewinnstreben motiviert seien, daher müssten für eine Lösung erst diese grundlegenden Werte und Leitbilder der Industriegesellschaft in Frage gestellt und durch neue ersetzt werden. Die Verantwortlichen könnten ihre Sicherheitsversprechen nicht mehr einlösen und verlören das Vertrauen der Bevölkerung; dadurch würden die Grundlagen der industrialisierten Moderne untergraben.

Nach Giddens ist die Gesellschaft der zweiten Moderne eine »posttraditionale Gesellschaft«. Auch in der Vormoderne habe es schon eine Reflexivität gegeben, doch sie sei von Traditionen bestimmt gewesen. Jetzt werde die Reflexivität radikalisiert, sie stelle aufgrund des zur Verfügung stehenden Wissens die sozialen Praktiken ständig in Frage. In der »Wissensgesellschaft« fließt das von Experten erzeugte Wissen über die Gesellschaft wieder in die Gesellschaft zurück und verändert diese dadurch kontinuierlich. Dadurch wird die Gesellschaft enttraditionalisiert; die traditionale Gesellschaft der Vormoderne verschwindet. Die ständige Selbstreflektierung und das ständige Sich-in-Frage-Stellen führe aber zur Instabilität (Giddens 1996, S. 59 ff.). Gleichzeitig erscheine es nicht mehr möglich, sich auf eine Definition der Moderne zu einigen. Es gebe kein sicheres und unumstößliches Wissen, keinen festen Bezugsrahmen mehr. Eine allgemeingültige Weltdeutung könne nicht mehr aufgestellt werden. Nach Habermas schrumpft oder zersplittert der bis dahin bestehende »kollektive Hintergrundkonsens« der Gesellschaft; er müsse »durch Interpretationsleistungen der Kommunikationsteilnehmer ersetzt werden« (Habermas 1998, S. 229 ff.). Gleichzeitig verlieren auch der Fortschrittsgedanke und die Vorstellung von der Vorherrschaft der Vernunft ihre Kraft (Giddens 1996). Giddens hat auch den Begriff der »Entbettung« geprägt: In der reflexiven Moderne wird der Mensch aus Standortbindung und sozialen Kontexten entbettet, was die Grundlage für eine breite reflexive Anwendung von Wissen durch Loslösung von Traditionen bildet (Giddens 1996). Gleichzeitig erfolgt aber auch eine »Rückbettung«, indem symbolische Systeme und Expertensysteme die Traditionen ersetzen, und die Menschen durch Vertrauen in diese wieder neu eingebettet werden (Giddens 1996b, S. 122ff.). Durch die Globalisierung sei die Moderne zu einem weltweiten Experiment geworden; entsprechend sei das Leben des einzelnen Menschen zu einem permanenten Alltagsexperiment geworden, da die Traditionen nicht mehr als Handlungsrahmen dienen können und den Menschen keine andere Wahl bleibe, als zu »wählen, wer man sein will und wie man handeln will« (Giddens 1996b, S. 142).

12.4.2 *Individualisierung*

Diese Folge der Reflexiven Modernisierung für den einzelnen Menschen nennen Beck und Giddens »Individualisierung«. Dabei handelt es sich um eine neue Stufe und Form der Autonomie des einzelnen Menschen, nach der Individualisierung durch den Prozess der Klassenbildung (Marx).

Die Individualisierung hat drei Dimensionen. In Bezug auf die Auflösung traditionaler Formen sind dies

- die Herauslösung aus traditionalen Sozialformen und sozialen Bindungen;
- der Verlust traditioneller Sicherheiten (Glauben, leitende Normen, leitendes Handlungswissen);
- eine neue Art sozialer Entbindung.

Doch dem entsprechen freilich auch drei Dimensionen sich neu bildender Formen:

- die Bildung neuartiger Formen der Vergesellschaftung und der sozialen Bildungen;
- die Entwicklung neuer sicherheitschaffender Faktoren (Werte, leitende Normen, leitendes Handlungswissen);
- eine soziale Rückbettung durch Vertrauen in symbolische Systeme und Expertensysteme.

Der Mensch wird aus den Vergesellschaftungsformen der industriellen Gesellschaft (Klasse, Schicht, Beruf, Familie) entlassen, ohne dass jedoch die soziale Ungleichheit verschwindet (Beck 1993, S. 121). In der Nachkriegsperiode erfolgte eine Herauslösung aus den traditionellen kollektiven Lebensformen, Klassenbindungen und Versorgungsbezügen der Industriegesellschaft; der Mensch wurde auf sein eigenes individuelles Arbeitsmarkt-Schicksal und auf eine individuelle Lösung systemischer Widersprüche verwiesen. Beck betont, die Individualisierung bedeute weder eine Vereinzelung noch eine Vereinsamung des einzelnen Menschen, sondern die traditionalen Vergesellschaftungsformen würden durch neue Lebensformen abgelöst. Es handle sich vielmehr um den Prozess des Übergangs des Einzelnen von Fremd- zu Selbstbestimmung. Alles hänge nun von der Entscheidung des Individuums ab, das aber auch (im Rahmen der sozialstaatlichen Institutionen) alle Risiken der Entscheidung tragen müsse. Die gesellschaftlichen Großformen (Parteien, Gewerkschaften, Kirchen usw.) und die Bindung an sie würden aufgelöst. Es bestehe ein Zwang zur Individualisierung: Die Individuen seien gezwungen, soziale Beziehungen und Arbeitsmöglichkeiten durch Selbstinitiative herzustellen. »Individualiserung zwingt zur Wahl, zum Vergleichen, zur Wanderung, zum Liebäugeln mit der Häresie, dem Ketzertum« (Beck 2008, S. 31).

Viele der Probleme der gegenwärtigen westlichen Gesellschaft sind als Folgen eines Konfliktes zwischen zunächst weiterbestehenden Formen der »ersten Moderne« und den Lebensrealitäten und Formen der zweiten, »Reflexive Moderne« erklärbar. Zu den Nebenfolgen der Modernisierung gehören z. B. auch Probleme, die von den Institutionen (Staat, Sozialversicherungen, Schule, Kirchen usw.), die noch auf den Prinzipien der Klassengesellschaft basieren, hervorgerufen und von diesen selbst nicht behoben werden können (Beck 1996b, S. 93). Da viele von ihnen ignoriert werden, zwingen die Institutionen, die ursprünglich zur Integration der Menschen in die Gesellschaft geschaffen waren, eine wachsende Zahl von Menschen »zu einem außer- oder gegenzivilisatorischen Leben inmitten der Zivilisation«. Staat und Institutionen erscheinen zunehmend als unbeweglich und unfähig, auf die neuen Realitäten zu reagieren, und zwingen so die Individuen zur Selbstorganisation in Bereichen jenseits der traditionalen industriegesellschaftlichen Institutionen.

Neben Individuen und Gruppen, die die Prinzipien der Reflexiven Moderne zu neuen Lebensformen entwickeln, erzeugt die Spätmoderne jedoch auch eine »Gegenmoderne« in der Form von Fundamentalismen, neuen Nationalismen usw. (Beck 1993, S. 95). Diese Erscheinungen entstehen aus dem gleichen Ursprung und mit den gleichen Mittel wie die Moderne und gehören eigentlich zu ihr. Individuen und Gruppen, die sich in reaktiver Weise gegen die Moderne wenden und an traditionellen Werten und Lebensformen festhalten, stellen letztlich auch eine Form der Reflexivität dar. Die Reflexive Moderne besteht in einer »unabgeschlossenen und unabschließbaren Dialektik von Modernisierung und Gegenmodernisierung« (Beck 1993, S. 95). Somit präsentiert sie sich als eine Welt der unabsehbaren und widersprüchlichen Vielfalt, mit einer Pluralität der Märkte, Lebensformen und Weltanschauungen, als »Neue Unübersichtlichkeit« (Habermas 1985). Gesellschaftliche Homogenität wird als Fiktion entlarvt, Pluralität als Chance begriffen.

12.4.3 *Identität*

Betrachten wir nun die Auswirkungen der Reflexiven Moderne in den einzelnen Bereichen der Gesellschaft. Was die Identität des postmodernen Menschen betrifft, so gehört zur Individualisierung auch die Entwicklung eines »reflexiven Ichs«; der Mensch ist gezwungen, sich ständig seiner selbst zu vergewissern und über sich selbst und sein eigenes Leben nachzudenken und Rechenschaft abzulegen. Das reflexive Ich ist ein »Detektiv seiner selbst«, der ständig über sich selbst ermitteln und berichten muss (Beck 2008). Diese kontinuierliche Selbstvergewisserung ist jedoch kein Selbstzweck, sondern Teil des ständigen »Ringens um ein eigenes Leben« und um die Abschüttelung von äußeren und inneren Zwängen; sie ist Voraussetzung für die unablässige Selbstgestaltung und Selbstentwicklung, zu der das Individuum gezwungen ist. Der postmoderne Mensch kann sich nicht mehr auf einer mehr oder weniger gleich- und unbewusst bleibenden Identität ausruhen, sondern muss seine Identität ständig reflektieren und immer von neuem selbst kreieren und umgestalten. Wie Giddens sagte, muss er unablässig wählen, wer er sein will und wie er handeln will. Mit der Zersplitterung der Moderne erhält auch das Individuum die Eigenschaft der Zersplitterung, Vielheit und Uneinheitlichkeit (Beck 2008, S. 29) und bedarf so auch der ständigen Synthese. Flexibilität und Fluidität sind gefordert, damit trotz der mehrfachen und wechselnden Identitäten, den mehrfachen und wechselnden Zugehörigkeiten zu lockeren Milieus und Szenen, wechselnden Allianzen und der Patchwork-Biografie des postmodernen Menschen eine Identität bestehen kann.

Nicht zuletzt ist die Individualisierung auch mit einer »Sorge um sich« verbunden, einer »Kultur seiner Selbst« und der Entwicklung, Anwendung und Pflege von Technologien der »Selbstkultivation«, wie Körpertraining, Meditation, Lektüre, philosophische Reflexion, das Aufzeichnen von Gedanken und die kritische Vergewisserung und differenzierte Artikulation eigener »Wahrheiten« (Foucault 1989). Da das Thema der Selbstkultivation von großer Bedeutung für die Gesundheit ist, werden wir uns im Teil 3 ausführlicher damit beschäftigen.

12.4.4 *Werte*

Ein gesellschaftlicher Wertewandel findet statt, der Anzeichen für einen grundlegenden Bewusstseinswandel ist (siehe dazu mehr in Abschnitt 2.6). Er ist gekennzeichnet durch eine Prioritätenverschiebung zugunsten von immateriellen Werten, mehr Selbstentfaltung und mehr Gestaltungsmöglichkeiten. Das Streben nach Gesundheit, Wohlbefinden, Selbstverwirklichung, Glück, und die Suche nach Identität, Lebensaufgabe und Sinn des Lebens bekommen eine große Bedeutung. Gehorsam und Disziplin werden durch Selbst- und Mitbestimmung und eigenverantwortliches Handeln abgelöst. Ein kritischer und kreativer Umgang mit Traditionen zeichnet eine wachsende Zahl von Menschen aus.

12.4.5 *Weltbild, Wissen, Denken*

Auch im Bereich der Weltbilder findet eine Pluralisierung statt. Das allgemeingültige Weltbild, die vereinigende Weltanschauung sind nicht mehr möglich; die Grenzen und die Bedingtheit und Relativität des Wissens und der Vernunft sind deutlich geworden. Trotzdem ist die späte Moderne die Zeit der »Wissensgesellschaft«, in der Wissen zur wichtigsten Ressource und Produktivkraft wird. Eine Bildungsexpansion findet statt, so dass Bildung und Wissen einer sehr viel breiteren Schicht zugänglich werden. Eine erweiterte Auffassung von »Wissen« entsteht: Nicht nur instrumentelles Wissen, sondern auch personale, emotionale und soziale Kompetenzen sind gefragt. Im Denken findet ein grundlegender Wandel statt: Statt dem bisherigen »Entweder-Oder« wird das »Sowohl-als-Auch« zum leitenden Prinzip.

12.4.6 *Lebensführung*

Auch der Bereich der Lebensführung unterliegt der Individualisierung. Individuelle Lebensformen lösen die moderne Lebensform (Kleinfamilie) ab, und ein Nebeneinander von Single-Existenz, Patchwork-Familien, traditionellen Familien, Konkubinat und *Living together apart* bestimmen das Bild. Durch die soziale Entbettung ist der Mensch gezwungen, sich seine Biografie selbst zusammenzustellen, sich individuell selbst zu definieren und sein Leben selbst zu gestalten. Dadurch unterliegt er einem Zwang, sich ständig entscheiden zu müssen. Er ist zu einer experimentellen Lebensführung und zur »Selbstkultivation« gezwungen. Unter diesen Voraussetzungen erhält die selbständige Pflege von Gesundheit, Wohlbefinden, Glück und Selbstverwirklichung einen großen Stellenwert im Leben des einzelnen. In der »Erlebnisgesellschaft« (Schulze 1992) steht das eigene Erleben im Vordergrund, und eine »persönliche Stimmigkeit« wird zum Maßstab für Handeln und Entscheiden.

12.4.7 *Arbeit*

Auch die Arbeitswelt ist der Enttraditionalisierung und der Individualisierung unterworfen (Giddens 1994) und macht einen Prozess der Entgrenzung und Verflüssigung durch (Minssen 2000; Döhl 2000). Das Verständnis von Arbeit wandelt sich; sie wird umfassender definiert als früher, ihre strikte Trennung von Freizeit und Vergnügen wird aufgelöst, und damit wird der Begriff der Arbeit überhaupt fragwürdig (Giddens 1994). Arbeit ist nicht mehr »Schicksal«, und lebenslange Berufsausübung ist nicht mehr die Regel. Die Arbeit nimmt einen geringeren Stellenwert in der Lebensgestaltung ein, bezahlte Berufsarbeit steht nicht mehr im Mittelpunkt. Prekäre Arbeitsverhältnisse und Arbeitslosigkeit greifen um sich. Vollbeschäftigung wird es nicht mehr geben, deshalb steigt die Bedeutung der »Freizeit«. Arbeit und Lebenssicherung werden voneinander entkoppelt. Innovation und Kreativität gewinnen an Bedeutung im Wirtschaftsprozess. Die Anforderungen an den einzelnen steigen, und es wird immer schwieriger, ihnen gerecht zu werden.

12.4.8 *Gesellschaft und Institutionen*

Die Gesellschaft ist nach Milieus und Lebensstilen, statt nach Klassen (Ober-, Mittel- und Unterschicht) strukturiert. Die klassische Kleinfamilie verschwindet und mit ihr auch die damit verbundenen Geschlechterrollen. Institutionen wie Staat, Parteien, Gewerkschaften und Kirche erfahren einen großen Vertrauensverlust, können die Menschen nicht mehr an sich binden und verlieren an Bedeutung.

12.4.9 *Politik*

Da Parteien, Gewerkschaften und Volksvertreter den Kontakt zur Lebenswirklichkeit der Postmoderne verloren haben und Organisationsformen sind, die dieser nicht mehr entsprechen, und das Vertrauen in sie und die Bindung an sie schwindet, nimmt die konventionelle Art politischen Engagements stark an Bedeutung ab. Sie wird zunehmend durch zivilgesellschaftliches Engagement und die Betätigung in Bürgerinitiativen, Selbsthilfegruppen, NGOs und ähnlichen Gruppen abgelöst.

12.4.10 *Wirtschaft*

Die postmoderne Gesellschaft ist durch Deindustrialisierung und Tertiarisierung, das heißt die Vorherrschaft des Dienstleistungssektors, gekennzeichnet. Die Wirtschaft ist in die globale Ökonomie eingebunden, und ihre Aktivitäten sind nicht mehr standortfest und zentralisiert, sondern finden verteilt und dezentral statt. Sie zeichnet sich durch einen hohen Grad der Vernetzung, Flexibilisierung und Standardisierung sowie durch Rationalisierung und Dezentralisierung von Entscheidungskompetenzen aus. (Vergleiche Tabelle 6)

12.5 Anthony Giddens' Konzept der Positiven Wohlfahrt

In »Jenseits von Links und rechts« (1997) und »Der dritte Weg« (1999) entwickelte Giddens das Konzept einer »positiven Wohlfahrt«, das für unser Thema der Salutogenese interessant ist. In der »Nachknappheitsordnung« der Reflexiven Moderne müssen nach seiner Auffassung auch die Sozialsysteme neu geordnet werden. Dabei müsse in erster Linie das bisherige Prinzip der »vorsorgenden Nachsorge« aufgegeben werden. Giddens »dritter Weg« lehnt im Gegensatz zum Neoliberalismus den Sozialstaat nicht ab, sondern will ihn in ein System »positiver Wohlfahrt« umwandeln. Giddens unterscheidet zwischen »negativer Wohlfahrt« und »positiver Wohlfahrt«. Erstere wird verstanden als die Maßnahmen, die ergriffen werden, um Menschen für die Kosten und Nachteile zu entschädigen, die ihnen als Folge des ökonomischen und sozialen Wandels erwachsen. Positive Wohlfahrt hingegen schließt zwar die negative Wohlfahrt ein, versucht aber zusätzlich die »Fähigkeit, Risiken einzugehen« zu fördern und Wohlfahrtsinstitutionen in das breitere ökonomische System zu integrieren. Der »positive Wohlfahrtsstaat« (oder »soziale Investitionsstaat«) kümmert sich vor allem um die Prozesse der sozialen Aus- und Eingrenzung, die Individuen darin unterstützen bzw. daran hindern, an den ökonomischen Aktivitäten teilzunehmen, besonders am Arbeitsmarkt. Der traditionelle Wohlfahrtsstaat fördert soziale Ausgrenzung, z. B. von ungelernten Arbeitern. Positive Wohlfahrt hingegen fördert die *Capabilities* (Fähigkeiten) des Menschen und hilft, Ausgrenzung vorzubeugen. Der Staat soll zwar den sozial Bedürftigen Hilfe anbieten, diese aber an gesellschaftliches Engagement und an die Bereitschaft koppeln und damit die Hilfe als Hilfe zur und nicht als Ersatz für die Erwerbstätig-

	Erste Moderne	Reflexive Moderne
Werte	Klare und feste Werte, materielle Werte, Fortschritt, Streben nach materiellem Wohlstand und materieller Sicherheit, Gewinnstreben und Konkurrenz	Wertekrise, postmaterielle Werte, Selbstbestimmung, Streben nach Gesundheit, Wohlbefinden, Selbstverwirklichung, Glück, Suche nach Identität, Lebensaufgabe und Sinn des Lebens
Weltbild, Wissen, Denken	Feste Zugehörigkeit zu Weltanschauung, Religion, sozialer Schicht, Beruf	Pluralisierung der Weltanschauungen, Wissensgesellschaft, erweiterte Auffassung von Wissen, Bildungsexpansion, Expertensysteme, kritischer und kreativer Umgang mit Traditionen
Identität	Feste Zugehörigkeiten und Gewohnheiten, feste soziale und Geschlechterrollen, unbewusste, unhinterfragte und nahezu gleichbleibende Identität, Gehorsam, Disziplin, Anpassung	Individualisierung, reflexives und fluides Ich, mehrfache und sich wandelnde Identitäten und multiple und wechselnde Zugehörigkeiten, Verlust des Vertrauens in Autoritäten, Autonomie, Erlebnisorientierung, Sorge um sich selbst, Selbstgestaltung, autotelisches Ich
Lebensführung	Moderne Lebensform (Kleinfamilie), traditionelle und angepasste Lebensformen, Konsumverhalten	Verflüssigung, individuelle Lebensformen, experimentelle Lebensführung, eigenverantwortliches Handeln, Pluralisierung der Lebensstile, Suche nach Lust, Wohlbefinden, Selbstverwirklichung und Glück
Arbeit	Klares und traditionelles Berufsbild, lebenslange Berufstreue, Normal-Arbeitsbiografie	Umfassenderer Begriff von Arbeit, reduzierte Trennung von Arbeit und Leben, Entkoppelung von Arbeit und Lebenssicherung, Flexibilisierung, Entgrenzung und Verflüssigung der Arbeitswelt, keine klaren Berufsbilder und lebenslangen Berufe mehr, Kreativität und Eigeninitiative, selbstgeschaffene Berufsbilder, wachsende Bedeutung der Freizeit
Gesellschaft, Institutionen	Strukturierung nach Klassen, Vertrauen in Institutionen (Staat, Kirche, Schule)	Strukturierung nach Milieus und Lebensstilen, Enttraditionalisierung, Entbettung des Individuums, Vertrauensverlust und Abbau von Institutionen, Selbsthilfegruppen
Politik	Feste Klassen- und Parteizugehörigkeit, Vertrauen in Staat, Partei und Volksvertreter	Mitbestimmung und Partizipation, Zivilgesellschaft, NGOs, Bürgerengagement, temporäre Interessensverbände
Wirtschaft	Industrie, feste Standorte und lokale bzw. nationale Ausrichtung, Zentralisierung und Standardisierung	Deindustrialisierung und Tertiarisierung (Dienstleistungen), Globalisierung, verteilte Aktivitäten (Dezentralisierung), Pluralisierung der Märkte, Vernetzung

Tabelle 6 Gesellschaftlicher Wandel

keit zu benützen. An die Stelle der Verwaltung von Armut, Chancenlosigkeit und Inaktivität soll die Aktivierung und Befähigung des Individuums treten, um seine Beschäftigungschancen zu verbessern und jedem den Weg zu einem aktiven und selbstverantwortlichen Leben zu ebnen (»aktivierender Sozialstaat«, »Hilfe zur Selbsthilfe«).

Wohlfahrt müsse sich nicht nur um die Befriedigung ökonomischer, sondern auch psychischer Bedürfnisse kümmern. Sie verfehle ihren Sinn, wenn Sozialleistungen als langfristige Versorgung angelegt seien, statt zur Reintegration in die Gesellschaft zu ermutigen. Deshalb sei es sinnvoll, an die Stelle des Sozialstaats einen »Sozialinvestitionsstaat« zu stellen, der statt direkter Zahlungen in menschliches Kapital investiere, z. B. durch Förderung lebenslangen Lernens, aktiver Arbeitsmarktpolitik und Föderung gemeinnütziger Organisationen (Giddens 1999, S. 137).

Bei der Beschreibung der Befähigung und Aktivierung, die den Bürger zu einem aktiven und selbstverantwortlichen Leben führen soll, greift Giddens auf Gedanken des Psychologen Mihalyi Csikszentmihalyi zurück, über den wir im Kapitel zur »Positiven Psychologie« berichtet haben. Giddens führt aus, das Ziel einer guten Regierung sollte die Förderung des Strebens nach Glück sein; sowohl individuelle wie soziale Wohlfahrt sollten entsprechend definiert werden (1997, S. 244). Glück hänge weitgehend von (seelischer und körperlicher) Sicherheit, Selbstachtung und der Chance zur Selbstverwirklichung ab. Diese knappen Güter würden nicht nur durch ungleiche Verteilung gefährdet, sondern auch durch das Ethos des Produktivismus. Sie seien nicht nur bei Armen, sondern auch bei Reichen knappe Güter. Eine wichtige Folgerung aus dem Konzept der »Positiven Wohlfahrt« sei es deshalb, dass »Wohlergehen« nicht mit der Verbesserung des Geschicks der materiell Unterprivilegierten gleichzusetzen sei; Sozialmaßnahmen müssten sich auch der Wohlhabenden annehmen. Glück sei nicht von äußeren Ereignissen abhängig, sondern von unserer Interpretation der Ereignisse (Giddens 1997, S. 244). Es sei »ein Zustand, der vorbereitet, kultiviert werden« müsse. Es beruhe nicht darauf, dass man die äußere Welt beherrsche, sondern darauf, dass man sein Innenleben in den Griff bekomme. »Wer die innere Erfahrung beherrschen lernt, wird imstande sein, die Qualität des eigenen Lebens zu bestimmen, und das ist die weitestgehende Annäherung an das Glück, die uns zu Gebote steht« (Csikszentmihalyi 1992, S. 2).

Unsere Erfahrungen und was uns widerfährt, »mein Körper, meine Gesundheit, meine Beziehungen, meine Berufstätigkeit, meine finanzielle Situation – ja alles im Leben spiegelt das Gespräch im eigenen Inneren, den inneren Dialog wider. Darum werden wir, wenn wir unsere Gedanken ändern, auch andere Gefühle und Erlebnisse haben« (Corbett 1993, S. 150 f.). Deshalb brauchen wir nicht Opfer zu bleiben, wir können unsere Lebensqualität ändern.

Zu diesem Zweck müssen wir uns aktiv »mit den Aufgaben des Lebens auseinandersetzen« und unsere »Fähigkeiten und Fertigkeiten mit Freude zum Einsatz bringen«. Auf der psychischen Ebene ist dazu erforderlich, dass man sich Herausforderungen stellt, einerlei ob man sie selbst ausgelöst hat oder ob sie von außen kommen (Csikszentmihalyi 1992). »Die Feinde des Glücks sind Mutlosigkeit – das Abgleiten in Apathie und Verzweiflung – und Zwanghaftigkeit – die gehetzte Abhängigkeit von einer unbewältigten emotionalen Vergangenheit« (Giddens 1997, S. 259). Deshalb fördert die Positive Wohlfahrt das »autotelische Ich« (Csikszentmihalyi 1992, 1993). Dieses »verfügt über inneres Zutrauen, das von Selbstachtung herrührt, und es empfindet eine aus Urvertrauen hervorgehende ontologische Sicherheit, die es gestattet, soziale Unterschiede positiv zu würdigen« (Giddens 1995).

Das autotelische Ich ist »eine Person, die potenzielle Bedrohungen in vorteilhafte Herausforderungen zu übersetzen vermag und Entropie in einen ununterbrochenen Strom der Erfahrung verwandeln kann«. Das autotelische Ich »versucht nicht, Risiken zu neutralisieren oder davon auszugehen, dass sich jemand anders mit dem Problem auseinandersetzen wird, sondern bietet den Risiken die Stirn und begreift sie als aktive Herausforderungen, die zur Selbstverwirklichung führen« (Giddens 1997, S. 259–260). Giddens meint, die derzeitigen Probleme der westlichen Gesellschaften würden sich daraus ergeben, dass es um die Bewältigung von Risiken gehe (Risikogesellschaft). Das Ziel einer positiven Wohlfahrt sei eine Gesellschaft von *Risk Takers*. Jedoch müsse der Zugang zu den *Capabilities* (Verwirklichungschancen) gewährleistet sein.

12.6 Der Capabilities-Ansatz von Amartya Sen und Martha Nussbaum

Hier bezieht sich Giddens auf das Konzept der *Capabilities* (»Verwirklichungschancen«), das in den 80er Jahren von Amartya Sen und Martha Nussbaum entwickelt wurde. In der internationalen Debatte über Entwicklungspolitik, Lebensqualität und Gesundheit wurde es zu einem zentralen Paradigma, das die Schaffung des »Human Development Index« inspirierte, der vom Entwicklungsprogramm der UNO seit 1990 regelmäßig veröffentlicht wird und als theoretische Grundlage für den 2. Armuts- und Reichtumsbericht der deutschen Bundesregierung von 2005 diente (Sen 1985, 1999; Nussbaum 1993, 2000, 2001; Nussbaum & Sen 2000; Arndt & Volkert 2006; Keupp 2007). Sen, Professor für Wirtschaftswissenschaften an der Harvard-Universität und Nobelpreisträger für Ökonomie des Jahres 1998, entwickelte das Konzept der Verwirklichungschancen in den frühen 1980er Jahren als einen neuen Ansatz für eine Wohlstandsökonomie, der eine Reihe von Ideen einschloss, die bis dahin in der Ökonomie des Wohlstands keine Rolle gespielt hatten. In den 90er Jahren entwickelte Sen das Konzept weiter, vor allem in Zusammenarbeit mit der politischen Philosophin Martha C. Nussbaum, Professorin für Rechtswissenschaft und Ethik an der Universität von Chicago. Es bringt das menschliche Wohlergehen einerseits mit den gesellschaftlichen Bedingungen in Zusammenhang, die die Freiheit seiner Lebensgestaltung einschränken oder erweitern, und andererseits mit der persönlichen Fähigkeit jedes Menschen, von diesen Möglichkeiten Gebrauch zu machen. Unter Capabilities oder Verwirklichungschancen versteht Sen »die Möglichkeit von Menschen, bestimmte Dinge zu tun und über die Freiheit zu verfügen, ein von ihnen mit Gründen für erstrebenswert gehaltenes Leben zu führen« (Sen 2000, S. 108). Es sind »Ausdrucksformen der Freiheit: nämlich der substanziellen Freiheit, alternative Kombinationen von Funktionen zu verwirklichen, oder, weniger formell ausgedrückt, der Freiheit, unterschiedliche Lebensstile zu realisieren« (Sen 2000, S. 95).

Wohlergehen ist nach Sen nicht mit materiellem Wolhlstand oder Einkommen gleichzusetzen, wenn auch das verfügbare Realeinkommen und der Zugang zu materiellen Gütern ohne Zweifel einen wichtigen Teil des Wohlergehens darstellen. Es wird darüber hinaus von wichtigen zusätzlichen Faktoren bestimmt (Sen 2000, S. 91, zitiert bei Keupp 2007):

- *Persönliche Eigenheiten:* unterschiedliche »physische Eigenschaften, die mit Behinderung, Krankheit, Alter oder Geschlecht verbunden sind«, können unterschiedliche materielle Bedürfnisse bedingen.
- *Unterschiede in den Umweltbedingungen:* Klimatische oder auch ökologische Bedingungen »können sich darauf auswirken, was jemand mit einem bestimmten Einkommensniveau anfangen kann«.
- *Unterschiede im sozialen Klima:* »Die Möglichkeit, persönliches Einkommen und persönliche Ressourcen in Lebensqualität umzusetzen«, hängt vom sozialen Klima ab, also von Netzwerken, in denen Vertrauen entsteht.
- *Unterschiede in den relativen Aussichten:* Gemeinschaften variieren in Bezug auf die Standards, die jemand erfüllen muss, um dazugehören zu können, um »sich ohne Scham in der Öffentlichkeit zu zeigen«, wie es Adam Smith schon zu Beginn der Neuzeit formuliert hatte.
- *Verteilung innerhalb der Familie:* »Verteilungsregeln innerhalb der Familie (etwa solche, die sich auf das Geschlecht, das Alter oder die für notwendig erachteten Bedürfnisse beziehen) können zu erheblichen Unterschieden bezüglich der Errungenschaften und der Lage der einzelen Mitglieder führen«.

Nussbaum beschreibt ihrerseits die folgenden »zentralen menschlichen Capabilities oder Verwirklichungschancen« (Nussbaum 2001, S. 416):

- *Leben:* In der Lage sein, bis zum Ende eines menschlichen Lebens normaler Länge zu leben; nicht vorzeitig zu sterben oder bevor das Leben eines Menschen so reduziert ist, dass es nicht mehr lebenswert ist.
- *Körperliche Gesundheit:* In der Lage sein, eine gute Gesundheit zu haben, einschließlich reproduktive Gesundheit; adäquat ernährt sein; adäquate Unterbringung haben.
- *Körperliche Integrität:* In der Lage sein, sich frei von Ort zu Ort zu bewegen; sicher sein vor gewalttätigen Angriffen, einschließlich sexuelle Belästigung und häus-

liche Gewalt; Gelegenheiten haben für sexuelle Befriedigung und für freie Wahl in Angelegenheiten der Fortpflanzung.

- *Sinne, Imagination und Denken:* In der Lage sein, die Sinne, die Vorstellungskraft, das Denken und die Vernunft zu gebrauchen – und diese Dinge auf eine »wahrhaft menschliche« Art und Weise zu gebrauchen, eine Art und Weise, die durch eine adäquate Erziehung und Bildung informiert und kultiviert ist, einschließlich – aber nicht beschränkt auf – Lese- und Schreibfähigkeit und grundlegende mathematische und wissenschaftliche Kenntnisse. In der Lage sein, die Vorstellungskraft und das Denken im Zusammenhang mit der Erfahrung und der Produktion von Arbeiten und Ereignissen der eigenen Wahl zu gebrauchen, seien sie religiöser, literarischer, musikalischer oder welcher Art auch immer. In der Lage sein, die eigenen mentalen Fähigkeiten zu verwenden auf Arten, die durch Garantien der Ausdrucksfreiheit bezüglich politischer und künstlerischer Redefreiheit und durch die Freiheit der Religionsausübung geschützt sind. In der Lage sein, erfreuliche Erfahrungen zu machen und unzuträglichen Schmerz zu vermeiden.
- *Emotionen:* In der Lage sein, Bindungen an Dinge und Menschen außerhalb seiner selbst zu haben; diejenigen, die einen lieben und einem zugetan sind, lieben zu und in ihrer Abwesenheit trauern zu können; allgemein lieben und trauern zu können, Sehnsucht, Dankbarkeit und gerechtfertigten Zorn erfahren zu können. In seiner emotionalen Entwicklung nicht durch Angst und Furcht beeinträchtigt zu sein. Diese Capability zu unterstützen, heißt, Formen der menschlichen Bindung zu fördern, die nachweislich entscheidend für ihre Entwicklung sind.
- *Praktische Vernunft:* In der Lage sein, sich eine Vorstellung des Guten zu machen und in kritischer Reflexion über die Planung des eigenen Lebens nachzudenken. Dazu gehören auch der Schutz der Gewissensfreiheit und der freien Religionsausübung.
- *Soziale Bindungen:*
  a) In der Lage sein, mit und zu anderen hin zu leben, andere menschliche Wesen erkennen und Interesse für sie zeigen zu können, verschiedene Formen der sozialen Interaktion ausüben zu können, in der Lage sein, sich in die Situation eines anderen zu versetzen. Diese Capability zu unterstützen, bedeutet, Institutionen zu schützen, die solche Formen der Bindung schaffen und nähren und auch die Freiheit der politischen Versammlung und der freien Rede zu schützen.
  b) Die sozialen Grundlagen der Selbstachtung und der Nicht-Demütigung zu haben; in der Lage sein, als Wesen mit Würde behandelt zu werden, dessen Wert demjenigen anderer gleich ist. Dies beinhaltet auch Maßnahmen gegen die Diskriminierung wegen Rasse, Geschlecht, sexueller Orientierung, ethnischer Zugehörigkeit, Kaste, Religion und nationaler Herkunft.
- *Andere Spezies:* In der Lage sein, mit Interesse und Sorge für und in Beziehung zu Tieren, Pflanzen und der Welt der Natur zu leben.

- *Spiel:* In der Lage sein, zu lachen, zu spielen und Erholungs-Aktivitäten zu genießen.
- *Kontrolle über seine Umwelt:*
  a) Politisch: In der Lage sein, auf effektive Weise an politischen Entscheidungen teilzuhaben, die das eigene Leben betreffen; das Recht der politischen Teilhabe, des Schutzes der freien Rede und der freien Versammlung zu besitzen.
  b) Materiell: In der Lage sein, Besitz (sowohl Land wie auch bewegliche Güter) und Eigentumsrechte auf gleicher Basis wie andere zu haben; die Freiheit vor ungerechtfertigter Durchsuchung und Verhaftung zu haben. In der Arbeit in der Lage sein, als ein menschliches Wesen arbeiten zu können, seine praktische Vernunft ausüben zu können und sinnhafte Beziehungen gegenseitiger Anerkennung mit anderen Arbeitern unterhalten zu können.

Wie Sen schreibt, stellen Einkommen und Vermögen in jeder Geldwirtschaft die Voraussetzung für eine Vielfalt von Verwirklichungsmöglichkeiten dar. Einkommensarmut ist jedoch lediglich ein – wenn auch oft sehr wichtiges – Element für die Identifikation von Armut als Mangel von Verwirklichungschancen. Darüber hinaus haben auch nicht-materielle Ressourcen (wie z. B. Bildung, Gesundheit, und soziale Kompetenzen) maßgeblichen Einfluss auf die individuellen Verwirklichungschancen (Sen 2000).

12.7 Die Bedeutung des Gesundheitswesens im sechsten Kondratjeff

In der gegenwärtigen postmodernen Gesellschaft kommt der Gesundheit eine wachsende Bedeutung zu, was sich auch in der volkwirtschaftlichen Bedeutung des Gesundheitssektors äußert. Nach dem russischen Konjunkturforscher Nikolai D. Kondratjeff (1892–1938) stehen wir heute am Beginn einer Periode, die dadurch geprägt ist, dass ihre Basisinnovationen überwiegend auf die Gesundheit bezogen sind, wobei der Begriff der Gesundheit und das Gesundheitswesen jedoch gleichzeitig eine grundlegende Wandlung durchmachen (Nefiodow 1999, S. 128). Kondratjeff stellte fest, dass es neben den kürzeren, bis zu drei Jahren dauernden Konjunkturzyklen, und mittleren, die bis zu elf Jahren dauern, auch lange Konjunkturzyklen mit einer Dauer von vierzig bis sechzig Jahren gibt, die man heute ihm zu Ehren »Kondratjeff-Zyklen« nennt. Er veröffentlichte seine »Theorie der langen Wellen« im Jahr 1926; sie wurde später von Joseph A. Schumpeter aufgegriffen und in dessen Buch »Konjunkturzyklen« (1961) weitergeführt. Heute gilt die Theorie der langen Wellen als einzige wissenschaftliche Theorie, mit der der wirtschaftliche und gesellschaftliche Strukturwandel auf ganzheitliche Weise thematisiert werden kann (Händeler 2005).

Kondratjeff-Zyklen sind wesentlich mehr als bloße ökonomische Konjunkturzyklen; es sind jeweils einmalige gesamtgesellschaftliche Reorganisationsprozesse,

die durch bestimmte »Basisinnovationen« charakterisiert und mit einem Produktivitäts- und Kompetenzschub verbunden sind:
1. Dampfmaschine und Textilindustrie (ca. 1800–1850);
2. Stahl und Eisenbahn (ca. 1850–1900);
3. Elektrotechnik und Chemie (ca. 1900–1950);
4. Automobil und Petrochemie (ca. 1950–1990);
5. Informationstechnik (ca. 1990–20...);
6. Psychosoziale Gesundheit (ca. 20...–?).

Jeder Zyklus bringt einen neuen großen Markt hervor, der zusammen mit den Innovationsimpulsen durch die Basisinnovationen das Wachstum der Weltwirtschaft über mehrere Jahrzehnte entscheidend bestimmt.

Im 5. Kondratjeff beginnt sich mit der Informationstechnik die Natur der Basisinnovationen von materiellen Innovationen zu immateriellen Innovationen zu verschieben (Nefiodow 1999, S. 217); diese Verschiebung kommt im 6. Kondratjeff, an dessen Beginn wir heute stehen, voll zum Tragen. Er ist geprägt durch die Basisinnovationen der »Psychosozialen Gesundheit«. Hier liegen die größten Produktivitätsreserven im Gesundheitssektor, der jedoch einer völlig neuen grundsätzlichen Ausrichtung folgt. Hier kommt es nach Nefiodow zu einem »Paradigmenwechsel von einer auf Krankheiten ausgerichteten Medizin zu einer gesundheitsorientierten Medizin« (Nefiodow 1999, S. 124).

Die wirtschaftlichen Potenziale des 6. Kondratjeffs sind nach Nefiodow durch eine auf Krankheitserkennung und -heilung und ein biologistisches Gesundheitsmodell orientierte Schulmedizin und Psychologie nur begrenzt erschließbar. Deshalb werde man um einen radikalen Um- und Ausbau des Gesundheitssektors nicht herumkommen; wichtiger als die Erkennung und Behandlung von Krankheiten müsse die Aufrechterhaltung der Gesundheit werden. Gesundheit müsse als ganzheitliche psychosoziale Gesundheit verstanden werden und aus der Begrenzung durch das deterministische Weltbild der Naturwissenschaften befreit werden. Prävention und ein gesunder Lebensstil müssten ins Zentrum gerückt werden. Gesundheit dürfe nicht auf den körperlichen Aspekt reduziert werden, da sie etwas Ganzheitliches sei, bei dem auch Geist und Seele des Menschen sowie seine Umwelt berücksichtigt werden müssten. Außerdem gelte es, die Spiritualität als wichtigen Gesundheitsfaktor anzuerkennen. Durch die Integration dieser neuen Aspekte des Gesundheitsverständnisses würden sich ebenso wie durch die Fortschritte der Hochtechnologie neue Innovations- und Produktivitätsimpulse für den Gesundheitssektor und damit für die gesamte Volkswirtschaft ergeben.

13
Die Kulturkreativen als gesellschaftliche Träger des neuen Gesundheitsverständnisses

BESONDERS AUFSCHLUSSREICH FÜR UNSER THEMA ist eine Reihe von Untersuchungen zum Wertewandel der jüngsten Zeit, das heißt zum Wandel der gesellschaftlichen und individuellen Normen und Wertvorstellungen. Nach der klassischen Definition des amerikanischen Ethnologen und Sozialwissenschaftlers Clyde Kluckhohn (1905–1960) ist ein Wert »eine Auffassung vom Wünschenswerten, die explizit oder implizit für ein Individuum oder für eine Gruppe kennzeichnend ist und welche die Auswahl der zugänglichen Arten, Mittel und Ziele des Handelns beeinflusst (Kluckhohn 1951).

Werte sind keine Wünsche und keine Bedürfnisse, sondern relativ dauerhafte, emotional besetzte Vorstellungen über das Wünschenswerte, die unser Verhalten und Handeln steuern.

13.1 Ronald Inglehart: Stille Revolution

In den frühen 70er Jahren initiierte Ronald Inglehart (geb. 1934), Professor der Politikwissenschaft an der University of Michigan, mit ersten Veröffentlichungen die Diskussion zum Thema des Wertewandels in den Sozialwissenschaften und prägte die weitere Debatte mit seiner These vom Übergang von materiellen zu postmateriellen Werten. In seinen Büchern »Die stille Revolution« (1977) und »Kultureller Umbruch« (1989) entwickelte er seine Theorie des Wertewandels. In der Veröffentlichung von 1977 konstatierte er einen tiefgreifenden Umbruch, eine »stille Revolution« in den Gesellschaften der westlichen Welt, der etwa Mitte der 70er Jahre eingesetzt habe, zunächst bei der Jugend beginne und sich dann im Lauf der Zeit auf die Führungsgenerationen verlagere. Er umfasse Kultur, Wirtschaft und Politik. Dieser Wandel, der nach seiner Auffassung durch einen »Übergang von materiellen zu postmateriellen Werten« charakterisiert ist, werde durch den steigenden Wohlstand, die Erfahrung lange andauernden Friedens, steigendes Bildungsniveau, wachsende Mobilität und die Ausbreitung der Massenmedien verursacht. Er vollziehe sich langsam, aber sicher, deshalb stelle er eine »stille Revolution« dar. Gleichzeitig finde aber mit dem Aufkommen autoritärer, rechtsextremer Parteien auch eine »stille Gegenrevolution« statt. Inglehart ging von einem Modell aus, das Abraham Maslows Bedürfnishierarchie (siehe Abbildung 1, Seite 77) mit der Sozialisationstheorie verbindet; er ging davon aus, dass grundlegende Wertvorstellungen die Bedingungen widerspiegeln, die während der formativen Phase der Sozialisation (die ersten zwanzig Lebensjahre) vorherrschend waren. Wenn eine Generation unter wirtschaftlich prosperierenden Bedingungen aufwachse, entwickle sie postmaterialistische, in einer materiellen Notlage hingegen materialistische Werte. Aus Maslows Grund- und Sicherheitsbedürfnissen (Maslow 1954) werden die materialistischen, aus den höherwertigen Bedürfnissen (Sozialbedürfnisse, Anerkennung und Wertschätzung, Selbstverwirklichung) die postmaterialistischen Werte abgeleitet.

In »Kultureller Umbruch« (1989) prüfte und beantwortete Inglehart Kritiken des früheren Buchs und erweiterte seine Theorie auf der Basis von Längsschnittstudien der 80er Jahre aus fünfundzwanzig Ländern (Inglehart 1989). Neben den materialistischen und postmaterialistischen Einstellungen fand er nun auch »eher materialistische« und »eher postmaterialistische«.

Der Wertewandel gehe mit der abnehmenden Bedeutung von Klassenstrukturen und Klassenkonflikten, einer abnehmenden Legitimität von traditionellen Institutionen wie Familie, Arbeitswelt, Klasse usw., der Auflösung der traditionellen Parteiensysteme, einer zunehmenden Bereitschaft zur direkten politischen Partizipation und der entsprechenden Entstehung von Umwelt- und Protestparteien, der Entwicklung einer neuen Ehrfurcht vor der Natur, einer Veränderung des Wahlverhaltens, dem Engagement in Bürgerinitiativen, der Entstehung einer politischen Bürgerkultur (Zivilgesellschaft) und einem Verlust traditioneller religiöser, moralischer und sozialer Werte einher. Fragen der Lebensqualität und des Wohlbefindens würden eine wachsende Bedeutung erhalten. Inglehart stellte eine zunehmende Bedeutung »postmaterieller Werte« wie mehr Mitspracherechte in Politik und am Arbeitsplatz, eine weniger unpersönliche Gesellschaft, Meinungs-und Redefreiheit, Selbstverwirklichung usw. gegenüber materialistischen Werten wie wirtschaftliche und physische Sicherheit, Recht und Ordnung etc. fest. Was die religiösen Einstellungen betrifft, ergab seine Auswertung, dass Materialisten häufig für die traditionellen Wertevorstellungen eintraten und angaben, an Gott zu glauben, während Postmaterialisten oft angaben, dass Gott und herkömmliche religiöse Vorstellungen in ihrem Leben keine Bedeutung hätten. Inglehart betont jedoch, es wäre ein Fehlschluss, diese Werteverschiebung als Niedergang der Religion zu deuten, denn an geistigen Anliegen und Fragen nach dem Sinn und Zweck des Lebens hatten Postmaterialisten deutlich mehr Interesse, fanden diese Fragen im Rahmen der etablierten Religionen jedoch nicht oder nicht adäquat behandelt.

	Unsicher, traditionell	Sicher, weltlich-rational
1. Politik	Bedürfnis nach starken Autoritätsfiguren Fremdenfeindlichkeit, Fundamentalismus Geringe Selbstbeteiligung	Verfall der politischen Autorität Demokratie Partizipation, Engagement Widerstand gegen Staatseinfluss
2. Wirtschaft	Priorität: Wirtschaftswachstum Männliche Dominanz Bevorzugung des inländischen Markts	Priorität: subjektives Wohlbefinden Selbstverwirklichung Individuelle Autonomie
3. Normen zu Sexualität und Familie	Maximierung der Reproduktion Heterosexuelle Familien mit zwei verheirateten Elternteilen	Normen verlieren regulierende Funktion Individuelles Sexualverhalten
4. Religion	Wertschätzung einer höheren Macht, Kirche Klare Richtlinien zu gut und böse	Nachlassende religiöse Autorität Betonung von Sinn und Zweck des Lebens

Tabelle 7 Wandel von materialistischen zu postmaterialistischen Werten (nach Inglehart)

13.2 Elisabeth Noelle-Neumann: Werteverfall

Die konservative Schule der Werteforschung sieht statt eines Wertewandels einen fortschreitenden »Verfall der Werte«. 1978 warnte die Gründerin des Instituts für Demoskopie in Allensbach, Elisabeth Noelle-Neumann, im Zusammenhang mit den Ereignissen um das Jahr 1968 vor der Gefahr eines »Werteverfalls« (Noelle-Neumann 1978). Es habe im Jahr 1968 aufgrund des Wirkens der »Frankfurter Schule« einen epochalen »Werteumbruch« gegeben, den sie als Generationenkonflikt deutete. Seither nehme die Bindung der Menschen an Religion und Kirche ab, tradierte Tugenden wie Höflichkeit, gutes Benehmen, Pünktlichkeit, Ordentlichkeit, Sauberkeit und Sparsamkeit würden an Bedeutung verlieren, die Ansprüche der Menschen an staatliche Institutionen würden ins Uferlose wachsen, und der Gemeinschaftssinn und die Bindungsfähigkeit der Gesellschaftsmitglieder nähmen ab. Damit würden die Fundamente, auf denen eine freiheitliche, pluralistische Gesellschaft beruhe, ausgehöhlt. Dem müsse durch eine Werteerziehung und die Einwirkung auf die öffentliche Meinung entgegengewirkt werden, um durch eine »Werterenaissance« wieder eine Stabilisierung des gesellschaftlichen Wertehaushalts zu erreichen.

13.3 Helmut Klages: Wertesynthese

Im Rahmen seiner Untersuchungen zur »Ego-Gesellschaft« kritisierte dann Helmut Klages (geb. 1930), emeritierter Professor an der Hochschule für Verwaltungswissenschaften in Speyer, in den 80er Jahren Ingleharts Wertewandel-Theorie des Postmaterialismus, lehnte Noelle-Neumanns These eines Werteverfalls ab und setzte der ersteren sein Modell der »Wertesynthese« entgegen (Klages 1985, 1998). Ingleharts Theorie sei eindimensional; ein mehrdimensionales Modell sei nötig. Der Wertewandel sei richtungsoffen; es sei ein Trend zur Wertesynthese festzustellen, bei der gegensätzlich erscheinende Werte zu neuen Wertetypen vereinigt würden. Klages' Modell postuliert zwei voneinander unabhängige Wertegruppen:

- Pflicht- und Akzeptanzwerte (entsprechen Ingleharts modernen Werten): stellen Orientierungen der Selbstkontrolle dar
- Selbstentfaltungswerte (entsprechen Ingleharts postmateriellen Werten): beziehen sich auf die Befreiung von Zwängen

Aus Kombinationen dieser zwei Wertegruppen entstehen fünf Wertetypen:

		Pflicht- und Akzeptanzwerte	Hedonistisch-materialistische Selbstentfaltung	Idealistische Selbstentfaltung
Typ 1:	**Ordnungsliebende Konventionalisten**	**Hoch**	Niedrig	Niedrig
Typ 2:	**Perspektivlos Resignierte**	Niedrig	Niedrig	Niedrig
Typ 3:	**Aktive Realisten**	**Hoch**	**Hoch**	**Hoch**
Typ 4:	**Hedonistische Materialisten**	Niedrig	**Hoch**	Niedrig
Typ 5:	**Nonkonforme Idealisten**	Niedrig	Niedrig	**Hoch**

Tabelle 8 Die fünf Wertetypen nach Klages

13.4 Duane Elgins globaler Bewusstseinswandel

Noch deutlicher wurde dieser Wandel in den umfassenden sozialwissenschaftlichen Untersuchungen, Umfragen und Studien aus aller Welt, die der amerikanische Zukunftsforscher Duane Elgin zehn Jahre später in seiner Studie »Global Consciousness Change« auswertete (Elgin & LeDrew 1999, Schaefer 1999). Er tat das nach fünf Leitfragen, von denen die erste dem Fortschritt des ökologischen

Bewusstseins der Menschheit und den Anzeichen zu einer Hinwendung zu nachhaltigen Wirtschaftsformen galt. Im sozialen Bereich geht der Bericht der Frage nach, ob die globale Kommunikationstechnik auch ein neues globales Bewusstsein mit sich bringe und ob es so etwas wie »postmoderne« soziale Werte gebe. Dem Stellenwert des Religiösen oder Spirituellen galt die Frage, ob es eine Zunahme individueller spiritueller Erfahrungen gebe.

Aufgrund der Resultate diagnostizierte Elgin einen globalen Bewusstseinswandel, der dazu führen werde, dass das 21. Jahrhundert vom zwanzigsten so verschieden sein werde wie die moderne Welt von der des Mittelalters. Es gebe keinen Bereich der Gesellschaft und keine Institution, die nicht betroffen sein werde. Grundlage dieses Wandels werde eine erneuerte Wissenschaft sein, die Seele und Geist des Menschen angemessen behandle und dem allgemeinen Weltbild und Lebensgefühl der Menschen besser Ausdruck verleihe. Generell sei die Fähigkeit des Menschen weiter gereift, sich selbst und sein Tun zu reflektieren und die Welt aus größerer Distanz und ohne Wertung zu betrachten. Aus dieser umfassenderen Perspektive würden der Mensch, die Erde und der Kosmos als miteinander verflochtene, lebendige Systeme gesehen. Deshalb bezeichnet Elgin das sich neu herausbildende Weltbild als »reflexives Lebendige-Systeme-Paradigma«, das er dem bisherigen »industriell-materialistischen« Weltbild gegenüberstellte. Als wichtigste Merkmale dieses Bewusstseinswandels ergeben sich nach Elgin

- ein steigendes ökologisches Bewusstsein sowohl in Industrie- wie auch in Drittweltländern; zunehmendes Verständnis für eine nachhaltige ökologische Wirtschaft, die auch zukünftigen Generationen ein Leben ermöglicht. Allerdings folge dem sensibilisierten ökologischen Bewusstsein noch nicht immer ein entsprechendes Handeln; die Menschheit befinde sich diesbezüglich in einer Übergangsphase. Zunehmend werde jedoch aktiv nach sinnvolleren und Umwelt- und sozialverträglichen Lebensformen gesucht.
- Im sozialen Bereich zeichne sich ab, dass Menschen zunehmend traditionelle Autoritäten und Institutionen in Politik, Wissenschaft und Religion anzweifeln und sich mehr auf ihr »eigenes inneres Gefühl, was richtig und angemessen ist«, verlassen würden. Materieller Wohlstand trete hinter dem Ziel zurück, sinnvolle Arbeit zu leisten, bei der man sich wohlfühlt. Generell strebe der Mensch eine soziale Umwelt an, in der sinnvolle und erfüllende Beziehungen zu anderen Menschen und harmonische Kooperation mit ihnen vor Konkurrenz und Streben nach materiellem Gewinn Vorrang hätten.
- Deutlicher Ausdruck des Wertewandels sei die neue Auffassung eines »guten und richtigen Lebens« als Gleichgewicht zwischen Außen und Innen, materiellen und inneren Werten, den Interessen des Menschen und denjenigen der Umwelt, dem persönlichen Wachstum und der Entwicklung der Gemeinschaft.
- Einen zentralen Stellenwert nimmt in diesem Bewusstseinswandel die Spiritualität ein. Das ökologische Weltbild verschmilzt zusehends mit einer neuen Spiri-

tualität, die als dessen logische Konsequenz betrachtet wird. Während 1987 laut einer Umfragen des Gallup-Instituts lediglich 41 Prozent angegeben hatten, an Religion und spirituellen Dingen mehr interessiert zu sein als fünf Jahre zuvor, betrug dieser Anteil 1996 (laut einer Umfrage von ABC-News und Washington Post) bereits 58 Prozent. Doch das wachsende Interesse an einer persönlichen Sinnfindung führt nur zu einem kleinen Teil zu einer Hinwendung zu traditionellen Formen der Religiosität. Vielmehr stellte Elgin fest, dass auch die Religion gegenwärtig »einen Wandel erlebt, der sie in ihren Grundfesten erschüttert«. Man wendet sich zunehmend vom konfessionellen Christentum ab und entwickelt persönliche Formen des Glaubens, die auf die eigenen Bedürfnisse zugeschnitten und in der eigenen spirituellen Erfahrung zentriert sind. Bei Umfragen in den Vereinigten Staaten gibt ein wachsender Teil der Bevölkerung an, schon einmal eine religiöse oder mystische Erfahrung gemacht zu haben: Laut Gallup- und Princeton-Umfragen waren es 1962 22 Prozent, 1976 schon 31 Prozent und 1994 schließlich 33 Prozent.

- Wegen ihrer starken Ausrichtung auf eigene religiöse Erfahrung und praktische Spiritualität besteht eine enge Verbindung zwischen Spiritualität und alternativen Therapien. Eine Untersuchung im Jahr 1996 zeigte, dass 23 Prozent der US-Bürger regelmäßig Yoga, Meditation oder andere stressreduzierende Übungen machen; eine andere Studie stellte im selben Jahr fest, dass 82 Prozent der Befragten an die »heilende Kraft eines persönlichen Gebetes« glaubten; nur 13 Prozent hielten das für unmöglich. In Bezug auf Deutschland stellte der Gesundheitssoziologe Walter Andritzky 1998 fest, dass »inzwischen etwa eine Drittel der Bevölkerung spirituellen Wirkzusammenhängen (auf gesundheitlichem Gebiet, aber auch generell) gegenüber empfänglich sei (Andritzky 1998).

Wie Elgin zusammenfassend feststellte, »deuten diese Trends insgesamt darauf hin, dass eine ›erfahrungsgemäße Spiritualität‹ im Wachsen begriffen ist, bei der die Menschen Orientierung in ihrer inneren Erfahrung gewinnen. Für viele besteht ihr Zugang zur Spiritualität in einer vielschichtigen und sehr persönlichen Synthese, die sich aus mehreren Weisheitstraditionen der Welt speist« (Elgin & LeDrew 1999, Schaefer 1999).

13.5 Paul Rays Kulturkreative

Diesen Trend hat der Soziologe Paul H. Ray, Vizepräsident von American Lives, Inc., einem Markt- und Meinungsforschungsinstitut, das die Lebensstile und Wertvorstellungen der amerikanischen Bevölkerung untersucht, aufgrund von ähnlichen Untersuchungen in den späten 80er und in den 90er Jahren nicht nur bestätigen und verdeutlichen können, sondern er konnte ihn außerdem einer klar definierten gesellschaftlichen Gruppe zuordnen (Ray 1996a, b, Ray & Anderson 2000, Ray 2001; siehe auch Bischof 2003b). Die »American-Lives«-Umfragen zeigten nach

Ray (1996, 2001), dass Wertevorstellungen, Lebensstile, Haltungen und Weltbilder nicht eine Angelegenheit persönlicher Psychologie, sondern von Gruppen und Subkulturen sind. Die Wertevorstellungen, die unsere Lebensprioritäten bestimmen, den Sinn unseres Lebens definieren und unseren Lebensstil formen, lernen und teilen wir mit anderen. Vor einer Generation fanden die Sozialwissenschaftler noch zwei solche Subkulturen, die »Traditionalisten« oder »Konservativen« und die »Modernisten« oder »Progressiven«, deren Gegenüberstellung noch heute die Diskussionen bestimmt. Die »Traditionalisten«, die in der amerikanischen Gesellschaft nach Rays Erhebung einen Anteil von 24 Prozent ausmachen, sind durch die Betonung von Familie und (traditioneller, kirchlicher) Religion, Misstrauen gegenüber Veränderung sowie Problemen mit der Komplexität der modernen Welt gekennzeichnet. Die heute kulturell dominierende Gruppe der »Modernisten«, die 47 Prozent der US-Gesellschaft bilden (mit abnehmender Tendenz), schätzen universelle Normen wie die Menschenrechte und Säkularität, geben persönlicher Freiheit und eigener Leistung Vorrang und glauben an rein technische Lösungen. Gegenüber diesem Gegensatz zwischen »Traditionalisten« und »Modernisten« hat nach Rays Auffassung das alte politische Links-Rechts-Schema heute weitgehend an Bedeutung verloren.

Rays Umfrage zeigte nun ganz klar, dass in den letzten fünfundzwanzig Jahren eine dritte Subkultur oder gesellschaftlich-kulturelle Gruppe entstanden war, die gemeinsame Werte, Meinungen, Haltungen und einen gemeinsamen Lebensstil aufwies. Die Mitglieder dieser neuen Subkultur, die Ray die »Kulturkreativen« (*Cultural Creatives*), »Integral-Kreativen« oder »Transmodernisten« nennt, sind durch Umweltbewusstsein, Interesse an Selbstausdruck und spiritueller Selbstverwirklichung, Wertschätzung von Beziehungen, Frieden und sozialer Gerechtigkeit und engagierte Anteilnahme an der Welt, Offenheit für fremde Kulturen und neue Ideen sowie für die Veränderung der traditionellen Geschlechterrollen gekennzeichnet. Vor allem aber zeichnet sie eine, wie Ray es nennt, »experimentelle Lebenseinstellung« aus. Die eigene Erfahrung hat Priorität gegenüber den von Institutionen oder anderen Menschen stammenden Informationen. Die Kulturkreativen pflegen auch einen kritischen und kreativen Umgang mit Vorgegebenem und Überliefertem in Bezug auf Politik, Kultur, Weltanschauung und Lebensweise. Sie nehmen Traditionen und Lehren nicht passiv und gehorsam hin, sondern interpretieren und entwickeln sie selbstschöpferisch in einer kritisch reflektierten Auseinandersetzung mit der eigenen Erfahrung und mit verschiedenen weiteren Einflüssen, die oft aus fremden Kulturen stammen, weiter. Daher kommt auch der Name der Kulturkreativen; es sind Menschen, die kreativ mit dem kulturell Überlieferten umgehen. Als Folge dieser Haltungen entwickelt diese Gruppe ein individuelles persönliches Weltbild und einen entsprechend »hybriden« Lebensstil aus Elementen verschiedenster Quellen. Der Ethnologe Claude Lévi-Strauss verwendete für dieses Phänomen den Begriff »Bricolage-Weltbild« – ein zusammengebasteltes Weltbild aus Elementen, die dem eigenen Lebensgefühl entsprechen (Lévi-Strauss 1968, S. 29). Das führt in unserer Gesellschaft zu einem großen kulturellen und politischen Pluralismus der Lebensstile und Weltanschauungen.

Die Kulturkreativen machen nach Rays Untersuchung bereits 29 Prozent der amerikanischen Gesellschaft aus, mit deutlich zunehmender Tendenz. Angesichts dieses hohen Anteils ist es überraschend, dass die Kulturkreativen offenbar weder von der Gesellschaft als Ganzer noch von ihren Mitgliedern als eigenständige Gruppe wahrgenommen werden. Das schlägt sich darin nieder, dass es noch praktisch keine Parteien, Institutionen oder Massenmedien gibt, in denen sich das Lebensgefühl dieser Gruppe ausdrückt und die sie gesellschaftlich oder politisch repräsentieren.

Wie Paul Ray schreibt, haben alle drei Subkulturen Wurzeln, die weit in die Geschichte zurückgehen; es sind nicht nur deutlich unterschiedene soziologische Gruppen in der heutigen Gesellschaft, sondern sie repräsentieren eigentliche kulturelle Traditionsströme von bestimmten kulturellen Werten und Haltungen mit einer jahrhundertealten geschichtlichen Kontinuität (Ray 1996). Ray vertritt die Auffassung, die Unterschiede zwischen diesen Subkulturen und der Charakter ihrer Wertvorstellungen und Weltbilder würden auf die historische Epoche zurückgehen, in der sie entstanden seien. Die Traditionalisten hätten ihre Wurzeln im mittelalterlichen Europa und in der Reaktion des traditionellen Katholizismus und Protestantismus auf die Entstehung des säkularen Modernismus nach der Aufklärung. Den Modernismus führt Ray zurück auf die späte Renaissance und die Aufklärung und den Kampf gegen autoritäre politische und religiöse Kontrolle; er habe auch wichtige Wurzeln in der städtischen Kaufmannsklasse und anderen Schöpfern des modernen Wirtschaftssystems, des modernen Staats und der modernen Armeen sowie in der Klasse der Wissenschaftler, Technologen und Intellektuellen. Die Entstehung der Kulturkreativen geht nach Ray einerseits auf die esoterisch-spirituellen Bewegungen zurück, die aus der Renaissance entstanden sind und heute ihre Fortsetzung in den neu entstehenden religiösen Bewegungen finden, aber auch auf den amerikanischen Transzendentalismus eines Emerson und Thoreau in der Mitte des 19. Jahrhunderts, die New-Age-Bewegung, die humanistische und transpersonale Psychologie sowie die Ökologie- und die Frauenbewegung.

Paul Ray hat 2002 aus diesen Befunden heraus den *New Political Compass* entwickelt (Ray 2002), ein Programm, das fast vollständig in Barack Obamas Wahlprogramm übernommen wurde. Zur Überprüfung der Vermutung, dass Rays Befunde auch auf Europa übertragbar sind, wurden auf Anregung des »Club of Budapest« seit 2006 in Japan, Frankreich, Italien, Ungarn und den Niederlanden ebenfalls entsprechende Erhebungen durchgeführt, die in der Tat zu ähnlichen Befunden für Europa kamen (Heimrath 2009; zur französischen Umfrage siehe Michel 2007).

14 Auswirkungen des gesellschaftlichen Wandels auf Gesundheitsverständnis und Gesundheitsverhalten

Es gibt eine weitverbreitete (und verständliche) Skepsis bezüglich der Existenz des »mündigen«, »souveränen« oder »autonomen« Patienten (Wirtz 2005), der für die Umsetzung eines solchen salutogenetischen Gesundheitsverständnisses Voraussetzung ist (siehe z. B. Stollberg 2008). Im Zusammenhang mit der Kritik des salutogenetischen Gesundheitsbegriffs als utopisch und unrealistisch wird auch ins Feld geführt, dass es die Menschen gar nicht gebe, die es umsetzen und leben könnten.

14.1 Der mündige Patient

Nach Wirtz (2005) muss ein mündiger Patient informiert sein, das heißt, er muss sich um Information bemühen, diese muss vorhanden und zugänglich sein, und er muss in der Lage sein, sie zu verarbeiten, zu verstehen und zu beurteilen. Ein informierter Patient ist jedoch noch lange kein mündiger Patient. Die Informationen müssen auch entsprechende Verhaltensänderungen auslösen. Der Patient muss aktiv statt passiv werden, ein aktive Rolle übernehmen und ein Mitspracherecht in Anspruch nehmen. Er muss gegenüber dem Arzt, den Krankenkassen und Behörden, dem Krankenhauspersonal usw., und nicht zuletzt auch gegenüber seine eigenen Angehörigen und Freunden seine Anliegen und Bedürfnisse vertreten können. Er muss außerdem – viel wichtiger noch – selbst Entscheidungen treffen können, um aktiv die eigene Lebenssituation mitzugestalten (sowohl als Kranker oder

Krankheitsgefährdeter wie auch, um gesund zu bleiben). Dazu muss er wissen, wie er leben will, was seine Lebensziele, Werte und Bedürfnisse sind, und was dafür nötig ist, um entsprechend zu leben, und wie das zu erreichen ist. Patientenmündigkeit wird von Ärzten manchmal absurderweise mit der *Compliance* gleichgesetzt, der willigen und getreuen Befolgung der Anweisungen des Arztes durch den Patienten. In Wirklichkeit ist eine konsequent gedachte Patientenmündigkeit geradezu das Gegenteil von Compliance, nämlich selbstbestimmtes Handeln und kritischer Umgang mit den Anweisungen von Ärzten und medizinischem Fachpersonal (siehe Teil 3).

14.2 Die Kulturkreativen als gesellschaftliche Träger des neuen Gesundheitsverständnisses

Die obige Charakterisierung der »Kulturkreativen« durch den amerikanischen Soziologen Paul Ray liest sich geradezu wie die Beschreibung des idealen salutogenetischen »Patienten«. Wenn Interesse an Selbstausdruck, spiritueller Selbstverwirklichung und kreativer Lebensgestaltung sowie ein kritischer Umgang mit Überliefertem als ihre Merkmale genannt werden und es von ihnen heißt, dass die eigene Erfahrung für sie Priorität gegenüber von Institutionen und anderen Personen stammenden Informationen habe, dass sie eine experimentelle Lebenseinstellung pflegten und ein persönliches Weltbild und einen eigenen Lebensstil entwickeln würden, so sind damit genau die Eigenschaften beschrieben, die jemand für ein erfolgreiches salutogenetisches Gesundheitsverhalten haben müsste. Für die Kulturkreativen ist Gesundheit in erster Linie die eigene Angelegenheit jedes einzelnen Menschen, Sache eines eigenverantwortlich selbstbestimmten und selbst gestalteten Lebensstils. Da der Mensch sich selbst entwickelt und auch die Lebensumstände sich ständig ändern, ist dazu eine experimentelle Lebenseinstellung erforderlich, da das für einen selbst stimmige Verhalten und die zu einem passende Lebensumwelt ständig neu bestimmt und gestaltet werden müssen. Die kritische Haltung gegenüber Autoritäten und die experimentelle Lebensweise dienen auch der Selbstentwicklung und sind eine ständige Bemühung darum, sich von Fremdbestimmung zu befreien und authentisch zu sein. Ich muss in der Lage sein, zu fühlen, was aus der riesigen Vielfalt der Angebote für mich stimmig ist und passt, und es unterscheiden können von dem, was »nicht meines« ist. Der experimentell-kritische und schöpferische Umgang mit Überliefertem lässt mich selektiv aus den Traditionen und angebotenen Lösungen übernehmen, was für mich passt (Eklektizismus), es kreativ an meine Bedürfnisse anpassen und mir »anverwandeln«, und das, was nicht passt, wieder ausscheiden. Ich muss erkennen können, was mich nährt und stärkt, mich fördert und mir guttut und andererseits ebenso das, was mich schwächt, mir schadet und Gift für mich ist. Die Voraussetzung für diese Fähigkeit ist die Wahrnehmung und Sensitivität für die eigenen Zustände und

Befindlichkeiten, die mit einem entwickelten Körperbewusstsein verbunden sind (Jourard).

Selbstverwirklichung und die Entfaltung der eigenen Potenziale sind Lebensgrundlage der Kulturkreativen, und die meisten von ihnen praktizieren eine oder mehrere Methoden der psychophysischen »Selbstkultivation«, mit denen jeder Mensch selbständig die eigenen körperlichen, emotionalen und mentalen Zustände regulieren und gestalten kann, wie z. B. Entspannungsmethoden, Yoga, Meditation, Atemtherapie oder asiatische Kampfsportarten. Diese Methoden sind der Schlüssel zu einer salutogenetischen Gesundheitspraxis (siehe Teil 3), da sie für jedermann eine selbständige Gesundheitsproduktion ohne Inanspruchnahme von Ärzten oder anderen Gesundheitsfachleuten möglich machen. Salutogenetisches Gesundheitsverhalten beruht in erster Linie auf der »Selbstsorge«, Selbstpflege und Selbstkultivation durch die Menschen selbst und greift erst in zweiter Linie auf die Dienste anderer zurück. Die Dienste, die dann zuerst in Anspruch genommen werden, betreffen die Beratung für einen gesunden Lebensstil und ein »gutes Leben«, die Anleitung zur Vorsorge und zur täglichen Übung zum Gesundbleiben und Gesünderwerden (das heißt Lebensberater, Trainer, Lehrer, Gesundheitspflege) und erst in zweiter Linie Heilung, Reparatur und Lebensrettung, wenn es nicht mehr anders geht. Die Kulturkreativen sind somit genau die Art von Menschen, die zum neuen salutogenetischen Gesundheitsverständnis passen und es umsetzen können.

Die Bezeichnung »mündiger Patient« trifft für das Gesundheitsverhalten einer solchen idealen salutogenetischen Person eigentlich nicht mehr zu, da dieser Mensch nur noch im Ausnahmefall zum Patienten wird und in erster Linie Nicht-Patient ist. Er ist derart mündig geworden, dass er aufgehört hat, Patient zu sein und am »Gesundheits«-Betrieb teilzunehmen. Man müsste hier also eher von »Gesundheitsmündigkeit« oder »salutogenetischer Mündigkeit« als von Patientenmündigkeit sprechen. Damit hängt auch die Tatsache zusammen, dass manche Wissenschaftler glauben, feststellen zu können, dass mündige Patienten nicht existierten. Solche Untersuchungen beruhen in der Regel auf Umfragen in Arztpraxen (z.B. Stollberg 2008). Wirklich mündige Patienten im salutogenetischen Sinn gehen aber selten zum Arzt und werden damit von solchen Untersuchungen nicht erfasst. Es stellt sich die Frage, ob eine Umfrage in der Arztpraxis überhaupt die geeignete Situation für eine Erhebung über Patientenmündigkeit ist. Wie Andritzky gezeigt hat, hat sich seit längerer Zeit eine alternative Gesundheitsszene entwickelt, die weitgehend außerhalb des staatlich reglementierten medizinischen Gesundheitswesens steht (Andritzky 1997); ein beträchtlicher Anteil der Kulturkreativen und salutogenetisch orientierten Menschen in unserer Gesellschaft ist bereits von sich aus zur Selbstpflege übergegangen und frequentiert kaum noch die Arztpraxen, sondern in erster Linie den alternativen Gesundheitsmarkt.

Teil 3

Die Herausbildung einer Integrativen Medizin

Wie bereits im Teil 1 angedeutet, wird zumindest in Ansätzen heute bereits die Entwicklung einer »Integrativen Medizin« deutlich, in der die verschiedensten Ansätze – darunter die in Teil 1 beschriebenen – sich zu einer neuartigen Synthese verbinden und die sich vom Prinzip der Salutogenese leiten lässt.

15
Integrative Medizin

Der Begriff der Integrativen Medizin wurde in den USA geprägt, wo diese Entwicklung auch bereits am weitesten gediehen ist; in Großbritannien wird der Begriff »integrierte Medizin« verwendet. In Deutschland wurde von Thure von Uexküll und seinen Schülern eine eigene Art von »Integrierter Medizin« entwickelt, die sich von der in den USA entstandenen unterscheidet. Während die psychosomatische Integrierte Medizin Uexkülls das Modell des »geschlossenen Systems«, das das »Körper-Sein« des Menschen (subjektive Anatomie) beschreibe und eine teilnehmende Beobachtung erlaube, und das Modell des »offenen Systems«, das Menschen als »Körper-Habende« (objektive Anatomie) beschreibe und eine technische Beobachtung erfordere, in einem Metamodell vereinigen will (Uexküll et al. 2002), sind die amerikanischen Varianten Integrierter Medizin in der Regel holistische Modelle, die auch die Perspektiven und Konzepte asiatischer Medizinsysteme einbeziehen und auf einem multidimensionalen Modell von Mensch, Gesundheit und Heilung beruhen.

15.1 Definitionen der Integrativen Medizin

Eine Durchsicht verschiedener Literaturstellen und Internet-Seiten, in denen der Begriff auftaucht, zeigt, dass die Definitionen der Integrativen Medizin und die verschiedenen Auffassungen darüber erheblich voneinander abweichen. Darunter sind z. B. folgende Definitionen:

- »Die Ausübung der Medizin auf eine Art und Weise, dass selektiv Elemente der komplementären und alternativen Medizin neben solid orthodoxen Methoden von Diagnose und Behandlung in umfassende Therapiepläne integriert werden« (Rees & Weil 2001).
- »Ein Ansatz in der medizinischen Praxis, der die beste erhältliche Evidenz nutzt und die Ganzheit des Menschen (Körper, Seele und Geist) und alle Aspekte des

Lebensstils berücksichtigt. Er legt Wert auf die Bedeutung der therapeutischen Beziehung und nutzt sowohl konventionelle wie auch komplementäre/alternative Methoden und Perspektiven« (Kligler et al. 2004).

- »Eine Gesundheitspflege, die gleichzeitig die mentalen, emotionalen und körperlichen Aspekte des Heilungsprozesses anspricht« (Konferenzankündigung des »Summit on Integrative Medicine and the Health of the Public«, 25.–27. Februar 2009, National Academy of Sciences, Washington D. C.).
- »Fachübergreifendes Medizinverständnis, welches den Menschen in seiner individuellen Komplexität aus Geist, Seele und Körper in den Mittelpunkt des diagnostischen und therapeutischen Bemühens stellt. Sie zeichnet sich durch eine unvoreingenommene, jedoch wissenschaftlich orientierte Einstellung gegenüber allen ethisch vertretbaren Heilverfahren aus – ganz gleich, ob es sich hierbei um Verfahren der Schulmedizin oder um naturheilkundliche Verfahren handelt« (Webseite der Deutschen Klinik für Naturheilverfahren und Präventivmedizin am Knappschaftskrankenhaus Püttlingen, Saarland, 13. Mai 2008).

Bereits 1983 plädierte der schon erwähnte Physiologe und Sozialmediziner Hans Schaefer in seinem Buch »Brückenschläge« für eine Kombination schulmedizinischer Therapien und physikochemisch-kausalanalytischer Denkweise einerseits mit »außerschulischen Behandlungsmethoden« und individuell-lebensgeschichtlich orientierter Krankheitsanalyse (Schaefer 1983).

Den Begriff der Integrativen Medizin verwendete in Deutschland erstmals der Arzt Detlev G. S. Thilo-Körner von der Medizinischen Universitätsklinik Gießen im Jahr 1992 (Thilo-Körner 1992, 1994). Er definierte sie als eine Medizin, die »die Gesamtheit der heute praktizierten Medizin mit ihren denkbaren diagnostischen und therapeutischen Möglichkeiten im weitesten und undogmatischen Sinne umfasst. Sie beinhaltet und bezieht die Gesamtheit des Menschen in seinen unterschiedlichsten Ebenen ein. Aktiv – damit unterscheidet sie sich von den anderen – führt sie Trennendes zusammen und fordert zur praktischen Umsetzung in einer grenzüberschreitenden und damit integrativ wirkenden wie ausgerichteten Medizin auf. Integrative Medizin hilft, verhärtete Fronten abzubauen, und ermöglicht damit die Kommunikation zwischen den unterschiedlichsten Sicht- und Handlungsweisen« (Thilo-Körner 1992).

Integrative Medizin setzt sich nach Thilo-Körner (1994) aus fünf Bereichen zusammen:

- der sogenannten Schulmedizin;
- der technischen Medizin;
- der Naturheilkunde;
- der Homöopathie;
- der geistigen Medizin.

Thilo-Körner argumentierte, dass es nur eine Medizin gebe und dass man den Wandel und damit die Erweiterung unserer Medizin als Tatsache akzeptieren lernen müsse (Thilo-Körner 1994). Nur die Nutzung sämtlicher Ressourcen für die Heilung und Gesundheitspflege aus allen Richtungen und der Abbau von aus- und abgrenzenden Dogmen und künstlichen Grenzziehungen würden den neuesten Forschungsergebnissen und den Notwendigkeiten der Hilfe für die Patienten gerecht.

Integrative Medizin wird oft als die Integration von komplementärmedizinischen Verfahren in die biomedizinische Praxis oder als »Verbindung des Besten aus konventioneller (allopathischer) und komplementärer und alternativer Medizin« (Bell et al. 2002) verstanden. Bell et al. (2002) argumentieren jedoch, eine solche bloße additive Kombination beider Richtungen sei nicht integrativ. Die integrative Medizin stelle ein »System höherer Ordnung von Systemen der Gesundheitspflege dar, das Wohlbefinden und Heilung der ganzen Person (mit ihren bio-psycho-sozio-spirituellen Dimensionen) als primäre Ziele hat und dabei im Kontext einer förderlichen und effektiven Arzt-Patienten-Beziehung sowohl auf konventionelle wie auch auf Komplementäre und Alternative Medizin zurückgreift«.

Ganz ähnlich fällt auch die Stellungnahme aus, die Lesley Rees, Director of Education des britischen Royal College of Physicians in London und Trustee der Foundation for Integrated Medicine, zusammen mit Andrew Weil, Medizinprofessor und Direktor des Programms für Integrative Medizin an der Universität von Arizona in Tucson, in einem Editorial des renommierten British Medical Journals zur Integrativen Medizin abgegeben hat (Rees & Weil 2001). Integrative Medizin sei weder ein Synonym für Komplementär- und Alternativ-Medizin (KAM) noch Bezeichnung für die bloße Hinzunahme von KAM-Methoden zur konventionellen Praxis. Rees und Weil betonen, die Integrative Medizin habe »eine umfassendere Bedeutung und Mission«; sie »durchtränke die orthodoxe Medizin mit den Werten der Komplementärmedizin«. Ihr Fokus sei »auf Gesundheit und Heilung statt auf Krankheit und Behandlung« ausgerichtet – mit anderen Worten: Sie besitze eine salutogenetische Orientierung. »Sie sieht Patienten als ganze Menschen mit Psyche, Geist und Körper und berücksichtigt diese Dimensionen in Diagnose und Behandlung. Sie vereint Ärzte und Patienten im Bemühen, die Gesundheit zu erhalten, indem Lebensstil-Faktoren wie Ernährung, Bewegung und Übung, der Qualität von Erholung und Schlaf und der Art der Beziehungen Aufmerksamkeit geschenkt wird« (Rees & Weil 2001).

15.2 Konzepte der Integrativen Medizin

Zur Philosophie der Integrativen Medizin schreibt der amerikanische Medizinprofessor David Rakel, Direktor des Instituts für Integrative Medizin der University of Wisconsin School of Medicine and Public Health in Madison und Herausgeber des bisher umfangreichsten Werks über Integrative Medizin (Rakel 2007), im zusammen mit Weil verfassten Einleitungskapitel zu diesem Buch (Rakel & Weil 2007), in

Form der Integrativen Medizin würden wir gegenwärtig den Beginn einer Verschiebung hin zu einer Anerkennung der Vorteile einer Kombination der äußerlichen, materiellen und technischen Fortschritte in der medizinischen Behandlung mit der inneren, nicht-materiellen Erforschung des Heilens sehen. Die Philosophie, die hinter der Integrativen Medizin stehe, sei nichts Neues; sie sei für Jahrhunderte die übliche Praxis gewesen und sei erst Anfang des 20. Jahrhunderts im Rahmen des Siegeszugs der wissenschaftlichen Medizin weitgehend aufgegeben worden. Dieser sei jedoch mit beträchtlichen Nebenwirkungen verbunden, die heute deutlich spürbar würden. Die aus dem Ruder laufenden Gesundheitskosten, die Verschlechterung der Arzt-Patienten-Beziehung, die exzessive Anwendung von Technologie und die Unfähigkeit des medizinischen Systems, chronische Krankheiten angemessen zu behandeln, hätten dazu geführt, dass das Interesse an Komplementär- und Alternativmedizin (KAM) stark gewachsen sei. KAM seien offenbar »stärker im Einklang mit den eigenen Werten, Überzeugungen und philosophischen Orientierungen der Patienten als die konventionellen Therapien«, wie die Forschung gezeigt habe (Astin 1998). Dieses Interesse habe in den USA Forschung auf diesem Gebiet notwendig gemnacht, was dann zur Gründung des Office of Alternative Medicine (heute National Center for Complementary and Alternative Medicine, NCCAM) im Rahmen der National Institutes of Health (NIH) des amerikanischen Gesundheitsministeriums geführt habe, das 2006 über ein Budget von 122 Millionen US-Dollar verfügte. Als Resultat entstand schließlich ein zunehmendes Interesse unter Ärzten, die Erkenntnisse der wissenschaftlichen Forschung mit dem Potenzial der KAM zu kombinieren, um die Qualität der Gesundheitsversorgung zu verbessern. Für diese Kombination werde heute der Begriff »Integrative Medizin« verwendet. Diese wird von Rakel und Weil definiert als »heilungsorientierte Medizin, die die ganze Person berücksichtigt (Körper, Seele und Geist), einschließlich aller Aspekte des Lebensstils. Sie legt Gewicht auf die therapeutische Beziehung und macht Gebrauch von allen geeigneten Therapien, sowohl konventioneller wie auch alternativer Natur« (Rakel & Weil 2007, S. 7).

Nach Rakel und Weil ist Integrative Medizin heilungsorientiert und betont die zentrale Bedeutung der Arzt-Patienten-Beziehung. Sie konzentriert sich auf die am wenigsten invasiven, toxischen und teuren Therapien und integriert sowohl allopathische wie auch komplementäre Therapien. Diese werden auf der Basis eines ganzheitlichen Verständnisses der körperlichen, emotionalen, mentalen und spirituellen Aspekte des Individuums empfohlen.

Zusammenfassend lässt sich sagen: Die Integrative Medizin

- legt Wert auf eine beziehungszentrierte Krankenversorgung;
- entwickelt ein Verständnis für die Kultur und die Überzeugungs- und Vorstellungswelt des Patienten, um die Heilungsreaktion zu unterstützen;
- konzentriert sich auf die einzigartigen Charakteristiken der individuellen Person auf der Grundlage der Interaktion von Körper, Psyche, Geist und Gemeinschaft;

- betrachtet den Patienten als aktiven Partner, der persönliche Verantwortung für seine Gesundheit übernimmt;
- konzentriert sich auf Prävention und Erhaltung der Gesundheit mit Aufmerksamkeit auf Lebensstil-Entscheidungen, einschließlich Ernährung, körperliche Übung, Stressmanagement und emotionales Wohlbefinden;
- ermutigt die Anbieter von Gesundheitsangeboten, ihr eigenes gesundheitliches Gleichgewicht zu erforschen, damit sie diese Veränderungen in ihren Patienten besser unterstützen können;
- erfordert, dass die Anbieter als Erzieher, Vorbilder und Mentoren für ihre Patienten fungieren können;
- zieht natürliche, wenig invasive Interventionen teuren und invasiven vor, sofern möglich;
- verwendet einen evidenzbasierten Ansatz aus Elementen unterschiedlicher Herkunft, um die beste Therapie für den Patienten zusammenzustellen, ungeachtet dessen, ob es sich um konventionelle oder komplementäre Methoden handelt;
- versucht, Hindernisse zu identifizieren und zu beseitigen, die die körpereigene Heilreaktion blockieren könnten;
- betrachtet Mitgefühl als immer hilfreich, selbst wenn andere Therapien es nicht sind;
- konzentriert sich auf die Erforschung und das Verständnis des Gesundheits- und Heilungsprozesses und die Möglichkeiten, diesen zu unterstützen und zu fördern;
- akzeptiert, dass Gesundheit und Heilung bei jedem Individuum einzigartig sind und bei zwei Menschen mit der gleichen Krankheit unterschiedlich sein können;
- arbeitet partnerschaftlich mit dem Patienten und einem Team von interdisziplinären Anbietern zusammen, um die Gesundheitsversorgung zu verbessern;
- hält den Grundsatz hoch, dass Heilung immer möglich ist, selbst wenn Wiederherstellung (*curing*) es nicht ist;
- stimmt der Aussage zu, dass es die Aufgabe des Arztes ist, manchmal wiederherzustellen (*cure*), oft zu heilen (*heal*), immer aber zu unterstützen (Hippokrates) (nach Rakel & Wisneski 2007).

Tabelle 9 vergleicht den neuen Ansatz der Integrativen Medizin mit dem bisherigen.

In einem Grundsatzartikel in der renommierten Zeitschrift Archives of Internal Medicine betonen Snyderman und Weil (2002), die Integrative Medizin bringe »die Medizin zu ihren Wurzeln zurück« (Snyderman & Weil 2002). Integrative Medizin sei nicht gleichzusetzen mit Komplementär- und Alternativmedizin; sie habe eine weit umfassendere Bedeutung und Mission, indem sie nämlich dazu aufrufe, den Fokus der Medizin wieder auf die Gesundheit und die Heilung zu richten und die zentrale Bedeutung der Arzt-Patienten-Beziehung betone. Zusätzlich zu einer opti-

Einfache Regeln für das Gesundheitsversorgungssystem des 21. Jahrhunderts	
Bisheriger Ansatz	**Neue Regeln**
Gesundheitsversorgung ist hauptsächlich auf Krankenbesuchen aufgebaut	Gesundheitsversorgung basiert auf kontinuierlichen heilenden Beziehungen
Professionelle Autonomie ist Triebkraft für Vielfalt	Gesundheitsversorgung wird den Bedürfnissen und Werten des Patienten angepasst
Experten kontrollieren die Gesundheitsversorgung	Der Patient kontrolliert die Gesundheitsversorgung
Information ist Eigentum des Arztes	Wissen wird geteilt, und Information fließt frei
Entscheidungen basieren auf Ausbildung und Erfahrung	Entscheidungen sind evidenzbasiert
»Nicht schaden« ist individuelle Verantwortlichkeit des einzelnen Arztes	Sicherheit ist eine System-Priorität
Geheimhaltung ist notwendig	Transparenz ist notwendig
Das System reagiert auf Bedürfnisse	Bedürfnisse werden vorhergesehen
Kostenreduktion wird angestrebt	Verschwendung wird ständig reduziert
Professionellen Rollen wird gegenüber dem System der Vorzug gegeben	Zusammenarbeit zwischen Klinikern erhält Priorität

Tabelle 9 Einfache Regeln für das Gesundheitsversorgungssystem des 21. Jahrhunderts (Institute of Medicine, Committee on Quality of Health Care in America: Crossing the Quality Chasm. A New Health System for the 21st Century. National Academy Press, Washington D.C. 2001, aus: Rakel & Weil 2007, S. 6)

malen konventionellen Krankenversorgung lege die Integrative Medizin Gewicht auf präventive Gesundheitserhaltung durch Aufmerksamkeit auf alle Komponenten des Lebensstils, einschließlich Ernährung, körperliche Ertüchtigung, Stressmamagement und emotionales Wohlbefinden. Sie betone die Notwendigkeit einer aktiven Beteiligung der Patienten an ihrer Gesundheitspflege sowie einer ganzheitlichen Betrachtung des Patienten als vollständige Person durch den Arzt – als bewusstes Wesen, als Mitglied der Gemeinschaft und als spirituelles Wesen, nicht nur als ein körperlicher Organismus. Sie fordere die Ärzte auf, als Führer, Vorbilder (*role models*) und Mentoren, nicht nur als Lieferanten von therapeutischen Maßnahmen und Mitteln zu fungieren.

Das gegenwärtige Gesundheitssystem als Ganzes ist nach Auffassung von Snyderman und Weil nicht mehr in der Lage, die optimale Gesundheitsversorgung für die Bevölkerung zu erbringen, ja, es könnte sogar vollständig zusammenbrechen, weil es nicht in der Lage sei, die Leistungen zu erbringen, die von der Öffentlichkeit, der medizinischen Profession und den Bürgern gewünscht und benötigt werden. Das Gesundheitssystem müsse neu strukturiert werden, um den Vorrang der Krankenversorgung und der Arzt-Patienten-Beziehung wiederherzustellen, um sowohl Gesundheit und Heilen wie auch Krankheitsbehandlung zu garantieren und der Tatsache Rechnung zu tragen, dass Wissenschaft und Technik allein nicht in der Lage sind, die ideale medizinische Praxis zu gewährleisten. Die integrative Medizin werde jedoch nicht nur durch die Unzufriedenheit der Patienten mit der konventionellen Medizin genährt, sondern die wachsende Unzufriedenheit der Ärzte mit den ungenügenden Reformen in ihrem Beruf spielten dabei eine ebenso große Rolle. Snyderman und Weil plädieren dafür, dass die Integrative Medizin zu einem Grundpfeiler der dringend benötigten Reform des zunehmend dysfunktionellen amerikanischen Gesundheitssystems werden solle. Die Integrative Medizin von heute werde die Medizin von morgen sein.

Bereits 1993 präsentierten der österreichische Lungenfacharzt und Rehabilitationsmediziner Otto Bergsmann (1922–2004), ein Pionier der medizinischen Regulationsforschung, und der Arzt und Politiker Alois Stacher »Grundlagen für eine integrative Ganzheitsmedizin« in einem Buch mit ausgewählten Beiträgen aus dem Postgraduate-Lehrgang für Ganzheitsmedizin an der Wiener Akademie für Ganzheitsmedizin (Stacher & Bergsmann 1993). Nach den Autoren, die zur »Wiener Schule« um Professor Alfred Pischinger gehören (siehe Abschnitt 10.2), ist Integrative Medizin ein »Signal für die Medizin, den kranken Menschen und nicht die Krankheit allein in den Mittelpunkt zu stellen« sowie »eine umfassende und der Methodenvielfalt gegenüber tolerante Medizin, die sowohl die naturwissenschaftlich ausgerichtete Medizin wie auch die Erfahrungsheilkunde unter besonderer Berücksichtigung der psychischen und geistigen Aspekte subsummiert« (Stacher & Bergsmann 1993).

Sie strebt eine »Integration aller wirksamen Formen der Behandlung von Kranken, aber auch aller Methoden zur Vermeidung von Krankheiten an, gleichgültig, ob sie zur sogenannten Schul- oder Komplementärmedizin gerechnet werden«. Die Integrative Medizin ist in ihren Augen »angewandte biokybernetische Systemanalyse« und erfordert ein mehrdimensionales Denken. »Ganzheitsmedizinische Denkmodelle können nur regulationsphysiologisch und regulationspathologisch bestimmt sein« (Stacher & Bergsmann 1993, S. 81). Die Autoren knüpfen an die Ergebnisse der Psychoneuroimmunologie über den Einfluss von Gefühlen auf somatische Prozesse an und beschreiben die »Regulationssysteme, die das Bindeglied zwischen allen prophylaktischen, diagnostischen und therapeutischen Methoden darstellen«, insbesondere das »Grundregulationssystem« nach Alfred Pischinger als Rahmen für die Integration aller Methoden und Perspektiven, die in diesen ganzheitlichen Ansatz einfließen sollen. Daraus ergibt sich eine Art biokybernetisch begründete Synthese von Zellular- und Humoralpathologie mit Einbeziehung der Rolle des Nervensystems; die Darstellung beschränkt sich jedoch nicht auf naturwissenschaftliche Ergebnisse, sondern bezieht die Ethnomedizin und die geisteswissenschaftlichen Grundlagen der Heilkunde ein.

Einen besonders interessanten Ansatz haben der amerikanische Internist und Endokrinologe Leonard A. Wisneski, Professor für Klinische Medizin sowie Professor im Department für Physiologie und Biophysik an der George Washington University in Washington D. C., und die Journalistin Lucy Anderson in ihrem Buch »The Scientific Basis of Integrative Medicine« vor kurzem vorgelegt (Wisneski & Anderson 2009). Sie schreiben, die Heilkunst müsse der komplexen Verbindung von Denken, Gefühl, Geist und Energie, die die menschliche Existenz charakterisiere, gerecht werden. Integrative Medizin sei eine Kombination westlichen biomedizinischen Wissens mit Formen der Heilung, die mentale, emotionale und spirituelle Aspekte der menschlichen Existenz ansprechen, die alle für die Gesundheit wesentlich seien, weil sie unser Menschsein ausmachen. Wisneskis Konzept der Integrativen Medizin baut auf den Ergebnissen der Psychoneuroimmunologie auf, in der er mehr als zwanzig Jahre geforscht hat und die er als »integrale Physiologie« bezeichnet. Wisneski definiert diese integrale Physiologie als »Synthese der konventionellen Physiologie mit dem Wissen darüber, wie die Interaktion unserer individuellen Psyche (das heißt Denken, Emotionen und Spiritualität) mit der Welt um uns herum positive oder schädliche Veränderungen in unserem Körper bewirkt« (Introduction S. XXVII).

Zu einer solchen integralen Physiologie gehörten deshalb neben den klassischen Körpersystemen (Nervensystem, endokrines System und Immunsystem), die in der Psychoneuroimmunologie eine Integration erfahren, als zusäztzliche fundamentale menschliche Körpersysteme auch das »Stress-System« und das »Entspannungssystem«, denen er in dem Buch eigene Kapitel widmet. In einem weiteren Kapitel werden die therapeutischen Modalitäten behandelt, mit denen man auf das Entspannungssystem einwirken kann, von Massage und Körpertherapien über Medikamente, Licht und Klänge und elektromagnetische Methoden bis zu psychologischen Verfahren und Naturheilkunde. Einen breiten Raum in Wisneskis Konzept der Integrativen Medizin nimmt die Energiemedizin ein, die in drei eigenen Kapiteln behandelt wird. In Kapitel 9 werden die Grundprinzipien der integralen Medizinpraxis abgehandelt, von der Zusammenarbeit verschiedener Gesundheitsberufe über die notwendigen Veränderungen der Ausbildung, die Integration von Heilsystemen aus anderen Kulturen und die dafür erforderlichen transkulturellen Kompetenzen, die Notwendigkeit, dass ein Arzt die eigene Gesundheitskompetenz in bezug auf seine eigene Gesundheit (Stressmanagement) sowie seine Kommunikations- und Beziehungsfähigkeit für den Umgang mit Patienten ausbildet, bis zur Rolle neuer Technologien in der ärztlichen Praxis. Das Buch schließt mit einem Kapitel über die zentrale Rolle der Zirbeldrüse als Energiewandler und Regulator in der Biorhythmik, den Immun- und Stressprozessen sowie als Verbindungsglied zwischen westlicher biomedizinischer Physiologie und asiatischen Energiekonzepten sowie mit einem Kapitel über »Seelenmedizin«, das Konzept des menschlichen Organismus als energetisches Gebilde und über die Notwendigkeit, der spirituellen Dimension bzw. einer »Physiologie der Spiritualität« in einer Integrativen Medizin einen Platz zu verschaffen. Da unser Organismus auch mit *Subtle Energies* (feinstofflichen Feldern) wechselwirke, müsse eine »integrale Physiologie« neben den »Sprachen« der Physiologie, der Psyche und der Emotionen auch die feinstofflichen Felder umfassen. Der menschliche Organismus habe mehr Dimensionen und sei komplexer, als die Wissenschaft bisher angenommen habe. Daher müsse die Medizin um diese zusätzlichen Dimensionen erweitert werden.

15.3 Verbreitung der Integrativen Medizin

Die Integrative Medizin ist heute bereits an nahezu allen renommierten Universitäten der USA (z. B. Harvard Medical School, Boston; Duke University, Durham; University of Arizona, Tucson; Mayo Clinic, Rochester) als eigener Fachbereich vertreten. In Deutschland ist sie durch das sogenannte Essener Modell im Knappschaftskrankenhaus der Essener Universitätskliniken unter der Leitung von Prof. Dr. Gustav Dobos vertreten, wo seit 2001 in der eigens dafür eingerichteten Abteilung »Innere Medizin V – Naturheilkunde und Integrierte Medizin« Integrative Medizin praktiziert und weiterentwickelt wird. Dobos hat seit 2004 auch einen Lehrstuhl für Naturheilkunde mit dem Schwerpunkt Integrative Medizin an der Universität Duisburg-Essen inne, eine Stiftungsprofessur der Alfried Krupp von Bohlen und Halbach-Stiftung. Das Projekt wurde noch von Johannes Rau, dem ehemaligen Bundespräsidenten, initiiert und wird von der Karl und Veronica Carstens-Stiftung unterstützt. Der Ansatz der Integrativen Medizin ist ebenso in der Deutschen Klinik für Naturheilverfahren und Präventivmedizin am Knappschaftskrankenhaus Püttlingen (Saarland) sowie an der Berliner Charité vertreten. Dort begann im April 2008 eine »Forschungsambulanz für Prävention und Integrative Medizin« (CHAMP) unter der Leitung von Prof. Dr. Stephan N. Willich ihren Betrieb, deren Ziel es ist, »Patienten sowohl mit Methoden der Schul- als auch der Komplementärmedizin (Alternativmedizin) zu behandeln und den Behandlungserfolg konsequent wissenschaftlich zu prüfen«. Sie will eine ganzheitliche medizinische Versorgung entwickeln und diese wissenschaftlich evaluieren.

Ein Faktor, der wohl wesentlich zu dieser Bereitschaft beigetragen hat, komplementärmedizinische Verfahren nicht nur in die biomedizinische Praxis zu integrieren, sondern auch ihre ganzheitliche Perspektive als Grundlage für eine Integrative Medizin anzunehmen, ist das gleichzeitig mit dem Misstrauen gegenüber der Biomedizin enorm gewachsene Interesse der Patienten an der Komplementärmedizin. Rees und Weil stellten fest, die konventionelle Medizin könne die Komplementärmedizin nicht mehr länger ignorieren (Rees & Weil 2001). Weil schreibt, die Medizin könne nicht mehr die Augen davor verschließen, wohin der Markt sich bewege:

Er bewege sich rapide und sicher weg von der konventionellen Medizin; die ökonomische Krise verstärke diesen Trend noch.

15.4 Erweitertes Konzept der Integrativen Medizin

Mein Vorschlag ist, die bisherigen Ansätze der Integrativen Medizin noch beträchtlich zu erweitern. Im ersten Teil haben wir Ansätze aus den Sozial- und Geisteswissenschaften, den Gesundheitswissenschaften, der Psychologie und den Naturwissenschaften beschrieben, die die salutogenetische Perspektive unterstützen und nach meiner Auffassung mit der ganzheitsmedizinischen Tradition zusammengeführt werden sollen; dazu kommen noch Elemente aus asiatischen und anderen außereuropäischen medizinischen und philosophischen Traditionen.

Ich habe bereits früher das Konzept einer »Integrativen Biophysik« vorgeschlagen, das auf den Konvergenzen dieser aus unterschiedlichen wissenschaftlichen Disziplinen und kulturellen Traditionen stammenden Konzepte aufbaut (Bischof 2003); die gleiche Art von Synthese schlage ich hier für eine Weiterentwicklung der Integralen Medizin vor, jedoch noch erweitert um die in Teil 1 beschriebenen sozial- und geisteswissenschaftlichen Ansätze. Die Entwicklung einer vollgültigen Synthese aus den in Teil 1 vorgestellten Konzepten kann jedoch in dieser Arbeit nicht geleistet werden und wird noch zu leisten sein. Hier soll eine solche Synthese lediglich in ihrer Stoßrichtung und in ihren Umrissen skizziert werden.

Ein entsprechender Ansatz beginnt sich in der Tat bereits im Bereich der modernen »Energiemedizin« abzuzeichnen (Bischof 2000e, 2006a), in der nicht nur Elemente westlicher biophysikalischer Konzepte und Methoden mit »Feldtheorien« der asiatischen Medizin (wie etwa dem »Qi«-Konzept der chinesischen Medizin oder Vorstellungen der indischen Yoga- und Tantra-Physiologie) zusammenfließen, sondern auch Erkenntnisse und Vorstellungen aus Gebieten wie Psychosomatik, Medizinischer Anthropologie, Biofeedback- und Selbstregulationsforschung, Meditationsforschung, transpersonaler Psychologie, Parapsychologie und Ethnomedizin. Grundelemente dieses neuen medizinischen Konzepts sind ein psychobiologischer Ansatz, die Einbeziehung transpersonaler und spiritueller Aspekte, ein regulationstherapeutisches Konzept mit Bevorzugung elektromagnetischer oder anderer nicht-substanzieller Einwirkungen statt chemischer oder chirurgischer Maßnahmen, die Betonung der Rolle körpereigener Energiefelder und die Betrachtung des Organismus als feldartiges Element innerhalb der umfassenderen Felder seiner Umwelt. Eine wichtige Rolle spielt auch die Annahme einer kausalen Rolle des Bewusstseins – Geist und Körper stehen nicht isoliert nebeneinander, sondern der Geist ist ebenso in der Lage, das Körpergeschehen direkt zu beeinflussen, wie körperliche Prozesse auf den Geist einwirken. Diese Möglichkeit, durch das Bewusstsein seelische und physiologische Prozesse selbsttätig zu steuern, eröffnet die Möglichkeit salutogenetischer Selbstregulation.

Dabei muss noch einmal unterstrichen werden, dass die Betonung geisteswissenschaftlicher Ansätze in diesem Buch nicht als Aufforderung zu einer Geringschätzung oder Vernachlässigung der Naturwissenschaften verstanden werden darf. Wie Marc S. Micozzi in der Einleitung zu seinem Buch »Fundamentals of Complementary and Alternative Medicine« schreibt, brauchen wir in der Medizin »nicht weniger Wissenschaft, sondern mehr Wissenschaften. Was die Integration der KAM in die Medizin (und damit die Integrative Medizin) bringt, ist nicht die Abwendung von der akzeptierten medizinischen Wissenschaft, wie Kritiker fälschlicherweise behaupten, sondern die Erkenntnis des Reichtums an wissenschaftlichen Erkenntnissen, die andere naturwissenschaftliche Fächer als die Medizin, wie z. B. die Biologie, die Physik und die Biophysik, aber auch die Sozial- und Geisteswissenschaften zur Heilkunde beitragen können, die aber von der heutigen Medizin nicht berücksichtigt werden« (Micozzi 2009).

Integrative Medizin sollte nicht nur eine transdisziplinäre, multiperspektivische Humanwissenschaft sein, die alles relevante Wissen für das Verständnis dessen umfasst, was es heißt, ein Mensch zu sein und als Mensch zu leben – und wie die psycho-bio-soziale Ganzheit der menschlichen Existenz in allen ihren Dimensionen in Gesundheit und Krankheit funktioniert –, und dieses Wissen für die Krankheitsvorbeugung und Heilung von Kranken und die Verbesserung des menschlichen Lebens nutzbar macht. Gemäß dem Prinzip der Salutogenese sollte sie sich überdies als ein Mittel zur Entwicklung dessen verstehen, was im Individuum und in der Menschheit als Ganzer als Potenzial steckt, als Mittel zur bewussten Evolution der Menschheit zu den nächsten Stufen ihrer Entfaltung.

16 Umbruch im Gesundheitswesen

Basis dieses Konzepts einer weiterentwickelten Integrativen Medizin ist ein erweiterter Gesundheitsbegriff, der auf dem Prinzip der Salutogenese beruht und sich auch aus dem Paradigmenwechsel ergibt, der zur Zeit die gesamten Natur- und Geisteswissenschaften erfasst hat (Bischof 2000d). Er stellt nicht mehr wie die traditionelle krankheitszentrierte (pathogenetische) Betrachtung das reibungslose Funktionieren des Körpers und die Vermeidung bzw. Behebung von Krankheit in den Vordergrund, sondern die salutogenetische Frage nach den Faktoren, die die Gesundheit schaffen bzw. erhalten. Nicht nur biologisch-materielle, sondern auch psychologisch-emotionale, soziale und Umweltfaktoren und schließlich auch spirituelle Faktoren wie die gesellschaftliche und individuelle Sinngebung spielen eine Rolle für die Gesundheit.

Gesundheit muss letztlich als ganzheitliche Lebensqualität beschrieben werden und kann nicht vollständig in den traditionellen biologischen und psychologischen Kategorien definiert werden. Gesundheit und Lebensqualität müssen im Rahmen von menschlicher Entwicklung, Wachstum und Selbstverwirklichung gesehen werden, und spirituelle Faktoren wie die Schaffung eines persönlichen Lebenssinns und das Engagement für jenen einzigartigen Beitrag, den nur dieses Individuum für die Weiterentwicklung der Menschheit leisten kann, spielen eine wesentliche Rolle in ihrer Schaffung und Erhaltung. Es kann nicht nur um die Bewahrung einer minimalen Gesundheit gehen, bei der jemand gerade noch funktionieren und seine Arbeit leisten kann, sondern jenseits dieser minimalen Gesundheit des »Nicht-Krankseins« ist ein ständiges Streben nach Entwicklung und Optimierung der Gesundheit durch kreative Entfaltung des eigenen menschlichen Potenzials für das Gesundsein notwendig.

Lebensqualität mag sich für einige Menschen im Nicht-Krankwerden, in der Erhaltung beruflicher Leistungsfähigkeit und beruflichem Vorankommen und der Erringung eines gewissen Lebensstandards erschöpfen, und sie beginnt sicherlich bei den materiellen Bedingungen eines gesunden und befriedigenden Lebens, wie gesunde Ernährung, genügend Bewegung und sportliche Betätigung, genügend frische Luft und Sonnenlicht, eine gesunde Umwelt zu Hause und am Arbeitsplatz. Sind diese Bedingungen erfüllt, kann sich jedoch schnell zeigen, dass Faktoren wie fehlende menschliche Anerkennung und Sympathie, unharmonische Beziehungen zu anderen und ein schlechte Atmosphäre in Familie und Beruf die Lebensqualität auf Dauer spürbar beeinträchtigen oder gar krankmachen können. Wie Maslow im Zusammenhang mit seiner Bedürfnishierarchie anmerkte, bewirkt im allgemeinen die Erfüllung der niedrigen Bedürfnisse das Erwachen von höheren. Sind die materiellen Bedürfnisse befriedigt, entdeckt man die psychologischen und emotionalen; das Erreichen einer psychologisch befriedigenden Lebensqualität führt zur Entdeckung der spirituellen Sehnsucht nach innerem Wachstum und Entfaltung.

So wird mit zunehmender innerer Entwicklung die spirituelle Dimension des Lebens für die Lebensqualität immer wichtiger. Dabei spielen zwei Dinge eine bedeutende Rolle: einerseits das Erkennen und Realisieren des eigenen Lebensplans, der Lebensaufgabe, die aktive Sinngebung des Lebens. Auf der anderen Seite entwickelt sich mit zunehmender Umwandlung der Ichbezogenheit zur Ich-Transzendenz die Verbundenheit mit anderen Menschen, die eine Schlüsselrolle in der Entwicklung emotionaler und psychologischer Reife spielt. Aus der »emotionalen Intelligenz« (Goleman 1995) werden schließlich eine »soziale Intelligenz« (Goleman 2006) und eine »spirituelle Intelligenz« (Zohar & Marshall 2000). Dieser Prozess führt zur Entwicklung eines altruistischen Verhaltens, einem immer selbstloseren Einsatz für die Belange und Nöte anderer Menschen. Die Gesundheitsforschung hat gezeigt, dass der Grad der Verbundenheit mit anderen Menschen und die Bedeutung altruistischen Handelns im Leben einer Person wichtige Indikatoren für Gesundheit und Lebensqualität sind. Eine echte altruistische Orientierung kann der Weg zu lebenslanger Gesundheit sein. So wichtig die Erfüllung körperlicher und materieller Bedürfnisse und die Pflege der entsprechenden Gesundheitsfaktoren sind, zu einer optimalen und voll befriedigenden Lebensqualität führen sie allein nicht. Transpersonelle und spirituelle Dimensionen sind dafür wesentlich, und wie Maslow schrieb, beginnt man erst nach der Befriedigung der »Grundbedürfnisse« und mit dem Einsatz für die höheren Bedürfnisse ein gesunder Mensch zu sein. Erst wenn ich auf befriedigende Weise und in befriedigendem Maß in einer inneren Entwicklung begriffen bin, mich entfalte und mit mir selbst im Einklang bin, mir meiner Verbundenheit mit den Mitmenschen, der Natur und dem ganzen Kosmos sowie der tieferen seelischen Dimensionen meines Lebens gewahr bin und meinem Leben immer wieder einen Sinn zu geben vermag, indem ich meinen Lebensplan in mir finde und weiterentwickle, kann eine optimale Lebensqualität und Gesundheit entstehen.

Natürlich erfordert diese Lebensqualität auch, dass ich diese tieferen Dimensionen meines Lebens mit dem Alltag, der Realität des Berufs- und Familienlebens, der Notwendigkeit des Überlebens und der materiellen Existenzsicherung in Einklang bringen kann. Wie Simone Meller anmerkte, sollten auch Krankheit und Tod in einem salutogenetischen Gesundheitskonzept ihren organischen Platz erhalten. Während nicht wenige Mediziner glauben, es müsse das Ziel der Wissenschaft sein, die Krankheit und den Tod zu besiegen, das heißt aus der Welt zu schaffen, erkennt eine salutogenetische Gesundheitslehre, dass Krankheit und Tod zum Leben gehören und nicht als etwas bloß Negatives und zu Vermeidendes betrachtet werden sollten. Freilich beeinträchtigt Krankheit zunächst einmal die Lebensqualität – wenn man diese nur oberflächlich betrachtet. Wer nur darauf aus ist, immer leistungs- und genussfähig, fit und »gut drauf« zu sein, muss Krankheit als etwas Lästiges und Störendes betrachten. Wer jedoch anerkennt, dass Gesundheit und Lebensqualität im Rahmen von menschlicher Entwicklung, Wachstum und Selbstverwirklichung gesehen werden müssen, weiß, dass dies nicht ohne Perioden der Schwäche, der Krise und der Krankheit zu haben ist, die ja sogar eine wichtige positive Rolle in diesen Prozessen spielen. Bereits Novalis bezeichnete Krankheit als notwendige Krise und Chance im Prozess der Entwicklung zu einer höheren Lebensform.

Gesundheit bedeutet ja auch nicht notwendigerweise Abwesenheit von Krankheit; man kann gewissermaßen in jedem Zustand gesund sein; es gibt auch eine gesunde Art und Weise, mit Krankheit umzugehen. Wenn man älter und gebrechlich ist, kann man immer noch ein gesunder Mensch sein. Die Gesundheitsforschung hat gezeigt, dass nicht nur das erfolgreiche Durchmachen von Kinderkrankheiten wie Masern, sondern auch die spätere Überwindung schwerer Krankheiten als Kennzeichen gesunder Menschen betrachtet werden muss. Daraus gehen die Betreffenden nicht etwa geschwächt, sondern sogar gestärkt hervor. Überwundene Krankheit macht stärker, sie stärkt Immunsystem und Persönlichkeit und bringt mich mir selbst wieder näher. Die Bedrohung des Lebens durch den möglichen Tod führt schließlich zu einer Intensivierung des Lebens. Genauso zeichnet sich der gesunde Mensch durch eine gesunde Bewältigung – nicht Vermeidung oder Unterdrückung – von Erkältungskrankheiten, Perioden intensiven Stresses und anderer Krisen in Beruf und Privatleben aus, so dass diese nicht zu einer ernsteren Erkrankung zu führen brauchen.

Der gesunde Mensch setzt sich seinem inneren Antrieb zu wachsender Realisierung des vollen Menschseins aus und riskiert damit, dass jede einmal errungene Form seiner Persönlichkeit und seiner Lebensführung eines Tages wieder in die Krise gerät, um sich zur nächsten Stufe hin verwandeln zu können. Als Symptome dieses Prozesses können psychische und emotionale Krisen sowie körperliche Krankheitszustände auftreten, die wir als Chancen zum Wachstum verstehen sollten und die nur dann zu ernsthaften Krankheiten werden, wenn man sich nicht bewusst und auf ganzheitliche Weise auf diesen Prozess einlässt. Die vorübergehende Einbuße an Leistungsfähigkeit während der Krankheit ist notwendig zur Auflösung alter Strukturen, die den Weg für die Entstehung des Neuen freimacht;

sie ermöglicht mir, mich auf diesen Prozess einzulassen, und öffnet mich für den Transformationsprozess. Allerdings kann selbst eine solche gesunde Lebensführung keine Krankheitsfreiheit garantieren, denn nicht alle Faktoren, die zu Krankheit führen, können von uns beeinflusst werden.

16.1 Medizinischer Pluralismus

Ein wichtiges Thema im Zusammenhang mit der Entstehung einer Integrativen Medizin ist der medizinische Pluralismus (Neuhaus 1980; Matthießen 1994; Charles Leslie 1998; Unschuld 1998; Andritzky 1997, 2001; Cant & Sharma 1999; Stollberg 2002; Goldstein 2004; Johanessen & Lazar 2005; Marian & Walach 2007).

Bereits vor dem Eindringen asiatischer medizinischer Konzepte und Praktiken existierte in der westlichen Welt ein Nebeneinander unterschiedlicher medizinischer Systeme, Konzepte und Methoden (Stollberg 2002a). Das Gleiche gilt, ebenfalls nicht erst seit der Globalisierung der Biomedizin, für andere Kontinente und Kulturen. In Deutschland z. B. haben Biomedizin, Naturheilverfahren, Phytotherapie, Alternativmedizin und Volksheilkunde schon seit längerer Zeit nebeneinander existiert. Wie Stollberg schreibt, wird ihr Nebeneinander vor allem durch die Unvereinbarkeit ihrer Konzepte verständlich. Wenn solche heterodoxen medizinischen Systeme Teile eines Gesundheitssystems, wie z. B. des deutschen, bilden, spricht man von »medizinischem Pluralismus«.

Diese parallele Existenz unterschiedlicher medizinischer Systeme in einer nationalen Gesellschaft wurde zuerst in der Medizinethnologie (*Medical Anthropology*) bemerkt und als medizinischer Pluralismus bezeichnet. Der amerikanische Medizinethnologe Charles M. Leslie (geb. 1923) war der erste, der den globalen Pluralismus des medizinischen Wissens und der medizinischen Praxis erkannte, thematisierte und dokumentierte. Heute ist er allgemein anerkannt (Nichter & Lock 2002). Auf einem medizinethnologischen Symposium der Wenner-Gren-Stiftung auf Burg Wartenstein (Österreich) im Jahr 1971 lancierte Leslie das Projekt einer systematischen vergleichenden Untersuchung der asiatischen Medizinsysteme, dem er sein ganzes folgendes Berufsleben widmete, und formulierte erstmals das Konzept des »medizinischen Pluralismus«; die Tagung ist in dem klassischen Werk »Asian Medical Systems« (Leslie 1976) dokumentiert. 1980 war er Herausgeber einer Spezialnummer der Zeitschrift »Social Science and Medicine« zum Thema »Medical Pluralism in World Perspective«, in deren Einführung er die asiatischen Medizinsysteme als Teil der globalisierten Welt beschrieb und feststellte, dass die Erwartung, durch die Globalisierung der Biomedizin würden alle anderen Formen der Medizin an den Rand gedrängt und früher oder später aussterben, nirgends erfüllt worden sei und stattdessen Pluralismus und Komplementarität die Norm seien.

In »Asian Medical Systems« (Leslie 1976/1998) führte Leslie aus, während viele Menschen – Laien und Ärzte – in den USA und anderen industrialisierten Ländern annähmen, es gebe nur ein einziges – biomedizinisches – System, das in allen Angelegenheiten der Gesundheit eine umfassende Entscheidungsmacht besitze, sei das medizinische System in Wirklichkeit »ein pluralistisches Netzwerk verschiedener Arten von Ärzten, Zahnärzten, klinischen Psychologen, Chiropraktikern, Ernährungsberatern, Yogalehrern, Geistheilern, Apothekern, chinesischen Kräuterheilkundigen usw.«. Außerdem würden sich die Gesundheitskonzepte eines puertoricanischen Arbeiters in New York City, die Heiler, die er konsultiert, und die Therapien, die er erhält, von denjenigen eines chinesischen Wäschereibesitzers oder eines jüdischen Büroangestellten unterscheiden. Diese wiederum seien ganz anders als diejenigen eines Mittelklasse-Gläubigen der »Christlichen Wissenschaft« oder eines logischen Positivisten. »Obwohl die Institutionen der Biomedizin so weitverbreitet, gut organisiert und mächtig sind, dass das Konzept eines einzigen, standardisierten und priesterlichen Medizinsystems in den USA näher an der Realität ist als in Indien, so brauchen wir doch in beiden Ländern ein pluralistisches Modell für das Studium ihrer Medizinsysteme. Wir sollten nicht annehmen, wie es die Laien und Ärzte in den USA in der Regel tun, dass das Ideal eines einheitlichen medizinischen Systems, das von Ärzten der Biomedizin kontrolliert wird, prinzipiell anderen Idealen überlegen ist und das Ziel aller Gesellschaften sein sollte« (Leslie 1998b, S. 357).

Im selben Band stellte Charles Leslie die pluralistische Struktur des indischen Medizinsystems dar (Leslie 1998b). Bereits die islamische Herrschaft vom 13. bis zum 19. Jahrhundert führte zu einem intensiven Austausch zwischen arabischer und persischer Medizin und dem Ayurveda. Vom Beginn des 19.Jahrhunderts an wurden diese traditionellen indischen Medizinkulturen außerdem durch das Eindringen der westlichen Biomedizin transformiert, und es entstand neben den weiter existierenden traditionellen Medizinsystemen ein Synkretismus mit biomedizinischen Einflüssen, aus dem die heutigen professionalisierten ayurvedischen und Yunani-Medizinsysteme hervorgingen. Es bildeten sich verschiedene Grade von Synkretismus mit der Biomedizin, doch die Dynamik der Professionalisierung bewirkte, dass sowohl diejenigen, die den Synkretismus ablehnten, wie auch diejenigen, die ihn befürworteten, Ideen und Praktiken der Biomedizin übernahmen. Dadurch sind eine Reihe verschiedener Medizintypen entstanden:

- die ayurvedische Medizin der klassischen Sanskrit-Texte;
- die Yunani-Medizin der klassischen arabischen Texte;
- die synkretistische Medizin der traditionellen Kultur, entstanden unter gelehrten Praktikern vom 13. bis zum 19. Jahrhundert;
- die professionalisierte ayurvedische und Yunani-Medizin, die den Synkretismus der früheren Jahrhunderte fortsetzte und biomedizinische Elemente aufnahm;
- die Biomedizin, in Südasien oft »Allopathie« genannt;
- die Volksmedizin (Hebammen, Knochenrichter, Geistheiler verschiedener Arten und andere Spezialisten, meist nebenberuflich tätig);

- die populärkulturelle Medizin, ein Produkt der modernen Massengesellschaft, die alles Mögliche von traditioneller Medizin über Homöopathie und Astrologie bis zur modernen Chemotherapie verbindet;
- die Homöopathie, die in Indien die stärkste Verbreitung im Vergleich zu allen Ländern weltweit besitzt;
- magisch-religiöse Heilpraktiken, von allen Schichten der Gesellschaft vom gelehrten Pandit bis zu ungebildeten Dorfbewohnern sehr häufig genutzt.

Im 19. Jahrhundert kehrte der einsetzende Professionalisierungsprozess den jahrhundertelangen Prozess der Sakralisierung der großen medizinischen Traditionen um, was zu einer Resäkularisierung der ayurvedischen und Yunani-Medizinausbildung führte. Dies wurde durch die Ideologie der indischen Wiedererweckungsbewegung, die unter Vertretern der britischen Kolonialherren im frühen 19. Jahrhundert entstand (Leslie 1998, S. 360), stark begünstigt. Die britischen Orientalisten hegten große Sympathien für die indische Kultur und lernten indische Sprachen, doch ihr Überlegenheitsgefühl als Europäer äußerte sich darin, dass sie die Lethargie, die Unwissenheit und den Aberglauben kritisierten, die nach ihrer Auffassung in der indischen Kultur in hohem Maß vorhanden waren, und sie sprachen unentwegt von der Notwendigkeit, diese wiederzubeleben und ihr neue Kraft zu verleihen. Es waren Menschen der Aufklärung, die auch Unwissenheit und Aberglauben in der westlichen Kultur ablehnten und der Auffassung waren, die westliche Zivilisation sei erst kürzlich dem »finsteren Zeitalter« entronnen. Aus dem westeuropäischen Mythos des menschlichen Niedergangs seit dem ursprünglichen Paradies und ihrer romantischen Vorstellung einer indischen Vergangenheit mit einer vernünftigen, toleranten, natürlichen und einfachen Kultur, die sie sich verfeinert vorstellten wie die mittelmeerische Welt der antiken Griechen und Römer, entwickelten sie das Konzept eines Niedergangs der indischen Kultur aus einem goldenen Zeitalter und fanden bald indische Gelehrte, die diese Vorstellung unterstützten. Teil dieser Vorstellung war auch die Idee, dass die indische Medizin einen Verfall von einer hochentwickelten Vergangenheit zum heutigen desolaten Zustand durchgemacht habe und dass die wenigen ursprünglichen Elemente, die aus der glorreichen Vergangenheit noch übriggeblieben waren, von Aberglauben überwuchert seien.

Diese Verfallstheorie gab nun den Hintergrund und die Motivation für die Reform, Modernisierung und Professionalisierung der indischen Medizin ab. Preisgünstige Ausgaben der medizinischen Klassiker wurden herausgebracht, ayurvedische Ärzte schickten ihre Söhne auf die neuen biomedizinischen Schulen, die Mitte des 19. Jahrhunderts in den großen Städten errichtet wurden, und so entstand eine neue Klasse von Ärzten, die sowohl in traditioneller wie auch in Biomedizin ausgebildet waren. Sowohl Ayurveda- wie auch Yunani-Ärzte beteiligten sich an dieser Professionalisierung. Sie modernisierten die gelehrte Ausübung der traditionellen Medizin, ermutigt und motiviert durch die Vorstellung einer Wiederbelebung des medizinischen Erbes der eigenen Kultur; die meisten von ihnen stammten aus der Mittelklasse und waren Mitglieder der Brahmanen- oder anderer hoher Kasten. Auf diese Weise entstand in Indien innerhalb des pluralistischen Medizinsystems eine duale Struktur von biomedizinischen und einheimischen medizinischen Institutionen. Sowohl ayurvedische wie auch Yunani-Medizin haben während dieser Entwicklung immer eine zwiespältige Beziehung zur Biomedizin gehabt, aber vom 19. Jahrhundert bis heute war der Bedarf an medizinischen Dienstleistungen immer weit höher als das, was die biomedizinischen Institutionen erbringen konnten. So entwickelten sich die einheimischen und die biomedizinischen Systeme in gegenseitiger Abhängigkeit; die indische Biomedizin wurde parallel zur sich modernisierenden Ayurveda- und Yunani-Medizin aufgebaut. Ihre Institutionen waren zur Deckung eines beträchtlichen Teils des medizinischen Bedarfs auf diese angewiesen. Sowohl Biomedizin wie die einheimischen Medizinsysteme beeinflussten sich gegenseitig und übernahmen Ideen, Praktiken und institutionelle Formen voneinander.

Ebenfalls in »Asian Medical Systems« beschrieb Paul U. Unschuld, wie die Einführung der westlichen Medizin in Taiwan zu einem pluralistischen Medizinsystem führte, in dem die beiden Medizintraditionen einander beeinflussten, aber trotzdem nicht miteinander verschmolzen und so Seite an Seite existieren (Unschuld 1998). Unschuld fand in Taiwan weder ein voll entwickeltes System Traditioneller Chinesischer Medizin (TCM), noch ein voll ausgebildetes System westlicher Biomedizin. Zusätzlich habe sich neben der Tradition der gelehrten TCM in der Bevölkerung auch eine wahre und effektive Tradition der Volksmedizin entwickelt, die auf den Erfahrungen mit Kräutern und anderen Drogen, Akupunktur, Massage und anderen Techniken, aber auch auf philosophischen Schlussfolgerungen und magischen Praktiken basiere. Wie Unschuld schreibt, fühlten die Patienten, dass beide Systeme ihre Vorteile hatten, und wanderten deshalb von einem Arzt zum anderen und von einem System zum anderen. Im Fall ernsthafter Erkrankungen habe sich jedoch ein festes Muster etabliert. Bei einer akuten, ernsthaften Erkrankung würde man zur westlichen Medizin greifen, ebenso bei schmerzhaften Leiden und für chirurgische Eingriffe; Rheumatismus, Erkältungen, gynäkologische Probleme, Knochenverletzungen, hoher Blutdruck und Leber- und Nierenprobleme seien jedoch nach Auffassung der taiwanesischen Bevölkerung bei den Vertretern der TCM in besseren Händen. Die Ursache für das Überleben der TCM als separates System sah Unschuld allein in ihrem theoretischen Hintergrund, denn ihre Techniken und ihre Medikamente könnten ohne weiteres in die Praxis der westlichen Medizin aufgenommen werden, was ja auch oft der Fall sei. Die Theorie der TCM jedoch könne nicht in die westliche Biomedizin integriert werden, was zu einem separaten Überleben der TCM führe. Manche ihrer Grundkonzepte wie z. B. die Ganzheit und Unteilbarkeit von Körper und Bewusstsein seien jedoch vereinbar mit der westlichen Medizin und könnten nach Unschulds Meinung als Stimulus für diese dienen, bestimmte Vorurteile zu überwinden und wieder zu einer ganzheitlichen und umfassenden Gesundheitsversorgung zurückzufinden.

Das salutogenetische »Gegenmodell« Stephen Lyngs (siehe Abschnitt 11.5) geht davon aus, dass keine einzelne Richtung medizinischen Denkens alle Aspekte der gesundheitlichen Realität berücksichtigen kann und daher alle medizinischen Perspektiven von Natur aus einseitig und unvollständig sind (Lyng 1990, S. 94). Die gleiche Schlussfolgerung ergibt sich, wie wir gehört haben, aus der Quantentheorie. Aus diesem Grund ist ein eklektischer Zugang zur medizinischen Theorie und Praxis am geeignetsten; die einzige adäquate Art und Weise, mit all den verschiedenen Facetten der gesundheitlichen Realität umzugehen, sei die Anwendung eines multidimensionalen Modells der menschlichen Existenz, eines multiperspektivischen Denkens und einer multitherapeutischen Behandlungsweise. Wenn eine Krankheit, wie man heute annimmt, durch multiple Faktoren verursacht werde, dann müsse man auch multiple Interventionen vornehmen, und diese multiplen Interventionen könnten auf mehreren verschiedenen Ebenen erfolgen (Hayes-Bautista, zit. Lyng 1990, S. 94). Ein solches multidimensionales Modell der menschlichen Existenz mit einer Hierarchie verschiedener Ebenen biologischer Funktion und Regulation, die gleichzeitig Ebenen regulativer Störung und therapeutischer Intervention sind, habe ich in früheren Publikationen vorgestellt (Bischof 2002, 2003). Die Übersicht ist auf der folgenden Doppelseite abgebildet (Tabelle 10).

Lyng weist auf einen interessanten Aspekt des medizinischen Pluralismus hin (Lyng 1990, S. 97). In einem echten medizinischen Pluralismus genießen alle medizinischen Perspektiven gleiche Legitimität und gleiche Rechte; keine medizinische Denkschule oder Berufsgruppe hat ein Monopol zur Ausübung der Medizin, und keiner wird erlaubt, die anderen zu dominieren und über sie zu bestimmen. Alle Gruppen erhalten das Recht, ihr Wissen und ihre Methoden denjenigen anzubieten, die diese Ressourcen benötigen, um ihre Gesundheitsziele zu erreichen. Wie Lyng ausführt, hat dieser Pluralismus auch den Vorteil, dass er die kollektive Macht der Ärzteschaft reduziert. Eine Heterogenität der verschiedenen Berufsgruppen und ein Wettbewerb zwischen ihnen um die Möglichkeit, den Patienten ihre Dienste leisten zu können, unterminiert die Fähigkeit der Ärzteschaft, eine monolithische, interessengeleitete Berufsstruktur aufrechtzuerhalten. Dadurch würde die Position des »Patienten« in seinem Bemühen um eine selbstbestimmte salutogenetische Selbstsorge entsprechend gestärkt.

In Deutschland wurde das Thema »Pluralität in der Medizin« bereits im Mai 1979 auf Initiative von Hasso Schroeder bei einem Symposium der Mainzer Medizinisch-Pharmazeutischen Studiengruppe in Titisee/Schwarzwald diskutiert (Neuhaus 1980). Es wurde festgestellt, dass die Notwendigkeit von Pluralität bereits immanent durch den Heilauftrag der Medizin gegeben sei; Medizin könne eigentlich nur von ihrer Zielsetzung her beschrieben werden, Gesundheit zu erhalten, Krankheit zu heilen und Leid zu lindern. Eine ausschließliche Definition der Medizin als Wissenschaft könne die Medizin nicht beschreiben, da nicht Wissenschaft Zweck der Heilkunde sei, sondern der Auftrag, zu heilen; das Ziel der Medizin sei primär anthropologischer und sozialer Natur. Jeder Arzt, der sich dem optimalen Heilen und Helfen verpflichtet fühle, führe diesen Auftrag mit den unterschiedlichsten Methoden und aus unterschiedlichem Verständnis heraus aus. Die verschiedenen Vorgehensweisen würden allerdings oft als sich gegenseitig ausschließende Zugänge zum Heilauftrag gesehen. Das in den letzten Jahrzehnten stark verengte Verständnis der heilkundlichen Tätigkeit auf »wissenschaftliche Medizin« gerate durch diese Situation in Schwierigkeiten, denn »das wissenschaftliche Ethos duldet keine heteronome normative Vernunft neben sich«.

Seit einigen Jahren ist ein »Dialogforum Pluralismus in der Medizin« aktiv, das im Herbst 2000 gegründet wurde und unter der Schirmherrschaft des Präsidenten der Bundesärztekammer, Prof. Dr. med. Dietrich Hoppe, steht. Es verfolgt das Ziel, »einen strukturierten Dialog innerhalb der Ärzteschaft zwischen Vertretern konventioneller und komplementärmedizinischer Richtungen zu initiieren und zu einer patientengerechten Medizin beizutragen« (Scheffer et al. 2007). Es vertritt einen Perspektivenpluralismus innerhalb der ärztlichen Medizin und hat bis heute drei Symposien veranstaltet, »Medizin und Menschenbild« (siehe Gierke et al. 2006), »Pluralismus in der Therapieevaluation« (siehe Kiene et al. 2005) sowie die »Fallkonferenz Integrative Medizin« (siehe Scheffer et al. 2007). Ende 2007 erschien eine Sonderausgabe der Zeitschrift »Forschende Komplementärmedizin« zum Thema »Medical Pluralism, Equity, Holism – Interdisciplinary Research Perspectives on Integrative Medicine«, die sich mit den Implikationen des medizinischen Pluralismus für die Forschung im Bereich der Komplementärmedizin befasste (Marian & Walach 2007).

Diese Initiativen richten sich jedoch allein an Ärzte und zielen nur auf einen Pluralismus innerhalb der Ärzteschaft selbst. Der Pluralismus, der wirklich gebraucht wird, müsste nach meiner Auffassung ein Pluralismus unter allen im Gesundheitswesen Beteiligten sein und auch alle nichtärztlichen im Gesundheitswesen aktiven Gruppen einbeziehen und allen gleiche Rechte zugestehen.

Der medizinische Pluralismus ist einerseits, wie wir gehört haben, die Beschreibung einer Tatsache, nämlich des Nebeneinanders heteronomer, miteinander nicht vereinbarer medizinischer Theorien und Praktiken unterschiedlicher Herkunft in allen Gesundheitsmärkten, ob bei uns in den westlichen Gesellschaften oder auf anderen Kontinenten und in anderen Kulturen. Andererseits beschreibt er das Ideal einer auch rechtlich, organisatorisch und in Bezug auf die Machtverhältnisse verwirklichten Gleichberechtigung aller Heilperspektiven und Heilmethoden sowie anderer Ansätze zur Gesundheitspflege, die zur Zeit nicht gegeben ist, aber Voraussetzung für eine wahre salutogenetisch orientierte Integrative Medizin wäre. Praktisch gesehen, bedeutet die Perspektive des Pluralismus in der gegenwärtigen Situation auch, dass bis zur Klärung der zur Zeit sehr unübersichtlichen Situation

Multidimensionales Modell der menschlichen Existenz	
	Regulationsebene
Physischer Körper	**Solid-physischer Körper** Stoffliche »Bauteile« **Flüssig-kolloidales »Terrain«** **Primitive, unspezifische Systeme und Regulationen** **Humorales System** Holistische Regulationen Friedrich Kraus' »Vegetativum«: funktionelle Einheit von humoralem System der Körperflüssigkeiten (Hormone, Elektrolyte, Säure-Basen-Gleichgewicht, Redoxpotenziale etc.), des Grundregulationssystems des Bindegewebes und des vegetativen Nervensystems
Elektromagnetischer Feld-Körper	**Bioenergetische Felder** Elektromagnetische (Kraft-)Felder Energetische Interaktionen Energieverteilung Biophotonen im engeren (optische Frequenzen) und im weiteren Sinn (alle Wellenlängen)
Nicht-elektromagnetischer Feld-Körper	**Bioinformations-Felder** Quantenpotenziale, Skalarwellen etc. »Höhere« Dimensionen des EM-Felds, ermöglicht durch Erweiterungen der EM-Theorie, können mit Raumzeit und Bewusstsein wechselwirken Mögliche Schnittstelle zum Bewusstsein »Vakuum-Biophysik«
Empfindungs-Körper **Somatisches Unbewusstes** **Mentalkörper** **Emotionalkörper** **Traumkörper**	**»Erfahrener Körper«, subjektive Befindlichkeit** **Emotionen, Gedanken, Stimmungen** »Feinstoffliche Körper«, Körpergefühl, Körperschema (Schilder) Strömungsempfindungen »Lebensenergie« Nur teilweise bewusst Eng verbunden mit der »Atmosphäre« der Umgebung, mit den transpersonalen Feldern und Stimmungen anderer Keine scharfe Abgrenzung von Ich und Welt
Selbst	**Tiefster Kern der Person** **Seele, Geist** Bewusstsein Ebene der Ganzheit des Organismus und der Einheit mit der Welt Höchste Regulationsinstanz

Tabelle 10 Multidimensionales Modell der menschlichen Existenz (nach Bischof 2002)

Regulationsstörung	Regulative Einwirkung
Morphologische Veränderungen, reversible und irreversible »Läsionen«, medizinische »Evidenz«	Reparatur und Ersatz
Prädisposition zur Krankheit Funktionelle Störungen, Latente und larvierte Frühformen der Krankheit Prämorbide Zustände	Prävention Gesunder Lebensstil
Energetische Ungleichgewichte	Feld-Interventionen, elektromagnetische Medizin Lichttherapie etc.
Dysregulationen auf der Ebene der Informationsfelder	Feinstoffliche Feld-Einwirkungen Homöopathie etc.
Ungesunde Gedanken Emotionale Instabilität Negative Gefühle und Stimmungen Stress, Beziehungsprobleme	Soziale Integration, gute Beziehungen, psychische und mentale Hygiene Körpertherapien Psychotherapie Placebo-Effekte
Unausgewogene mentale und spirituelle Haltungen und Intentionen, oft unbewusst	Meditation, Metanoia, Mystik, Spiritualität

der verschiedenen medizinischen und gesundheitsrelevanten Angebote durch kritische Sichtung, Evaluation und Überprüfung sowie der Entwicklung von Kriterien und eines übergreifenden Konzepts alle diese Angebote im Sinn eines Pluralismus gleichberechtigt behandelt werden sollten. Es muss jedoch noch einmal betont werden, dass ein Pluralismus auf diesem Gebiet wie überhaupt in der Wissenschaft auch aus grundsätzlichen Gründen erforderlich ist; die erkenntnistheoretischen Folgerungen der Quantentheorie besagen, dass ein Untersuchungsgegenstand prinzipiell nicht aus einer einzigen Perspektive, durch ein einziges Modell oder eine einzige Methode adäquat erfasst und verstanden werden kann, und erfordern deshalb einen grundsätzlichen Pluralismus der Perspektiven, Modelle und Methoden.

16.2 Wandel im Arzt-Patienten-Verhältnis und in der Patientenrolle

Wie Lyng (1990) feststellt, ist die Beziehung zwischen Arzt und Patient die Grundlage jedes medizinischen Modells. Wie wichtig die Rolle der Arzt-Patienten-Beziehung ist, zeigt auch die Tatsache, dass sie in der Heidelberger Schule der Medizinischen Anthropologie im Mittelpunkt der theoretischen und praktischen Bemühungen um eine Reform der Medizin stand. Während im biomedizinischen Modell Arzt und Patient zwei deutlich unterschiedliche Rollen spielen, indem der Arzt die wichtigen Entscheidungen trifft, das medizinischen Wissen liefert sowie die meisten und wichtigsten Handlungen in der Produktion von Gesundheit ausführt und der Patient passiv bleibt, muss in einem salutogenetischen Medizinmodell die Rollen- und Machtverteilung zwischen Arzt und Patient eine völlig andere sein (Lyng 1990, S. 121). Salutogenese ist ein Prozess, in dem jeder Mensch selbst bemüht ist, eigenverantwortlich seine eigene Gesundheit zu pflegen. Der Mensch wird idealerweise im Normalfall gar nicht zum Patienten und geht nicht zum Arzt, sondern ist in einem Prozess der Selbstsorge und Selbstkultivation engagiert, in dem er allenfalls die Dienste von Lehrern, Trainern und Beratern in Anspruch nimmt (siehe Abschnitt 11.5). Unter diesen können auch Ärzte sein, in der Regel werden es jedoch andere Berufsgattungen wie Yogalehrer, Meditationslehrer, Trainer für Entspannungsmethoden, asiatische Kampfkünste, Sport und verschiedenste Körper- und Mentaltechniken sowie Lebensberater aller Art sein, und wenn Ärzte dabei sind, werden sie keinerlei privilegierte Position einnehmen. Die Entscheidungsmacht liegt dabei immer und ausschließlich bei dem Menschen, der seine Gesundheit in aktiver Weise selber produziert und aus den verschiedenen Angeboten seine Auswahl trifft.

Nun ist dies natürlich die Beschreibung eines Idealzustands, des Ziels, auf das hin sich eine Integrative Medizin entwickeln sollte. Einerseits sind vermutlich die Feststellungen einiger Autoren, der »mündige Patient« (oder der souveräne, autonome Patient), der für ein solches salutogenetisches Medizinmodell notwendig ist, existiere gar nicht, und die Realität sei eine ganz andere (siehe Abschnitt 14.1), zu pessimistisch angesichts des Befunds des Soziologen Paul Ray, dass eine neue gesellschaftliche Gruppe der »Kulturkreativen« im Entstehen begriffen sei, die bereits etwa ein Viertel der Bevölkerung umfasse (siehe Abschnitt 13.5). Der gesellschaftliche Wandel, wie er sich in den letzten Jahrzehnten in den westlichen Gesellschaften abgespielt hat, ist im Begriff, einen neuen, postmodernen Menschentyp und neue, postmoderne Verhaltensweisen hervorzubringen, die sehr viel besser zum salutogenetischen Medizinmodell passen als der gewohnte Typ des »modernen Menschen« mit seinen Verhaltensweisen.

Andererseits sind dieser neue Menschentyp und diese neuen Verhaltensweisen teilweise erst im Entstehen, befinden sich sozusagen noch im Stadium der »Grundlagenforschung« und im Versuchsstadium der Herausbildung von Prototypen neuer Selbstmodelle, Verhaltensweisen und Lebensstile. Deshalb bedürfen sie der Ermutigung und Unterstützung und sind noch keine Selbstläufer.

Es gibt eine ganze Reihe von Entwicklungen der letzten Jahrzehnte, die man als Ansätze zur Entwicklung von Grundlagen und Methoden zur Unterstützung dieses Prozesses der Herausbildung eines mündigen salutogenetischen Selbstproduzenten der eigenen Gesundheit betrachten kann. Dazu gehören die Selbsthilfebewegung (Sehnert 1975; Levin & Katz 1976; Risse et al. 1977; Ferguson 1980; Badura & Ferber 1981; Kickbusch & Trojan 1981; Ferber & Badura 1983; Christie 1990; Dean & Kickbusch 1995; Borgetto 2004; Wessel et al. 2007), die verschiedenen Versuche, die Patientenperspektive geltend zu machen und als gleichberechtigte Perspektive in die medizinische Praxis einzuführen (Kleinman 1988; Uexküll et al. 1997) und eine patientenzentrierte Medizin zu entwickeln, sowie die Bemühungen zur Entwicklung von Gesundheitskommunikations-, Patienteninformations-, Patientenberatungs-, Patientenschulungs- und »Empowerment«-Programmen (Müller & Paulus 1998; Hurrelmann et al. 2001a; Hurrelmann & Leppin 2001b; Müller-Mundt 2001; Barrett et al. 2003; Wirtz 2005; Heesen et al. 2006; Peters 2006).

Erst ein Wechsel vom biomedizinischen Modell zu einer konsequenten salutogenetischen Perspektive würde jedoch diese Bemühungen zu ihrem logischen Ziel führen; er würde die Abhängigkeit der Patienten von Ärzten und vom medizinisch-industriellen System reduzieren und ihnen damit erst wirklich die Möglichkeit geben, eigenverantwortlich und selbständig für die eigene Gesundheitsproduktion tätig zu werden. Ein besonders wichtiger Aspekt dabei, auf den Lyng (1990) hingewiesen hat, ist, dass im salutogenetischen Modell eine andere Art von medizinischem bzw. Gesundheitswissen zur Gesundheitspflege notwendig ist, zu dem der Zugang für den Patienten bzw. Bürger sehr viel leichter sein muss als zum absichtlich exklusiv gehaltenen biomedizinischen Fachwissen. Auch Patientenschulungs- und Empowerment-Programme mit salutogenetischer Ausrichtung, die den wahrhaft mündigen Patienten (bzw. Nicht-Patienten) zum Ziel haben, brauchen eine andere Ausrichtung als die traditionellen Programme (Wirtz 2005). Traditionelle Patientenschulungsprogramme haben in der Regel die »Compliance« des Patienten zum Ziel (Hurrelmann et al. 2001 a). Unter Compliance versteht man die Befolgung der Anordnungen des Arztes durch den Patienten. Sie impliziert eine klare Rangordnung: Der Arzt stellt die Diagnose und verordnet die Therapie, der sich der Patient unterzuordnen hat. Damit widerspricht sie jedoch dem Salutogeneseprinzip, worauf Manfred Peters, Ordinarius für Linguistik an der Jesuitenuniversität Notre Dame de la Paix in Namur (Belgien) und Präsident der dortigen Friedensuniversität, hingewiesen hat (Peters 2006). »Der Compliance-Idee eine Absage zu erteilen, heißt, sich für die Salutogenese und die Selbstverantwortlichkeit im Dialog zu bekennen« (Peters 2006). Salutogenetisch ausgerichtet Programme sollten das Selbstmanagement des Patienten stärken, ihm Handlungs- und Entscheidungs-Spielräume aufzeigen und seine Entscheidungs- und Handlungskompetenz unterstützen und fördern. Einen solchen Ansatz verfolgt Gabriele Müller-Mundt mit ihrem Konzept der Patientenedukation (Müller-Mundt 2001).

16.3 Gesundheit und Lebensstil, Lebensgestaltung, Lebenskunst

Wie wir gehört haben, ist Gesundheit nicht nur eine Angelegenheit der Krankheitsvermeidung oder der bloßen körperlichen Fitness, sondern es geht dabei um eine ganzheitlich verstandene, gesunde körperlich-psychisch-soziale-spirituelle Lebensführung, letztlich also um die Kunst der Lebensgestaltung selbst. Eine richtig verstandene Integrative Medizin mit salutogenetischer Ausrichtung müsste letztlich angewandte Lebenskunst sein (Brockhaus & Groh 1971; Wencke & Zilleßen 1978; Kickbusch 1989; Biener 1992; Schwenk 1996; Verres 2005). Wie der Heidelberger Gesundheitspsychologe Rolf Verres schreibt, sollte »der Begriff Lebenskunst offiziell Eingang in die Wissenschaftssprache der Heilkunst finden, und es ist zu wünschen, dass Lebenskunst zu einem Hauptthema der künftigen medizinischen Forschung wird« (Verres 2005, S. 95). Der Begriff Lebenskunst sei zwar nicht einfach objektivierbar, habe aber »mehr Gehalt als scheinbar leichter bestimmbare Wissenschaftsbegriffe wie Coping (Krankheitsverarbeitung), Attribution (Ursachenvorstellung), Einstellung oder Verdrängung« (Verres 2005, S. 86).

Bei Verres heisst es weiter: »Für die Weiterentwicklung einer wissenschaftlich fundierten Heilkunde, die auch die Suche des Menschen nach Sinn und Spiritualität ernstnimmt und dennoch keine Hokuspokusmedizin werden will, bedeutet dies, hilfesuchende Menschen werden nicht mehr in erster Linie als Patienten, nämlich als passiv leidende Objekte von Krankheiten und professionellen Behandlungsmethoden angesehen, sondern zugleich als aktiv Forschende zur eigenen Lebenskunst und zur Heilkunst« (Verres 2005, S. 86). Für den Patienten gehe es darum, Forscher zur eigenen Lebenskunst zu werden und dabei nicht nur passiv auf Neuigkeiten aus der wissenschaftlichen Medizin zu warten, sondern »aktiv und mit Hilfe der Heilkundigen ihr Wissen zu mehren, es auf die eigene Lebensführung zu beziehen und diese von Zeit zu Zeit kritisch zu überdenken« (Verres 2005, S. 88). Dabei gelte es, »die eigene Lebensführung aktiv [...] so weit wie möglich als ein Gesamtkunstwerk zu gestalten« (Verres 2005, S. 95). Dazu gehöre es auch, »das uns umgebende kulturelle Klima aktiv mitzugestalten«, da es unsere Lebensqualität, unser Wohlbefinden und unsere Gesundheit mitbestimmt.

16.3.1 *Lebensstil und Krankheit*

Vor einigen Jahrzehnten stellte die Forschung fest, dass bestimmte verbreitete Krankheiten wie Herz-Kreislauf-Erkrankungen mit dem Lebensstil des modernen Lebens zu tun hatten. Man untersuchte diesen Zusammenhang genauer und empfahl schließlich Änderungen einzelner Elemente dieses Lebensstils als therapeutische Maßnahme. Daraus entwickelten sich die Verhaltensmedizin (*Behavioral Medicine*) und die »Lifestyle Medicine«. Doch allein die Verordnung einer Handvoll von Lebensstiländerungen – in der Regel mehr Bewegung, weniger Rauchen und andere Ernährung – reicht nicht aus, um einen gesunden Lebensstil zu erzeugen, besonders wenn sie auf dieser äußerlichen Ebene bleiben. Wir haben gehört, dass der Mensch als multidimensionales Wesen zu verstehen ist. Seine Gesundheit ist als Befriedigung der menschlichen Bedürfnisse auf allen diesen Ebenen – der materiellen Grundbedürfnisse (Essen, Trinken, Schlafen, Sexualität), der Sicherheitsbedürfnisse (private und berufliche Lebenssicherung), der sozialen Bedürfnisse (Freundschaft, Liebe, Gruppenzugehörigkeit), der Ich-Bedürfnisse (Anerkennung, Geltung) und schließlich der spirituellen Bedürfnisse nach einer Sinngebung des eigenen Lebens und nach Selbstverwirklichung – anzusehen (Maslow). Deshalb dürfen solche partiellen Elemente eines gesunden Lebensstils nicht isoliert betrachtet und empfohlen werden, sondern sie müssen in ein umfassendes, ganzheitliches Konzept eines gesunden Lebens eingebettet sein. Dieses Konzept muss dem Leben einen Sinn verleihen und es zum persönlichen Anliegen eines Menschen machen, da er sonst kaum motiviert ist, sein Leben zu ändern. Wir brauchen mit anderen Worten nicht nur eine neue Philosophie des »richtigen« und »guten« Lebens und eine neue Lebenskunst, die sowohl den Körper wie auch die Seele des Menschen einbeziehen, sondern diese Lebenskunst muss auch die spirituelle Dimension nicht nur berücksichtigen, sondern sogar in den Mittelpunkt stellen.

16.3.2 *Lebensqualität und Wohlbefinden*

Gesundheit ist als Lebensqualität auf allen Ebenen der menschlichen Existenz zu verstehen, die aus der Befriedung aller erwähnten Bedürfnisse hervorgeht. Lebensqualität entsteht, wenn meine Bedürfnisse befriedigt werden und ich auch darauf vertrauen kann, dass dies in Zukunft der Fall sein wird. Entscheidend für diese Lebensqualität sind jedoch letztlich nicht irgendwelche äußerliche Kriterien, die sich messen oder sonstwie objektivieren lassen, sondern die subjektive Wahrnehmung von Lebenssinn und Gesundheit sowie das subjektive Lebensgefühl eines Menschen, also das sogenannte Wohlbefinden (*wellbeing*) (Abele & Becker 1991; Eid

& Larsen 2008). Und dieses hängt ganz entscheidend davon ab, ob ich im Einklang mit meinem wahren Selbst bin, meinem eigenen Leben einen Sinn zu geben vermag und auf irgendeine Art unterwegs zu meiner Selbstverwirklichung bin.

16.3.3 *Konzept der psychischen und geistigen Nahrung*

Ganzheitliche Lebensqualität und Wohlbefinden lassen sich auch auf der Basis eines Konzepts der verschiedenen Ebenen der »Nahrung«, die ein Mensch braucht, wie es z.B. bei Raymond Ruyer und E.W. Tomlin zu finden ist (Ruyer 1975; Tomlin 1985), verstehen. Der Mensch braucht demnach nicht nur materielle Nahrung, sondern seine Existenz muss auch auf der psychischen, emotionalen, geistigen und spirituellen Ebene genährt werden, damit er als Ganzer überleben, sich entwickeln und zu seiner optimalen Form aufblühen kann. Begegnungen mit anderen Menschen, Anerkennung und liebevolle Zuwendung, Gespräche und selbst bloße Blicke, aber auch Naturerlebnisse, ästhetischer Genuss und die Lektüre guter Bücher sind Beispiele für Dinge, die uns nähren, stärken und zum Erblühen bringen können und unsere innere Entwicklung voranbringen.

16.3.4 *Lebenskunst*

Der Medizinhistoriker Heinrich Schipperges gehört zu den wenigen Medizinern, die immer wieder darauf hingewiesen haben, wie zentral Lebensführung und Lebensstil für die Gesundheit sind und dass die Heilkunde sie schon immer als Grundlage der Medizin betrachtet hat (Schipperges et al. 1988; Schipperges 1990, 1991). »In der älteren Heilkunde waren Heilkunst und Lebenskunde noch ganz und gar eins« (Schipperges 1990, S. 223). In Form der hippokratischen Diätetik wurde diese Seite der Medizin im Lauf der Jahrhunderte immer wieder erneuert und weiterentwickelt. Zu einer letzten Blütezeit kam es in der romantischen Medizin des frühen 19. Jahrhunderts, die einer der Ursprünge der psychosomatischen Medizin und der Medizinischen Anthropologie war. Schipperges versuchte zeit seines Lebens, diese Tradition zu erneuern und bekannt zu machen, hatte jedoch innerhalb der Medizin nur wenig Erfolg damit. In der Philosophie hingegen kann man heute ein neues Interesse für das Thema Lebenskunst feststellen; auf diesem Gebiet ist vor allem der Berliner Philosoph Wilhelm Schmid bekannt geworden (Schmid 1998, 2000).

Wie wir gehört haben, ist in unserer postmodernen Gesellschaft ein neuer Typ von Menschen am Entstehen, für den eine kreative Selbstgestaltung des eigenen Lebens im Mittelpunkt steht. Die Frage nach der Schaffung einer umfassenden Lebenskultur, die so gestaltet ist, dass dieses selbstkreierte Leben auch gesund und entwicklungsfördernd ist, gewinnt deshalb ein großes Interesse. Neben einer salutogenetischen Gestaltung der Lebensumwelt und der privaten und beruflichen sozialen Beziehungen richtet sich die Aufmerksamkeit vor allem auf Techniken der »Selbstkultivation«, mit denen sich die eigenen körperlichen, psychischen und mentalen Zustände beeinflussen und regulieren lassen.

17
Gesundheitskultur und Selbstkultivation

Gesundheitsbezogene Bemühungen sollten also nicht in der Form spezieller, vom Alltag getrennter Aktivitäten erfolgen, sondern müssen Teil einer umfassenden salutogenetischen Gestaltung des gesamten Lebens sein, integrales Element einer eigentlichen Gesundheitskultur. Von zentraler Bedeutung für eine solche Gesundheitskultur ist nach meiner Auffassung das Konzept der »Selbstkultivation« (Jaeger 1944; Bruford 1975; Mauss 1978; Hadot 1987; Foucault 1986, 1988, 2007; Böhme 1985, 2004, 2005; Heubel 2000, 2007; Jüttemann 2007; Kozljanič 2007; Wessel et al. 2007; Sloterdijk 2009). Zu den Techniken der Selbstkultivation, die heute bei uns angewendet werden, gehören z. B. Yoga, verschiedene Meditationsverfahren wie die buddhistische Achtsamkeits-Meditation (*Mindfulness*), das Zazen und das ostkirchliche Herzensgebet, verschiedene Entspannungsmethoden, Taiji, Qigong, Reiki, Atemtherapie, asiatische Kampfkünste wie Judo, Aikido und Karate, Autogenes Training, die Feldenkrais-Methode, aber auch Aktivitäten wie Visualisierungen, Tanz, Gebet und Affirmationen können in diesem Sinn verwendet werden. Der Begriff der Selbstkultivation ist bei den Vertretern der chinesischen Selbstkultivationsmethoden seit langem gebräuchlich; auch das Sanskrit-Wort für »Meditation«, *bhavana*, bedeutet Pflege, Förderung, Kultivation (von *bhava*, »Sein, Existenz, Natur, Zustand, Disposition«) (Feuerstein 1997; Singer & Ricard 2008).

Das Konzept der Selbstkultivation hat bereits eine längere Geschichte und ist in der jüngsten Zeit zu einem wichtigen Thema der modernen Philosophie geworden, vor allem dadurch, dass der französische Philosoph Michel Foucault es zum zentralen Thema seines Spätwerkes machte (Foucault 1986, 1988, 2007). Er wurde dazu angeregt durch die Arbeiten von Pierre Hadot über die »Selbstsorge« in der antiken Philosophie (Hadot 1987, 1995). Gernot Böhme beschäftigte sich mit der Selbstkultivation in der Aufklärung, besonders bei Kant (Böhme 2005). Sein Schüler Fabian

Heubel schließlich wagte sich an die Aufgabe einer transkulturellen Geschichte der Selbstkultivierung in West und Ost (Heubel 2000, 2007). Die Philosophie der Selbstkultivation ist auch ein wichtiges Verbindungsglied für eine transkulturelle Philosophie der Selbstgestaltung und Lebenskultur, denn Praktiken der psychophysischen Selbstkultivation spielen sowohl in der abendländischen Kultur wie auch in asiatischen Traditionen wie im chinesischen Daoismus und Konfuzianismus und im indischen Yoga und Tantrismus eine Rolle (Maspero 1937; Keefe 1978; Kohn 1989, 2006, 2008; Roth 1991, 1996, 1999; Stein 1999; Clarke 2000; Ng 2004; Shusterman 2007).

17.1 Selbstkultivation im Westen von der Antike bis zur Aufklärung

Gernot Böhme weist darauf hin, dass es in der europäischen Geschichte immer wieder Programme der Selbstkultivation gegeben hat, von dem sokratischen der Selbstsorge, dem epikuräischen des Gebrauchs der Lüste über das stoische der Selbstbeherrschung bis zu demjenigen der Aufklärung (Böhme 2005). Die Selbstkultivierungspraktiken der Antike wurden von dem französischen Philosophen Pierre Hadot (geb. 1922) identifiziert und analysiert, der nicht unwesentlich Foucaults späte Schriften zur Philosophie der »Techniken des Selbsts« inspiriert hat. Hadot, Experte für die antike, besonders die spätantike Philosophie und auf Vorschlag von Foucault 1982 bis 1991 Professor am College der France, entdeckte, dass die antike Philosophie kein abstraktes philosophisches Debattieren war, wie man es aus der heutigen Philosophie kennt, sondern eine Lebensform darstellte, die mit bestimmten spirituellen Übungen verbunden war (Hadot 1987, 1995). In der Antike war Philosophie nicht zu trennen von der Lebenspraxis, und Spiritualität bildete den Kern philosophischen Denkens und Handelns. Der Diskurs des philosophischen Lehrers wurde auf eine Art vorgetragen, dass der Schüler als Zuhörer, Leser oder Gesprächspartner dadurch einen spirituellen Fortschritt machen und sich darin transformieren konnte; er war ein Mittel der Seelenführung und der Anregung und Lenkung spiritueller Entwicklung (Hadot 1995). Grundlage der antiken Philosophie war das Konzept der »Sorge um sich selbst« (*epimeleia heauton*); das Wesentliche des philosophischen Lebens war die Erfahrung bestimmter innerer Zustände und Haltungen und die Einwirkung auf das innere Leben und das äußere Verhalten durch bestimmte Übungen der Selbstsorge.

Im Gegensatz zu Hadot, der als katholischer Denker eine Kontinuität von antiker und christlicher Selbstkultivierung sieht, macht Foucault im Übergang zum Christentum eine fundamentale Wandlung der Selbstkultivation aus, die ihr späteres Schicksal in der westlichen Kultur bestimmen sollte (Heubel 2007). Hadot tritt für eine Erneuerung der Selbstkultivation im Rückgriff auf eine christlich geprägte Version der antiken Selbstsorge ein; Foucault hingegen sieht die Notwendigkeit einer das christliche Erbe überwindenden Neuschöpfung der Selbstkultivierung. Nach Foucault beruht die Entwicklung der Selbstkultivierung in der westlichen Kultur auf dem Gegensatz und der Spannung zwischen den beiden Aspekten der Philosophie als Kultivierung und Philosophie als Erkenntnis. Heute dominiert die letztere Auffassung, wobei die moderne westliche Philosophie die Kultivierungsdimension der Philosophie beinahe vollständig ignoriert hat, bis sie von Hadot und Foucault wiederentdeckt wurde. In der antiken Philosophie hatte jedoch die Selbstsorge Vorrang vor dem *Gnothi seauton* (Selbsterkenntnis); sie muss als eine Philosophie der Kultivierung verstanden werden, in der Erkenntnis ein Teil des Prozesses der Kultivierung ist. Dass trotzdem die antike Philosophie als Ursprung einer erkenntniszentrierten Philosophie verstanden werden konnte, liegt an der späteren Entwicklung der Selbstkultivation. Für die antike Philosophie war Spiritualität im Sinn von Praktiken und Erfahrungen, die durch Läuterung, Askese, Transformation, Veränderungen des Blicks, der inneren Haltung und des Lebensstils einen Zugang zur Wahrheit, das heißt zum Göttlichen im Selbst, ermöglichen, ein wesentlicher Bestandteil der Selbstkultivierung; sie ist der Kern der Selbstsorge. Später löste sich die ursprünglich eng mit der Selbstkultivierung verbundene Selbsterkenntnis jedoch von der Kultivierung und wurde zu einer freien Erkenntnisaktivität. Bereits im antiken Rom und vollends im frühen Christentum trennten sich Philosophie und Spiritualität und begannen in Gegensatz zueinander zu treten. Philosophie repräsentierte nun rationales Denken, Religion kümmerte sich um das Spirituelle. Bereits Plato legte die Grundlage für diese Entwicklung, indem er Selbstsorge als eine Anstrengung der Selbsterkenntnis auf der Suche nach der Vollkommenheit der Seele verstand und so auf spirituelle Selbsterkenntnis reduzierte; damit bereitete er den Boden für eine Konzeption von Erkenntnis, in der Spiritualität keinen Platz mehr hat. Der Platonismus war somit gleichzeitig der Ursprung einer Vielzahl spiritueller Bewegungen (z. B. der mittelalterlichen Mystik), bereitete aber gleichzeitig das Terrain für eine Rationalität ohne Spiritualität und für wissenschaftliches Denken. Diese Trennung wirkte sich auch in der Ausbildung unterschiedlicher Formen von Askese aus. In der Antike verstand man unter Askese gleichermaßen spirituelle und athletische (körperliche) Übungen; die Askese wurde ganzheitlich aufgefasst und hatte noch keine sinnen- und körperfeindliche Tendenz. Unter dem Einfluss von Stoizismus, Platonismus und dualistischer Gnosis entwickelte sich jedoch im Christentum eine Form der Askese, die die Überwindung von Leidenschaften, Emotionalität und Sinnlichkeit immer mehr im Sinn einer Unterdrückung und Auslöschung verstand. Diese Entwicklung erreichte schließlich mit Descartes' Philosophie ihren Höhepunkt; mit Descartes trat die Menschheit, Foucault zufolge, in die Moderne ein, indem von nun an die Erkenntnis als einziger Zugang zur Wahrheit galt und Selbstkultivierung als Zugang ausgeschlossen wurde. »Die Möglichkeit, durch spirituelle Kultivierung Zugang zur Wahrheit zu erlangen, wird radikal jenseits der Grenzen moderner wissenschaftlicher Erkenntnis verwiesen« (Heubel

2007). Im 16. und 17. Jahrhundert entwickelte sich aus der christlichen Mönchsaskese des Mittelalters eine weltliche Art von Askese, die in der Folge das Selbstverständnis und den Lebensstil der Moderne bestimmen sollte. Wie schon Max Weber in seiner Theorie der »Rationalisierung« ausführte, ist vor allem seit der Reformation das weltliche Alltagsleben »mit asketischer Methodik durchtränkt«. Der bürgerliche Lebensstil, den die Moderne zu einer beinahe universellen Norm gemacht hat, beruht auf einer systematischen Disziplinierung aller Lebensbereiche.

17.2 Das Selbstkultivierungsprogramm der Aufklärung

Wie Gernot Böhme ausführt, hängt das Selbstkultivierungsprogramm der Aufklärung mit seinen Vorläufern zusammen, unterscheidet sich jedoch deutlich von seinen Vorgängern, indem es nicht nur bestimmten Menschen oder Eliten vorbehalten, sondern für jedermann gedacht ist (Böhme 2005). Es beanspruchte, den Menschen erst eigentlich zum Menschen zu machen. Die mit der Aufklärung an die Macht drängende bürgerliche Klasse war der erste Stand, der beanspruchte, für die Menschheit als solche zu stehen; er wollte die anderen Stände durch Vermittlung bürgerlicher Normen und Lebensformen humanisieren.

Bereits durch Frühaufklärer wie Johann Amos Comenius (1592–1670) formuliert, stand im Mittelpunkt dieses bürgerlichen Programms der Selbstkultivierung die Erziehung des Menschen zum Menschen, wie sie Immanuel Kant (1724–1804) im 18. Jahrhundert programmatisch darstellte. »Der Mensch kann nur Mensch werden durch Erziehung«. So wie er sich normalerweise befindet, ist der Mensch noch nicht Mensch, da er hinter der Bestimmung des Menschseins zurückbleibt. Diese besteht darin, ein vernünftiges Lebewesen zu sein; er ist das *Animal rationabile*, das Tier, das das Potenzial zur Vernünftigkeit besitzt. Damit wird sich der Mensch selbst zum Projekt; er muss sich zum Menschen erziehen. Dieses Projekt der Erziehung des Menschen zum Menschen bezeichnete Kant explizit in seiner Schrift »Über Pädagogik« (1803) als Selbstkultivierung. Die Aufklärung kann man damit als eine umfassende Erziehungsbewegung bezeichnen. Viele der großen Aufklärer, wie Rousseau, Kant, Pestalozzi und Salzmann, verfassten pädagogische Schriften, doch auch die ausgedehnte Gattung der Schriften, die in jener Zeit die alte hippokratische Diätetik wieder aufnahmen, wie z. B. die Schriften von Tissot, Hufeland und Zimmermann, die Anleitungen zu einer »rationalen Lebensführung« gaben, gehören dazu. Durch seine Massenwirksamkeit wurde das Selbstkultivierungsprogramm der Aufklärung in der Folge maßgebend für die Formation des europäischen Menschen und die Ausbildung des modernen Subjekts überhaupt. Angesichts der Tatsache, dass der moderne Bildungsbegriff aus diesem aufklärerischen Selbstkultivationsprogramm hervorgegangen ist, überrascht es nicht, dass das Wort »Bildung« auch als *Self-cultivation* ins Englische übersetzt werden kann (Bruford 1975).

Das Kant'sche Programm der Selbstkultivierung findet sich vor allem in seinen Schriften »Über Pädagogik« (1803) und »Anthropologie in pragmatischer Hinsicht« (1798), bestimmt jedoch auch die Struktur seines Hauptwerks, wie es in den drei »Kritiken« vorliegt. Kant begründete den »Imperativ der Selbstkultivierung« mit der Notwendigkeit, das menschliche Potenzial zu realisieren, wenn auch in einem utilitaristischen Sinn: »Denn als vernünftiges Wesen will er [der Mensch] notwendig, dass alle Vermögen in ihm entwickelt werden, weil sie ihm doch zu allerlei möglichen Absichten dienlich und gegeben sind« (»Grundlegung zur Metaphysik der Sitten«, 1785). Daraus ergab sich die Notwendigkeit der Selbstkultivierung. Diese geschieht nach Kant durch Disziplinierung, Zivilisierung und Moralisierung, die er nicht nur als drei Weisen der Selbstkultivierung, sondern auch als drei Phasen oder Stufen der Bildung des Menschen zum Menschen ansieht. Sowohl der individuelle heranwachsende Mensch wie auch die Menschheit als Ganze müssen diese Phasen durchlaufen. Durch Disziplinierung bezähmt der Mensch seine Wildheit und seine animalischen Regungen, durch Zivilisierung wird er gesellschaftsfähig und gesittet, und durch Moralisierung erwirbt er sich eine bestimmte Gesinnung, aus der heraus er Ziele wählt, die allgemeine Zustimmung finden können. Disziplinierung, Zivilisierung und Moralisierung machen es auch möglich, den menschlichen Egoismus zu überwinden.

Wie Böhme ausführt, führte dieses aufklärerische Programm der Selbstkultivierung letztlich zur Entwicklung der objektiven Wissenschaft, der bürgerlichen Lebensform und des demokratischen Rechtsstaats. Wenn man sich allerdings klarmacht, welches Menschenbild hinter diesem Programm steht, wird klar, warum die Kant'sche Art der Selbstkultivierung für uns heute nicht mehr in Frage kommt. Der Kant'sche Vernunftsmensch kann nicht mehr unser Ideal sein, seit wir erfahren haben, wohin er uns gebracht hat. Der Zusammenhang der Barbarei des 20. Jahrhunderts mit dieser Form der Selbstkultivierung hat Theodor Adorno zur Aussage veranlasst: »Auschwitz hat das Misslingen der Kultur unwiderleglich bewiesen«, wobei er die Selbstkultivierung meint, die für die Formation des modernen europäischen Menschen verantwortlich ist. Die Disziplinierung des Subjekts zum Träger des objektiven Wissens hat jegliche subjektive Erfahrung und Kreativität diskreditiert und ein Subjekt geschaffen, das höchst labil ist, weil es ständig von dem bedrängt wird, was es an sich nicht zulassen darf: Phantasie, Emotionen, leibliche Regungen und alles Natürliche. Damit waren auch alle Formen des Wissens, die sich nicht in das Korsett der Vernunft und des allgemein akzeptierten Wissens pressen ließen, ausgegrenzt; subjektive Erfahrungen und alternative Wissensformen waren ausgeschlossen. Die Ausbildung zum »feinen Menschen« implizierte eine Absetzung vom Wilden und Unzivilisierten und grenzte Frauen und andere Kulturen aus, die als nicht entwicklungsfähig von der Bildung ausgeschlossen wurden. Die Moralisierung des Menschen durch Gehorsam und Demütigung und die Unterwerfung der subjektiven Neigungen unter das Gesetz und den kategorischen

Imperativ »Handle so, dass die Maxime deines Willens jederzeit zugleich als Primat einer allgemeinen Gesetzgebung gelten könnte«, bildete jenen autoritären Charakter aus, der durch Gehorchenlernen zum eigenen Befehlen gelangt. Obwohl hier ein eklatanter Widerspruch zu Kants Definition der Aufklärung als Befreiung aus der Unmündigkeit vorliegt, ist ein Staatsbürger für Kant immer ein Untertan geblieben. Die Identifikation des Guten mit dem Allgemeinen ließ kein wirklich autonomes Subjekt, kein individuelles Urteil und keine persönliche, innengeleitete Ethik zu.

Mit diesen Kritikpunkten an Kants Anthropologie verbindet Gernot Böhme den Aufruf zur Entwicklung eines neuen Selbstkultivierungskonzepts, in dem es um die Wiederaneignung der Natur im Menschen (der Kant'schen Animalität) und um das »Leib-sein-Können«, um eine Rehabilitierung der Subjektivität, um eine Ethik des Pathischen und um die Sensibilisierung für die ethische Relevanz von Situationen gehe. Es müssten Handlungskompetenzen entwickelt werden, die nicht voraussetzten, dass das Ganze, der Staat, der Markt, die Medien das Wahre seien. Damit gehe es auch um die Einübung in den Widerstand, die Kraft zur Zivilcourage und den Mut zur Abweichung.

Nicht das autonome Vernunftsubjekt könne weiterhin das Ideal der Selbstkultivierung sein, sondern der souveräne Mensch, den Böhme in seinem Werk »Anthropologie in pragmatischer Hinsicht« (1985) konzipiert hat und den Freud durch die Forderungen charakterisiert habe: lieben können, arbeiten können, Frustrationen hinnehmen können (Böhme 2005). In einem Kommentar zu Böhmes Ausführungen merkt Peter Nickl an, dass bereits Friedrich Schiller (1759–1805) sich in seinen Briefen »Über die ästhetische Erziehung des Menschen« über den »nachteiligen Einfluss einer überwiegenden Rationalität auf unsere Erkenntnis und unser Betragen« beklagt und gefordert habe, »die Totalität in unserer Natur [...] wiederherzustellen« (Nickl 2005). Schillers eigene Vision von Selbstkultivierung zielte auf die Vereinigung der »vernünftigen Natur« und der »sinnlichen Natur« im Menschen; der sinnliche Trieb, der »von dem physischen Dasein des Menschen oder von seiner sinnlichen Natur« ausgehe, und der Formtrieb, der von der vernünftigen Natur des Menschen ausgehe, müssten sich zum »Spieltrieb« vereinigen. Auch die mittelalterliche Anthropologie hatte schon einen Vorrang des *Affectus* vor dem *Intellectus*, und die Möglichkeit einer *Scientia affectiva* (affektiven Wissenschaft) sowie einer »Kultur des Herzens als einer selbständigen und von Verstandeskultur ganz unabhängigen Angelegenheit« diskutiert (Scheler 1916b). Ähnliche Gedanken findet man auch im 17. Jahrhundert bei Blaise Pascal (Bischof 2003b).

17.3 Selbstkultivation bei Foucault

An der Kritik des Selbstkultivierungsprogramms der Aufklärung setzte auch die Arbeit des französischen Philosophen Michel Foucault (1926–1984) an; sie beschäftigt sich mit der »Disziplinierung« des modernen Menschen, die sich aus der christlichen Askese der Mönche entwickelte (Heubl 2000). Sie erforscht ebenfalls die Möglichkeit eines neuen Selbstkultivierungskonzepts, das nicht zur antiken Selbstkultivation zurückkehrt, sondern die Erfahrungen von Aufklärung, Moderne und wissenschaftlichem Denken verarbeitet, aber auch die Spiritualität wieder einbezieht. Foucault hatte sich in seinen früheren Werken mit der Analyse der Machtausübung durch Techniken des Überwachens und Disziplinierens, durch Strafen und Ausgrenzen beschäftigt, wobei er die verschiedenen »Gehäuse der Hörigkeit«, wie sie bereits Max Weber genannt hatte, in ihrer Funktionsweise in minutiösem Detail beschrieb. In seinem Spätwerk wandte er sich dem Selbstverhältnis des Menschen, der »Sorge um sich« und den »Techniken des Selbsts« zu (Foucault 1986, 1988, 2007). Letztlich ging es ihm darum, die Möglichkeit freizulegen, dass die »Sorge um sich« in einer Art und Weise praktiziert werden kann, dass sie nicht wieder im Dienst der Hörigkeit und Unmündigkeit steht, sondern sich in tatsächlicher »Freundschaft mit sich selbst« (Aristoteles, Nikomachische Ethik) gründet.

Foucaults Theorie der Disziplinierung, wie er sie z. B. in »Überwachen und Strafen« (1975) vorträgt, hat große Ähnlichkeit mit Max Webers Konzept der »Rationalisierung« (Heubel 2000). Weber beschrieb, wie mit dem Sieg des Kapitalismus aus der religiös motivierten Askese des mittelalterlichen Mönchstums das bürgerliche Berufsethos entstand, und erklärte den bürgerlichen Lebensstil als Verallgemeinerung des Zwangs zur rationalen, disziplinierten, methodischen und systematischen Lebensführung, wie sie in der Mönchsaskese entwickelt worden war. Die Rationalisierung beschränkte sich aber nicht auf das Arbeitsverhalten, sondern erstreckte sich auf das gesamte Leben. Es ging dabei um die »Unterwerfung der Naturtriebe unter die systematische Lebensführung«. Webers »innerweltlicher Asket« ist ein »Rationalist sowohl in dem Sinne rationaler Systematisierung seiner eigenen persönlichen Lebensführung, wie in dem Sinn der Ablehnung alles ethisch Irrationalen, sei es Künstlerisches, sei es persönlich Gefühlsmäßiges, innerhalb der Welt und ihrer Ordnungen« (Weber 1980).

Foucaults Theorie der Disziplinierung ist eine Weiterführung der Weber'schen Rationalisierungstheorie, wobei sich Foucault auf jene Praktiken konzentrierte, durch die das Bürgertum den asketischen Lebensstil universalisierte. Nach Weber war aus der religiösen Askese die »Berufspflicht« geworden, wobei die Arbeit zum Selbstzweck und im Sinn einer Maximierung von Leistung beinahe sportlich aufgefasst wurde. In seinem Neuentwurf der Selbstkultivierung gibt Foucault Webers innerweltlicher Askese und rationaler Lebensführung jedoch einen neuen Gehalt. Diese innerweltliche Askese ist nicht länger an der repressiven mönchischen Askese orientiert, sondern ihr Modell ist die schöpferische Askese des Künstlers. Sie ist nicht länger von der rigiden Disziplinierung der Wünsche und Impulse im Namen repressiver Vernunft geprägt, sondern steht für »deren Integration, die das ›Andere der Vernunft‹ als energetische Ressource erkennt, die es auf möglichst kontrollierbare Weise auszuschöpfen und zu steigern gilt« (Heubel 2000, S. 12).

Foucault nimmt also die kreative Askese des Künstlers statt der repressiven Askese des Mönches und Managers zum Leitbild für die neue Selbstkultivation; die kreative Askese ist sinnlicher und weltbejahender als diejenige des Mönchs und Philosophen. Es geht um die »Arbeit am Selbst«, die Selbsterfindung und die Kreation und Konstruktion des »Selbsts als Kunstwerk«. Foucault spricht von der »Askese des Dandys«, der »aus seinem Körper, seinem Verhalten, seinen Gefühlen und Leidenschaften, seiner Existenz ein Kunstwerk macht« (Foucault 1994, Bd. IV, S. 570). Damit geht auch eine Transformation oder Restrukturierung der Praktiken der Selbstkultivierung und Techniken des Selbsts einher.

In dieser »Arbeit am Selbst« ist Arbeit nicht Zwang, sondern ein lustvoller, schöpferischer Akt, Teil der fortwährenden Selbsterschaffung und Selbstinszenierung des Menschen. Auch die Rationalität ist hier eine andere; es ist eine ästhetische Rationalität, in der das Intuitive, Unbewusste, Unberechenbare und Zufällige ebenso ausgeschöpft wird wie die instrumentelle und rechnerische Rationalität, die nach Webers Konzept mit dem asketischen Protestantismus den Alltag ergriffen hat. Doch dieses Prinzip steht nicht etwa mit dem Ökonomischen in Widerspruch, da kreative, mit Lust und Freude getane Arbeit produktiver und intensiver sein kann als solche unter Zwang oder aus Pflicht; so wird das »Andere der Vernunft« (G. Böhme) zu einer wertvollen Ressource und lässt sich auch in eine allgemeine Ausbeutung einspannen. Gleichzeitig aber hat diese künstlerische Askese auch ein emanzipatorisches Potenzial. Vorhut einer solchen kreativen Lebensführung der neuen Selbstkultivierung waren die künstlerischen Avantgarden des späten 19. und frühen 20. Jahrhunderts, die viele der Möglichkeiten des Selbsts als Kunstwerk als erste erprobten.

Das Motiv kreativer Askese bei Foucault verweist auf eine neuartige Konzeption integrativer Vernunft, die nicht länger auf der Ausgrenzung von Sinnlichkeit, Lust und Genuss beruht (Heubel 2000, S. 23). Foucault lehnt sowohl die anti-asketische Forderung nach der Befreiung von Sexualität und Expressivität, Emotionalität und Wahnsinn aus der Herrschaft repressiver Vernunft ab wie auch die christliche Askese mit ihrer Gegnerschaft gegenüber Genuss und den Freuden des Daseins – er sucht einen anderen Ausweg aus der kapitalistischen Moderne durch eine neuartige Konzeption integrativer Vernunft und einer Askese »des guten Gebrauchs« der Lüste unter Bewahrung der Einsicht in die Notwendigkeit der Zähmung der explosiven Gewalt, die sie bei einer exzessiven Entfesselung entfalten können. Foucault versucht, eine neue Ästhetik zu entwickeln, die »sich von bürgerlicher Ästhetik und ihrer Konzeption von Rationalität emanzipiert, ohne deswegen dem bloß reaktionären Kult des Nicht-Rationalen zu verfallen« (Heubel 2000, S. 23).

Der Mensch als Kunstwerk ist bei Foucault analog dem Verständnis von Kunstwerken als Kraftfelder bei Walter Benjamin und Theodor Adorno (Wellmer 1985, S. 62 ff.) konzipiert: Das Selbst wird als Kraftfeld von Spannungen, Intensitäten und Sensationen zum Träger kreativer Askese. Das ist nicht mehr das alte Subjekt der

Selbstkontrolle, von dem noch Max Weber ausging; es ist kein einheitliches Erfahrungssubjekt mehr, nicht mehr das Subjekt der Innerlichkeit mit seiner »Spannung gegen die Welt«, die nach Weber für die protestantische Ethik charakteristisch war. Wie Heubel schreibt, versucht »die Konzeption asketischer Lebenskunst nichts Geringeres zu formulieren als eine nachmetaphysische Alternative zur christlichen Askese, die im Zeichen metaphysischer Spannung gegen die Welt stand« (Heubel 2000, S. 28).

Foucault selbst sagt: »Der moderne Mensch [...] ist nicht derjenige, der sich auf die Entdeckung seiner selbst begibt, seiner Geheimnisse und seiner versteckten Wahrheit, sondern der, der sich selbst zu erfinden versucht« (Foucault 1994, Bd. IV, S. 570). Ähnlich hat bereits Herbert Marcuse, der Schillers »Briefe über die ästhetische Erziehung des Menschen« für eine der fortschrittlichsten Denkpositionen hielt (Marcuse 1968, S. 186), das rebellische »ästhetische Ethos« als »Gegenteil des Puritanismus« und des repressiven »Geistes des Kapitalismus« verstanden; das Ästhetische war für ihn »das neue Realitätsprinzip« einer freien Gesellschaft, das es erlaubt, «die spezifisch menschlichen, die schöpferischen ästhetischen Anliegen zu entwickeln« (Marcuse 1987, Bd. 9, S. 68). Dieses neue Realitätsprinzip werde getragen von einer neuen, umfassenden Rationalität, in der »der Gegensatz von Einbildungskraft und Vernunft, höheren und niedrigen Vermögen, poetischem und wissenschaftlichem Denken« seine Gültigkeit verloren habe (Marcuse 1987, Bd. 9, S. 261).

17.4 Sloterdijks Philosophie des Übens

Der Karlsruher Philosoph Peter Sloterdijk, der immer wieder wichtige Zeitgeist-Themen aufgreift, hat die Selbstkultivation zum Thema seines Buchs »Du musst dein Leben ändern« gemacht (Sloterdijk 2009). In diesem Buch entwickelt er im Anschluss an Nietzsche und Foucault eine Anthropologie, in der das Üben im Mittelpunkt steht (Soboczynski 2009; Fessmann 2009). Nach Sloterdijk ist der Mensch ein Übender, ein Gewohnheitstier, noch in den nichtigsten Verrichtungen des Alltags ein unablässig Übender, der aber gleichzeitig immer wieder diese Alltagsriten durchbricht und ausreißt, um bisher unerreichte Höhen der Selbstoptimierung zu erklimmen. Unter Übung versteht Sloterdijk alle »sozial-artistischen Praktiken«, die er auch »Anthropotechniken« nennt. Sie umfassen sowohl somatische wie auch spirituelle Methoden, von den asketischen Selbstkasteiungen von christlichen Mönchen über Fußballspiele, Zählen und Rechnen, dem Mund- und Fußmalen von Armlosen bis zu indischen Yoga-Praktiken. Übung ist nach Sloterdijk »jede Operation, durch welche die Qualifikation des Handelnden zur nächsten Ausführung der gleichen Operation erhalten oder verbessert wird, sei sie als Übung deklariert oder nicht«. Jede Aktion wirke stets auf den Handelnden zurück, Gedanken auf den Denkenden, Gefühle auf den Fühlenden, und somit forme, bilde und entwickle der Übende sich durch das Üben unablässig selbst. Dieses unendlich sich wiederholende Rückwirken des menschlichen Handelns auf den Menschen selbst sei Voraussetzung von Kultur. Die Fähigkeit und Bereitschaft, sich selbst zu formen und zu gestalten, ist für Sloterdijk eine zentrale menschliche Tugend. Sie entstehe aus der »Vertikalspannung«, der der Mensch unterworfen sei und die ihn immer dazu treibe, über sich hinaus zu wachsen, ihn zur Leistung und zu mehr als bloßem Existieren ansporne. Der Mensch sei auf Selbstüberschreitung eingestellt, sein Ziel sei der Nietzsche'sche »Übermensch«. Diese Spannung sei auch das Einfallstor für jegliche Form der Transzendenz und die Voraussetzung für die Möglichkeit der Religion. Sloterdijk stellt in seinem Buch die Ausprägungen dieser Spannung über einen Zeitraum von rund 3000 Jahren dar, von der griechischen und römischen Antike, dem asiatischen Hinduismus und Buddhismus über die Gründungszeit der monotheistischen Religionen des Judentums, Christentums und Islams bis hin zur Neuzeit und zur Moderne. Übung sei auch eine Folge der »immunitären Verfassung« des Menschen, das heißt der anthropologischen grundsätzlichen Gefährdetheit und Schutzbedürftigkeit des Menschen, die ihn zu einer beständigen Optimierung seiner Lebensumstände und seiner eigenen Fähigkeiten treibe. Das Verhältnis des Menschen zur Welt lasse sich insgesamt als ein »immunitäres« verstehen. Neben dem biologischen Immunsystem gebe es noch andere immunitäre Systeme. Der Mensch habe nicht nur eine Abwehr gegen Bedrohungen von Krankheit und Alter entwickelt, sondern stähle sich durch »symbolische Immunsysteme und rituelle Hüllen« auch gegen immaterielle Bedrohungen wie Verletzungen seiner Identität und den Tod.

Sloterdijk versteht sich selbst in gewohnt großartiger Geste als Pionier einer Philosophie der Anthropotechnik, die das übende Leben zum Gegenstand hat und nahezu alle menschlichen Einrichtungen zu revolutionieren in Anspruch nimmt. Mit dem Begriff der Übung will er die großen »Menschheitsmissverständnisse« aus dem Weg räumen; er soll nicht nur die Kennzeichnung des Menschen als *Homo faber* außer Kraft setzen, sondern auch dessen Verständnis als *Homo religiosus* als Schimäre entlarven. Weil alles Übung sei, dürften spirituelle Übungssysteme nicht als religiöse, sondern müssten als weltliche Übungen verstanden werden. Nach seiner Auffassung ist »eine Rückkehr zur Religion ebenso wenig möglich wie eine Rückkehr der Religion« – aus dem einfachen Grund, weil es gar keine »Religion« und keine »Religionen« gebe, sondern nur »missverstandene spirituelle Übungssysteme, ob diese nun in Kollektiven [...] praktiziert werden oder in personalisierten Ausführungen – im Wechselspiel mit dem ›eigenen Gott‹, bei dem sich die Bürger der Moderne privat versichern«.

Sloterdijk plädiert für eine »Ausweitung der Übungszone«; angesichts der fatalen Weltlage müssten wir mit unseren zerstörerischen Riten brechen und die gesellschaftliche Vollnarkose und die mit ihr verbundenen Verkrustungen aufbrechen. Er versteht sein Buch auch als Auseinandersetzung mit der gegenwärtigen Krise der globalisierten Welt und der Herausforderung, die sie an den Menschen stelle. Die globale Krise sei die »einzige Autorität«, die heute noch sagen dürfe, »du musst dein Leben ändern«. Er räumt ein, dies sei eine Überforderung, doch Selbst-Überforderung sei ja eine anthropologische Konstante. Sloterdijks – nach all den verstiegenen Exkursen und waghalsigen Formulierungen des Werks – recht schlicht anmutendes Fazit ist, wir sollten in »täglichen Übungen die guten Gewohnheiten gemeinsamen Überlebens annehmen« und einen globalen »Ko-Immunismus«, das heißt gemeinsame Schutzmechanismen für die notorisch gefährdete Menschheit entwickeln. Zum ersten Mal in der Geschichte lasse sich Immunität nun nicht mehr als Vorteil des Eigenen gegenüber dem Fremden vorstellen; jeder einzelne müsse sich nun darin üben, »den Daueraufenthalt im Überforderungsfeld enormer Unwahrscheinlichkeiten« auszuhalten. Überforderung mache den Meister, und es gelte nun, eine Ethik des Sich-Forderns zu entwickeln.

Sloterdijks Buch soll nicht nur eine Antwort auf die heftigen Reaktionen sein, die seine umstrittene Rede »Regeln für den Menschenpark« (1997) hervorrief, in der er erstmals seine Ideen zur »Anthropotechnik« entwickelte, sondern ist auch als Auseinandersetzung mit Nietzsche und Foucault zu verstehen. Nietzsche war nach Sloterdijk der einzige Philosoph, der die Vertikalspannung des Menschen nach dem Ende der Metaphysik ins Zentrum seines Denkens gestellt hat. Von ihm hat Sloterdijk die Idee einer »allgemeinen Immunologie« übernommen. Foucault verdankt er die Idee, dass die antike Askese heute die moderne Form der »Sorge um sich« angenommen hat. Auch die Metaphern der Akrobatik, Artistik und Askese, ergänzt durch Künstlertum und Trainingswissenschaften, zeigen seine Nähe zu Foucaults Denken. Sloterdijk plädiert für eine Rehabilitierung des »Egoismus« – als Lehre aus den gescheiterten Kollektiv-Träumen des 20. Jahrhunderts. Wer die Welt ändern wolle, müsse bei sich selbst beginnen. Die Bedrohung des Planeten und die Gefahren der Globalisierung erforderten, dass wir unser Leben ändern.

17.5 Selbstkultivation in Chinas Daoismus und Konfuzianismus

Seit mindestens 400 v. Chr. gibt es in China Praktiken der Selbstkultivation (Maspero 1937/1971; Rousselle 1962; Keefe 1978; Kohn 1989, 2006; Roth 1991, 1996, 1999; Kirkland 1997; Hildenbrand et al. 1998; Stein 1999; Clarke 2000; Ng 2004; Shusterman 2007). Seit 1975 haben Archäologen in Gräbern aus der Vor-Han- und frühen Han-Zeit (ca. 400–100 v. Chr.) Handbücher, Abhandlungen und andere Texte gefunden, die die Existenz von Praktiken der Selbstkultivation, der Divination, der Geomantie, der Sexualhygiene, der Dämonenbeschwichtigung, der Langlebigkeitskunst und der Kunst, den Geist leer zu machen, in dieser frühen Zeit bezeugen (Kirkland 1997). Beispiele dafür sind die Schrift »Rezepte für das Nähren des Lebens« und die »Zehn Fragen« aus dem Mawangdui-Grab. Nach Donald Harper beschreiben sie die praktischen Grundlagen, auf denen die späteren, weiterentwickelten Selbstkultivierungstechniken aufgebaut wurden (Harper 1999). Später, in der Han-Zeit und in der Tang- und Song-Zeit gab es weitere wichtige Revivals der Selbstkultivation, deren Texte Instruktionen von größter Spezifität enthielten.

Während sich die Gelehrten über die Interpretation vieler anderer Texte nicht einig sind, gibt es in den Werken solcher Klassiker wie Laozi, Huainanzi, Guanzi und Zhuangzi ganz eindeutige Hinweise auf die Selbstkultivation, die Atemtechniken, stilles Sitzen und das Ausschalten von Wahrnehmung und Emotion diskutieren. Diese Texte reflektieren nach Harold Roth eine historische Entwicklung, in deren frühester Periode Kosmologie und die innere Transformation des Individuums im Mittelpunkt standen, die zur Erreichung einer mystischen Gnosis führten (Roth 1999, S. 6–9).

Ein Schlüsseltext ist das »Neiye« (»innere Kultivation« oder »innere Entwicklung«); es wird allgemein auf die Zeit von 350 bis 300 v. Chr. datiert und bildet Kapitel 49 der Sammlung »Guanzi« (Kirkland 1997). Es hatte eine tiefgreifende Wirkung auf den Daoismus und die chinesische Kultur. So scheint es Form und bestimmte Inhalte des »Daodejing« beeinflusst zu haben sowie die Selbstkultivationsvorstellungen und -praktiken mancher späterer Daoisten (vom »Huainanzi« und dem »Taiping Jing« bis zum 20. Jahrhundert) und gewisse grundlegende Konzepte der Traditionellen Chinesischen Medizin (TCM). Vermutlich hatte es auch einen Einfluss auf die neokonfuzianischen Ideale der Selbstkultivierung, und zwar über die Lehren des Menzius (Mengzi) über die »Kultivation des Herzens« (*xin*) und den Aufbau des Qi.

Das Neiye ist der älteste bekannte Text, der die Selbstkultivierung durch täglich praktizierte Regulation der Lebenskräfte erklärt und ermutigt. Zu diesen Kräften gehören das Qi, das auch eine zentrale Rolle in der TCM spielt, und das »Jing«, die »Lebensessenz« oder das jedem Menschen angeborene Reservoir von Qi. Wie bei Menzius wird auch im Neiye ausgeführt, das »Xin« sei ursprünglich so gewesen wie es sein sollte, erfordere aber jetzt eine Korrektur (*zheng*). Das »Xin« werde durch exzessive Aktivität erregt, die zur Zerstreuung des »Jing« führe, was Konfusion, Krankheit und Tod zur Folge habe. Um seine Gesundheit und Vitalität zu bewahren, müsse man das eigene »Xin« beruhigen (*jing*). Dann könne man Qi anziehen und bewahren wie auch andere damit zusammenhängende Kräfte wie z. B. »Shen« (»Geist« oder »spirituelles Bewusstsein«) und »Dao« (ein undefinierter Begriff, der mit Shen und Qi etwa gleichbedeutend zu sein scheint). Da diese Kräfte kommen und gehen, sei es notwendig, täglich daran zu arbeiten, den Körper durch Mäßigung in der Ernährung und richtige Atmung gut reguliert zu halten. Das Neiye warnt jedoch vor gewaltsamen Bemühungen, das Qi zu kontrollieren; man könne es nicht herbeizwingen oder durch einen Willensakt zum Verbleiben zwingen, sondern nur dadurch anziehen, indem man sich selbst reinigt und richtig ausrichtet. Dies geschehe durch das »De« (innere Kraft, Tugend), die »richtige Disposition gegenüber den unsichtbaren Kräften des Lebens«; wenn das De eines Menschen ausreichend vorhanden sei, werde er Qi, Shen und Dao anziehen und bewahren. Eine Person, die diese Dinge auf die richtige Art praktiziere, werde ein »Weiser« (*shengren*) genannt, das menschliche Ideal, das dem Neiye wie auch dem Daodejing und den Neokonfuzianern wie Zhu Xi gemeinsam ist. Das Neiye ist offensichtlich eine Art Anweisung für das Praktizieren eines ziemlich spezifischen Modells psychophysischer Selbstkultivation, die den Praktizierenden in Einklang mit der Ganzheit des Lebens bringen soll.

Um das Jahr 100 n. Chr. begannen Gelehrten-Beamte alte Texte zu restaurieren und neu zu interpretieren. Das Yijing und besonders die anonymen Kommentare dazu wurden neu erforscht, wie auch die relativistische und transzendente Logik von Laozi und Zhuangzi. Die Gelehrten des 2. bis 4. Jahrhunderts, oft als »Neo-Daoisten« oder »Geheimnis-Adepten« bezeichnet, brachten relativistische Logik und psychologische Fragestellungen ins Spiel, und viele von ihnen praktizierten Einsiedlertum und lange Retreats. Die meisten von ihnen erkannten zwar die Spuren alter mystischer Praktiken in den Klassikern nicht, aber ihre metaphysischen und ontologischen Überlegungen regten mystische Spekulationen bei späteren Mönchsgelehrten und daoistischen Visionären an. Um das Jahr 1000 belebten die Neokonfuzianer die alten Ansätze zur Selbstkultivation, diesmal jedoch, anders als ihre Vorgänger, in vollem Bewusstsein der mystischen Implikationen. In jener Zeit lehnten viele die daoistischen Praktiken und die Kosmologien und Glaubenssysteme des Mahayana-Buddhismus ab, jedoch der einflussreiche Shao Yong (1011–1077) zum Beispiel machte Entlehnungen bei beiden Traditionen und weckte das Interesse der Gelehrten an psychokosmischer Resonanz und Wechselbeziehungen sowie an der Selbstkultivation. Im Werk des Neokonfuzianers Wang Yang Min (1472–1529) und seiner Schüler Wang Ji (1498–1583) und Li Zhi (1527–1602), um nur einige Beispiele zu nennen, nahm die Selbstkultivation dann einen herausragenden Platz ein. In der Mystik dieser Gelehrten standen das Konzept und die Praxis des »angeborenen Wissens« im Zentrum, gemäß dem die instinktiven geistigen (und moralischen) Reaktionen über den intellektuellen Reflexionen des akademischen Lernens standen. Wang Yang Min beschrieb seine dem Zen ähnlichen Meditationspraktiken und wie diese die politische Aktion informieren könnten. Seine Ideen zur Selbstkultivation hatten großen Einfluss auf das Leben der chinesischen Gelehrten für die folgenden zweihundert Jahre.

18 Die Notwendigkeit transdisziplinärer und transkultureller Ansätze

Ich denke, dass für die Entwicklung einer salutogenetisch orientierten Integrativen Medizin ein transdisziplinärer und transkultureller Ansatz absolut notwendig ist. Ganzheitliche Modelle und Vorgehensweisen müssen immer multiperspektivisch und multimethodisch und deshalb transdisziplinär sein. Wir haben bereits gehört, dass gemäß der Quantentheorie mit einer einzigen Perspektive oder einem einzigen Modell kein Untersuchungsgegenstand der Wissenschaft adäquat erfasst werden kann, sondern immer mehrfache, zueinander komplementäre Ansätze verwendet werden müssen. Die verschiedenen Wissenschaftsdisziplinen von Geistes- und Naturwissenschaft haben sich mit ihren unterschiedlichen Perspektiven und Methoden auf die Erfassung verschiedener Aspekte der Wirklichkeit spezialisiert, und nur eine Synthese möglichst vieler Ansätze erlaubt es uns, annäherungsweise zu einem möglichst ganzheitlichen Verständnis eines Gegenstandes zu gelangen. Aus diesem Grunde ist in den letzten Jahren das Interesse an der Transdiszplinarität gestiegen (Klein 1990; Hütter et al., 1992; Somerville & Rapport 2000; Nicolescu 2002).

Was die Transkulturalität betrifft, wird auch dieses Thema seit einiger Zeit vermehrt diskutiert, vor allem in den Kulturwissenschaften (siehe z. B. Mall & Lohmar 1993; Wagner 1999; Arlt et al. 2002). Für Medizin und Gesundheitswissenschaften ist diese Diskussion überfällig. Viele fremdkulturelle Medizinsysteme und andere gesundheitsrelevante Praktiken und Vorstellungen sind bereits seit längerem bei uns heimisch geworden und bilden Teil unseres Gesundheitsmarkts (Andritzky 1997, 2001). Deshalb sind auch immer wieder Ärzte und Wissenschaftler für eine transkulturelle Synthese der westlichen medizinischen Ansätze (Biomedizin und

Alternativ- und Komplementärmedizin) mit Heilsystemen aus anderen Kulturen eingetreten (siehe z. B. Sheikh & Sheikh 1989; Milburn 2001; Kwee 2004).

Abgesehen davon ist es nach meiner Auffassung generell an der Zeit, die Beiträge aller Weltkulturen zum theoretischen und praktischen Gesundheitswissen zu würdigen und zu nutzen. Ein integrales Modell von Gesundheit und Heilung ist letztlich nur durch Einbeziehung der Erkenntnisse und Erfahrungen aller Kulturen möglich. Fremdkulturelle Konzepte und Praktiken vermögen unsere eigenen Kenntnisse vor allem dort zu ergänzen, wo unser Weltbild und unsere wissenschaftlichen Voreingenommenheiten zu einer Vernachlässigung bestimmter Aspekte des Menschseins und der Gesundheit geführt haben. Damit kann die Einbeziehung von Elementen aus fremden Kulturen auch zur Stimulierung und Erweiterung unseres wissenschaftlichen Weltbilds und der wissenschaftlichen Vorgehensweisen führen.

18.1 Die Rolle der psychobiologischen Übungsverfahren und Körpertherapien

Nach meiner Auffassung sollten die psychobiologischen Selbsterfahrungs- und Übungsverfahren und Körpertherapien, wie sie zur leib-seelischen Selbstregulation und Selbstkultivation verwendet werden können, im Zentrum einer Integrativen Medizin stehen, weil sie eine selbsttätige salutogenetische Gesundheitspflege ermöglichen, die (nach einer anfänglichen Instruktion) unabhängig von Ärzten und anderen Fachleuten betrieben werden kann. Die Schulung des Körpergefühls und der Wahrnehmung von unbewussten leib-seelischen Prozessen und das Erlernen und tägliche Üben von Methoden, mit denen nicht nur die subjektive Leiberfahrung, sondern auch physiologische Prozesse und psychologische Zustände reguliert werden können, scheint mir zentral für eine erfolgreiche Salutogenese zu sein.

Solche psychophysischen Selbsterfahrungs- und Übungsmethoden sind in Medizin und Psychologie aus verschiedenen Gründen bisher entweder völlig unbeachtet geblieben oder allenfalls als begleitende Hilfsmaßnahmen eingesetzt worden; die Forschung hat sich erst wenig mit ihnen beschäftigt. Als Ausnahmen sind die Bemühungen in der Ethnologie der letzten Jahre (z. B. Lock 1993) und in den Kulturwissenschaften zu nennen, dem Körper größere Beachtung zu schenken, die verstärkte Aufmerksamkeit, die die Körpertherapien in jüngster Zeit unter dem Schlagwort der »Körperpsychotherapie« gefunden haben (Marlock & Weiss 2006; Geuter 2006), sowie der Boom auf dem Gebiet der *Mindfulness*-(Achtsamkeits-) Forschung (Majumdar et al. 2002; Heidenreich & Michalak 2004; Grossmann et al. 2004). In der transpersonalen Psychologie ist ihnen naturgemäß vor allem in ihrer Eigenschaft als »transformative Praktiken« bereits seit längerer Zeit Aufmerksamkeit geschenkt worden (Luskin 2004).

Aufgrund ihrer großen Bedeutung wird die Salutogenese-Forschung sich in nächster Zeit verstärkt mit ihren Mechanismen und Wirkungen beschäftigen müssen. Viele von ihnen besitzen als rein empirisch entwickelte Methoden keine theoretische Grundlage (wie z. B. die Atemtherapie) oder eine, die nicht ohne weiteres mit dem biomedizinischen Denken vereinbar ist (wie die asiatischen Methoden). Deshalb müssen sie durch die Entwicklung wissenschaftlich begründeter Modelle für ihre Mechanismen und Wirkungen an die Wissenschaft angeschlossen werden. Eine ersten solchen Versuch habe ich selbst für die Atemtherapie unternommen (Bischof 2007). Ein weiteres Problem ist ihre mangelnde Zugänglichkeit: Die existierenden Beschreibungen vieler dieser Methoden, sowohl westlicher wie auch östlicher Herkunft, sind oft für Eingeweihte und Insider verfasst und ohne eine praktische Erfahrung mit der Methode nicht zu verstehen. Es wäre somit wünschbar, dass Darstellungen der Methoden erarbeitet würden, die eine Verbindung mit dem wissenschaftlichen Stand des relevanten Wissens verschiedener Fachgebiete herstellen und trotzdem für jene Aspekte der Methoden offen bleiben, die durch die gegenwärtigen wissenschaftlichen Konzepte nicht adäquat verstanden werden können, sowie die Methoden für Nicht-Insider verständlich und so weiterer Erforschung und gesellschaftlicher Diskussion zugänglich machen.

18.2 Die Rolle der Biophysik

Die Biophysik, vor allem in Form der aus der »Biophotonenforschung« (Bischof 1995) entstandenen »Integrativen Biophysik« (Bischof 2003a), sollte nach meiner Auffassung aus einer Reihe von Gründen eine wichtige Rolle in einer Integrativen Medizin spielen (siehe auch Ho 1993, 1994; Popp 2006). Zu den wichtigsten Gründen gehört ihre Schlüsselbedeutung für ein wissenschaftliches Verständnis der Prozesse der Selbstregulation und Selbstkultivation und für eine Integration der Feldkonzepte der asiatischen Medizin in unser wissenschaftliches Weltbild. Die Einbeziehung der Erfahrung einer feldartigen Dimension unserer Existenz, die in den Selbsterfahrungs- und Übungsmethoden der Selbstkultivation eine zentrale Rolle spielt, in ein ganzheitliches wissenschaftliches Modell des Menschen wird durch den Nachweis der Existenz eines elektromagnetischen Biofelds als nicht-solid-materielle Dimension unseres Organismus unterstützt und erleichtert. Die Einbeziehung des Feldaspekts von Organismus und Lebensvorgängen ist jedoch auch als Korrektiv zur herrschenden einseitigen biochemischen Perspektive der Biomedizin von großem Nutzen; obwohl längst bekannt ist, dass alle chemischen Prozesse letztlich elektromagnetischer Natur sind, eröffnet die Erkenntnis, dass alle Körperprozesse statt aus biochemischer genauso gut auch aus elektromagnetischer Perspektive betrachtet und behandelt werden können, völlig neue Perspektiven auf viele bekannte physiologische Vorgänge und macht die Entdeckung bisher unbekannter Mechanismen möglich. Von großer Bedeutung sind die biologischen Felder auch als wahrscheinliche Schnittstelle zwischen der biologisch-physiologischen Ebene des Organismus und psychologischen und Bewusstseinsprozessen, das heißt der menschlichen Subjektivität, und dadurch für die Integration von Biologie und Bewusstsein in einem ganzheitlichen Modell des Menschen.

Ein für unser Thema wichtiger Aspekt eines solchen integrativen biophysikalischen Modells ist die Rolle der Synchronisation und Kohärenz der verschiedenen solid-materiellen Körpersysteme und der elektromagnetischen Biofelder als organisierendes Prinzip unseres Organismus (Bischof 2008). Auf diesem Prinzip beruhen vermutlich die Integration der physiologischen Systeme untereinander und die Integration von Körper und Bewusstsein; sie liefert jedoch auch eine überzeugende Erklärung für die Art und Weise des Zustandekommens und die Natur eines optimalen Funktionierens des Organismus und damit für Gesundheit und Salutogenese. Antonovskys »Kohärenzgefühl« hat vermutlich eine biophysikalische Entsprechung, indem vieles dafür spricht, dass in dem Zustand ganzheitlichen und optimalen Funktionierens, in dem alle Systeme von Körper, Psyche und Geist vollständig integriert und synchronisiert sind und der Organismus eine optimale Sensitivität, Regulationsfähigkeit und Immunabwehrfähigkeit besitzt, sich das elektromagnetische Feld des Organismus in der Tat in einem Zustand hoher Kohärenz befinden könnte. Eine Überprüfung dieser Hypothese durch Kohärenzmessungen verschiedener Art, am besten durch die Messung von Korrelationen verschiedener physiologischer und psychologischer Parameter wie z. B. EEG (Gehirnwellen), HRV (Herzrhythmusvariabilität) und Biophotonenemission, und eine Untersuchung der Zusammenhänge von Antonovskys Kohärenzgefühl mit ähnlichen Konzepten und Phänomenen wie z. B. Maslows »Grenzerfahrungen« (Maslow 1954), dem »Flow«-Zustand von Csikszentmihalyi (1990), der Erfahrung des »In-der-Zone«-Seins, über die von vielen Sportlern berichtet wird (White & Murphy 1978; Keefe 2003), sowie dem chinesischen »Wu wei« (»Handeln durch Nicht-Handeln«) (Slingerland 2003) und vielleicht sogar dem Zustand der »Erleuchtung« in den verschiedenen spirituellen Traditionen der Welt auf dieser Basis wäre in hohem Maß wünschenswert.

18.3 Die Rolle der Geisteswissenschaften

Aus Teil 1 geht hervor, welche enorme und wichtige Rolle die Geisteswissenschaften für die Entwicklung des neuen Gesundheitsverständnisses gespielt haben. Wie Ludolf von Krehl bereits im Jahr 1928 geschrieben hat, ist »die wahre Fortentwicklung der Medizin […] nicht mehr natur-, sondern geisteswissenschaftlich« (Krehl 1928). Deshalb werden die Geisteswissenschaften im Aufbau einer Integrativen Medizin ebenfalls eine wichtige Funktion haben. Diese Rolle können sie aber nach meiner Auffassung nur spielen, wenn sie bereit und imstande sind, sich mehr als nur oberflächlich-feuilletonistisch mit den Naturwissenschaften auseinanderzusetzen, so wie es die Philosophische Anthropologie beispielhaft getan hat, wie es jedoch in den Geisteswissenschaften der jüngsten Zeit nicht immer der Fall war. Ich bin davon überzeugt, dass wirklich ganzheitliche Konzepte allein auf der Basis der

Naturwissenschaften nicht entwickelt werden können (Bischof 2003a). In solche Modelle müssen immer auch Faktoren einbezogen werden, die nicht messbar und objektivierbar sind, aber in der menschlichen Existenz trotzdem eine wesentliche Rolle spielen. Insbesondere die zentrale Rolle der menschlichen Subjektivität für Gesundheit und Lebensqualität, die im Teil 1 deutlich geworden ist, erfordert das Engagement der Geisteswissenschaften bei der Bildung einer Integrativen Medizin. Die Forschung hat ergeben, dass die subjektive Einschätzung des betreffenden Individuums der verlässlichste Indikator für die Natur einer organischen Dysfunktion sind, nicht die mit objektiven Methoden erhobenen Befunde (Lyng 1990, S. 91). Vor allem für die Prognose des künftigen Gesundheitszustands ist nicht so sehr entscheidend, ob jemand objektiv gesund ist, sondern vielmehr, ob er sich gesund fühlt (Ernst 1992, S. 60–61). Eine wichtige Rolle kommt den Geistes- und Kulturwissenschaften auch zu, weil es für das heutige Leben und für das Gesundheitswesen notwendig ist, sämtliche Erfahrungen und Erkenntnisse der Menschheit, anderer historischer Perioden und anderer Kulturen nutzbar zu machen. Vor allem aber macht der Befund, dass Gesundheit und Lebensqualität letztlich eine Angelegenheit der individuellen und gesellschaftlichen Wertsetzung sind, die Bedeutung der Geisteswissenschaften für eine integrative Heilkunst deutlich.

Es überrascht deshalb nicht, dass in den USA in den letzten Jahren eine machtvolle Bewegung zur Einbeziehung und Aufwertung der Rolle der Geisteswissenschaften (*humanities*) in der medizinischen Ausbildung entstanden ist (Bolton 2003; Kirklin 2001; Evans & Finlay 2001; Stempsey 2007). Vor fast dreißig Jahren wurden dort die *Medical Humanities* in die vorklinische Medizinerausbildung eingeführt, und heute bilden sie Teil des gesamten Curriculums (Wear 2006). Wie Professor Wear schreibt, hatte man nach einer Weile realisiert, dass die *Medical Humanities* mehr als eine bloße Dekoration waren, die hinter oder parallel zum »richtigen« Studium lief. Der geisteswissenschaftliche Ansatz konnte zu einem umfassenderen, reicheren Selbstverständnis des angehenden Arztes und zu einem Verständnis der Krankheitserfahrung und des ärztlichen Berufs führen, und die Studenten konnten von den Inhalten, Methoden, Fertigkeiten und Orientierungen eines solchen Ansatzes profitieren. Wie es auf der Webseite des »Medical-Humanities«-Programms der Universität von Aberdeen (Schottland) heißt, machen diese es möglich, »alternative Perspektiven über die Medizin zu derjenigen der klinischen Wissenschaft einzunehmen« und »Medizin, Gesundheit und Krankheit aus einer interdisziplinären Perspektive zu betrachten«. Das scheint mir auch bei uns dringend notwendig zu sein.

18.4 Die Rolle der Spiritualität

Aus meiner Sicht ist kein Gesundheitskonzept vollständig und kann es keine wahrhaft integrative Medizin salutogenetischer Ausrichtung ohne eine Einbeziehung der Spiritualität geben, ja diese muss darin sogar einen zentralen Platz erhalten.

Überraschend für manche, die der klassischen Annahme gefolgt sind, dass eine zunehmende Säkularisierung der modernen Gesellschaft Religion obsolet machen und zum Verschwinden bringen würde, ist in der postmodernen Gesellschaft ein Wiederaufleben der Religiosität zu beobachten (Bischof 2003b; Beck 2008). Dies geschieht jedoch nicht notwendigerweise in der traditionellen Form eines kirchlich-konfessionellen Glaubens, sondern in erster Linie als nicht-institutionsgebundene, persönliche und individuelle Religiosität, die man als »Spiritualität« bezeichnet (Fuller 2001; Heelas & Woodhead 2005). Es geht also dabei nicht um den Glauben an irgendwelche religiösen Lehren oder die Ausübung von rituellen Praktiken, sondern um eine bestimmte – nämlich die »transpersonale« – Dimension menschlicher Erfahrung und die damit verbundenen inneren Zustände. Die Spiritualität in der postmodernen Gesellschaft trägt fast wissenschaftliche Züge, ist erfahrungsbetont, experimentell und eklektisch; die Menschen suchen eigene religiöse Erfahrungen, die ihnen wichtiger sind als religiöse Überlieferungen und Dogmen, sie experimentieren und probieren verschiedene Möglichkeiten aus, um die für jeden einzelnen passende Form von religiösen Vorstellungen und spiritueller Praxis zu entwickeln, und sie basteln sich ihre eigene Spiritualität aus Elementen verschiedenster Herkunft, oft aus fremden Kulturen, zusammen.

Die in dieser Arbeit mehrfach erwähnten Themen einer Sinngebung des Lebens und Lebenskunst, von Werten, einer Ausrichtung auf das innere Leben und auf die Entfaltung des eigenen menschlichen Potenzials und der Selbstverwirklichung sind alle letztlich spiritueller Natur. Bei der Erfahrung einer Verbundenheit mit anderen Menschen, mit der Natur und dem Kosmos und den Maslowschen *Peak Experiences* handelt es sich um spirituelle Erfahrungen, und auch das »Kohärenzgefühl«, der von Antonovsky entdeckte zentrale Gesundheitsfaktor oder salutogene Persönlichkeitszug, ist nach meiner Auffassung letztlich spiritueller Natur. Deshalb kann es nicht überraschen, dass die Weltgesundheitsversammlung der WHO spirituelle Gesundheit in die Gesundheitsdefinition der WHO-Konstitution aufnehmen wollte (Bisht 1986, 2007; Nakajima 2000) und dass Spiritualität in der Lebensqualitätsforschung heute als eine der Dimensionen der Lebensqualität und des Wohlbefindens anerkannt ist (Moberg & Brusek 1978). Spiritualität hat in den letzten Jahren zunehmend das Interesse von Wissenschaftlern gefunden (Beauregard & O'Leary 2007; Goleman et al. 2008), und auch der Zusammenhang zwischen Spiritualität und Gesundheit und die Bedeutung von Spiritualität für ein gesundes Leben ist in jüngster Zeit zunehmend Gegenstand wissenschaftlicher Forschung geworden (Krippner 1999; Belschner & Gottwald 2000; Millman 2001; Levin 2001; Chez & Jonas 2003; Jarlnaes & Luytelaar 2004; Galanter 2005; Büssing et al. 2006; Bucher 2007; Vaillant 2008; Walach 2005, 2007; Walach & Reich 2005). Ein ganzheitliches Modell des Menschen kommt nicht ohne die Dimension der Spiritualität aus, ja muss ihr letztlich einen zentralen Platz zugestehen.

19 Zusammenfassung und Schlussfolgerung

ICH HOFFE, IN DIESEM BUCH GEZEIGT ZU HABEN, dass dem Konzept der Salutogenese zu Recht ein fundamentaler und sehr notwendiger Perspektivenwechsel in der Betrachtung von Gesundheit, Krankheit und Heilung zugesprochen wird. So wichtig der Anstoß war, der durch dieses Konzept erfolgt ist, so wenig kann allerdings die Ausarbeitung dieses Konzepts durch Antonovsky selbst befriedigen. Es wurden eine Reihe von Anregungen und Beiträge verschiedenster Autoren und Wissenschaftsdisziplinen vorgestellt und diskutiert, die als Ausgangspunkt und Grundlage für eine Weiterentwicklung und Vertiefung des Salutogenese-Konzepts dienen könnten. Ich habe nach meiner eigenen Einschätzung bisher noch keine endgültig befriedigende Lösung für die salutogenetische Frage »Was macht einen Menschen gesund?« finden können. Mir scheint jedoch, dass ich der Lösung ein gutes Stück nähergekommen bin, als dies bei Antonovsky der Fall war. Ich bin zu einer größeren Klarheit über die Implikationen der Frage gelangt und konnte einige Elemente identifizieren, die helfen könnten, eines Tages zu einer solchen Lösung zu gelangen. Es sind jedoch mit Sicherheit weitere Bemühungen um eine Klärung und Vertiefung des Konzepts notwendig. Auch was die Herausbildung einer salutogenetisch orientierten »Integrativen Medizin« betrifft, scheint mir dieses Unternehmen erst im Anfangsstadium und viel eher eine Möglichkeit denn eine Tatsache zu sein. Ich hoffe jedoch, dass ich mit dieser Arbeit dazu beitragen kann, die Notwendigkeit und Chancen einer solchen Entwicklung herauszustellen und einige ihrer Inhalte und Bedingungen zu umreißen.

So wie eine optimale (»utopische«) Gesundheit ein Ziel ist, das man immer anstreben sollte, um gesund zu sein, auch wenn man es nie wirklich erreichen wird, so kann es durchaus sein, dass das hier entworfene Bild einer Integrativen Medizin auch ein Idealbild bleibt, auf das man hinarbeiten sollte, wenn unsere Gesellschaft gesund sein soll, das aber vielleicht in dieser Form nie entstehen wird. Es bestehen heute gewisse Trends und Chancen dafür, dass die Entwicklung in dieser Richtung verlaufen könnte, doch ebenso gibt es Faktoren, die dem entgegenstehen und es verhindern könnten. Zu den Faktoren, die eine solche Entwicklung begünstigen, gehört z. B., dass das Vertrauen in Wissenschaft und Expertenwissen in unserer Gesellschaft generell abgenommen hat (Nowotny 1999, S. 37) und andererseits eine »Privatisierung der Wissenschaft« stattfindet, indem mit der zunehmenden gesellschaftlichen Verbreitung von wissenschaftlichem Wissen eine Aneignung und Transformation dieses Wissens durch die Öffentlichkeit stattfindet (Nowotny 1999, S. 20). Damit wird das Monopol des offiziellen Wissenschaftssystems unterminiert und aufgebrochen, und die Forderung nach mehr Mitsprache bei Entscheidungen, von denen die Öffentlichkeit betroffen ist, wird zunehmend laut. Die Chancen des hier entworfenen Modells werden ebenfalls dadurch begünstigt, dass auch die Bindung der Patienten an die Ärzte im Vergleich zum früheren Hausärztemodell, in dem eine enge Bindung an einen Arzt bestand, deutlich abgenommen hat (Lyng 1999, S. 214 und 235).

Ich persönlich neige zu der Auffassung, dass Medizin und Ärzteschaft – als Hauptstützen einer salutogenese-feindlichen Gesellschaft – die größten Hindernisse für eine konsequente Salutogenese darstellen, und vermute deshalb, dass die hier entworfene Vision mit der Ärzteschaft und innerhalb des bestehenden biomedizinischen Systems nicht realisierbar ist. Das biomedizinische System als Ganzes und die Mehrheit der Ärzte scheinen mir zu unflexibel und zu sehr am eigenen Machterhalt und an der Kontrolle des Gesundheitsmarkts – und zu wenig am Wohl der Patienten – interessiert zu sein. Außerdem erfordert Salutogenese nicht nur für die Patienten, gegen den Strom zu schwimmen. Wie Lyng feststellt, können holistische Medizinsysteme wie unser salutogenetisches »nur in einem Zustand ausgesprochener Spannung mit der Machtstruktur« der gegenwärtigen Gesellschaft existieren (Lyng 1990, S. 242). »Die ihrem Wesen nach kritische Natur von ganzheitlichen Ansätzen bringt Ärzte, die diese praktizieren, in einen direkten Konflikt mit denjenigen, die die Ressourcen besitzen, die den Erfolg oder Misserfolg ihrer Tätigkeit bestimmen«. Demenstprechend kann ich bereits heute einen deutlichen Trend zu einer Entwicklung ausmachen, die an den Ärzten und den bestehenden Institutionen der staatlich sanktionierten Medizin vorbeigeht.

Um Salutogenese erfolgreich auf gesellschaftlicher Ebene zu verwirklichen, müssen erstens die »Patienten« selbst aus ihrer Vereinzelung heraustreten, ein Bewusstsein ihrer Identität als gesellschaftliche Gruppe und ihrer gemeinsamen Interessen entwickeln und ihre Stimme in der Gesellschaft geltend machen. Dabei kommt nach meiner Auffassung den »Kulturkreativen« eine wesentliche Rolle zu. Zweitens müssen die Patienten geeignete Allianzen mit anderen gesellschaftlichen Gruppen suchen, mit denen zusammen sich dieses Anliegen durchsetzen lässt. In Frage kommt neben einer Minderheit von Ärzten, die die Notwendigkeit einer salutogenetischen Ausrichtung einsehen und bereit sind, auf ihre Machtposition und gesellschaftlichen Privilegien zu verzichten, vor allem eine Allianz mit den nichtärztlichen Gesundheitsberufen innerhalb des bestehenden Gesundheitssystems (Krankenschwestern, Hebammen, Physiotherapeuten etc.), die durch ihre gegenwärtige Professionalisierung zur Zeit eine deutliche Aufwertung erfahren (Pundt 2006), den Heilpraktikern sowie den sogenannten Freien Gesundheitsberufen, den mehr oder weniger außerhalb des offiziellen Gesundheitssystems im Bereich der komplementären Gesundheitskultur tätigen Lehrern, Instruktoren, Beratern und Coaches von Selbstkultivationsmethoden (www.freie-gesundheitsberufe.de), die bereits im salutogenetischen Sinn tätig sind.

Auf diese Weise bestünde eine gewisse Chance, ein solche salutogenetisch orientierte Integrative Medizin oder vielmehr »integrative Heilkunst« zu verwirklichen. Doch selbst wenn es nur möglich sein sollte, eine konsequente Salutogenese im hier entworfenen Sinn als »utopisches Ziel« zu etablieren, zu dem hin man unterwegs ist, das man aber nie wirklich erreichen wird, ohne dass das salutogenetische Prinzip auch in den Strukturen des Gesundheitssystems selbst verwirklicht wäre, wäre schon viel erreicht.

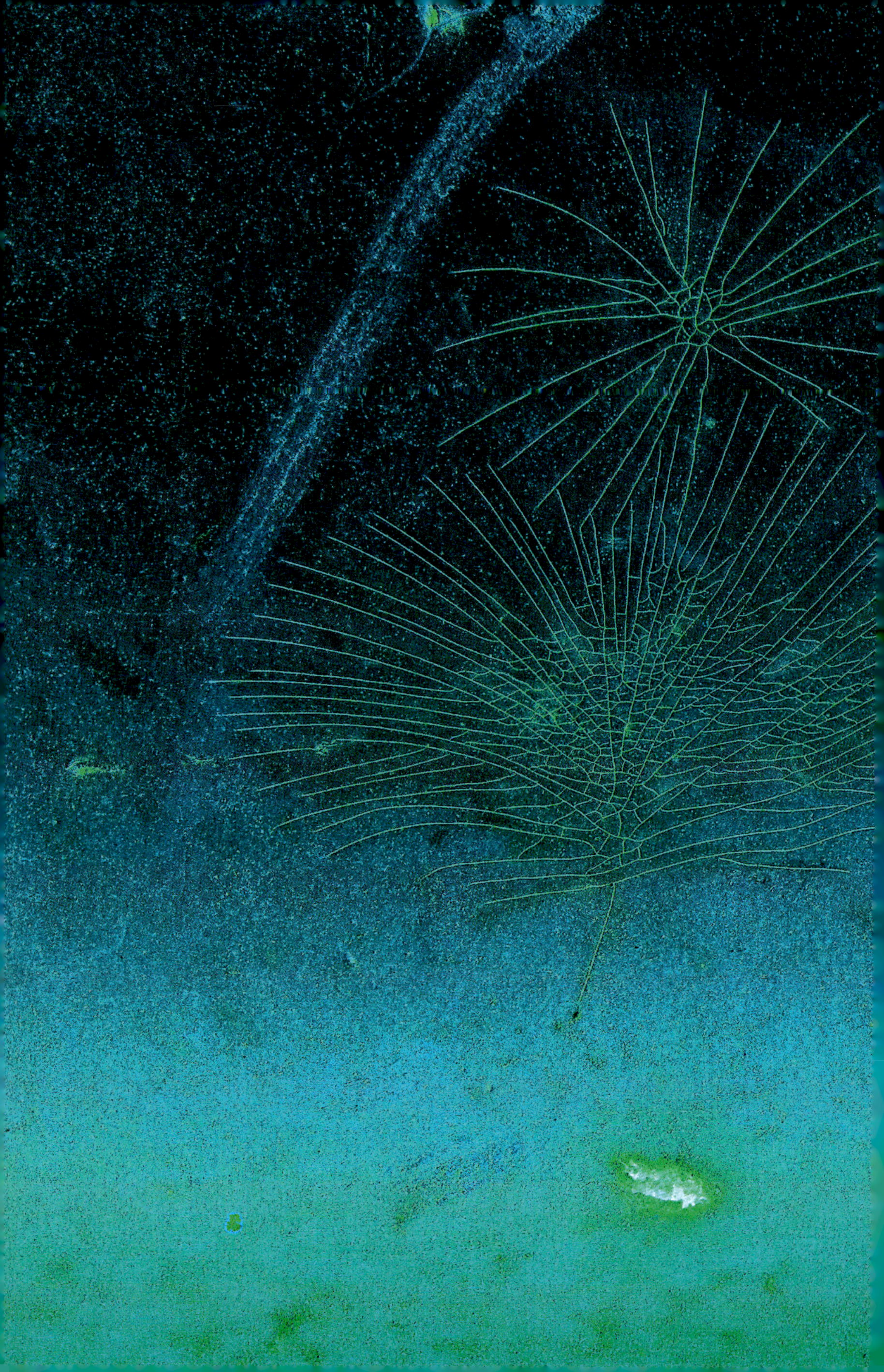

Anhang

Literaturverzeichnis
Personenverzeichnis
Stichwortverzeichnis

Literaturverzeichnis

ABELE, ANDREA, & BECKER, PETER (Hrsg.): Wohlbefinden. Theorie, Empirie, Diagnostik. Juventa, Weinheim 1991.

ADAM, CURT (Hrsg.): Die natürliche Heilweise im Rahmen der Gesamtmedizin. Veröffentlichungen der Berliner Akademie für ärztliche Fortbildung. Gustav Fischer Verlag, Jena 1938.

ADER, ROBERT, & COHEN, NICHOLAS: Behaviorally conditioned immunosuppression. Psychosomatic Medicine, Vol. 37, Nr. 4 (1975), S. 333–340.

ADER, ROBERT; FELTEN, DAVID L.; COHEN, NICHOLAS: Psychoneuroimmunology. 4th edition, 2 Bände. Academic Press, New York 2006.

ADOLPH, EDWARD F.: Physiological Regulations. Cattell, Lancaster PA 1943.

– Origins of Physiological Regulations. Academic Press, New York 1968.

ALBONICO, R.: Mensch – Menschen – Typen. Entwicklung und Stand der Typenforschung. Wiss. Schriftenreihe des Forschungsinstituts der Eidgenössischen Turn- und Sportschule Magglingen, Nr. 1. Birkhäuser Verlag, Basel 1970.

ALBRECHT, HENNING (Hrsg.): Heilkunde versus Medizin? Gesundheit und Krankheit aus der Sicht der Wissenschaften. Hippokrates Verlag, Stuttgart 1993.

ALEXANDER, FRANZ: Psychosomatic Specificity: Experimental Study and Results. University of Chicago Press, Chicago 1968.

ALLEN, ROBERT F.; KRAFT, CHARLOTTE: Beat the System: A Way to Create More Human Environments. Human Resources Institute, Morristown N. J. 1980.

– The Organizational Unconscious: How to Create the Corporate Culture You Want and Need. Prentice-Hall, 1982.

ALLEN, ROBERT F.; LINDE, SHIRLEY: Lifegain: Exciting New Program That Will Change Your Health and Your Life. Human Ressources Institute, Morristown N. J. 1981.

ALTER, JOSEPH S. (ed.): Asian Medicine and Globalization. University of Pennsylvania Press, 2005.

ANDERSON, NORMAN B.: Levels of analysis in health science: A framework for integrating sociobehavioral and biomedical research. In: Cacioppo, John T.; Berntson, Gary G.; Adolphs, Ralph; Carter, C. Sue; Davidson, Richard J.; McClintock, Martha; McEwen, Bruce S.; Meaney, Michael J.; Schacter, Daniel L.; Sternberg, Esther M.; Suomi, Steve S.; Taylor, Shelley E. (Hrsg.): Foundations in Social Neuroscience. MIT Press, Cambridge, Mass. 2002, S. 89–100.

ANDERSON, WALTER TRUETT: The Upstart Spring – Esalen and the American Awakening. Addison-Wesley, Reading 1983.

ANDRITZKY, WALTER: Alternative Gesundheitskultur. Eine Bestandsaufnahme mit Teilnehmerbefragung. (Forschungsberichte zur Transkulturellen Medizin und Psychotherapie, Bd. 4). VWB Verlag für Wissenschaft und Bildung, Berlin 1997.

– Vielfalt in der Therapie. Zur Diskussion um Therapiefreiheit, Selbstverantwortung und alternative Gesundheitskultur. Transpersonale Perspektiven, Vol. 7 (2001).

ANGERMEYER, M. C.; KILIAN, R.; MATSCHINGER, H.: WHOQOL-100 und WHOQOL-BREF. Handbuch für die deutschsprachigen Versionen der WHO-Instrumente zur internationalen Erfassung von Lebensqualität. Hogrefe Verlag, Göttingen 2000.

ANTONOVSKY, AARON: Health, Stress, and Coping. Jossey-Bass, San Francisco 1979.

– The sense of coherence as a determinant of health. In: Matarazzo, J. D.; Weiss, S. M.; Herd, J. A.; Miller, N. E.; Weiss, S. M. (eds.): Behavioral Health: A Handbook of Health Enhancement and Disease Prevention. Wiley, New York 1984.

– The life cycle, mental health and the sense of coherence. Israel Journal of Psychiatry and Related Sciences, Vol. 22, No. 4 (1985), S. 273–280.

– Unraveling the Mystery of Health. Jossey-Bass, San Francisco 1987. Deutsche Ausgabe: Salutogenese. DGVT-Verlag, Tübingen 1997.

– The salutogenic perspective: toward a new view of health and illness. Advances, Vol. 4, No. 1 (1987), S. 47–55.

– A somewhat personal odyssey in studying the stress process. Stress Medicine, Vol. 6 (1990), S. 71–80. Deutsche Übersetzung: Meine Odyssee als Stressforscher. Argument AS Sonderband, Bd. 193 (1991), S. 112–130.

– Studying health vs. Studying Disease. Lecture at the Congress for Clinical Psychology and Psychotherapy, Berlin, 19 February 1990. http://www.salutogenesis.net/. Deutsche Übersetzung: Gesundheitsforschung versus Krankheitsforschung. In: Franke, A.; Broda, M. (Hrsg.): Psychosomatische Gesundheit. Versuch einer Abkehr vom Pathogenese-Konzept. DGVT Verlag, Tübingen 1993, S. 3–14.

ANTONOVSKY, A.; HUBER, A.: Vertrauen, das gesund erhält. Warum manche Menschen dem Stress trotzen – Der Kurz-Fragebogen zum Kohärenzgefühl. Psychologie heute, 2 (1998), S. 51-57.

ARDELL, DONALD B.: High Level Wellness – An Alternative To Doctors, Drugs, and Diseases. Rodale Press, Emmaus, PA 1977.

– The history and future of wellness. Health Values, Vol. 9, No. 6 (1985), S. 37–56.

– A (very) brief history of the wellness concept. 29.12.2000. www.seekwellness.com/wellness/reports/2000-12-29.htm

ARMOUR, J. ANDREW; ARDELL, JEFFREY L. (Hrsg.): Basic and Clinical Neurocardiology. Oxford University Press, New York 2004.

ARNDT, CHRISTIAN; VOLKERT, JÜRGEN: Amartya Sens Capability-Approach – Ein neues Konzept der deutschen Armuts- und Reichtums-Berichterstattung. Vierteljahreshefte zur Wirtschaftsforschung, 75 (2006), S. 7–29.

ARNIM, ANGELA VON: Die Entstehungsgeschichte der subjektiven Anatomie. Fundamenta Psychiatrica, Bd. 7 (1993), S. 64-71.

ARNOLD, MAGDA B.: Emotion and Personality. Vol. 1: Psychological Aspects. Columbia University Press, New York 1960.

ARNOLD, WILHELM; EYSENCK, HANS JÜRGEN; MEILI, RICHARD (Hrsg.): Lexikon der Psychologie. 3 Bände. 11. Aufl., Herder, Freiburg 1993.

ARRHENIUS, SVANTE: Die Einwirkung kosmischer Einflüsse auf physiologische Verhältnisse. Skandinavisches Archiv für Physiologie, Jg. 8 (1898), S. 376–416.

ASPINWALL, L. G.; STAUDINGER, U. M. (eds.): A Psychology of Human Strengths: Fundamental Questions and Future Directions for a Positive Psychology. American Psychological Association, Washington D. C. 2003.

ASTIN, JOHN A.: Why patients use alternative medicine: Results of a national study. JAMA, Vol. 279 (1998), S. 1548–1553.

ASTIN, JOHN A.; ASTIN, ALEXANDER W.: An integral approach to medicine. In: Schlitz, M.; Amorok, T.; Micozzi, M. S. (Hrsg.): Consciousness & Healing – Integral Approaches to Mind-Body Medicine. Elsevier – Churchill Livingstone, St. Louis 2005, S.20–31.

AUHAGEN, ANN ELISABETH (Hrsg.): Positive Psychologie. Anleitung zum »besseren« Leben. Beltz Verlag, Weinheim 2004.

BADURA, BERNHARD; FERBER, CHRISTIAN VON (Hrsg.): Selbsthilfe und Selbstorganisation im Gesundheitswesen. R. Oldenbourg Verlag, München 1981.

BAEYER, WALTER VON; GRIFFITH, RICHARD M. (Hrsg.): Conditio Humana. Erwin W. Straus on his 75th Birthday. Springer, Berlin 1966.

BAHRS, OTTOMAR; MATTHIESSEN, PETER F. (Hrsg.): Gesundheitsfördernde Praxen. Die Chancen einer salutogenetischen Orientierung in der hausärztlichen Praxis. Hans Huber, Bern 2007.

BAIER, HORST: Gesundheit als Lebensqualität. Folgen für Staat, Markt und Medizin. Edition Interfrom, Zürich 1997.

BANDURA, ALBERT: Self-efficacy: Toward a unifying theory of behavioral change. Psychological Review, Vol. 84 (1977), S. 191–215.

– Self-efficacy. In: Ramachandran, V. S. (Hrsg.): Encyclopedia of Human Behavior, Vol. 4. Academic Press, New York 1994, S. 71–81. www.des.emory.edu/mfp/BanEncy.html.

– Self-Efficacy: The Exercise of Control. Freeman, New York 1997.

BARBER, BENJAMIN R.: Jihad vs. McWorld. How Globalism and Tribalism are Reshaping the World. Times Books, New York 1995. Deutsche Ausgabe: Coca Cola und Heiliger Krieg. Wie Kapitalismus und Fundamentalismus Demokratie und Freiheit abschaffen. Scherz, Bern 1996.

BARRETT, B.; MARCHAND, L.; SCHEDER, J.; PLANE, M. B.; MABERRY, R.; APPELBAUM, D.; RAKEL, D.; RABAGO, D.: Themes of holism, empowerment, access, and legitimacy define complementary, alternative, and integrative medicine in relation to conventional biomedicine. Journal of Alternative and Complementary Medicine, Vol. 9, No. 6 (2003), S. 937–947.

Barrow, John D.; Tipler, Frank J.: The Anthropic Cosmological Principle. Oxford University Press, Oxford 1986.

Bauer, Axel W.: Gesunder Leib und kranker Körper. In: Maio, Giovanni; Roelcke, Volker (Hrsg.): Medizin und Kultur – Ärztliches Denken und Handeln im Dialog zwischen Natur- und Geisteswissenschaften. Schattauer, Stuttgart 2001, S. 77–95.

Bauer, Joachim: Das Gedächtnis des Körpers. Eichborn, Frankfurt a. M. 2002.

– Das kooperative Gen. Evolution als kreativer Prozess. Hoffmann & Campe, Hamburg 2008. Taschenbuchausgabe: Heyne, München 2010.

Baumeister, Roy F.; Vohs, Kathleen D. (eds.): Handbook of Self-Regulation: Research, Theory, and Applications. Guilford Press, New York 2007.

Bayley, C.: Fit or Fat. Houghton-Mifflin, Boston 1978.

Beattie, Alan; Gott, Marjorie; Jones, Linda; Sidell, Moyra (eds.): Health & Wellbeing – A Reader. Macmillan Press, London 1993.

Beauregard, Mario; O'Leary, Denyse: The Spiritual Brain. A Neuroscientist's Case for the Existence of the Soul. HarperCollins, New York 2007.

Bechmann, Arnim: Die Wissensgesellschaft und die Unkonventionellen – Gesellschaftlicher Wandel durch Kulturkraft. Barsinghäuser Berichte, Nr. BB-064. Zukunftszentrum Barsinghausen, Barsinghausen 2003. www.kulturkreativ.net/media/art/art_3fcde821827c4/Arnim%20Bechmann.pdf

– Kultur-Kreative, Zivilgesellschaft und die Neue Praxis zu den Wurzeln und Herkunftsbereichen der Neuen Unkonventionellen. Barsinghäuser Berichte, Nr. BB-076. Zukunftszentrum Barsinghausen, Barsinghausen 2002. Überarbeitete Fassung 2004.

Beck, Ulrich: Risikogesellschaft. Auf dem Weg in eine andere Moderne. Suhrkamp, Frankfurt a. M. 1986.

– Die Erfindung des Politischen. Zu einer Theorie reflexiver Modernisierung. Suhrkamp, Frankfurt a. M. 1993.

– (Hrsg.): Riskante Freiheiten. Individualisierung in modernen Gesellschaften. Suhrkamp, Frankfurt a. M. 1994.

– Der eigene Gott – Friedensfähigkeit und Gewaltpotential der Religionen. Verlag der Weltreligionen, Frankfurt a. M. 2008.

– Das Zeitalter der Nebenfolgen und die Politisierung der Moderne. In: Beck, U.; Giddens, A.; Lash, S.: Reflexive Modernisierung. Eine Kontroverse. Suhrkamp, Frankfurt a. M. 1996b, S. 19–112.

Beck, Ulrich; Giddens, Anthony; Lash, Scott: Reflexive Modernisierung. Eine Kontroverse. Suhrkamp, Frankfurt a. M. 1996a.

Becker, Peter: Psychologie der seelischen Gesundheit. Hogrefe, Göttingen 1997.

– Die Salutogenese-Theorie von Antonovsky: Eine wirklich neue, empririsch abgesicherte, zukunftsweisende Perspektive? In: Margraf, J.; Neumer, S.; Siegrist, J. (Hrsg.), Gesundheits- oder Krankheitstheorie? Saluto- versus pathogenetische Ansätze im Gesundheitswesen. Springer, Berlin 1998, S. 13–25.

– Gesundheit durch Bedürfnisbefriedigung. Hogrefe Verlag, Göttingen 2006.

Bell, Daniel: The Coming of Post-Industrial Society – A Venture of Social Forecasting. Basic Books, New York 1973. Deutsche Ausgabe: Die nachindustrielle Gesellschaft. Campus, Frankfurt a. M. 1985.

Bell, Iris R.; Caspi, Opher; Schwartz, Gary E. R.; Grant, Kathryn L.; Gaudet, Tracy W.; Rychener, David; Maizes, Victoria; Weil, Andrew: Integrative medicine and systemic outcomes research. Archives of Internal Medicine, Vol. 162 (2002), S. 133–140.

Bellah, Robert N.; Madsen, Richard; Sullivan, William M.; Swidler, Ann; Tipton, Steven M.: Habits of the Heart – Individualism and Commitment in American Life. Updated edition. University of California Press, Berkeley 1996.

Belloc, N.; Breslow, L.: Relationship of physical health status and health practice. Preventive Medicine, Vol. 1 (1972), S. 409–421.

Belschner, Wilfried: Wir brauchen ein neues Paradigma von Gesundheit. Verhaltenstherapie und psychosoziale Praxis, Vol. 16 (1984), S. 342–344.

– Integrale Gesundheitsförderung. Eine systemische und transpersonale Perspektive. Bd. 1. Studien zur Gesundheitsförderung, Bd. 1. Bibliotheks- und Informationssystem der Universität Oldenburg, Oldenburg 2002.

Belschner, Wilfried; Gottwald, Peter (Hrsg.): Gesundheit und Spiritualität. Transpersonale Studien, Bd. 1. Bibliotheks- und Informationssystem der Universität Oldenburg, Oldenburg 2000.

Benda, William: From integrative to integral medicine: A leap of faith. In: Schlitz, M., et al. (Hrsg.): Consciousness & Healing – Integral Approaches to Mind-Body Medicine. Elsevier – Churchill Livingstone, St. Louis 2005, S. 32–38.

Bengel, J.; Strittmatter, R.; Willmann, H.: Was erhält Menschen gesund? Antonovskys Modell der Salutogenese – Diskussionstand und Stellenwert. Bundeszentrale für gesundheitliche Aufklärung, Köln 2001.

Benson, Herbert: The Relaxation Response. Avon, New York 1975.

Benson, Herbert; Beary, J. F.; Carol, M. P.: The relaxation response. Psychiatry, Vol. 37 (1974), S. 37–46.

Bergantino, Len: In: Richards, A. C. & Schumrum, T. (Hrsg.): Invitations to Dialogue – The Legacy of Sydney M. Jourard. Kendall; Hunt, Dubuque, Iowa, 1999, S. 200.

Bergmann, Gustav von: Funktionelle Pathologie. Eine klinische Sammlung von Ergebnissen und Anschauungen einer Arbeitsrichtung. Julius Springer, Berlin 1932.

– Neues Denken in der Medizin. Piper, München 1947a.
– Der Begriff und die Bedeutung der »funktionellen Pathologie«. Forschungen und Fortschritte, 21./23. Jg., Heft 10/11/12 (Juli 1947b), S. 124–126.

Bergsmann, Otto; Bergsmann, Roswitha: Chronische Belastungen – die unspezifische Basis klinischer Syndrome. Facultas Universitätsverlag, Wien 1998.

Bernard, Claude: Introduction à l'étude de la medicine expérimentale. Bailliere, Paris 1865.

Berne, Eric: Games People Play. Grove Press, New York 1964. Deutsche Ausgabe: Spiele der Erwachsenen – Psychologie der menschlichen Beziehungen. Rowohlt Taschenbuch Verlag, Reinbek 1970.

Berner-Hürbin, Annie: Hippokrates und die Heilenergie. Schwabe, Basel 1997.

Berntson, Gary G.; Cacioppo, John T.: Multilevel analyses and reductionism: Why social psychologists should care about neuroscience and vice versa. In: Cacioppo, J. T.; Berntson, G. G. (Hrsg.): Essays in Social Neuroscience. MIT Press, Cambridge, Mass. 2004, S. 107–120.

Bertalanffy, Ludwig von: Studien über theoretische Biologie. Biologisches Zentralblatt, Bd. 47 (1927a).
– Die Bedeutung der Umwälzungen in der Physik für die Biologie. Biologisches Zentralblatt, Bd. 47 (1927b).
– Theoretische Biologie. 2 Bände. Gebrüder Bornträger, Berlin 1932 und 1942.
– Der Organismus als physikalisches System betrachtet. Naturwissenschaften, Bd. 28 (1940), S. 521–531.
– Zu einer allgemeinen Systemlehre. Deutsche Zeitschrift für Philosophie, Bd. 18, Nr. 3/4 (1945).
– The theory of open systems in physics and biology. Science, Bd. 111 (1950), S. 23–29.
– General Systems Theory. George Braziller, New York 1968.
– Perspective on General System Theory. George Braziller, New York 1975.

Bettge, Susanne: Schutzfaktoren für die psychische Gesundheit von Kindern und Jugendlichen. Charakterisierung, Klassifizierung und Operationalisierung. Dissertation, Technische Universität Berlin. http://edocs.tu-berlin.de/diss/2004/bettge_susanne.pdf (09.03.2007).

Betz, B. J.; Thomas, C. B.: Individual temperament as a predictor of health and premature disease. Johns Hopkins Medical Journal, Vol. 144, No. 3 (1979), S. 81–89.

Beutel, M.: Was schützt Gesundheit? Zum Forschungsstand und zu der Bedeutung von personalen Ressourcen in der Bewältigung von Alltagsbelastungen und Lebensereignissen. Psychotherapie und medizinische Psychologie, Vol. 39 (1989), S. 452–462.

Bhasin, Veena: Medical anthropology: A review. Ethno-Medicine, Vol. 1, No. 1 (2007), S. 1–20.
Biener, Kurt: Lebensgewohnheiten und Gesundheit. Hans Huber , Bern 1992.
Bigu, J.: On the biophysical basis of the human »aura«. Journal for Research in Psi Phenomena, Vol. 1, Nr. 2 (1976), S. 8–43.
Binder, E. B.; Bradley, R. G., et al.: Association of FKBP5 polymorphisms and childhood abuse with risk of posttraumatic stress disorder symptoms in adults. Journal of the American Medical Association (JAMA), Vol. 299, Nr. 11 (19. März 2008), S. 1291–1305.
Bischof, Marco: Elektromedizin. Das Neue Zeitalter, Nr. 40 (1989), Nr. 41 (1989) und Nr. 42 (1989).
– The History of Bioelectromagnetism. In: M. W. Ho, F. A. Popp und U. Warnke (Hrsg.): Bioelectrodynamics and Biocommunication. World Scientific Publishing, Singapore, 1994, S. 1–31.
– Biophotonen – das Licht in unseren Zellen. Zweitausendeins, Frankfurt a. M. 1995. 14. Aufl. 2008.
– Vitalistic and Mechanistic Concepts in the History of Bioelectromagnetics. In: Belousov, L. V.; Popp, F. A. (Hrsg.): Biophotonics – Non-Equilibrium and Coherent Systems in Biophysics, Biology and Biotechnology. Proceedings of a conference held on the occasion of the 120th birthday of Alexander G. Gurwitsch at the Faculty of Biology, M. V. Lomonosov Moscow State University, Moscow, September 28–October 2, 1994. Bioinform Services, Moscow, Russland,1996, S. 3–14.
– Alternative Medizin ist grundsätzlich zu begrüßen. (Reihe »Alternative Medizin«, 2. Folge). Die Welt, 6. August 1997, S. 8.
– Holism and Field Theories in Biology – Non-Molecular Approaches and their Relevance to Biophysics. In: Chang, J. J.; Fisch, J.; Popp, F. A. (Hrsg.): Biophotons. Kluwer Academic Publishers, Dordrecht 1998, S. 375–394.
– Für eine bürgerschaftliche Gesundheitsbewegung und eine neue Gesundheitskultur. Gesundheitsakademie e. V. (Hrsg.): Salutive. Mabuse Verlag, Frankfurt 2000a, S. 189–195.
– Field concepts and the emergence of a holistic biophysics. In: Beloussov, L. V.; Popp, F. A.; Voeikov, V. L.; Van Wijk, R. (Hrsg.): Biophotonics and Coherent Structures. Moscow University Press, Moscow 2000c, S. 1–25.
– Gesundheit als Lebensqualität. Zukünfte, 9. Jg., Nr. 32 (Sommer 2000d), S. 29–33.
– Energiemedizin – Heilkunst der Zukunft. Esotera, Nr. 8 (August 2000e), S. 16–21, und Nr. 9 (September 2000), S. 20–25.
– Lebensenergieforschung zwischen Biophysik und subjektiver Erfahrung. Unveröffentlichter Vortrag am 1. Internationalen Life Energy Process Kongress 2001 – »Waves of Change«, Osterberg-Institut, Plön, 12. Mai 2001.

– Tachyonen, Orgonenergie, Skalarwellen – Feinstoffliche Felder zwischen Mythos und Wissenschaft. AT Verlag, Aarau (Schweiz) 2002.
– Introduction to Integrative Biophysics. In: Popp, Fritz-Albert; Beloussov, Lev V. (eds.): Integrative Biophysics – Biophotonics. Kluwer Academic Publishers, Dordrecht 2003a, S. 1–115.
– Vom integralen Weltbild zu einer neuen Wissenschaft. In: Utsch, M. & Fischer, J. (Hrsg.): Im Dialog über die Seele. LIT-Verlag, Münster 2003b, S. 3–51.
– Flüssigkeits- und Feldorganismus und seine Rhythmik – Forschungsgeschichte und klinische Anwendung einer erneuerten Humoralphysiologie. Erfahrungsheilkunde, Jg. 54, Nr. 5 (Mai 2005), S. 321–331.
– Geleitwort zur deutschen Ausgabe. In: Oschman, James L.: Energiemedizin – Konzepte und ihre wissenschaftliche Basis. Urban & Fischer, München 2006a, S. V–VIII.
– Vernadsky's Noosphere and Slavophile Sobornost' – Some Early Concepts of Field Phenomena in Social Life. In: Beloussov, L. V.; Voeikov, V. L.; Martynyuk, V. S. (Hrsg.): Biophotonics and Coherent Systems in Biology. Springer, New York 2006b, S. 279–297.
– Atemtherapie und Wissenschaft – Feldtheorien und andere Ansätze, die die atemtherapeutische Erfahrung wissenschaftlich begründen helfen. In: Bischof, Stefan (Hrsg.): Traum – Trauma – Wissenschaft. Bericht von der Tagung »Atem – Bewusstsein – Feld« des Instituts für Atempsychotherapie, Freiburg, November 2006. Books on Demand, Norderstedt 2007a, S. 102–168.
– Soziale Intelligenz und zwischenmenschliche Felder. Der Freie Arzt, 48. Jg., Nr. 4 (April 2007b), S. 8–9.
– Vorwort des Autors zur Neuausgabe. In: Unsere Seele kann fliegen. 2. Auflage. Drachen Verlag, Klein Jasedow 2008a, S. 8–15.
– Was ist Salutogenese? Das neue Gesundheitsverständnis in der komplementären Gesundheitskultur. KursKontakte, Nr. 157 (Juni/Juli 2008b), S. 14–16.
– Synchronization and coherence as an organizing principle in the organism, social interaction, and consciousness. Neuroquantology, Vol. 6, issue 4 (December 2008c), S. 440–451.
– Kultur der Verbundenheit – Feld-Vorstellungen als Basis einer positiven Kulturentwicklung. KursKontakte, 21. Jg., Nr. 162 (April/Mai 2009), S. 22–24.

Bischof, Marco; Lassek, Heiko: Wege zu einer integralen Heilkunde – Impulse für ein ganzheitliches Bild des Menschen. Gesundheitsakademie e. V. (Hrsg.): Salutive. Mabuse Verlag, Frankfurt 2000b, S. 241–247.

Bisht, D. B.: Spiritual dimension of health with special reference to traditional healing practices. NAMAH, Vol. 15, No. 1 (April 24, 2007).

Bisht, D. B., et al.: The Spiritual Dimension of Health. Directorate General of Health Services, Nirman Bhavan, India 1986.

Blaxter, Mildred: Health and lifestyles. Routledge, London 1998.

BLOWS, M. (ed.): Towards the Whole Person: Integrating Eastern and Western Approaches to Body-Mind Skills. Linking Publications, Kenthurst, NSW, Australia, 1993.

BOHM, DAVID: Wholeness and the Implicate Order. Routledge and Kegan Paul, London 1980.

BÖHME, GERNOT: Anthropologie in pragmatischer Hinsicht. Suhrkamp, Frankfurt a. M. 1985.

– Selbstkultivierung. Neue Zürcher Zeitung, Nr. 31 (Samstag 07. Februar 2004), S. 63.

– Was wird aus dem Subjekt? Selbstkultivierung nach Kant. In: Kaplow, Ian (Hrsg.): Nach Kant: Erbe und Kritik. LIT Verlag, Münster 2005, S. 1–16.

BOLLINGER, HEINRICH; GERLACH, ANKE; PFADENHAUER, MICHAELA (Hrsg.): Gesundheitsberufe im Wandel – soziologische Betrachtungen und Interpretationen. Mabuse Verlag, Frankfurt a. M. 2005.

BOLLNOW, OTTO FRIEDRICH: Mensch und Raum. Kohlhammer, Stuttgart 1963.

BOLTON, G.: Medicine, the arts, and the humanities. Lancet, Vol. 362, Nr. 9378 (12. Juli 2003), S. 93–94.

BORGENS, R. B.; ROBINSON, K. R.; VANABLE, J. W.; MCGINNIS, M. E. (Hrsg.): Electric Fields in Vertebrate Repair: Natural and Applied Voltages in Vertebrate Regeneration and Healing. Alan R. Liss, New York 1989.

BORGETTO, BERNHARD: Selbsthilfe und Gesundheit. Hans Huber, Bern 2004.

BORYSENKO, JOAN: Minding the Body, Mending the Mind. Bantam, New York 1988. Deutsche Ausgabe: Gesundheit ist lernbar. Hilfe zur Selbsthilfe. Scherz Verlag, Bern-München 1989.

– Guilt is the Teacher, Love is the Lesson. Warner Books, New York 1990.

– Fire in the Soul – A new Psychology of Spiritual Optimism. Warner Books, New York 1993. Deutsche Ausgabe: Feuer in der Seele. Spiritueller Optimismus als Weg zu innerer Heilung. 2. Aufl. Hermann Bauer Verlag, Freiburg i. Br. 1995.

BOTHE, DETLEF: Neue Deutsche Heilkunde 1933–1945. Dargestellt anhand der Zeitschrift »Hippokrates« und der Entwicklung der volksheilkundlichen Laienbewegung. Matthiesen Verlag, Husum 1991.

BOUDIER, HENK STRUYKER: Helmuth Plessner als philosophischer Wegweiser für F. J. J. Buytendijk. Man and World, Vol. 26 (1993), S. 199–207.

BOURDIEU, PIERRE: Die feinen Unterschiede. Kritik der gesellschaftlichen Urteilskraft. Frankfurt am Main 1982.

BOWLING, A.: Measuring Health: A Review of Quality of Life Measurement Scales. Philadelphia Open University Press, Milton Keynes 1991.

BOYCE W. T., ET AL.: Influence of life events and family routines on childhood respiratory tract illness. Pediatrics, Vol. 60 (1977), S. 609–615.

– The family routines inventory: Theoretical origins. Social Science and Medicine, Vol. 17 (1983), S. 193–200.

BOYCE W. T.; SCHAEFER, C.; UITTI, C.: Permanence and change: Psychosocial factors in the outcome of adolescent pregnancy. Social Science and Medicine, Vol. 21 (1985), S. 1279–1287.

BRÄUTIGAM, WALTER (Hrsg.): Medizinisch-Psychologische Anthropologie. Wissenschaftliche Buchgesellschaft, Darmstadt 1980.

BREIDENBACH, JOANA; ZUKRIGL, INA: Tanz der Kulturen – Kulturelle Identität in einer globalisierten Welt. Verlag Antje Kunstmann, München 1998. Taschenbuchausgabe: Rowohlt Taschenbuch Verlag, Reinbek 2000.

– The dynamics of cultural globalization. The myths of cultural globalization. Internationale Kulturwissenschaften/International Cultural Studies, Cultural Collaboratory, 1999. www.inst.at/studies/collab/breidenb.htm. Aufgesucht 24. Januar 2008.

BREUER, REINHARD: Das anthropische Prinzip – der Mensch im Fadenkreuz der Naturgesetze. Meyster, Wien 1981.

BROCKHAUS, WILHELM; GROH, WALTER (Hrsg.): Biologie der Lebensführung. Beiträge zur Gesundheitserziehung. 2. vollständig neu bearbeitete und erweiterte Auflage. Neue Deutsche Schule Verlagsgesellschaft, Essen 1971.

BRUFORD, WALTER HORACE: The German Tradition of Self-Cultivation. Bildung from Humboldt to Thomas Mann. Cambridge University Press, London 1975.

BRUGSCH, THEODOR (Hrsg.): Einheitsbestrebungen in der Medizin. 2 Bände. Theodor Steinkopff, Dresden 1933.

BRUGSCH, THEODOR; LEWY, F. H. (Hrsg.): Die Biologie der Person. Ein Handbuch der allgemeinen und speziellen Konstitutionslehre. Urban & Schwarzenberg, Berlin 1926–1931. Bde. 1–4.

BRUNDTLAND, GRO HARLEM: Grundrecht Gesundheit. Vision: Mehr Lebensqualität für alle. Campus Verlag, Frankfurt am Main 2000.

BUNDESZENTRALE FÜR GESUNDHEITLICHE AUFKLÄRUNG (Hrsg.): Was erhält Menschen gesund? Antonovskys Modell der Salutogenese – Diskussionsstand und Stellenwert. Köln 1998.

BURGER, W.: Die Bedeutung der Allgemeinmedizin für die Etablierung und Weiterentwicklung einer integrierten Medizin. In: Helmich, Peter, et al.(Hrsg.): Primärärztliche Patientenbetreuung. Lehre – Forschung – Praxis. Schattauer, Stuttgart 1997, S. 19–32.

BURKE, PETER: Kultureller Austausch. Edition Suhrkamp 2170. Suhrkamp Verlag, Frankfurt am Main 2000.

BÜSSING, A.; OSTERMANN, T.; GLÖCKLER, M.; MATTHIESEN, P. F. (Hrsg.): Spiritualität, Krankheit und Heilung. Bedeutung und Ausdrucksformen der Spiritualität in der Medizin. Verlag für Akademische Schriften, Frankfurt a. M. 2006.

BUETOW, STEPHEN A.: New Zealand Maori quality improvement in health care: Lessons from an ideal type. International Journal for Quality in Health Care, Vol. 16, Nr. 5 (2004), S. 417–422.

BUYTENDJIK, FREDERICK J. J.: Allgemeine Theorie der menschlichen Haltung und Bewegung. (Niederländische Orginalausgabe 1949). Springer, Berlin 1956.
– Psychologie des Romans. Otto Müller Verlag, Salzburg 1966.
– Prolegomena einer anthropologischen Physiologie. Otto Müller, Salzburg 1967.
BUYTENDJIK, FREDERICK J. J.; CHRISTIAN, PAUL; PLÜGGE, HERBERT: Über menschliche Bewegung als Einheit von Natur und Geist. (Beiträge zur Lehre und Forschung der Leibeserziehung, Bd. 14). Karl Hofmann, Schorndorf bei Stuttgart 1963.
CACIOPPO, JOHN T.; BERNTSON, GARY G.: Social psychological contributions to the decade of the brain: Doctrine of multilevel analysis. American Psychologist, Vol. 47 (1992), S. 1019–1028.
CACIOPPO, JOHN T.; BERNTSON, GARY G.; ADOLPHS, RALPH; CARTER, C. SUE; DAVIDSON, RICHARD J.; MCCLINTOCK, MARTHA; MCEWEN, BRUCE S.; MEANEY, MICHAEL J.; SCHACTER, DANIEL L.; STERNBERG, ESTHER M.; SUOMI, STEVE S.; TAYLOR, SHELLEY E. (Hrsg.): Foundations in Social Neuroscience. MIT Press, Cambridge, Mass. 2002.
CAGLAR, AYSE S.: McDöner: Dönerkebab und der Kampf der Deutsch-Türken um soziale Stellung. Sociologus, Jg. 48 (1998), S. 17–41.
CALLAHAN, P. S.: Nonlinear infared coherent radiation as an energy coupling mechanism in living systems. In: Mishra, R. K. (Hrsg.): Molecular and Biological Physics of Living Systems. Kluwer, Dordrecht 1990, S. 239–273.
CANGUILHEM, GEORGES: Die Herausbildung des Konzeptes der biologischen Regulation im 18. und 19. Jahrhundert. In: Wissenschaftsgeschichte und Epistemologie (Hrsg. W. Lepenies). Suhrkamp Verlag, Frankfurt 1979, S. 89.
CANNON, WALTER B.: Organization for physiological homeostasis. Physiological Review, Vol. 9 (1929), S. 399 ff.
– The Wisdom of the Body. Revised and enlarged edition. W. W. Norton, New York 1939.
– Bodily Changes in Pain, Hunger, Fear and Rage. 2nd edition. Appleton & Co., New York 1929. Wut, Hunger, Angst und Schmerz. Eine Physiologie der Emotionen. Hrsg. Von Thure von Uexküll. Urban & Schwarzenberg 1975.
CANT, SARAH; SHARMA, URSULA: A New Medical Pluralism: Complementary Medicine, Doctors, Patients, and the State. University of California Press, Berkeley 1999.
CANTOR, DAVID (Hrsg.): Reinventing Hippocrates. Ashgate, Aldershot 2002.
CARLSON, RICK J.: The End of Medicine. Wiley-Interscience, New York 1975.
CARTWRIGHT, LILLIAN K.; WINK, P.; KMETZ, C.: What leads to good health in midlife women physicians? Some clues from a longitudinal study. Psychosomatic Medicine, Vol. 57 (1995), S. 284–292.
CARVER, CHARLES S.: Resilience and thriving: Issues, models, and linkages. Journal of Social Issues, Vol. 54, No. 2 (1998), S. 245–266.

CHERASKIN, EMMANUEL: Diet and Disease. Keats, New Canaan CN 1977.

CHERASKIN, EMMANUEL, ET AL.: Psychodietetics. Bantam, New York 1976.

CHEZ, RONALD A.; JONAS, WAYNE B. (eds.): Proceedings Spiritual Transformation and Health Through the Lifecycle. Villanova University, Radnor, Pennsylvania, June 3, 2003. Samueli Institute, Corona del Mar, CA, 2003.

CHIANG, HUNG-MIN; MASLOW, ABRAHAM: The Healthy Personality. Readings. Van Nostrand Reinhold, New York 1969.

CHOPRA, DEEPAK: Creating Health. Beyond Prevention, Toward Perfection. Houghton Mifflin, Boston, Mass. 1987. Deutsche Ausgabe: Gesundsein aus eigener Kraft. BLV Verlagsgesellschaft, München 1990.

CHRISTIAN, PAUL: Medizinische Anthropologie. In: Fischer Lexikon Medizin, Bd. 1. Fischer Bücherei, Frankfurt am Main 1959, S. 29–58.

– Ludolf Krehl und der medizinische Personalismus. Heidelberger Jahrbücher, Bd. VI (1962), S. 207–210.

– Anthropologische Medizin – Theoretische Pathologie und Klinik psychosomatischer Krankheitsbilder. Springer Verlag, Berlin 1989.

CHRISTIE, V. M.: The extended self-care concept. Tidsskr. Nor. Laegeforen, Vol. 110, No. 8 (1990), S. 964–966.

CHURCH, DAWSON: The Gene in Your Genes – Epigenetic Medicine and the New Biology of Intention. 2nd ed. Energy Psychology Press, Santa Rose, CA 2009. Dt. Ausgabe: Die neue Medizin des Bewusstseins. Wie Sie mit Gedanken und Gefühlen Ihre Gene positiv beeinflussen können. 3. Aufl. VAK Verlag, Kirchzarten 2008.

CIARANELLO, R., ET AL.: Panel report on biological substrates of stress. In: Elliott, R.; Eisdorfer, C. (Hrsg.): Stress and Human Health: Analysis and Implications of Research. Springer, New York 1982.

CLARKE, ADELE E.; SHIM, JANET K.; MAMO, LAURA; FOSKET, JENNIFER RUTH; FISHMAN, JENNIFER R.: Biomedicalization: technoscientific transformations of health, illness, and U. S. biomedicine. American Sociological Review, Vol. 68 (April 2003), S. 161–194.

CLARKE, JOHN JAMES: The ethics of self-cultivation. In: The Tao of the West – Western Transformations of Taoist Thought. Routledge, London 2000, S. 95–103.

COHEN, JOHN: Humanistic Psychology. Allen & Unwin, London 1958.

COLE, S. W., ET AL.: Social regulation of gene expression in human leucocytes. Genome Biology, Vol. 8 (2007), S. R189.

CONTRADA, RICHARD J.; ASHMORE, RICHARD D. (eds.): Self, Social Identity, and Physical Health – Interdisciplinary Explorations. Oxford University Press, New York 1999.

COOPER, CARY L.; DEWE, PHILIP: Stress: A Brief History. Blackwell Publishing, Malden MA 2004.

COOPER, K. H.: Aerobics. Bantam, New York 1968.
– The Aerobics Way. Evans & Co., New York 1977.
CORBETT, NANCY: Inner Cleansing: Living Clean in a Polluted World. Prism, Bridport 1993.
COUSINS, NORMAN: Anatomy of an Illness. W. W. Norton, New York 1979.
– Beliefs become biology. Advances in Mind-Body Medicine, 6 (1989), S. 20.
COZOLINO, LOUIS: The Neuroscience of Psychotherapy. Building and Rebuilding the Human Brain. W. W. Norton, New York 2002.
– The Neuroscience of Human Relationships. Attachment and the Developing Social Brain. W. W. Norton, New York 2006. Dt. Ausg. Die Neurobiologie menschlicher Beziehungen. VAK Verlag, Kirchzarten 2007.
CRANEFIELD, P. F.: The organic physics of 1847 and the biophysics of today. Journal of the History of Medicine, Vol. 12 (1957), S. 407–423.
CRICK, FRANCIS SIR: Central dogma of molecular biology. Nature, Vol. 227 (1970), S. 561.
– The Astonishing Hypothesis. The Scientific Search for the Soul. Scribner's, New York 1994.
CRISP, ROGER: Well-Being. Stanford Encyclopedia of Philosophy, Nov. 6, 2001. http://plato.stanford.edu/entries/well-being/
CROWNFIELD, PETER W.: The globalization of acupuncture and TCM. Acupuncture Today, Vol. 8, issue 4 (April, 2007).
CSIKSZENTMIHALYI, MIHALY: Beyond Boredom and Anxiety. Jossey-Bass, San Francisco 1975. Deutsche Ausgabe: Das Flow-Erlebnis. Klett-Cotta, Stuttgart 1985.
– Flow – the Psychology of Optimal Experience. Harper & Row, New York 1992. Deutsche Ausgabe: Flow – das Geheimnis des Glücks. Klett-Cotta, Stuttgart 1992.
– The Evolving Self. A Psychology for the Third Millenium. HarperCollins, New York 1993.
– Living Well – The Psychology of Everyday Life. Weidenfeld & Nicolson, London 1997.
CSIKSZENTMIHALYI, MIHALY; CSIKSZENTMIHALYI, I. (Hrsg.): Optimal Experience. Psychological Studies of Flow in Consciousness. Cambridge University Press, Cambridge 1988. Deutsche Ausgabe: Die Außergewöhnliche Erfahrung im Alltag. Die Psychologie des Flow-Erlebnisses. Klett-Cotta, Stuttgart 1991.
CUNNINGHAM ROBERT M.; CARLSON, RICK J. (Hrsg.): Future Directions in Health Care: A New Public Policy. Reports from a conference sponsored by the Blue Cross Association, the Rockefeller Foundation, and the Health Policy Program at the University of California, San Francisco. Ballinger Publications, Cambridge, Mass. 1978.

CURTIS, B. D.; HURTAK, J. J.: Consciousness and quantum information processing: Uncovering the foundation for a medicine of light. Journal of Alternative and Complementary Medicine, Vol. 10, Nr. 1 (2004), S. 27–39.

CYRULNIK, BORIS: Les nourritures affectives. Odile Jacob, Paris 2000.

DACHER, ELLIOTT S.: Towards a post-modern integral medicine. In: Schlitz, M.; Amorok, T.; Micozzi, M. S. (Hrsg.): Consciousness & Healing – Integral Approaches to Mind-Body Medicine. Elsevier – Churchill Livingstone, St. Louis 2005, S. 7–19.

– Integral Health: The Path to Human Flourishing. Basic Health Publications, 2006.

DAMASIO, ANTONIO R.: Descartes' Error – Emotion, Reason, and the Human Brain. G. P. Putnam's Son, New York 1994. Deutsche Ausgabe: Descartes' Irrtum – Fühlen, Denken und das menschliche Gehirn. Paul List Verlag, München 1995.

– Looking for Spinoza. Harcourt, Orlando FL 2003. Deutsche Ausgabe: Der Spinoza-Effekt. Wie Gefühle unser Leben bestimmen. Paul List Verlag, München 2003.

– Harrington, Anne; Kagan, Jerome; McEwen, Bruce S.; Moss, Henry; Shaikh, Rashid (eds.): Unity of Knowledge: The Convergence of Natural and Human Science. Annals of the New York Academy of Sciences, Vol. 935. New York Academy of Sciences, New York 2001.

DEAN, KATHRYN; KICKBUSCH, ILONA: Health related behavior in health promotion: Utilizing the concept of self care. Health Promotion International, Vol. 10, No. 1 (1995), S. 35–40.

DEAN, K. L.: Understanding the human biofield and its role in whole person healing. Alternative and Complementary Therapies, Vol. 9, Nr. 3 (2003), S. 142–145.

DECI, EDWARD L.: Intrinsic Motivation. Plenum, New York 1975.

DECI, EDWARD L.; RYAN, RICHARD M.: Intrinsic Motivation and Self-Determination in Human Behavior. Plenum Press, New York 1985.

DEGKWITZ, RUDOLF: Möglichkeiten und Grenzen einer Integration und Kooperation von Naturheilkunde und naturwissenschaftlich begründeter Medizin. In: Albrecht, Henning (Hrsg.): Heilkunde versus Medizin ? Gesundheit und Krankheit aus der Sicht der Wissenschaften. Hippokrates Verlag, Stuttgart 1993, S. 4–60.

DESPEUX, CATHERINE: Das Mark des Roten Phönix. Unsterblichkeit, Gesundheit und langes Leben in China. Medizinisch-Literarische Verlagsgesellschaft, Uelzen 1995.

DEUTSCH, FELIX: On the Mysterious Leap from the Mind to the Body. International Academic Press, New York 1959.

DIAMOND, MARIAN C.: Enriching Heredity: Impact of the Environment on the Anatomy of the Brain. Macmillan, New York 1988.

DIAMOND, MARIAN C.; HOPSON, JANET: The Magic Trees of the Mind. How to Nurture Your Child's Intelligence, Creativity, and Healthy Emotions. Dutton, New York 1998.

DIENER, ED: Positive psychology: Past, present, and future. In: Lopez, S.J.; Snyder, C.R. (Hrsg.): Oxford Handbook of Positive Psychology. Oxford University Press, Oxford 2009, S. 7–11.

DINGES, M. (Hrsg.): Medizinkritische Bewegungen im Deutschen Reich (ca. 1870–1933). Franz Steiner Verlag, Stuttgart 1996.

DINSE, HUBERT R.: Treating the aging brain: cortical reorganization and behavior. Acta Neurochirurgica, Vol. 93 (Suppl.) (2005), S. 79–84.

DINSE, HUBERT R.; BÖHMER, GERD: Plastic-adaptive properties of cortical areas. In: Schüz, A.; Miller, R. (Hrsg.): Cortical Areas: Unity and Diversity, Section IV: Functional Equivalence between Areas. Taylor & Francis, London 2002, S. 311–348.

DIXHOORN, JAN VAN: Breath relaxation – stress management in East and West. In: Kikuchi, T.; Sakuma, H.; Saito, I.; Tsuboi, K. (eds.): Biobehavioral Self-Regulation: Eastern and Western Perspectives. Springer, Tokyo 1995.

– Body awareness and levels of self-regulation. In: Kaku, K.T. (ed.): Meditation as Health Promotion: A Lifestyle Modification Approach. Proceedings of the 6th Conference of the Transnational Network for the Study of Physical, Psychological; Spiritual Wellbeing, July 20th and 21st, 2000. Eburon Publishers, Delft 2000, S. 65–80.

DODT, E.: Lichtempfindungen. In: Keidel, W.D. (Hrsg.): Kurzgefasstes Lehrbuch der Physiologie. 3. Auflage. Thieme, Stuttgart 1973, S. 409–414.

DÖHL, VOLKER; KRATZER, NICK; SAUER, DIETER: Krise der NormalArbeitsPolitik. WSI-Mitteilungen, Bd. 1 (2000), S. 5–17.

DOHRENWEND, BRUCE S.; DOHRENWEND, B.P.: Stressful Life Events – Their Nature and Effects. Wiley, New York 1974.

DOIDGE, NORMAN: The Brain That Changes Itself. Penguin Books, New York 2007. Deutsche Ausgabe: Neustart im Kopf – Wie sich unser Gehirn selbst repariert. Campus, Frankfurt 2008.

DOSSEY, LARRY: Beyond Illness – Discovering the Experience of Health. Shambala, Boulder 1984. Deutsche Ausgabe: Wahre Gesundheit finden. Scherz Verlag, Bern-München 1986.

– Recovering the Soul. Bantam, New York 1989.

– Reinventing Medicine – Beyond Mind-Body to a New Era of Healing. Harper, San Francisco, 1999.

DUBOS, RENÉ: The Mirage of Health. Harper & Row, New York 1959.

– Man Adapting. Yale University Press, New Haven 1965.

DUCKI, A.: Diagnose gesundheitsförderlicher Arbeit: eine Gesamtstrategie zur betrieblichen Gesundheitsanalyse. Vdf Hochschulverlag, Zürich 2000.

DUNN, HALBERT L.: Points of attack for raising the levels of wellness. Journal of the National Medical Association, Vol. 49, No. 4 (1957), S. 225–235.
– What high-level wellness means. Canadian Journal of Public Health, Vol. 50, No. 11 (November 1959a), S. 447–457.
– High-level wellness for man and society. American Journal of Public Health, Vol. 49, No. 6 (1959b), S. 786–792.
– High-Level Wellness. R. W. Beatty Co., Arlington VA 1961.
– High-level wellness in the world of today. Journal of the American Osteopathic Association, Vol. 61 (1962), S. 978–987.

DURKHEIM, EMILE: Le suicide, 1897. Deutsche Ausgabe: Der Selbstmord. Luchterhand, Neuwied 1973.

DUSEK, J. A., ET AL.: Genomic counter-stress changes induced by the relaxation response. PLoS One, Vol. 2, No. 3 (2008), S. 2576.

DUX, GÜNTER: Helmuth Plessners philosophische Anthropologie im Prospekt. In: Plessner, H.: Philosophische Anthropologie. S. Fischer Verlag, Frankfurt a. M. 1970, S. 253–316.

EBRECHT, ANGELICA: Das individuelle Ganze – Zum Psychologismus der Lebensphilosophie. J. B. Metzler, Stuttgart 1991.

ECKMAN, PETER: In the Footsteps of the Yellow Emperor – Tracing the History of Traditional Acupuncture. Cypress Book Company, San Francisco 1996.

EHGARTNER, BERT: Die Lebensformel. Sieben Voraussetzungen für ein glückliches, langes Leben. Hoffmann und Campe, Hamburg 2004.

EID, MICHAEL; LARSEN, RANDY J. (Hrsg.): The Science of Subjective Well-Being. Guilford Press, New York 2008.

ELGIN, DUANE; LEDREW, COLEEN: Global Consciousness Change: Indicators of an Emerging Paradigm. Millenium Project, San Anselmo, CA 1999. Im Internet unter www.awakeningearth.org.

ELWERT, GEORG: Kulturbegriffe und Entwicklungspolitik – Über »soziokulturelle Bedingungen der Entwicklung«. In: Elwert, Georg; Jensen, Jürgen; Kortt, Ivan R. (Hrsg.): Kulturen und Innovationen. Festschrift für Wolfgang Rudolph. (Reihe: Sozialwissenschaftliche Schriften, H. 30). Duncker & Humblot, Berlin 1996, S. 51–87.

ENGEL, GEORGE L.: Studies of ulcerative colitis. V. Psychological aspects and their implications for treatment. American Journal of Digestive Diseases, Vol. 3 (1958), S. 315–337.
– The need for a new medical model. Science, Vol. 196, No. 4286 (1977), S. 129–136. Deutsche Übersetzung: Die Notwendigkeit eines neuen medizinischen Modells: Eine Herausforderung der Biomedizin. In H. Keupp (Ed.), Normalität und Abweichung. Urban & Schwarzenberg, München 1979, S. 63–85.
– Psychisches Verhalten in Gesundheit und Krankheit. Hans Huber, Bern 1976.

– The clinical application of the biopsychosocial model. American Journal of Psychiatry, Vol. 137, No. 5 (1980), S. 535–544.

Engelhardt, Hans Dietrich; Wenke, Karl Ernst; Westmüller, Horst; Zillessen, Horst: Lebensqualität – zur inhaltlichen Bestimmung einer aktuellen politischen Forderung. Jugenddienst Verlag/Verlag Ferdinand Schöningh, Wuppertal 1973.

Erikson, Erik H.: Wachstum und Krisen der gesunden Persönlichkeit. Wissenschaftliche Buchgesellschaft, Darmstadt 1966.

Eriksson; Lindstrom: Validity of Antonovsky's sense of coherence scale: a systematic review. Journal of Epidemiology & Community Health, Vol. 59 (2005), S. 460–466.

Ernst, Heiko: Gesund ist, was Spaß macht. Kreuz Verlag, Stuttgart 1992.

– Wenn dir Gutes widerfährt ... (Editorial zum Titelthema »Dankbarkeit: Lernen Sie das Gute zu sehen«). Psychologie Heute, Vol. 30, Nr. 11 (2003), S. 3.

Etzioni, Amitai: The Active Society. New York 1968. Deutsche Ausgabe: Die aktive Gesellschaft. Opladen 1975.

Evans, Martyn; Finlay, Ilora (Hrsg.): Medical Humanities. Blackwell BMJ Books, 2001.

Evans, P.; Hucklebridge, F.; Clow, A.: Mind, Immunity, and Health. Free Association Books, London 2000.

Falk, Holger: Entspannung als Element der Gesundheitsförderung im Schulsport. Ein Vergleich westlicher und fernöstlicher Entspannungsverfahren. Inaugural-Dissertation zur Erlangung der Doktorwürde der Philosophischen Fakultät I der Universität Regensburg. Regensburg 2002.

Faltermaier, Toni: Gesundheitsbewusstsein und Gesundheitshandeln. Beltz, Weinheim 1994.

– Subjekt und Gesundheit: Bedingungen des Gesundheitshandelns im Alltag. In: Bundesvereinigung für Gesundheit e. V. (Hrsg.): Gesundheit: Strukturen und Handlungsfelder. Luchterhand, Neuwied 1999.

– Gesundheitspsychologie. Kohlhammer, Stuttgart 2005.

Feireis, Hubert; Saller, Reinhard (Hrsg.): Psychosomatische Medizin und Psychotherapie. Ein Lesebuch für alle Fachgebiete. (Erweiterte Schulmedizin – Anwendung in Diagnostik und Therapie, Bd.2). Hans Marseille Verlag, München 1995.

Felsenfeld, G.: A brief history of epigenetics. In: Allis, C. D.; Jenuwein, T.; Reinberg, D. (Hrsg.): Epigenetics. Cold Spring Harbor Laboratory Press, Cold Spring Harbor 2007, S. 15.

Fenner, Dagmar: Psychische Gesundheit. E-Journal Philosophie der Psychologie, März 2008. www.jp.philo.at/texte/FennerD3.pdf

Ferber, Christian von; Badura, Bernhard: Laienpotential, Patientenaktivierung und Gesundheitsselbsthilfe. München 1983.

FERGUSON, TOM: Medical Self-Care: Access to Health Tools. Inverness CA.
– Medical Self-Care: Access to Self-Help Tools. Simon & Schuster, New York 1980.
FESSMANN, MEIKE: Überforderung macht den Meister. Wie sich der Mensch gegen Krisen wappnet: Peter Sloterdijks fulminanter Mammut-Essay »Du musst dein Leben ändern«. Tagesspiegel, Nr. 20221 (2. April 2009), S. 25.
FEUCHTERSLEBEN, ERNST FREIHERR VON: Seelische Diätetik. 1838.
FICK, ADOLF: Gesammelte Schriften, Bd. 3. Würzburg 1904, S. 492 und 767.
FILLIOZAT, JEAN: Ayurveda and foreign contacts. Indian Journal of the History of Medicine, Bd. 1 (1956).
– The expansion of Indian medicine abroad. In: Chandra, L. (Hrsg.): India's Contribution to World Thought and Culture. Vivekananda Memorial Committee, Madras 1970, S. 67–70.
FISCHER, JOACHIM: Exzentrische Positionalität – Plessners Grundkategorie der Philosophischen Anthropologie. Deutsche Zeitschrift für Philosophie, Jg. 48 (2000), S. 265–288.
– Philosophische Anthropologie. Eine Denkrichtung des 20. Jahrhunderts. Karl Alber, Freiburg i. Br. 2008.
FLACH, FREDERIC: Resilience – Discovering a New Strength at Times of Stress. Fawcett Columbine, New York 1988. Deutsche Ausgabe: Gesund durch Lebenskrisen. Kreuz Verlag, Stuttgart 1992.
FLECK, LUDWIK: Entstehung und Entwicklung einer wissenschaftlichen Tatsache. Schwabe, Basel 1935. Neuausgabe Suhrkamp Verlag, Frankfurt am Main 1980.
FLENSBORG-MADSEN, TRINE; VENTEGODT, SØREN; MERRICK, JOAV: Sense of Coherence and Physical Health. The Emotional Sense of Coherence (SOC-E) was found to be the best-known predictor of physical health. TSW Holistic Health & Medicine, Vol. 1 (2006), S. 183–193.
FOSS, LAURENCE; ROTHENBERG, KENNETH: The Second Medical Revolution – From Biomedicine To Infomedicine. Shambala, Boston 1988.
FOUCAULT, MICHEL: Madness and Civilization. Random House, New York 1967.
– Surveiller et Punir. Gallimard, Paris 1975. Deutsche Übersetztung: Überwachen und Strafen. Suhrkamp, Frankfurt a. M. 1976.
– Die Sorge um sich. Suhrkamp. (Sexualität und Wahrheit 3). Frankfurt am Main 1986.
– Dits et Ecrits, Bd. IV. Gallimard, Paris 1994.
– Aesthetik der Existenz. Schriften zur Lebenskunst. Suhrkamp, Frankfurt a. M. 2007.
FOUCAULT, MICHEL, ET AL.: Technologies of the Self – A Seminar with Michel Foucault. Hrsg. von Luther H. Martin, Huck Gutman & Patrick H. Hutton. University of Massachusetts Press, Amherst 1988. Dt.: Technologien des Selbst. S. Fischer, Frankfurt a. M. 1993.

FRANCOIS, CHARLES: Systemics and cybernetics in a historical perspective. Systems Research and Behavioral Science, Vol. 16 (1999), S. 203–219.

FRANK, ROBERT: Globalisierung und Kontextualisierung heterodoxer Medizin. Homöopathie und Ayurveda in Deutschland und Indien. Diss. Soziologie, Universität Bielefeld, 2002.

– Globalisierung »alternativer« Medizin: Homöopathie und Ayurveda in Deutschland und Indien. Transcript Verlag, Bielefeld 2004.

FRANK, ROBERT; STOLLBERG, GUNNAR: Conceptualizing Hybdridization: On the Diffusion of Asian Medical Knowledge to Germany. International Sociology, Vol. 18, No. 4 (2003), S. 727–744.

FRANKE, ALEXA: Die Unschärfe des Begriffs »Gesundheit« und seine gesundheitspolitischen Auswirkungen. In: Franke, A.; Broda, M. (Hrsg.): Psychosomatische Gesundheit. Versuch einer Abkehr vom Pathogenese-Konzept. DGVT Verlag, Tübingen 1993a, S. 15–34.

– Gesundheit in Psychologie und Psychotherapie. In: Psychosomatische Gesundheit. Versuch einer Abkehr vom Pathogenese-Konzept. DGVT Verlag, Tübingen 1993b, S. 169–184.

– Zum Stand der konzeptionellen und empirischen Entwicklung des Salutogenesekonzepts. In: Antonovsky, Aaron: Salutogenese. Zur Entmystifizierung der Gesundheit. dgvt-Verlag, Tübingen 1997, S. 169–190.

FRANKE, ALEXA: Modelle von Gesundheit und Krankheit. Hans Huber, Bern 2006.

FRANKL, VIKTOR E.: Trotzdem ja zum Leben sagen. Ein Psychologe erlebt das Konzentrationslager. Franz Deuticke, Wien 1946. Taschenbuchausgabe: Deutscher Taschenbuch Verlag, München 1982.

– Der Wille zum Sinn. Ausgewählte Vorträge über Logotherapie. Verlag Hans Huber, Bern 1972.

– Der Mensch vor der Frage nach dem Sinn. Piper Verlag, München 1979.

FREIDSON, E.: Professional Dominance. Aldine, Chicago 1970.

FREUD, SIGMUND: Die Abwehr-Neuropsychosen. Gesammelte Werke, Bd. 1. Imago Publishuing, London 1952, S. 63.

– Studien über Hysterie (1894). Gesammelte Werke, Bd. 1. Imago Publishing, London 1952, S. 75–312.

FRICK, JÜRG: Die Kraft der Ermutigung. Grundlagen und Beispiele zur Hilfe und Selbsthilfe. Hans Huber, Bern 2006.

FRIEDMAN, HOWARD S.: The Self-Healing Personality. Why Some People Achieve Health and Others Succumb to Illness. Henry Holt, New York 1991.

FRIEDMAN, MEYER; ROSENMAN, RAY H.: Type A Behavior and Your Heart. Alfred A. Knopf, New York 1974.

FRIEDRICH, HANNES; MERGNER, ULRICH; MÖNKEBERG-TUN, EDELTRAUT; ZIEGELER, GERD (Hrsg.): Gesundheit als gesellschaftlicher Zwang? Psychosozial, 13. Jg., Heft 11 (1990).

FRÖHLICH, HERBERT: Long range coherence and energy storage in biological systems. Intern. Journal of Quantum Chemistry, Vol. 2 (1968), S. 641–649.
– Evidence for Bose-condensation-like excitation of coherent modes in biological systems. Physics Letters, Vol. 51A (1975), S. 21.
FROMM, ERICH: The Sane Society. Rinehart, New York 1955. Deutsche Ausgabe: Wege aus einer kranken Gesellschaft. Ullstein Verlag, Frankfurt/Main 1981.
– Die Pathologie der Normalität. Beltz Verlag, Weinheim 1991.
FRYDENBERG, ERICA (ed.): Beyond Coping: Meeting Goals, Visions, and Challenges. Oxford University Press, 2002.
FUCHS, MARIANNE: Funktionelle Entspannung. Hippokrates Verlag, Stuttgart 1974. 6. Aufl. Stuttgart 1997.
FUCHS, THOMAS: Leib – Raum – Person – Entwurf einer phänomenologischen Anthropologie. Klett-Cotta, Stuttgart 2000.
FUCHS, VICTOR: Who Shall Live: Health Economics and Social Change. Basic Books, New York 1974.
FULLER, ROBERT C.: Spiritual, but not Religious. Understanding Unchurched America. Oxford University Press, New York 2001.
GABLE, SHELLY L.; HAIDT, JONATHAN: What (and why) is positive psychology? Review of General Psychology, Vol. 9, No. 2 (2005), S. 103–110.
GALANTER, MARC: Spirituality and the Healthy Mind. Oxford University Press, New York 2005.
GARCIA-SEGURA, LUIS MIGUEL: Hormones and Brain Plasticity. (Oxford Series in Behavioral Neuroendocrinology). Oxford University Press, New York 2009.
GEBSATTEL, VICTOR E. VON: Prolegomena einer medizinischen Anthropologie. Springer Verlag, Berlin 1954.
GEBSER, JEAN: Ursprung und Gegenwart. Deutsche Verlagsanstalt, Stuttgart 1949/1953. Neu aufgelegt in: Gesamtausgabe, Bde. 2–4. Novalis Verlag, Schaffhausen 1978–79.
– Die Komplementarität abendländischer und asiatischer Technik. In: Zacharias, Gerhard (Hrsg.): Dialog über den Menschen. Eine Festschrift für Wilhelm Bitter zum fünfundsiebzigsten Geburtstag. Ernst Klett Verlag, Stuttgart 1968, S. 199–206.
GEHLEN, ARNOLD: Der Mensch – seine Natur und seine Stellung in der Welt. (1940). 7. Aufl., Athenäum Verlag, Frankfurt a. M. 1962.
– Anthropologische Forschung – zur Selbstbegegnung und Selbstentdeckung des Menschen. Rowohlt Taschenbuch Verlag, Reinbek 1961.
GELLHORN, ERNST: The tuning of the nervous system: Physiological foundations and implications for behavior. Perspectives in Biological Medicine, Vol. 10 (1967), S. 559–591.
– Further studies on the physiology and pathophysiology of the tuning of the central nervous system. Psychosomatics, Vol. 10, Nr. (1969), S. 94–104.

GERHARDT, VOLKER: Die rationale Wendung zum Leben. Für die Zukunft ein Blick zurück: Helmuth Plessners »Die Stufen des Organischen und der Mensch«. Die Zeit, Nr. 1 (30. Dezember 1998), S. 43.

GEUTER, ULFRIED: Körperpsychotherapie. Psychotherapeutenjournal, Jg. 2 (2006), S. 116–122 und S. 258–264.

GEYER, S.: Some conceptual considerations on the sense of coherence. Social Science and Medicine, Vol. 44 (1997), S. 1771–1779.

– Antonovsky's sense of coherence – ein gut geprüftes und empirisch bestätigtes Konzept? In: Wydler, P.; Kolip, P.; Abel, Th. (Hrsg.): Salutogenese und Kohärenzgefühl. Grundlagen, Empirie und Praxis eines gesundheitswissenschaftlichen Konzepts. Juventa, Weinheim 2006, S. 71–83.

GIBBS, W. WAYT: DNA ist nicht alles. Spektrum der Wissenschaft Dossier 1/06: Das Neue Genom. Spektrum der Wissenschaft Verlag, Heidelberg 2010, S. 58–65.

GIDDENS, ANTHONY: Beyond Left and Right. 1994. Deutsche Ausgabe: Jenseits von Links und Rechts. Suhrkamp, Frankfurt a. M. 1997.

– Konsequenzen der Moderne. Suhrkamp, Frankfurt a. M. 1996a.

– Leben in einer posttraditionalen Gesellschaft. In: Beck, U.; Giddens, A.; Lash , S. (Hrsg.): Reflexive Modernisierung. Eine Kontroverse. Suhrkamp, Frankfurt a. M. 1996b, S. 122 ff.

– The Third Way. Polity Press, Oxford 1998. Deutsche Ausgabe: Der Dritte Weg. Suhrkamp, Frankfurt a. M. 1999.

GILBERT, SCOTT F.; OPITZ, JOHN M.; RAFF, RUDOLF A.: Resynthesizing evolutionary and developmental biology. Developmental Biology, Vol. 173 (1996), S. 357–372.

GIMMLER, ANTJE; LENK, CHRISTIAN; AUMÜLLER, GERHARD (Hrsg.): Health and the Quality of Life. Philosophical, Medical, and Cultural Aspects. LIT Verlag, Münster 2002.

GLANSDORFF, P.; PRIGOGINE, I.: Thermodynamics of Structure, Stability and Fluctuations. Wiley, London 1971.

GLAUBER, ROY J.: The quantum theory of optical coherence. Physical Review, Vol. 130 (1963), S. 2529–2539.

GLÖCKLER, MICHAELA; SCHIFFER, ECKHARD; SCHÜRHOLZ, JÜRGEN: Wie entsteht Gesundheit? Bad Liebenzell 2003.

GOBLE, FRANK: Die dritte Kraft – A. H. Maslows Beitrag zu einer Psychologie seelischer Gesundheit. Walter Verlag, Olten 1979.

GOFFMAN, ERVIN: Asylums. Doubleday, New York 1961. Dt. Ausgabe: Asyle. Suhrkamp, Frankfurt a. M. 1972.

GOLDSCHEIDER, ALFRED: Grundlagen und Bedeutung der Physikalischen Therapie für die Innere Medizin. Klinische Wochenschrift, Jg. 1 (1922), S. 665–670.

GOLDSTEIN, ELISHA D.: Sacred moments: implications on wellbeing and stress. Journal of Clinical Psychology, Vol. 63, No. 10 (2007), S. 1001–1019.

GOLDSTEIN, KURT: Der Aufbau des Organismus. Martinus Nijhoff, Den Haag 1934. Englische Übersetzung: The Organism: A holistic approach to biology derived from pathological data in man. American Book Corporation, New York 1939. Reprint: Zone Books, New York 1995.

GOLDSTEIN, MICHAEL S.: The persistence and resurgence of medical pluralism. Journal of Health Politics, Policy and Law, Vol. 29, Nos. 4–5 (August/October 2004), S. 925–946.

GOLEMAN, DANIEL: Emotional Intelligence. Bantam Books, New York 1995. Deutsche Ausgabe: Emotionale Intelligenz. Carl Hanser Verlag, München 1996.

– Social Intelligence – The New Science of Human Relationships. Bantam, New York 2006. Deutsche Ausgabe: Soziale Intelligenz. Droemer Verlag, München 2006.

GOLEMAN, DANIEL; LIPTON, BRUCE; PERT, CANDACE; SMALL, GARY, ET AL.: Measuring the Immeasurable. The Scientific Case for Spirituality. Sounds True, Boulder CO 2008.

GOLENHOFEN, KLAUS: Physiologische Aspekte zur Soziosomatik des Kreislaufs. Verhandlungen der Deutschen Gesellschaft für Kreislaufforschung, Jg. 32 (1966), S. 23–37.

GORBATSCHOW, M.; SAGLADIN, V.; TSCHERNJAJEW, A.: Das Neue Denken: Politik im Zeitalter der Globalisierung. Goldmann, München 1997.

GORDON, JAMES S.: Manifesto for a New Medicine. Addison-Wesley Publishing, 1996. Deutsche Ausgabe: Manifest der neuen Medizin. Handbuch für ein neues Verhältnis zwischen Arzt und Patient. Wilhelm Heyne Verlag, München 1998.

GOTTLIEB, N. H.; GREEN, L. W.: Life events, social network, life-style, and health: An analysis of the 1979 National Survey of Personal Health Practices and Consequences. Health Education Quarterly, Vol. 11, No. 1 (Spring 1984), S. 91–105.

GREENWALD, JERRY A.: The art of emotional nourishment. Journal of Contemporary Psychotherapy, Vol. 8, No. 1 (1976), S. 3–9.

GRENE, MARJORIE: Approaches to a Philosophical Biology. Basic Books, New York 1965.

– The Understanding of Nature. Essays in the Philosophy of Biology. Dordrecht, 1974.

GROBER, JULIUS: Neue Makrobiotik oder unsere Kunst, das Leben zu verlängern. VEB Gustav Fischer Verlag, Jena 1958.

GRÖER, FR. VON: Über Hygiogenese. Klinische Wochenschrift, Jg. 1, Nr. 47 (1922), S. 2316–2317.

GROSSARTH-MATICEK, RONALD: Autonomietraining. Gesundheit und Problemlösung durch Anregung der Selbstregulation. Walter de Gruyter, Berlin 2000.

– Selbstregulation, Autonomie und Gesundheit. Krankheitsfaktoren und soziale Gesundheitsressourcen im sozio-psycho-biologischen System. Walter de Gruyter, Berlin 2003.

– Synergetische Präventivmedizin. Springer, Berlin 2008.

GROSSMANN, P.; SCHMIDT, S.; NIEMANN, L.; WALACH, H.: Mindfulness-based stress reduction and health: A meta-analysis. Journal of Psychosomatic Research, Vol. 37 (2004), S. 35–43.

GROTE, LOUIS R.: Über persönliche Norm. In: Brugsch, Theodor (Hrsg.): Einheitsbestrebungen in der Medizin, Bd. 1. Theodor Steinkopff, Dresden 1933, S. 170–181.

– Die Bedeutungsanalyse der Krankheitserscheinungen als klinischer Forschungsweg. In: Adam, Curt: Die natürliche Heilweise im Rahmen der Gesamtmedizin. Veröffentlichungen der Berliner Akademie für ärztliche Fortbildung. Gustav Fischer Verlag, Jena 1938, S. 34–50.

– Der Arzt im Angesicht von Leben, Krankheit und Tod. Eine Auswahl aus seinem Werk mit einer biografischen Einführung. Herausgegeben von Karl E. Rothschuh. Hippokrates Verlag, Stuttgart 1961.

GRUEBER, NILS: Die asiatisch-europäische Begegnung – Geschichte und Aufgabe. In: Robrecht, Josef; Hippius-Gräfin Dürckheim, Maria; Arzt, Thomas (Hrsg.): Der Mensch als Zeuge des Unendlichen. Karlfried Graf Dürckheim zum 100. Geburtstag. Novalis Verlag, Schaffhausen 1996, S. 113–131.

GUTENBRUNNER, CHRISTOPH: Hygiogenese und Salutogenese – Versuch einer (notwendigen) Begriffsdifferenzierung. In: Thomas Göbel, Christoph Gutenbrunner, Christian Heckmann, Johannes Kühl, Hans Joachim Strüh (Hrsg.): Tycho de Brahe Jahrbuch. Tycho Brahe-Verlag, Niefern-Öschelbronn 2003, S. 38–54.

HABERMAS, JÜRGEN: Die Neue Unübersichtlichkeit. Suhrkamp, Frankfurt a. M. 1985.

– Die postnationale Konstellation. Suhrkamp, Frankfurt a. M. 1998.

HADOT, PIERRE: Philosophie antique et exercises spirituels. 2ème edition rev. et augmentée. Éditions Augustiniennes, Paris 1987. Deutsche Ausgabe: Philosophie als Lebensform. Antike und moderne Exerzitien der Weisheit. Fischer Taschenbuch Verlag, Frankfurt 2002.

– Qu'est-ce que la philosophie antique? Gallimard, Paris 1995.

HAEFFEL, G. J., ET AL.: Associations between polymorphisms in the dopamine transporter gene and depression: evidence for a gene-environment interaction in a sample of juvenile detainees. Psychological Science, Vol. 19, No. 1 (2008), S. 62–69.

HAFEN, M.: Mythologie der Gesundheit. Zur Integration von Salutogenese und Pathogenese. Carl-Auer-System-Verlag, Heidelberg 2007.

HAHN, PETER: Die Entwicklung der psychosomatischen Medizin. In: Balmer, H. (Hrsg.): Entwicklungslinien zur wissenschaftlichen Psychologie. (Psychologie des 20. Jahrhunderts, Bd. 2). Beltz, Weinheim 1982.

HAMPEL, PETRA: Innere Medizin und Naturheilkunde. Die Auseinandersetzungen in den Jahren 1882–1933. KVC Verlag, Essen 1998.

HÄNDELER, ERIK: Die Geschichte der Zukunft. Sozialverhalten heute und der Wohlstand von morgen. Kondratieffs Globalsicht. 5. Aktualisierte Auflage. Johann Brendow & Sohn Verlag, Moers 2005.

HÄNDLE, FRANK; JENSEN, STEFAN (Hrsg.): Systemtheorie und Systemtechnik. Nymphenburger Verlagshandlung, 1974.

HANNERZ, ULF: Cosmopolitans and locals in world culture. Theory, Culture, and Socicty, Vol. 7 (1990), S. 237–251.

– Flows, boundaries and hybrids: Keywords in Transnational Anthropology. In Portugiesisch: Fluxos, Fronteiras, Hibridos: Palavras-Chave da Antropologia Transnacional. Mana (Rio de Janeiro), Vol. 3, Nr. 1 (1997), S. 7–39.

HARAWAY, DONNA J.: Crystals, Fabrics, and Fields: Metaphors of Organicism in Twentieth-Century Developmental Biology. Yale University Press, New Haven 1976.

HARPER, DONALD: Warring states natural philosophy and occult thought. Kapitel 12 in: Loewe, M.; Shaughnessy, E. L. (Hrsg.): The Cambridge History of Ancient China: From the Origins of Civilization to 221 B. C. Cambridge University Press, Cambridge 1999.

HARRINGTON, ANNE: Reenchanted Science: Holism in German Culture from Wilhelm II to Hitler. Princeton University Press, Princeton 1996.

– The Cure Within: A History of Mind-Body Medicine. W. W. Norton, New York 2008.

HARTMANN, FRITZ; HAEDKE, KURT: Der Bedeutungswandel des Begriffs Anthropologie im ärztlichen Schrifttum der Neuzeit. Sitzungsberichte der Gesellschaft zur Beförderung der gesamten Naturwissenschaften zu Marburg, Bd. 85 (1963), S. 39–99.

HARUKI, YUTAKA; KAKU, K. T. (eds.): Meditation as Health Promotion: A Lifestyle Modification Approach. Eburon Publishers, Delft, Holland 2000.

HAU, MICHAEL: The holistic gaze in German medicine, 1890–1930. Bulletin of the History of Medicine, Vol. 74 (2000), S. 495–524.

HAY, ELIZABETH D. (Hrsg.): Cell Biology of the Extracellular Matrix. Second edition. Plenum Press, New York 1991.

HAYASHI, T., ET AL.: Laughter regulates gene expressions in patients with type 2 diabetes. Psychotherapy & Psychosomatics, 75 (2006), 62–65.

HECKMANN, CHRISTIAN: Über Methoden zur Erforschung hygiogenetischer Prozesse. In: Thomas Göbel, Christoph Gutenbrunner, Christian Heckmann, Johannnes Kühl, Hans Joachim Strüh (Hrsg.): Tycho de Brahe Jahrbuch. Tycho Brahe-Verlag, Niefern-Öschelbronn 2003, S. 56–69.

HEDBERG, A.: Health care: Getting the best value. Money Magazine, September 1982, S. 55–58.

HEELAS, PAUL; WOODWARD, LINDA: The Spiritual Revolution. Why Religion is Giving Way to Spirituality. Blackwell, Oxford 2005.

HEESEN, C.; BERGER, B.; HAMANN, J.; KASPER, J.: Empowerment, Adhärenz, evidenzbasierte Patienteninformation und partizipative Entscheidungsfindung bei MS – Schlagworte oder Wegweiser? Neurol. Rehabil. Vol. 12, Nr. 4 (2006), S. 232–238.

HEIDENREICH, T.; MICHALAK, J. (Hrsg.): Achtsamkeit und Akzeptanz in der Psychotherapie: Ein Handbuch. DGVT Verlag, Tübingen 2004.

HEIMRATH, JOHANNES (Geschäftsführer der Club of Budapest World Shift Foundation und internationaler Koordinator der Kulturkreativen-Studien): mündliche Mitteilung zum Stand der europäischen Umfragen betr. Kulturkreative, März 2009.

HEINE, HARTMUT (Hrsg.): Matrixforschung in der Prävention. Gustav Fischer Verlag, Stuttgart 1989.

– Lehrbuch der biologischen Medizin. Grundregulation und Extrazelluläre Matrix – Grundlagen und Systematik. 2. überarbeitete und erweiterte Aufl., Hippokrates Verlag, Stuttgart 1997.

– Bedeutung der Grundregulation für das Stressgeschehen unter besonderer Berücksichtigung von Neuraltherapie und Akupunktur. Schweizerische Zeitschrift für Ganzheitsmedizin, Jg. 18, Nr. 6 (Oktober 2006), S. 328–332.

HEINE, HARTMUT; ANASTASIADIS, PANNOS (Hrsg.): Normal Matrix and Pathological Conditions. Gustav Fischer Verlag, Stuttgart 1992.

HEINTZMAN, PAUL: Spiritual wellness: Theoretical links with leisure. Journal of Leisurability, Vol. 26, No. 2 (Spring 1999). www.lin.ca/resource/html/Vol26/V26N2A3.htm

HELLPACH, WILLY: Die geopsychischen Erscheinungen. Wilhelm Engelmann, Leipzig 1911. Von der 4. Auflage an unter dem Titel »Geopsyche« erschienen.

– Psychologie der Umwelt. In: Abderhalden, E. (Hrsg.): Handbuch der biologischen Arbeitsmethoden, Abteilung VI, Teil C1, S. 109–218. Urban & Schwarzenberg, Wien 1924.

HELMICH, PETER; NÖRING, REGINA; SCHMITTEN, JÜRGEN IN DER; SCHWANTES, ULRICH; SEELBACH, HARALD; SOHN, WOLFGANG (Hrsg.): Primärärztliche Patientenbetreuung - Lehre – Forschung – Praxis. Schattauer, Stuttgart 1997.

HENDERSON, LAWRENCE J.: The Fitness of the Environment. Macmillan, New York 1913.

HENRY, JAMES P.: The relation of social to biological processes in disease. Social Science and Medicine, Vol. 16 (1982), S. 369–380.

– Biological basis of the stress response. Integrative Psychological and Behavioral Science, Vol. 27, No. 1 (1992), S. 66–83.

HÉRICOURT, JULES: Le Terrain dans les Maladies. Flammarion, Paris 1927.

HERON, JOHN: A Paradigm of Well-Being. British Journal of Holistic Medicine, Vol. 1 (1984), S. 2.

HESS, WALTER RUDOLF: Die funktionelle Organisation des vegetativen Nervensystems. Schwabe, Basel 1948.

HEUBEL, FABIAN: Das Dispositiv der Kreativität. Dissertation im Fach Philosophie, Technische Universität Darmstadt, 2000.

– Selbstkultivierung und Kritik: zu Foucaults »Hermeneutik des Subjekts«. In: III. Jahrbuch für Lebensphilosophie 2007. Praxis der Philosophie – Gernot Böhme zum 70. Geburtstag. Hrsg. Gahlings, Ute; Croome, Doris; Kozljanič, Robert. Albunea Verlag, München 2007, S. 85–108.

HEUSSER, PETER (Hrsg.): Akademische Forschung in der Anthroposophischen Medizin. Beispiel Hygiogenese: Natur- und geisteswissenschaftliche Zugänge zur Selbstheilungskraft des Menschen. Peter Lang, Bern 1999.

– Anthroposophie als Geisteswissenschaft und die naturwissenschaftliche Medizin. In: Heusser, P. (Hrsg.): Akademische Forschung in der Anthroposophischen Medizin. Beispiel Hygiogenese: Natur- und geisteswissenschaftliche Zugänge zur Selbstheilungskraft des Menschen. Peter Lang, Bern 1999a, S. 1–38.

HILDEBRANDT, GÜNTHER: Hygiogenese. Grundlinien einer therapeutischen Physiologie. Therapiewoche, Vol. 27 (1977), S. 5384–5397.

– Physiologische Grundlagen einer hygiogenetisch orientierten Therapie. In: Albrecht, Henning (Hrsg.): Heilkunde versus Medizin? Gesundheit und Krankheit aus der Sicht der Wissenschaften. Hippokrates Verlag, Stuttgart 1993, S. 86–103.

– Therapeutische Physiologie. In: Gutenbrunner, Christoph; Hildebrandt, Günther (Hrsg.): Balneologie und medizinische Klimatologie. Springer, Berlin 1998a, S. 5–84.

– Physiologische Grundlagen der Hygiogenese. In: Heusser, Peter (Hrsg.): Akademische Forschung in der Anthroposophischen Medizin. Beispiel Hygiogenese: Natur- und geisteswissenschaftliche Zugänge zur Selbstheilungskraft des Menschen. Peter Lang, Bern 1999, S. 57–81.

HILDEBRANDT, GÜNTHER; MOSER, MAXIMILIAN; LEHOFER, MICHAEL: Chronobiologie und Chronomedizin. Hippokrates Verlag, Stuttgart 1998b.

HINKLE, LAWRENCE E., JR.: The concept of stress in the biological and social sciences. Science, Medicine and Man, Vol. 1 (1973), S. 31–48.

– Stress and disease: The concept after 50 years. Social Science and Medicine, Vol. 25 (1987), S. 561–566.

HINKLE, LAWRENCE E., JR.; WOLFF, H. G.: Ecologic investigations of the relationship between illness, life experiences, and the social environment. Annals of Internal Medicine, Vol. 49 (1958), S. 1373–1388.

HO, MAE-WAN: The Rainbow and the Worm - The Physics of Organisms. World Scientific Publishing, Singapore 1993.

HO, MAE-WAN; POPP, FRITZ-ALBERT; WARNKE, ULRICH (Hrsg.): Bioelectrodynamics and Biocommunication. World Scientific Publishing, Singapore, 1994.

HOFF, FERDINAND: Unspezifische Therapie und natürliche Abwehrvorgänge. Springer Verlag, Berlin 1930.
– Steuerungseinrichtungen des Organismus in Gesundheit und Krankheit. Georg Thieme Verlag, Leipzig 1943.
– Klinische Probleme der vegetativen Regulation und der Neuralpathologie. Georg Thieme Verlag, Stuttgart 1952.
– Fieber, unspezifische Abwehrvorgänge, unspezifische Therapie. Georg Thieme, Stuttgart 1957.
– Krankheit und Adaptation. Medizinische Welt, Nr. 1 (1964), S. 1–10.
– Wirkprinzipien der Therapie. Archiv für Physikalische Therapie (Leipzig), Jg. 21 (1969), S. 205–215.
HOFFMAN, EDWARD: The Right To Be Human. A Biography of Abraham Maslow. Jeremy P. Tarcher, Los Angeles, 1988.
HOLMES, F. L.: Claude Bernard and the Milieu interieur. Archives Internationales d'Histoire des Sciences, Vol. 16 (1963), S. 369–376.
HOLMES, THOMAS H.; RAHE, RICHARD H.: The social readjustment scale. Journal of Psychosomatic Research, Vol. 11 (1967), S. 213–218.
HOLST, ERICH VON: Die relative Koordination als Phänomen und als Methode zentralnervöser Funktionsanalyse. Ergebnisse der Physiologie, Bd. 42 (1939), S. 228–306.
HOLTON, R.: Globalization's cultural consequences. Annals of the American Academy of Political and Social Science, Vol. 570 (2000), S. 140–152.
HORRIGAN, BONNIE J.: Mimi Guarneri, MD – The practice and promise of integrative medicine (Interview). Explore, Vol. 4, No. 1 (2008), S. 53–58.
– (ed.): Voices of Integrative Medicine. Churchill Livingstone, St. Louis 2003.
HOSSFELD, UWE: Geschichte der biologischen Anthropologie in Deutschland. Franz Steiner Verlag, Wiesbaden 2005.
HOYER, JÜRGEN: Optimismus und Gesundheit: Überblick, Kritik und Forschungsperspektiven. Zeitschrift für Gesundheitspsychologie, Vol. 8, Nr. 3 (2000), S. 111–122.
HUETHER, GERALD: The central adaptation syndrome: Psychosocial stress as a trigger for adaptive modifications of brain structure and brain function. Progress in Neurobiology, Vol. 48 (1996), S. 569–612.
HUNTINGTON, SAMUEL P.: The Clash of Civilizations. Simon & Schuster, New York 1996. Deutsche Ausgabe: Kampf der Kulturen. Europa Verlag, München 1996.
HURRELMANN, KLAUS: Gesundheitssoziologie. Eine Einführung in sozialwissenschaftliche Theorien von Krankheitsprävention und Gesundheitsförderung. Juventa Verlag, 2006.
HUPPERT, FELICIA; BAYLIS, NICK; KEVERNE, BARRY (eds.): The Science of Well-Being. Oxford University Press, New York 2006.

HURRELMANN, KLAUS; LAASER, ULRICH (Hrsg.): Gesundheitswissenschaften – Handbuch für Lehre, Forschung und Praxis. Beltz, Weinheim 1993.

HURRELMANN, KLAUS; LEPPIN, A. (Hrsg.): Moderne Gesundheitskommunikation. Hans Huber, Bern 2001 b.

HURRELMANN, KLAUS; REIBNITZ, C. VON; SCHNABEL, P.-E. (Hrsg.): Der mündige Patient. Konzepte zur Patientenberatung und Konsumentensouveränität im Gesundheitswesen. Juventa Verlag, Weinheim 2001a.

HÜTTER, ANTON; HUG, THEO; PERGER, JOSEF (Hrsg.): Paradigmenvielfalt und Wissensintegration. Beiträge zur Postmoderne im Umkreis von Jean-François Lyotard. Passagen Verlag, Wien 1992.

HUTTERER, ROBERT: Das Paradigma der Humanistischen Psychologie. Entwicklung, Ideengeschichte und Produktivität. Springer, Wien 1998.

ICKOVICS, JEANNETTE R.; PARK, CRYSTAL L.: Paradigm shift: Why a focus on health is important. Journal of Social Issues, Vol. 54, No. 2 (1998), S. 237–244.

ILICH, IVAN: Medical Nemesis. Pantheon Books, New York 1976.

INGLEHART, RONALD: The Silent Revolution: Changing Values and Political Styles Among Western Publics. Princeton University Press, Princeton N. J. 1977. Deutsche Ausgabe: Die stille Revolution. Vom Wandel der Werte. Athenäum Verlag, 1982.

– Cultural Change. Princeton University Press, Princeton 1989. Deutsche Ausgabe: Kultureller Umbruch – Wertewandel in der westlichen Welt. Campus, Frankfurt a. M. 1989.

INSTITUTE OF MEDICINE: Perspectives on Health Promotion and Disease Prevention in the U. S. National Academy of Sciences, Washington D. C., Januar 1978.

INSTITUTE OF NOETIC SCIENCES (Hrsg.): The 2007 Shift Report. Evidence of a World Transforming. Institute of Noetic Sciences, Petaluma CA 2007.

JABLONKA, EVA; LAMB, MARION J.: Evolution in Four Dimensions. Genetic, Epigenetic, Bewhavioral, and Symbolic Variation in the History of Life. MIT Press, Cambridge, Mass. 2005.

JAEGER, WERNER: Paideia. Die Formung des griechischen Menschen. Berlin 1944.

JAFFE, L. F.: Developmental currents, voltages, and gradients. In: Subtelny, S. (Hrsg.): Developmental Order: Its Origin and Regulation. Alan R. Liss, New York 1982.

JAHODA, MARIE: Current Concepts of Positive Mental Health. Basic Books, New York 1958.

JAMES, WILLIAM: The Varieties of Religious Experience. Longmans, New York 1901/1902. Deutsche Ausgabe: Die Vielfalt religiöser Erfahrung. Walter Verlag, Olten 1979.

JANES, CRAIG R.: Buddhism, science, and the market: The globalization of Tibetan medicine. Anthropology and Medicine, Vol. 9, No. 3 (2002), S. 267–289.

JANISSE, TOM: Through conventional medicine to integral medicine. In: Schlitz, M.; Amorok, T.; Micozzi, M. S. (Hrsg.): Consciousness & Healing – Integral Approaches to Mind-Body Medicine. Elsevier – Churchill Livingstone, St. Louis 2005, S. 449–664.

JANTSCH, ERICH: The Self-Organizing Universe. Pergamon Press, New York 1979. Deutsche Ausgabe: Die Selbstorganisation des Universums. Carl Hanser, München 1979.

JARLNAES, ERIK; LUYTELAAR, JOSETTE VAN: The therapeutic power of peak experiences: Embodying Maslow's old concept. In: Macnaughton, Ian (Hrsg.): Body, Breath, and Consciousness – A Somatic Anthology. North Atlantic Books, Berkeley 2004, S. 241–264.

JASNOSKY, MARY L.; SCHWARTZ, GARY E.: A synchronous systems model for health. American Behavioral Scientist, Vol. 28, No. 4 (March/April 1985), S. 468–485.

JASPERS, KARL: Allgemeine Psychopathologie. Julius Springer, Berlin 1913. 4. völlig neu bearbeitete Auflage Springer, Berlin 1946.

JOHANNESSEN, HELLE; LAZAR, IMRE (eds.): Multiple Medical Realities – Patients and Healers in Biomedical, Alternative, and Traditional Medicine. Berghahn Books, Oxford 2005.

JOHNSTON, BARRY V.: Pitirim A. Sorokin – An Intellectual Biography. University Press of Kansas, Lawrence 1995.

JORK, KLAUS: Wie und warum bleiben Menschen gesund? Transkulturelle Betrachtungen zum Balance- und Konfliktmodell und den fünf Bildekräften des Selbst. Biologische Medizin, Bd. 30, Nr. 4 (2001), S. 172–176.

JORK, KLAUS; PESESCHKIAN, NOSSRAT (Hrsg.): Salutogenese und Positive Psychotherapie. Gesund werden – gesund bleiben. 2. überarbeitete und ergänzte Auflage. Hans Huber, Bern 2006.

JOURARD, SYDNEY M.: The Transparent Self – Self-Disclosure and Well-Being. Van Nostrand, Princeton N. J. 1964.

– Disclosing Man to Himself. Van Nostrand Reinhold, New York 1968.

– Self-Disclosure. An Experimental Analysis of the Transparent Self. Wiley-Interscience, New York 1971.

– Healthy Personality. Macmillan, New York 1974.

– Some ways of unembodiment and re-embodiment. Somatics, Vol. 1, No. 1 (1976), S. 3–7. Wieder abgedruckt in: Lowman, Michael; Jourard, Antoinette; Jourard, Marty (eds.): Sydney M. Jourard – Selected Writings. Round Right Press, Marina Del Rey, CA 1994, S. 135–148.

JOURARD, SYDNEY M.; LASAKOW, P.: Some factors in self-disclosure. Journal of Abnormal Social Psychology, Vol. 56 (1958), S. 91–98.

JOURARD, SYDNEY M.; SECORD, PAUL F.: Body cathexis and personality. British Journal of Psychology, Vol. 46, No. 2 (1955), S. 130–138.

JULLIEN, FRANCOIS: Sein Leben nähren. Abseits vom Glück. Merve, Berlin 2006.

Jungert, Michael; Romfeld, Elsa; Sukopp, Thomas; Voigt, Uwe (Hrsg.): Interdisziplinarität – Theorie, Praxis, Probleme. Wissenschaftliche Buchgesellschaft, Darmstadt 2010.

Justice, Blair: Who gets Sick – How Beliefs, Moods and Thoughts Affect Your Health. 1988a. Deutsche Ausgabe: Wer wird krank? Der Einfluss von Stimmungen, Gedanken und Gefühlen auf unsere Gesundheit. Ernst Kabel Verlag, Hamburg 1989.

– Those who stay healthy. Noetic Sciences Review, Nr. 7 (Summer 1988b), S. 8.

Jüttemann, Gerd: Persönlichkeit und Selbstgestaltung. Der Mensch in der Autogenese. Vandenhoeck & Ruprecht, Göttingen 2007.

Kabat-Zinn, Jon: Full Catastrophe Living – Using the Wisdom of Your Body and Mind to Face Stress, Pain, and Illness. Delta Books, New York 1990.

Kahneman, Daniel; Diener, Ed; Schwarz, Norbert (Hrsg.): Well-Being – The Foundations of Hedonic Psychology. Russell-Sage Foundation, New York 1999.

Kaku, K.T. (ed.): Meditation as Health Promotion: A Lifestyle Modification Approach. Proceedings of the 6th Conference of the Transnational Network for the Study of Physical, Psychological; Spiritual Wellbeing, July 20th and 21st, 2000. Eburon Publishers, Delft 2000.

Kaptchuk, T. J.: Eisenberg, D. M.: Varieties of healing. I: Medical pluralism in the United States. Annals of Internal Medicine, Vol. 135 (2001), S. 189–195.

– Varieties of healing. II: A taxonomy of unconventional healing practices. Annals of Internal Medicine, Vol. 135 (2001), S. 196–204.

Kass, L. R.: Regarding the end of medicine and the pursuit of health. The Public Interest, Summer 1975, S. 40.

Kawai, T., et al.: Gene expression signature in peripheral blood cells from medical students exposed to chronic psychological stress. Biological Psychology, Vol. 76, No. 3 (2007), S. 147–155.

Keefe, Richard: On the Sweet Spot: Stalking the Effortless Present. Simon & Schuster, New York 2003.

– Optimal functioning: The Eastern ideal in psychotherapy. Journal of Contemporary Psychotherapy, Vol. 10, No. 1 (1978), S. 16–24.

Kegel, Bernhard: Epigenetik – Wie Erfahrungen vererbt werden. DuMont, Köln 2009.

Keil, Annelie: Die initiatische Dimension der Gesundheit. In: Robrecht, Josef; Hippius-Gräfin Dürckheim, Maria; Arzt, Thomas (Hrsg.): Der Mensch als Zeuge des Unendlichen. Karlfried Graf Dürckheim zum 100. Geburtstag. Novalis Verlag, Schaffhausen 1996, S. 159–179.

Kemper, D., et al.: Healthwise Handbook. Doubleday, Garden City NY 1979.

Keupp, Heiner: Gesundheitsförderung als Identitätsarbeit. Zeitschrift für qualitative Bildungs-, Beratungs- und Sozialforschung, 7. Jg., Nr. 2 (2006), S. 217–238.

– Und die im Dunkeln sieht man nicht: Von der alten und der neuen Armut und ihren psychosozialen Konsequenzen. Forum Gemeindepsychologie, Jg. 12, Nr. 1 (2007). www.gemeindepsychologie.de/fg-1-2007_02.html
– Ressourcen der Lebensqualität: Soziales Kapital und Gesundheit. Vortrag bei der Konferenz »Zukunft: Lebensqualität« am 5. Mai 2008 beim Campus Urstein der Fachhochschule Salzburg.

KEYES, COREY L. M.; HAIDT, JONATHAN (eds.): Flourishing: Positive Psychology and the Life Well-Lived. American Psychological Association, Washington D. C. 2003.

KICKBUSCH, ILONA: Lifestyles and health. Social Science and Medicine, Vol. 29 (1989), S. 117–124.

KICKBUSCH, ILONA; TROJAN, ALF: Gemeinsam sind wir stärker – Selbsthilfegruppen und Gesundheit. Fischer Taschenbuch Verlag, Frankfurt a. M. 1981.

KIHLSTROM, J. F.: The cognitive unconscious. Science, Vol. 237 (1987), S. 1445–1452.

KIRKLAND, RUSSELL: Varieties of taoism in ancient China: A preliminary comparison of themes in the Nei Yeh and other Taoist classics. Taoist Resources, Vol. 7, Nr. 2 (1997), S. 73–86.

KIRKLIN, DEBORAH: Humanities in medical training and education. Clinical Medicine, Vol. 1, Nr. 1 (2001), S. 25–27.

KLAGES, HELMUT: Werteorientierung im Wandel. Campus, Frankfurt a. M. 1985.
– Werte und Wertewandel. In: Schäfers, B.; Zapf, W. (Hrsg.): Handwörterbuch zur Gesellschaft Deutschlands. Leske & Budrich, Opladen 1998, S. 698–709.

KLAIBERG, JÖRG; SCHUMACHER, ANTJE; BRÄHLER, ELMAR (Hrsg.): Diagnostische Verfahren zu Lebensqualität und Wohlbefinden. Hogrefe, Göttingen 2003.

KLEIN, JULIE THOMPSON: Interdisciplinarity – History, Theory; Practice. Wayne State University Press, Detroit 1990.

KLEINER, ART: The Age of Heretics – Heroes, Outlaws, and the Forerunners of Corporate Change. Currency/Doubleday, New York 1996.

KLEINMAN, ARTHUR: Patient and Healers in the Context of Culture. University of California Press, Berkeley 1980.
– The Illness Narratives. Suffering, Healing, and the Human Condition. Basic Books, New York 1988.

KLIGLER, BENJAMIN; MAIZES, VICTORIA; SCHACHTER, STEVEN; PARK, CONSTANCE M.; GAUDET, TRACY; BENN, RITA; LEE, ROBERTA; REMEN, RACHEL NAOMI: Core competencies in integrative medicine for medical school curricula: A proposal. Academic Medicine, Vol. 79, No. 6 (June 2004), S. 521–531.

KLUCKHOHN, CLYDE: Values and value-orientations in the theory of action: An exploration in definition and classification. In Parsons, T.; Shils, E. (Hrsg.):

Toward a General Theory of Action. Harvard University Press, Cambridge, MA 1951.

KNOWLES, J. (Hrsg.): Doing Better and Feeling Worse: Health in the U.S. W.W. Norton, New 1975.

KOBASA, SUZANNE C.: Stressful life events, personality, and health: An inquiry into hardiness. Journal of Personality and Social Psychology, Vol. 37 (1979), S. 1–11.

– Personality and resistance to illness. American Journal of Community Psychology, Vol. 7 (1979), S. 413–423.

– The hardy personality: toward a social psychology of stress and health. In: Sanders, G. S.; Suls, J. (eds.): Social Psychology of Health and Illness. Erlbaum, Hillsdale N. J. 1982, S. 27.

KOBASA, SUZANNE C.; MADDI, SALVATORE R.; COURINGTON, S.: Personality and constitution as mediators in the stress-illness relationship. Journal of Health and Social Behavior, Vol. 22 (1981), S. 368–372.

KOBASA, SUZANNE C.; MADDI, SALVATORE R.; KAHN, S.: Hardiness and health: A prospective study. Journal of Personality and Social Psychology, Vol. 42 (1982), S. 168–177.

KÖHLER, OSKAR: Die Utopie der absoluten Gesundheit. In: Schipperges, E.; Seidler, E.; Unschuld, P. U. (Hrsg.): Krankheit – Heilkunst – Heilung. Verlag Karl Alber, Freiburg-München 1978, S. 619–651.

KOENIG, HAROLD G.; MCCULLOCH, M. E.; LARSON, D. B.: Handbook of Religion and Health. Oxford University Press, New York 2001.

KOESTLER, ARTHUR: The Ghost in the Machine. Macmillan, New York 1967.

KÖTSCHAU, KARL; MEYER, ADOLF: Theoretische Grundlagen zum Aufbau einer Biologischen Medizin. Theodor Steinkopff Verlag, Dresden 1936.

KOHN, LIVIA (ed.): Taoist Meditation and Longevity Techniques. Center for Chinese Studies, University of Michigan, Ann Arbor 1989.

– (ed.): Daoist Body Cultivation: Traditional Models and Contemporary Practices. University of Hawaii Press, 2006.

– Chinese Healing Exercises: The Tradition of Daoyin. University of Hawaii Press, Honolulu 2008.

KOHUT, HEINZ: In: Goldberg, Arnold I. (Hrsg.): Advances in Self Psychology. International Universities Press, New York 1982

KOLLERT, GÜNTER: Das Ich als Meister der Seele. Urachhaus, Stuttgart 2003.

KOPACZEWSKI, WLADISLAW: Le terrain, le microbe et l'état infectieux: Claude Bernard ou Pasteur? Revue Scientifique, Vol. 74, Nr. 14 (1936), S. 417–425.

KOSTKA, ULRIKE: Der Mensch in Krankheit, Heilung und Gesundheit im Spiegel der modernen Medizin. Eine biblische und theologisch-ethische Reflexion. LIT-Verlag, Münster 2000.

KOZLJANIČ, ROBERT J.: Lebensphilosophie – Eine Einführung. Kohlhammer, Stuttgart 2004.

– Selbstkultivierung als Naturverwirklichung. In: III. Jahrbuch für Lebensphilosophie 2007. Praxis der Philosophie – Gernot Böhme zum 70. Geburtstag. Hrsg. Gahlings, Ute; Croome, Doris; Kozljanič, Robert J. Albunea Verlag, München 2007, S. 209–225.

KRANTZ, D. S.; DUREL, L. A.: Psychobiological substrates of the type A behavior pattern. Health Psychobiology, Vol. 2 (1983), S. 393–411.

KRAUS, FRIEDRICH: Ermüdung als Maß der Konstitution. Kassel 1897.

– Allgemeine und spezielle Pathologie der Person. Klinische Syzygiologie. Allgemeiner Teil: Georg Thieme Verlag, Leipzig 1919. Spezieller Teil: Tiefenperson. Georg Thieme Verlag, Leipzig 1926.

KREHL, LUDOLF VON: 1928.

– Entstehung, Erkennung und Behandlung innerer Krankheiten. 1. Band: Pathologische Physiologie. 13. Auflage. F. C. W. Vogel, Leipzig 1930.

– Naturheilkunde und Heilkunde. Umschau, Jg. 40 (1936), S. 464.

KRIPPNER, STANLEY: The return of spirit. In: Richards, Anne C.; Schumrun, Tiparat (ed.): Invitations to Dialogue – The Legacy of Sydney M. Jourard. Kendall/Hunt Publishing, Dubuque, Iowa, 1999, S.17–28.

KRISTELLER, JEAN L.: Mindfulness, Wisdom and Eating: Applying a Multi-Domain Model of Meditation Effects. Journal of Constructivism in the Human Sciences, Vol. 8, No. 2 (2003), S. 107–118.

KROPIUNIGG, ULRICH; STACHER, ALOIS (Hrsg.): Ganzheitsmedizin und Psychoneuroimmunologie. Vierter Wiener Dialog. Facultas Universitätsverlag, Wien 1997.

KRUG, ANTJE: Heilkunst und Heilkult. Medizin in der Antike. C. H. Beck, München 1985.

KWEE, MAURITS G. T.: Wellbeing: Integrating Eastern Knowledge in Western Culture and Western Knowledge in Eastern Culture. Trans – Internet-Zeitschrift für Kulturwissenschaften, Nr. 15 (Mai 2004). www.inst.at/trans/15Nr/03_8/kwee_report15.htm%20. Aufgesucht 03. März 2007.

LAIN ENTRALGO, PEDRO: Heilkunde in geschichtlicher Entwicklung. Einführung in die psychosomatische Pathologie. Otto Müller Verlag, Salzburg 1950.

LAING, RONALD D.: The Politics of Experience. New York 1967.

LALONDE, M.: A New Perspective on the Health of Canadians. Government of Canada, Ottawa 1974.

LAPPÉ, FRANCES MOORE: Diet for a Small Planet. Ballantine, New York 1975.

LAWRENCE, CHRISTOPHER; WEISZ, GEORGE (Hrsg.): Greater Than the Parts – Holism in Biomedicine 1920–1950. Oxford University Press, New York 1998.

LAZARUS, RICHARD S.: Psychological Stress and the Coping Process. McGraw-Hill, New York 1966.

– Psychological stress and coping in adaptation and illness. International Journal of Psychiatry in Medicine, Vol. 5, No. 4 (1974), S. 321–333.

– The Life and Work of an Eminent Psychologist: Autobiography of Richard S. Lazarus. Springer, New York 1998.

– Stress and Emotion: A New Synthesis. Free Association Books, London 1999.

LAZARUS, RICHARD S.; FOLKMAN, SUSAN: Stress, Appraisal, and Coping. Springer, New York 1984.

LEISER, DAVID: Support for non-conventional medicine: Cognitive and socio-cultural coherence. Sociology and Health and Illness, Vol. 25, No. 5 (July 2003). www.bgu.ac.il/~dleiser/docs/cam.pdf

LESLIE, CHARLES (Hrsg.): Asian Medical Systems – A Comparative Study. University of California Press, Berkeley 1976. Indian Edition: Motilal Banarsidass, Delhi 1998.

– The ambiguities of medical revivalism in modern India. In: Leslie, Charles (Hrsg.): Asian Medical Systems – A Comparative Study. Indian Edition: Motilal Banarsidass, Delhi 1998, S. 356–367.

LÉVI-STRAUSS, CLAUDE: Das wilde Denken. Suhrkamp Verlag, Frankfurt a. M. 1968.

LEVIN, JEFF: God, Faith, and Health. Exploring the Spirituality-Healing Connection. John Wiley & Sons, New York 2001.

– Spiritual determinants of health and healing: an epidemiologic perspective on salutogenic mechanisms. Alternative Therapies in Health and Medicine, Vol. 9, No.6 (2003), S. 48–57.

– Etiology recapitulates ontology: Reflections on restoring the spiritual dimension to models of the determinants of health. In: Schlitz, M.; Amorok, T.; Micozzi, M. S. (Hrsg.): Consciousness & Healing – Integral Approaches to Mind-Body Medicine. Elsevier – Churchill Livingstone, St. Louis 2005, S. 281–293.

– Integrating positive psychology into epidemiologic theory: reflections on love, salutogenesis, and determinants of population health. In: Post, S. G. (ed.): Altruism and Health: Perspectives from Empirical Research. Oxford University Press, New York 2007, S. 189–218.

LEVIN, ROGER: From duty to desire: Wellness as myth and ideology in American culture. Jahrbuch für Transkulturelle Medizin und Psychotherapie 1998/99, S. 225–252.

LEVIN, LOWELL S.; KATZ, ALFRED H.; HOLST, ERICH: Self-Care: Lay Initiatives in Health. Prodist, New York 1976.

LEVINE, SEYMOUR: Stimulation in infancy. American Psychologist, Vol. 202 (1960), S. 80–86.

LINDNER, MARTIN: Die Pathologie der Person – Friedrich Kraus' Neubestimmung des Organismus am Beginn des 20. Jahrhunderts. Verlag für Geschichte der Naturwissenschaften und der Technik (GNT Verlag), Berlin – Diepholz 1999.

LIPTON, BRUCE H.: Biology of Belief. Mountain of Love/Elite Books, Deutsche Ausgabe: Intelligente Zellen – Wie Erfahrungen unsere Gene steuern. KOHA-Verlag, Burgrain 2006.

LOCK, MARGARET: Cultivating the body: Anthropology and epistemology of bodily practices and knowledge. Annual Review of Anthropology, Vol. 22 (1993), S. 133–155.

LOHMANN, HANS: Krankheit oder Entfremdung? Psychische Probleme in der Überflussgesellschaft. DTV/Georg Thieme Verlag, Stuttgart 1978.

LOPEZ, SHANE J. (ed.): Encyclopedia of Positive Psychology. Wiley-VCH, Weinheim 2009.

LOPEZ, SHANE J.; SNYDER, C. RICHARD (eds.): Positive Psychological Assessment: A Handbook of Models and Measures. American Psychological Association, Washington D.C. 2004.

LORENZ, RÜDIGER: Salutogenese. Ernst Reinhardt Verlag, München 2004.

LOTH, WOLFGANG: Ein Blick auf »Positive Psychologie«. Systhema, 17. Jg, Nr. 3 (2003), S. 264–276.

LOWENBERG, JUNE S.; DAVIS, FRED: Beyond medicalization-demedicalization: The case of holistic health. Sociology of Health & Illness, Vol. 16, No. 5 (1994), S. 579–599.

LOWMAN, MICHAEL; JOURARD, ANTOINETTE; JOURARD, MARTY (eds.): Sydney M. Jourard – Selected Writings. Round Right Press, Marina Del Rey, CA 1994.

LÜDERITZ, BERNHARD (Hrsg.): Zur Wirkungsweise unspezifischer Heilverfahren. Hippokrates Verlag, Stuttgart 1972.

LUPTON, DEBORAH: Medicine as Culture – Illlness, Disease, and the Body in Western Societies. Sage Publications, London 1994.

LUSKIN, FREDERIC: Transformative practices for integrating mind-body-spirit. Journal of Alternative and Complementary Medicine, Vol. 10, supplement 1 (2004), S. S15–S23.

LUTHAR, S. S.; CICCHETTI, D.; BECKER, B.: The construct of resilience: A critical evaluation and guidelines for future work. Child Development, Vol. 71, No. 3 (2000), S. 543–562.

LUTZ, RAINER; MARK, NORBERT: Zur Gesundheit von Kranken. In: Lutz, R.; Mark, N. (Hrsg.): Wie gesund sind Kranke? Verlag für Angewandte Psychologie, Göttingen 1995, S. 11–24.

LYNCH, JAMES J.: The Broken Heart: The Medical Consequences of Loneliness. Basic Books, New York 1977. Dt. Ausgabe: Das gebrochene Herz. Rowohlt, Reinbek 1979.

LYNG, STEPHEN: Holistic Health and Biomedical Medicine – A Countersystem Analysis. (SUNY Series in the Political Economy of Health Care). State University of New York Press, Albany 1990.

LYOTARD, JEAN-FRANCOIS: La condition postmoderne. Paris 1979. Deutsche Ausgabe: Das postmoderne Wissen. Bremen 1982.

MADDI, SALVATORE R.: The story of hardiness: 20 years of theorizing, research, and practice. Consulting Psychology Journal, Vol. 54 (2002), S. 173–185.

MADDI, SALVATORE R.; KOBASA, SUZANNE C.: The Hardy Executive: Health under Stress. Dow Jones – Irwin, Homewood, IL 1984.

MAIER, STEVEN F.; SELIGMAN, MARTIN E. P.: Learned helplessness: Theory and evidence. Journal of Experimental Psychology: General, Vol. 105, Nr. 1 (1976), S. 3–46.

MAIZES, VICTORIA; CASPI, OPHER: The principles and challenges of integrative medicine – more than a combination of traditional and alternative therapies. Western Journal of Medicine, Vol. 171, No. 3 (1999), S. 148–149.

MAIZES, VICTORIA; SCHNEIDER, CRAIG; BELL, IRIS; WEIL, ANDREW: Integrative medical education: Development and implementation of a comprehensive curriculum at the University of Arizona. Academic Medicine, Vol. 77, No. 9 (September 2002), S. 851–860.

MAJER, HELGE (Hrsg.): Qualitatives Wachstum. Einführung in Konzeptionen der Lebensqualität. Campus Verlag, Frankfurt am Main 1984.

MAJUMDAR, M.; GROSSMANN, P.; DIETZ-WASCHKOWSKI, B.; KERSIG, S.; WALACH, H.: Does mindfulness meditation contribute to health? Outcome evaluation of a German sample. Journal of Alternative and Complementary Medicine, Vol. 8 (2002), S. 719–730.

MALL, RAM A.; LOHMAR, DIETER (Hrsg.): Philosophische Grundlagen der Interkulturalität. Editions Rodopi, Amsterdam 1993.

MAERKER, A.: Extrembelastungen ohne psychische Folgeschäden: Gesundheitspsychologische Konzepte und Befunde. In: Schüffel, W.; Brucks, U.; Johnen, R.; Köllner, V.; Lamprecht, F.; Schnyder, U. (Hrsg.): Handbuch der Salutogenese. Ullstein Medical, Wiesbaden 1998, S. 341–350.

MARCUSE, HERBERT: Triebstruktur und Gesellschaft. Suhrkamp, Frankfurt a. M. 1968.

– Schriften, Bd. 9. Suhrkamp, Frankfurt a. M. 1987.

MARGRAF, JÜRGEN; SIEGRIST, JOHANNES; NEUMER, SIMON (Hrsg.): Gesundheits- oder Krankheitstheorie? Saluto- versus pathogenetische Ansätze im Gesundheitswesen. Springer, Berlin 1998.

MARIAN, FLORICA; WALACH, HARALD (eds.): Medical Pluralism, Equity, Holism – Interdisciplinary Research Perspectives on Integrated Medicine. Forschende Komplementärmedizin, Vol. 14, suppl. 2 (December 2007). Karger, Basel 2007.

MARLOCK, GUSTL; WEISS, HALKO (Hrsg.): Handbuch der Körperpsychotherapie. Schattauer, Stuttgart 2006.

MARTIN, PAUL: The Sickening Mind – Brain, Behaviour, Immunity & Disease. Harper Collins, London 1997.

MASLOW, ABRAHAM H.: A theory of human motivation. Psychological Review, Vol. 50 (1943), S. 370–396.

– Self-actualizing people: A study of psychological health. Wolff, W. (ed.): Personality Symposia: Symposium #1 on Values. Grune & Stratton, New York 1950,

S. 11–34. Nachgedruckt mit Modifikationen als Kapitel 12 von »Motivation and Personality« (1954).
- Higher needs and personality. Dialectica, Vol. 5 (1951a), S. 257–265.
- (mit Donald MacKinnon): Personality. In: Helson, H. (Hrsg.): Theoretical Foundations of Psychology. Van Nostrand, New York 1951b.
- Resistance to acculturation. Journal of Social Issues, Vol. 7 (1951), S. 26–29.
- Motivation and Personality. Harper & Row, New York 1954. Revised edition, Harper & Row, New York 1970. Dt. Ausgabe: Motivation und Persönlichkeit. Walter-Verlag, Olten 1977.
- Normality, health, and values. Main Currents in Modern Thought, Vol. 10 (1954), S. 75–81.
- Deficiency motivation and growth motivation. In: Jones, M. R. (ed.): Nebraska Symposium on Motivation, 1955. University of Nebraska Press, Lincoln 1955.
- Cognition of being in the peak experiences. Journal of Genetic Psychology, Vol. 94 (1959), S. 43–66.
- (Hrsg.): New Knowledge in Human Values. New York 1959.
- Some frontier problems in mental health. In: Combs, A. (ed.): Personality Theory and Counseling Practice. University of Florida Press, Gainesville 1961.
- Toward a Psychology of Being. Van Nostrand Reinhold, New York 1962. Dt. Ausgabe: Psychologie des Seins. Kindler Verlag, München 1973.
- Religions, Values, and Peak-Experiences. Ohio State University Press, Columbus 1964.
- The Farther Reaches of Human Nature. Viking Press, New York 1971.

MASON, J. W.: A historical view of the stress field. Journal of Human Stress, Vol. 1 (1975), S. 6–12 und 22–36.

MASPERO, HENRI: Les procédés de »nourrir le principe vital« dans la religion taoiste ancienne. Journal Asiatique, April/Juni und Juli/September 1937. Wieder abgedruckt in: Le Taoisme et les Religions Chinoises. Editions Gallimard, Paris 1971, S. 479–589.

MASTEN, A. S.; BEST, K. M.; GARMEZY, N.: Resilience and development: Contributions from the study of children who overcome adversity. Development and Psychopathology, Vol. 2 (1990), S. 425–444.

MATTHIESSEN, PETER F.: Zum Paradigmenpluralismus in der Medizin. Hufeland-Journal, Jg. 9, Heft 3 (1994), S. 61–71.

MAUSS, MARCEL: Die Techniken des Körpers. In: Soziologie und Anthropologie, Bd. II. Ullstein, Frankfurt a. M. 1978, S. 198–220.

MAYER, JULIUS ROBERT: Über Auslösung (1876). In: Mechanik der Wärme. 3. Auflage. Herausgegeben von J. Weyrauch. 1893, S. 440–446.

MCEWEN, BRUCE; SEEMAN, TERESA: Allostatic load and allostasis. Prepared in collaboration with the Allostatic Load Working Group. Last revised August, 1999. John D. and Catherine T. MacArthur Research Network on Socioeconomic Status and Health. www.macses.ucsf.edu/Resdearch/allostatic/notebook/allostatic.html.

McGowan, P. O., et al.: Promoter-wide hypermethylation of the ribosomal RNA gene promoter in the suicide brain. PLoS One, Vol. 7, No. 3 (2008), S. 2085.

McKeown, Thomas: The Role of Medicine – Dream, Mirage, or Nemesis? Basil Blackwell, Oxford 1979. Deutsche Ausgabe: Die Bedeutung der Medizin – Traum, Trugbild oder Nemesis? Edition Suhrkamp, Nr. 1109. Suhrkamp Verlag, Frankfurt a. M. 1982.

Meaney, M.: Environmental programming of stress responses through DNA methylation: Life at the interface between a dynamic environment and a fixed genome. Dialogues of Clinical Neurosciences, Vol. 7 (2005), S. 103.

Mechanic, David; Volkert, E. H.: Stress, illness behavior and the sick role. American Social Review, Vol. 26 (1961), S. 51–58.

Meck, Sabine: Vom guten Leben. Eine Geschichte des Glücks. Wissenschaftliche Buchgesellschaft, Darmstadt 2003.

Meier, A.; O'Connor, J.; Van Katwyk, P. L. (eds.): Spirituality and Health: Multidisciplinary Explorations. Wilfrid Laurier University Press, Waterloo, Canada, 2005.

Melchart, Dieter: Theoretische Modelle von Salutogenese und Pathogenese – Gesundheit zwischen Wissenschaft und Kunst. Verbundprojekt Hochschulen für Gesundheit, Magdeburg 2003. www.system2teach.de/hfg/re-ressources/2683/SalutogenesePathogenese.pdf

Melchart, Dieter; Wagner, Hildebert: Naturheilverfahren – Grundlagen einer autoregulativen Medizin. Schattauer, Stuttgart 1993.

Meller, Simone: Salutogenese durch Selbstverwirklichung – Eine integrative und ganzheitliche Perspektive für die Gesundheitspsychologie. Tectum-Verlag, Marburg 2008.

Mendelsohn, R.: Confessions of a Medical Heretic. Contemporary Books, Chicago 1979.

Merleau-Ponty, Maurice: Phénoménologie de la perception. Gallimard, Paris 1955. Deutsche Ausgabe: Phänomenologie der Wahrnehmung. Walter de Gruyter, Berlin 1966.

Meyer-Abich, Adolf: Biologie der Goethezeit. Hippokrates, Stuttgart 1949.

Michel, Yves (ed.): Les Créatifs Culturels en France. Editions Yves Michel, 2007.

Micozzi, Marc S.: Fundamentals of Complementary and Alternative Medicine. 4. Aufl. Elsevier Health Sciences, St. Louis 2009.

Milburn, Michael P.: The Future of Healing – Exploring the Parallels of Eastern and Western Medicine. Crossing Press, Freedom, Kalifornien, 2001.

Milkman, Harvey; Sunderwirth, Stanley: Pathways to Pleasure – The Consciousness & Chemistry of Optimal Living. Lexington Books/Macmillan, New York 1993.

Miller, James Grier: The nature of living systems. Behavioral Science, Vol. 16 (1971). Abgedruckt in: Händle, F.; Jensen, S. (Hrsg.): Systemtheorie und Systemtechnik. Nymphenburger Verlagshandlung, 1974, S. 62–86.
– Living Systems. McGraw Hill, New York 1978.
Miller, Richard Alan; Webb, Burt; Dickson, Darden: A holografic concept of reality. In: Krippner, Stanley (Hrsg.): Psychoenergetic Systems. Gordon & Breach, New York 1979, S. 231–237.
Millman, Dan: Spirituelle Lebensqualität. Ansata, München 2001.
Miltner, Wolfgang; Birbaumer, Niels; Gerber, Wolf-Dieter: Verhaltensmedizin. Springer, Berlin 1986.
Milz, Helmut: Integrative Heilkunde – Body-Mind Matters. September 2004. www.helmutmilz.de/documents/IntegrativeHeilkunde1.pdf
Minssen, Heiner (Hrsg.). Begrenzte Entgrenzungen. Wandlungen von Organisation und Arbeit. edition sigma, Berlin 1999.
Mittasch, Alwin: Julius Robert Mayers Kausalbegriff. Seine geschichtliche Stellung, Auswirkung und Bedeutung. Julius Springer Verlag, Berlin 1940.
Moberg, David O.; Brusek, Patricia M.: Spiritual well-being: a neglected subject in quality of life research. Social Indicators Research, Vol. 5 (1978), S. 303–323.
Mohan, Yogesh; Mohan, K. Krishna; Roy, Gautam; Basu, Soumitra: Spiritual well-being: an empirical study with yogic perspectives. Internet-Zeitschrift für Kulturwissenschaften, No. 15/2003. www.inst.at/trans/15Nr/03_8/yohan15.htm
Moller, P.: Electric signals and schooling behavior in weakly electric fish, Marcusenius cyprinoides L. (Mormyriformes). Science, Vol. 193 (1976), S. 697–699.
Moons, Philip; Budts, Werner; De Geest, Sabina: Critique on the conceptualization of quality of life: A review and evaluation of different conceptual approaches. International Journal of Nursing Studies, Vol. 43, No. 7 (2006), S. 891–901.
Moss, Donald; McGrady, Angele V.; Davies, Terence C.; Wickramasekera, Ian (eds.): Handbook of Mind-Body-Medicine for Primary Care. Sage Publications, 2002.
Mrosovsky, Nicholas: Rheostasis – The Physiology of Change. Oxford University Press, New York 1990.
Müller, C.: Aus der Pionierzeit der Psychotherapie und Psychosomatik. Psychotherapie, Psychosomatik, medizinische Psychologie, Jg. 40 (1990), S. 324–326.
Müller, D.; Paulus, P.: Selbstverwirklichung und Empowerment. Gesundheitsförderung aus personenzentrierter Sicht. In: Paulus, Peter; Deter, D. (Hrsg.): Gesundheitsförderung. GwG-Verlag, Köln 1998, S. 29–38.
Müller, Martin: Der hippokratische Gedanke in der neuen Medizin. In: Adam, C. (Hrsg.): Die natürliche Heilweise im Rahmen der Gesamtmedizin. Veröf-

fentlichungen der Berliner Akademie für ärztliche Fortbildung. Gustav Fischer Verlag, Jena 1938, S. 127–137.

MÜLLER, ROLF S.: Zwischen Tai Chi und Hightech – die Globalisierung der Heilkunst. Der Spiegel, Nr. 18 (1. Mai 2000), S. 156–158.

MÜLLER-MUNDT, G.: Patientenedukation zur Unterstützung des Selbstmanagements. In: Hurrelmann, Klaus; Leppin, A. (Hrsg.): Moderne Gesundheitskommunikation. Hans Huber, Bern 2001b, S. 94–107.

MURPHY, MICHAEL: The Future of the Body. Jeremy P. Tarcher, Los Angeles 1992. Deutsche Ausgabe: Der Quantenmensch. Ein Blick in die Entfaltung des menschlichen Potentials im 21. Jahrhundert. Integral Verlag, München 1994.

MURPHY, MICHAEL; DONOVAN, STEVEN: The Physical and Psychological Effects of Meditation. A Review of Contemporary Research with a Comprehensive Bibliography, 1931–1996. Institute of Noetic Sciences, Sausalito CA 1997.

N. N.: Really New Advances. The Economist, 16. Juni 2007, S. 87.

NAKAJIMA, HIROSHI: A spiritual dimension to health in the 21st century: Why now? In: Kaku, K. T. (ed.): Meditation as Health Promotion: A Lifestyle Modification Approach. Proceedings of the 6th Conference of the Transnational Network for the Study of Physical, Psychological; Spiritual Wellbeing, July 20th and 21st, 2000. Eburon Publishers, Delft 2000, S. 96–105.

NASERMOADDELI, ALI; SEKINE, MICHIKAZU; KAGAMIMORI, SADANOBU: Association between sense of coherence and heart rate variability in health subjects. Environmental Health and Preventive Medicine, Vol. 9 (2004), S. 272–274.

NEEDHAM, JOSEPH: Chemical Embryology. Cambridge University Press, London 1931.

– Wissenschaftlicher Universismus. Über Bedeutung und Besonderheit der chinesischen Wissenschaft. Suhrkamp, Frankfurt am Main 1979.

NEFIODOW, LEO A.: Der sechste Kondratieff. Wege zur Produktivität und Vollbeschäftigung im Zeitalter der Information. Dritte Auflage. Rhein-Sieg Verlag, St. Augustin 1999.

NEUHAUS, G. A. (Hrsg.): Pluralität in der Medizin – der geistige und methodische Hintergrund. Bericht über ein Symposium der Medizinisch Pharmazeutischen Studiengesellschaft e. V. vom 24.–26. Mai 1979 in Titisee/Schwarzwald. Umschau Verlag, Frankfurt am Main 1980.

NG, RITA M.: The Confucian model of self-cultivation: Lessons for the West. Paper presented at the Annual Meeting of the International Communication Association, New Orleans Sheraton, New Orleans, LA, May 27, 2004. Available online at: www.allacademic.com/meta/p112430_index.html

NICHTER, M.: The layperson's perception as perspective into the utilization of multiple therapy systems in the Indian continent. Social Science and Medicine, Vol. 14 B (1980), S. 225–233.

NICKL, PETER: Kommentar zu »Was wird aus dem Subjekt? Selbstkultivierung nach Kant« von Gernot Böhme. In: Kaplow, Ian (Hrsg.): Nach Kant: Erbe und Kritik. LIT Verlag, Münster 2005, S. 17–19.

NICOLESCU, BASARAB: Manifesto of Transdisciplinarity. State University of New York Press, Albany 2002.

NICOLIS, G.; PRIGOGINE, ILYA: Self-Organization in Non-Equilibrium Systems. Wiley, New York 1977.

NITHIANANTHARAJAH, JESS; HANNAN, ANTHONY J.: Enriched environments, experience-derpendent plasticity and disorders of the nervous system. Nature Reviews, Vol. 7 (September 2006), S. 697–709.

NOELLE-NEUMANN, ELISABETH: Werden wir alle Proletarier? Wertewandel in unserer Gesellschaft. Interfrom, Zürich 1978.

NORDENFELT, LENNART: Concepts of health and their consequences for health care. Theoretical Medicine, Vol. 14 (1993), S. 277–285.

NOWOTNY, HELGA: Es ist so. Es könnte auch anders sein. Suhrkamp, Frankfurt 1999.

NUBER, URSULA: Resilienz: Immun gegen das Schicksal? Psychologie Heute, 32. Jg, Nr. 9 (2005), S. 20–24.

NUSSBAUM, MARTHA C.: Women and Human Development: The Capabilities Approach. Cambridge University Press, New York 2000.

– Upheavals of Thought. The Intelligence of Emotions. Cambridge University Press, New York 2001.

ODENT, MICHEL: Primal Health. Clairview Books, Forest Row, Sussex 2007.

– The Functions of the Orgasms – The Highway to Transcendence. Pinter & Martin, London 2009.

O'DONNELL, MICHAEL PATTERSON: Health Promotion in the Workplace. 3rd edition. Delmar Thomson Learning, 2002.

O'LEARY, VIRGINIA E.: Strength in the face of adversity: Individual and social thriving. Journal of Social Issues, Vol. 54, No. 2 (1998), S. 425–446.

ONG, ANTHONY D.; VAN DULMEN, MANFRED H. M. (Hrsg.): Oxford Handbook of Methods in Positive Psychology. Oxford University Press, New York 2006.

OPPENHEIMER, JANE M.: Embryological concepts in the 20th century. In: Glass, B. (Hrsg.): Survey of Biological Progress, Vol. III. Academic Press, New York 1957, S.1.

ORNISH, DEAN: Dr. Dean Ornish's Program for Reversing Heart Disease. Random House, New York 1990. Deutsche Ausgabe: Revolution in der Herztherapie. Kreuz Verlag, Stuttgart 1992.

– Love and Survival: The Scientific Basis for the Healing Power of Intimacy. HarperCollins, New York 1998.

ORNISH, D., ET AL.: Changes in prostate gene expression in men undergoing an intensive nutrition and lifestyle intervention. Proceedings of the National Academy of Sciences, Vol. 17, No. 105 (2008), S. 8369.

ORNSTEIN, ROBERT; SOBEL, DAVID: The Healing Brain. Touchstone/Simon & Schuster, New York 1987.

OSCHMAN, JAMES L.: Energy Medicine – The Scientific Basis. Churchill Livingstone, Edinburgh 2000. Deutsche Ausgabe: Energiemedizin – Konzepte und ihre wissenschaftliche Basis. Urban & Fischer, München 2006.

– Energy Medicine in Therapeutics and Human Performance. Butterworth Heinemann, Philadelphia 2003.

O'SHEA, P. S.: Physical fields and cellular organization: Field-dependent mechanisms of morphogenesis. Experientia, Vol. 44 (1988), S. 684–694.

PAFFENBARGER, R. S., JUN.; HALE, W.: Work activity and coronary heart disease. New England Journal of Medicine, Vol. 292 (1976), S. 545–550.

PALMER, DAVID A.: Qigong Fever: Body, Science, and Utopia in China. Columbia University Press, New York 2007.

PARKINSON, B.; MANSTEAD, A. S. R.: Appraisal as a cause of emotion. In: Clark, M. S. (Hrsg.): Emotion. Sage Publications, London 1992, S. 122–149.

PARSONS, TALCOTT: Definition of health and illness in the light of American values and social structure. In Jaco, E. G. (Hrsg.): Patients, Physicians and Illness. Free Press of Glencoe, New York 1964. Deutsche Ausgabe: Definition von Gesundheit und Krankheit im Lichte der Wertbegriffe und der sozialen Struktur Amerikas. In: Mitscherlich, Alexander; Brocher, Tobias; Mering, Otto von; Horn, Klaus (Hrsg.): Der Kranke in der modernen Gesellschaft. Kiepenheuer & Witsch, Köln 1967, S. 57–87.

PASSIE, TORSTEN: Phänomenologisch-anthropologische Psychiatrie und Psychologie. Guido Pressler Verlag, Hürtgenwald 1995.

PAULUS, PETER: Selbstverwirklichung und psychische Gesundheit. Hogrefe, Göttingen 1994.

PAULUS, PETER; DETER, D.: Gesundheitsförderung – Entwicklungslinien und Perspektiven. Ein Thesenpapier. In: Paulus P.; Deter, D. (Hrsg.): Gesundheitsförderung. Zwischen Selbstverwirklichung und Empowerment. GwG-Verlag, Köln 1998, S. 7–9.

PELLETIER, KENNETH R.: Mind as Healer, Mind as Slayer – A Holistic Approach to Preventing Stress Disorders. Dell Publishing, New York 1977. Deutsche Ausgabe: Die neue Medizin. Gesundheit durch Vermeidung von Stress, Vorbeugen statt Heilen. Fischer Taschenbuch Verlag, Frankfurt a. M. 1988.

– Holistic Medicine – From Stress to Optimum Health. Delta; Seymour Lawrence, New York 1979. Deutsche Ausgabe: Gesund Leben – Gesund Sein. Kösel, München 1983.

– Sound Mind, Sound Body – A New Model for Lifelong Health. Simon & Schuster, New York 1994.

PENNEBAKER, JAMES W. (ed.): Emotion, Disclosure, and Health. American Psychological Association, Washington D. C. 1995.

– Opening Up – The Healing Power of Expressing Emotions. Guilford Press, New York 1997.

– Psychosomatics, inhibition, and the self-disclosure of emotional experience. In: Richards, Anne C.; Schumrun, Tiparat (ed.): Invitations to Dialogue – The Legacy of Sydney M. Jourard. Kendall/Hunt Publishing, Dubuque, Iowa, 1999, S. 3–15.

PERGER, FELIX: Kompendium der Regulations-Pathologie und -Therapie. Der Formenkreis individueller Abwehrkraft. Johannes Sonntag Verlag, München 1990.

PERSONALIZED MEDICINE COALITION (Hrsg.): The Case for Personalized Medicine. Personalized Medicine Coalition, Washington DC 2006.

PERT, CANDACE B.; RUFF, M. R.; WEBER, R. J.; HERKENHAM, M.: Neuropeptides and their receptors: a psychosomatic network. Journal of Immunology, Vol. 135, Suppl. Nr. 2 (1985), S. 820s–826s.

PESESCHKIAN, NOSSRAT: Positive Psychotherapie. Theorie und Praxis einer neuen Methode. S. Fischer Verlag, Frankfurt am Main 1977.

PETERS, MANFRED: Paulo Freire und die Medizin. Interview mit Prof. Dr. Manfred Peters. Paulo Freire Kooperation, Nr. 1 (2006). www.freire.de/zeitschrif/dir_9/file.html

PETERSEN, WILLIAM F.: The Patient and the Weather. Edwards, Ann Arbor, Michigan 1936. 4 Bände.

– Man – Weather – Sun. Charles C. Thomas, Springfield, Ill. 1947.

PETERSEN, WILLIAM F.; LEVINSON, S. A.: The Skin Reactions, Blood Chemistry and Physical Status of »Normal« Men and of Clinical Patients. Archives of Pathology, Vol. 9 (1930), als separate Monografie veröffentlicht.

PETERSON, C.; SELIGMAN, M. E. P.: Character Strenghts and Virtues: A Handbook and Classification. American Psychological Association, Washington D. C. 2004.

PETZOLD, ERNST R.; PETZOLD, URSULA: Konzepte der anthropologischen Medizin. Wiener Medizinische Wochenschrift, Bd. 151, Nr. 15–17 (2001), S. 357–363.

– Konzepte der anthropologischen Medizin. In: Maio, Giovanni; Roelcke, Volker (Hrsg.): Medizin und Kultur – Ärztliches Denken und Handeln im Dialog zwischen Natur- und Geisteswissenschaften. Schattauer, Stuttgart 2001, S. 96–110.

PETZOLD, THEODOR D.: Resonanzebenen – die Evolution der Selbstorganisation. Verlag Gesunde Entwicklung, Heckenbeck 2000.

– Gesundheit ist ansteckend! Heilungsphasen und innere Bilder. Verlag Gesunde Entwicklung, Heckenbeck 2000.

PFLEIDERER, BEATRIX; GREIFELD, KATARINA; BICHMANN, WOLFGANG: Ritual und Heilung. Eine Einführung in die Ethnomedizin. Dietrich Reimer Verlag, Berlin 1995.

PHALEN, KATHLEEN F.: Integrative Medicine. Achieving Wellness through the Best of Eastern and Western Medical Practices. Journey Editions, Boston 1998.

PICCARDI, GIORGIO: The Chemical Bases of Medical Climatology. 1962. Charles C. Thomas, Springfield, Ill. 1962.

PISCHINGER, ALFRED: Das System der Grundregulation. Grundlagen für eine ganzheitsbiologische Theorie der Medizin. Karl F. Haug Verlag, Heidelberg 1975. 7. Auflage neu bearbeitet von Hartmut Heine unter Mitarbeit von Otto Bergsmann und Felx Perger. Karl F. Haug Verlag, Heidelberg 1989.

PLANCK, MAX: Nature, 18. April 1931.

PLESSNER, HELMUTH: Die Stufen des Organischen und der Mensch. Einleitung in die philosophische Anthropologie. (1928). (»Gesammelte Schriften«, Bd. IV). Suhrkamp, Frankfurt a. M. 1981. 3. Aufl. Sammlung Göschen, Nr. 2200. Walter de Gruyter, Berlin 1975.

– Conditio Humana. Pfullingen 1964.

– Anthropologie der Sinne. In: Philosophische Anthropologie. S. Fischer Verlag, Frankfurt a. M. 1970, S. 187–251. Wieder abgedruckt in: Gesammelte Schriften, Bd. III. Suhrkamp Verlag, Frankfurt a. M. 1980, S. 317–393.

PLEUGE, THOMAS (Hrsg.): Salutogenese – Was hält gesund? Verlag S. Roderer, Regensburg 2000.

PLÜGGE, HERBERT: Wohlbefinden und Missbefinden. Beiträge zu einer medizinischen Anthropologie. Max Niemeyer Verlag, Tübingen 1962.

– Der Mensch und sein Leib. Max Niemeyer Verlag, Tübingen 1967.

– Vom Spielraum des Leibes. Klinisch-phänomenologische Erwägungen über »Körperschema« und »Phantomglied«. Otto Müller Verlag. Salzburg 1970.

PÖHLMANN, KARIN; JORASCHKY, PETER: Individuelle Sinnkonstruktion und Salutogenese. Dynamische Psychiatrie/Dynamic Psychiatry, Vol. 210/211 (2005), S. 110–128.

POLK, C.; POSTOW, E. (Hrsg.): CRC Handbook of Biological Effects of Electromagnetic Fields. 2nd ed. CRC Press, Boca Raton 1995.

POPP, FRITZ-ALBERT: Neue Horizonte in der Medizin. Karl F. Haug Verlag, Heidelberg 1983. 3., vollständig überarbeitete und erweiterte Auflage unter dem Titel »Biophotonen – Neue Horizonte in der Medizin«. Karl F. Haug Verlag, Stuttgart 2006.

POPP, FRITZ-ALBERT; LI, KE-HSUEH; GU, QIAO (Hrsg.): Recent Advances in Biophoton Research and its Applications. World Scientific Publishing, Singapore 1992.

POST, S. G. (ed.): Altruism and Health: Perspectives from Empirical Research. Oxford University Press, New York 2007.

POWELL, ROBERT C.: Helen Flanders Dunbar (1902–1959) and a holistic approach to psychosomatic problems. Part I: The rise and fall of a medical philosophy. Psychiatric Quarterly, Vol. 49 (1977), S. 133–152.

– Helen Flanders Dunbar (1902–1959) and a holistic approach to psychosomatic problems. Part II: The role of Dunbar's nonmedical background. Psychiatric Quarterly, Vol. 50, Nr. 2 (1978), S. 144–157.

Presman, Alexander S.: Electromagnetic Fields and Life. Plenum Press, New York 1970.

Prigogine, Ilya: Étude Thermodynamique des Phénomènes Irréversibles. Doesor, Liege 1947.

– Introduction to Thermodynamics of Irreversible Processes. New York 1961.

Prigogine, Ilya; Stengers, I.: Dialog mit der Natur. Piper, München 1981.

Primas, Hans: Biologie ist mehr als Molekularbiologie. In: Fischer, E. P.; Mainzer, K. (Hrsg.): Die Frage nach dem Leben: Piper, München 1990, S. 63–92.

– Umdenken in der Naturwissenschaft. GAIA, Vol. 1, Nr. 1 (1992), S. 5–15.

– Ein Ganzes, das nicht aus Teilen besteht – Komplementarität in den exakten Naturwissenschaften. In: Fischer, E. P. (Hrsg.): Mannheimer Forum 92/93. Boehringer, Mannheim 1993.

Pritikin, N.: The Pritikin Program for Diet and Exercise. Grosset & Dunlap, New York 1979.

Probst, Johannes: Die Entwicklung der Konstitutionslehre zwischen 1911 und 1980. Inauguraldissertation, Universität Freiburg i. Br. 1982.

Public Health Service: Healthy People. The Surgeon General's Report on Health Promotion and Disease Prevention. U. S. Dept. of Health, Education, and Welfare, Washington D. C. 1979.

Pundt, Johanne (Hrsg.): Professionalisierung im Gesundheitswesen. Positionen – Potenziale – Perspektiven. Hans Huber, Bern-Göttingen 2006.

Quitmann, Helmut: Humanistische Psychologie. J. Hogrefe, Göttingen 1985.

Rabinbach, Anson: The Human Motor. Energy, Fatigue and the Origins of Modernity. Basic Books, New York 1990. Dt. Ausgabe: Motor Mensch. Kraft, Ermüdung und die Ursprünge der Moderne. Turia & Kant, Wien 2001.

Radil-Weiss, Tomas: Men in extreme conditions: Some medical and psychological aspects of the Auschwitz concentration camp. Psychiatry, Vol. 46 (1983), S. 259–269.

Rakel, David (ed.): Integrative Medicine. 2nd ed. W. B. Saunders-Elsevier, Philadelphia 2007.

– The salutogenesis-oriented session: Creating space and time for healing in primary care. Explore, Vol. 4, No.1 (January/February 2008), S. 42–47.

Rakel, David; Weil, Andrew: Philosophy of integrative medicine. In: Rakel, David (ed.): Integrative Medicine. Second edition. Saunders Elsevier, Philadelphia 2007, S. 3–13.

Rakovic, Dejan: Integrative Biophysics, Quantum Medicine, and Quantum-Holografic Informatics: Psychosomatic-Cognitive Implications. IASC & IEPSP, Belgrad 2009.

RAPLEY, MARK: Quality of Life Research – A Critical Introduction: Sage Publications, London 2003.

RAPPE, GUIDO: Philosophische Praxis im Kulturvergleich – zur antiken griechischen und chinesischen Ethik. In: III. Jahrbuch für Lebensphilosophie 2007. Praxis der Philosophie – Gernot Böhme zum 70. Geburtstag. Hrsg. Gahlings, Ute, et al. Albunea Verlag, München 2007, S. 66–82.

RAY, PAUL H.: The Rise of Integral Culture. Noetic Sciences Review, Bd. 37 (Spring 1996b), S. 4–15. Deutsche Ausgabe: Evolution der integralen Kultur – die große Synthese beginnt. Hagia Chora, Nr. 9 (Sommer 2001), S. 12–15. http://kulturkreativ.net/artikel.html?id=art_3f79956c53b99&var=long

– The Integral Culture Survey. A Study of the Emergence of Transformational Values in America. Research Report 96-A. Institute of Noetic Sciences, Sausalito, CA 1996.

– The Cultural Creatives. An Interview with Paul H. Ray. Lapis, No. 13 (Spring 2001), S. 19–22.

– The New Political Compass. 2002. www.culturalcreatives.org/Library/docs/NewPoliticalCompassV73.pdf. Aufgesucht 01. Mai 2009.

RAY, PAUL H.; ANDERSON, SHERRY RUTH: The Cultural Creatives – How 50 Million People are Changing the World. Harmony Books, New York 2000.

REES, LESLEY; WEIL, ANDREW: Integrated Medicine. British Medical Journal, Vol. 322 (2001), S. 119–120.

REIN, GLEN: Bioinformation within the biofield: Beyond bioelectromagnetics. Journal of Alternative and Complementary Medicine, Vol. 10, Nr. 1 (2004), S. 59–68.

RENNER, M. J.; ROSENZWEIG, M. R.: Enriched and Impoverished Environments: Effects of Brain and Behavior. Springer, New York 1987.

RESTON, JAMES: Now, let me tell you about my appendectomy in Peking. New York Times, Montag 26. Juli 1971, S. 1.

RICE, DONADRIAN L.: The transparent self as key to health? Jourard's contributions to current understandings of mind-body relationships. In: Richards, Anne C.; Schumrun, Tiparat (ed.): Invitations to Dialogue – The Legacy of Sydney M. Jourard. Kendall/Hunt Publishing, Dubuque, Iowa, 1999a, S.29–37.

– Sydney Jourard: Disclosing to ourselves and others. In: Moss (Ed.) Humanistic & Transpersonal Psychology: Historical & Biografical Sourcebook. Greenwood Publishing Group, Westport, Connecticut, 1999b.

RICHARDS, ANNE C.; SCHUMRUN, TIPARAT (ed.): Invitations to Dialogue – The Legacy of Sydney M. Jourard. Kendall/Hunt Publishing, Dubuque, Iowa, 1999.

RICHARDSON, K.: The Making of Intelligence. Columbia University Press, New York 2000.

RIESMAN, DAVID: Leisure and work in post-industrial society. In: Larrabee, E.; Meyersohn, R. (Hrsg.): Mass Leisure. Glencoe, Ill. 1958, S. 365–385.

RIESMAN, DAVID; GLAZER, N.; DENNEY, R.: The Lonely Crowd. Doubleday, New York 1950. Deutsche Übersetzung: Die einsame Masse. Rowohlt Taschenbuch Verlag, Reinbek 1958.

RIHA, ORTRUN: Diät für die Seele. Das Erfolgsrezept von Hufelands Makrobiotik. NTM Zeitschrift für Geschichte der Wissenschaften, Technik und Medizin, Vol. 9, No. 2 (Mai 2001), S. 80–89.

RISSE, G. B.; NUMBERS, R. L.; LEAVITT, J. W.: Medicine without Doctors. Science History Publications, New York 1977.

ROBERT-KOCH-INSTITUT: Gesundheitsbezogene Lebensqualität. 09. 11. 2004. www.rki.de/cln_100/nn_196910/DE/Content/GBE/Auswertungsergebnisse/Lebensqualitaet/lebensqualitaet__inhalt.html?__nnn=true

ROBERTSON, ROLAND: Globalization: Social Theory and Global Culture. London: Sage 1992.

– Glocalization: Time-Space and Homogeneity-Heterogeneity. In: M. Featherstone, S. Lash, R. Robertson (eds.), Global Modernities. London: Sage 1995, S. 25–44.

ROSA, KARL ROBERT; ROSA-WOLFF, LOTTE: Psychosomatische Selbstregulation – Grundlagen und Technik der Funktionellen Entspannung. Hippokrates Verlag, Stuttgart 1976.

ROSE, STEVEN: Lifelines – Biology Beyond Determinism. Oxford University Press, New York 1998.

ROSENBAUM, M.: Learned resourcefulness as a behavioral repertoire for the self-regulation of internal events. In: Rosenbaum, M.; Franks, C. M.; Jaffe, Y. (Hrsg.): Perspectives on Behavior Therapy in the Eighties. Springer, New York 1983.

ROSENBERG, CHARLES E.: Holism in twentieth-century medicine. In: Lawrence, C.; Weisz, G. (Hrsg.): Greater Than The Parts – Holism in Biomedicine 1920–1950. Oxford University Press, New York 1998, S. 335–355.

ROSENBROCK, ROLF: Die Umsetzung der Ottawa-Charta in Deutschland. Prävention und Gesundheitsförderung im gesellschaftlichen Umgang mit Gesundheit und Krankheit. Veröffentlichungsreihe der Arbeitsgruppe Public Health , Nr. P98-201. Wissenschaftszentrum Berlin für Sozialforschung, Berlin Januar 1998.

ROSSI, ERNEST LAWRENCE: Die Psychobiologie der Seele-Körper-Heilung. Synthesis Verlag, Essen 1991.

ROSSI, ERNEST: The Psychobiology of Gene Expression. W. W. Norton, New York 2002.

ROTH, HAROLD D.: Psychology and self-cultivation in early taoistic thought. Harvard Journal of Asiatic Studies, Vol. 51 (1991), S. 599–650.

– The inner cultivation tradition of early taoism. In: Lopez, Donald S., jun. (ed.): Religions of China in Practice. Princeton University Press, Princeton 1996, S. 123–148.

– Original Tao – Inward Training (Nei-Yeh) and the Foundations of Taoist Mysticism. Columbia University Press, New York 1999.

ROTHACKER, ERICH: Geschichtsphilosophie. In: Bäumler, A.; Schröter, M. (Hrsg.): Handbuch der Philosophie. München 1934, S. 3–150.

– Die Schichten der Persönlichkeit. Johann Ambrosius Barth, Leipzig 1938.

– Probleme der Kulturanthropologie. Bouvier, Bonn 1948.

ROTHSCHUH, KARL E.: Historische Wurzeln der Vorstellung einer selbsttätigen informationsgesteuerten biologischen Regelung. Nova Acta Leopoldina, N. F. Bd.37/1, Nr. 206 (1972), S. 91–106.

– (Hrsg.): Was ist Krankheit? Erscheinung, Erklärung, Sinngebung. Wissenschaftliche Buchgesellschaft, Darmstadt 1975.

ROTHWELL, NANCY J.; BERKENBOSCH, FRANK (Hrsg.): Brain Control of Responses to Trauma. Cambridge University Press, Cambridge 1994.

ROUX, WILHELM: Vorträge und Aufsätze über Entwicklungsmechanik der Organismen, Heft 1: Entwicklungsmechanik. Engelmann, Leipzig 1905.

ROWE, W.; SHILLING, V.: Memory and Modernity: Popular Culture in Latin America. Verso, London 1991.

ROY, RUSTUM (Hrsg.): Science of Whole Person Healing. Proceedings of the First Interdisciplinary International Conference. iUniverse, Inc., New York 2003. 2 Bde.

– (Hrsg.): Science of Whole Person Healing. Proceedings of the Second Interdisciplinary International Conference – 2005. iUniverse, Inc., New York 2006.

RUBIK, BEVERLY: The biofield hypothesis: Its biophysical basis and role in medicine. Journal of Alternative and Complementary Medicine, Vol. 8, Nr. 6 (2002), S. 703–717.

RUDOLF, GERD: Neuronale Plastizität und Psychosomatik (2). In: Haux, Reinhold; Bauer, Axel W.; Eich, W.; Herzog, W.; Rüegg, J. C.; Windeler, J. (Hrsg.): Wissenschaftlichkeit in der Medizin, Bd. 2. VAS Verlag für Akademische Studien, Frankfurt am Main 1998, S. 121–130.

RÜEGG, JOHANN CASPAR: Neuronale Plastizität und Psychosomatik (1). In: Haux, Reinhold; Bauer, Axel W.; Eich, W.; Herzog, W.; Rüegg, J.C.; Windeler, J. (Hrsg.): Wissenschaftlichkeit in der Medizin, Bd. 2. VAS Verlag für Akademische Studien, Frankfurt am Main 1998, S. 82–120.

RÜEGG, JOHANN CASPAR; RUDOLF, GERD: Gehirn, Psyche und Körper. Neurobiologie von Psychosomatik und Psychotherapie. Schattauer, Stuttgart 2007.

RUFF, M.; SCHIFFMANN, E.; TERRANOVA, V.; PERT, C. B.: Neuropeptides are chemoattractants for human tumor cells and monocytes: a possible mechanism for metastasis. Clinical Immunology and Immunopathology, Vol. 37, Nr. 3 (1985), S. 387–396.

RUYER, RAYMOND: Les nourritures psychiques – la politique du bonheur. Calmann-Lévy, Paris 1975.

Ryff, Carol D.; Singer, Burton H.: Psychological wellbeing: Meaning, measurement, and implications for psychotherapy research. Psychotherapy and Psychosomatics, Vol. 65 (1996), S. 14–23.

– (eds.): Emotion, Social Relationships, and Health. Oxford University Press, New York 2001.

Sack, Martin; Künsebeck, H.-W.; Lamprecht, F.: Kohärenzgefühl und psychosomatischer Behandlungserfolg. Eine empirische Untersuchung zur Salutogenese. Psychotherapie – Psychosomatik – Medizinische Psychologie, 47 (1997), S. 149–155.

– Von der Neuropathologie zur Phänomenologie. Alfred Prinz Auersperg und die Geschichte der Heidelberger Schule. Beiträge zur Medizinischen Anthropologie, Band 4. Königshausen & Neumann, Würzburg 2005.

Sagan, Leonard A.: Die Gesundheit der Nationen – die eigentlichen Ursachen von Gesundheit und Krankheit im Weltvergleich. Rowohlt, Reinbek 1992.

Salguero, Mario L.: Environment and gene expression. In: Rakel, David (ed.): Integrative Medicine. Second edition. Saunders Elsevier, Philadelphia 2007, S. 23–30.

Sampson, E. E.: The decentralization of identity. American Psychologist, Vol. 40 (1985), S. 1203–1211.

Samuels, M.; Bennett, Hal: The Well Body Book, Random House, New York 1973.

Sapolsky, Robert M.: Why Zebras Don't Get Ulcers – A Guide to Stress, Stress-Related Diseases, and Coping. W. H. Freeman, 1993. 3rd edition. Henry Holt & Co., New York 2004. Deutsche Ausgabe: Warum Zebras keine Migräne kriegen – Wie Stress den Menschen krank macht. Piper Verlag, München 1996.

Saputo, Len; Belitsos, Byron: A Return To Healing – Radical Health Care Reform and the Future of Medicine. Origin Press, San Rafael CA 2009.

Sargent, Frederick II: Human Ecology. North Holland, Amsterdam 1974.

– Human Ecology – A Guide to Information Sources. Gale Research, Detroit 1983.

Sartre, Jean-Paul: L'être et le néant. Gallimard, Paris 1943. Deutsche Ausgabe: Das Sein und das Nichts. Versuch einer phänomenologischen Ontologie. Rowohlt Verlag, Hamburg 1952.

Schaefer, Hans: Plädoyer für eine neue Medizin. Piper, München 1979.

– Die Utopie des vollkommenen Wohlbefindens. Kritische und kritisierte Medizin in den Wirren der Zeit. Psychosozial, Jg. 3, Nr.1 (1980), S. 83–93.

– Der Gesundheitsbegriff der WHO. Fortschritte der Medizin, Jg. 100, Nr. 38 (1982), S. 1736.

– Vom Nutzen des Salutogenese-Konzepts. Schriftenreihe der Landeszentrale für Gesundheit in Bayern, Bd. 11. Daedalus Verlag, Münster 2002.

Schaefer, Michael: Wende in Sicht – Globale Untersuchung über den Bewusstseinswandel. Esotera, Nr. 1 (1999), S. 10–14.

SCHEDLOWSKI, MANFRED; TEWES, UWE (Hrsg.): Psychoneuroimmunologie. Spektrum Akademischer Verlag, Heidelberg 1996.

SCHEFF, THOMAS J.: Being Mentally Ill: A Sociological Theory. Aldine, Chicago 1966. Dt. Ausgabe: Das Etikett »Geisteskrankheit« – Soziale Interaktion und psychische Störung. S. Fischer, Frankfurt a. M. 1973.

SCHEFFER, CHRISTIAN; EDELHÄUSER, FRIEDRICH; TAUSCHEL, DIETHARD; HAHN, ECKHART G.: Symposium Fallkonferenz Integrative Medizin. Vorbild für das Medizinstudium? GMS Zeitschrift für Medizinische Ausbildung, Vol. 24, No. 1 (2007).

SCHEID, VOLKER: The globalisation of Chinese medicine. The Lancet, Vol. 354 (December 1999), supplement 2000, S. SIV10.

SCHELER, MAX: Zur Phänomenologie und Theorie der Sympathiegefühle (1916a), später »Wesen und Formen der Sympathie«. 1923.

– Ordo amoris (1916b). In: Grammatik der Gefühle. Das Emotionale als Grundlage der Ethik. München 2000, S. 69–115.

– Die Stellung des Menschen im Kosmos. Otto Reichl Verlag, 1928. 2. Auflage Nymphenburger Verlagshandlung, München 1947.

– Der Formalismus und die materielle Wertethik (1913/16). In: Gesammelte Werke, Bd. 2. Bonn 1954, S. 156.

SCHIEPEK, GÜNTER (Hrsg.): Neurobiologie der Psychotherapie. Stuttgart 2004.

SCHIFFER, ECKHARD: Wie Gesundheit entsteht. Salutogenese. Beltz, Weinheim 2001.

SCHIPPERGES, HEINRICH: Lebendige Heilkunde. Walter Verlag, Olten 1962.

– Moderne Medizin im Spiegel der Geschichte. Georg Thieme, Stuttgart 1970.

– Anthropologien in der Geschichte der Medizin. In: Gadamer, Hans-Georg; Vogler, Paul (Hrsg.): Neue Anthropologie, Bd. 2: Biologische Anthropologie, Zweiter Teil. Deutscher Taschenbuch Verlag, München/Georg Thieme Verlag, Stuttgart 1972, S. 179–214.

– Wege zu neuer Heilkunst. Traditionen – Perspektiven – Programme. Karl F. Haug Verlag, Heidelberg 1978.

– Der Arzt von morgen – von der Heiltechnik zur Heilkunde. Severin &Siedler, Berlin 1982.

– Der Garten der Gesundheit. Medizin im Mittelalter. Artemis Verlag, München 1985.

– Medizin in Bewegung. Verlag für Medizin Dr. Ewald Fischer, Heidelberg 1990.

– Heilkunst als Lebenskunde oder die Kunst, vernünftig zu leben. Zur Theorie der Lebensordnung und Praxis der Lebensführung. VUD Verlag und Druck, Freudenstadt 1991.

– Konzepte der Lebenskunst in Aufklärung und Romantik. Orthobiotik – Makrobiotik – Kalobiotik. In: Perels, Christoph (Hrsg.): Jahrbuch des Freien Deutschen Hochstifts 1991, S. 90–108. Max Niemeyer Verlag, Tübingen 1991a.

– Prinzipien der Therapie. In: Zilch, Max Josef (Hrsg.): Immunologie im Spannungsfeld individueller Disposition und Exposition. Beiträge vom XII. Kumpfmühler Symposium 1991. Forum-Medizin Verlagsgesellschaft, Gräfelfing 1992, S. 62–68.

– Lebensqualität und Medizin in der Welt von morgen. In: Buchmüller, Hans-Rainer (Hrsg.): Angermühler Gespräche, Bd. 5. Wissenschaftsverlag Rothe, Passau 1996.

SCHIPPERGES, HEINRICH; VESCOVI, GERHARD; GEUE, BERNHARD; SCHLEMMER, JOHANNES: Die Regelkreise der Lebensführung – Gesundheitsbildung in Theorie und Praxis. Deutscher Ärzte-Verlag, Köln 1988.

SCHLESKE, WOLFRAM: Meditatives Laufen – Abenteuer der Selbstentdeckung und Welterfahrung. Burg Verlag, Stuttgart 1988.

SCHLITZ, MARILYN: The integral impulse: An emerging model for health and healing (Preface). In: Schlitz, M.; Amorok, T.; Micozzi, M. S. (Hrsg.): Consciousness & Healing – Integral Approaches to Mind-Body Medicine. Elsevier – Churchill Livingstone, St. Louis 2005.

SCHLITZ, MARILYN; AMOROK, TINA; MICOZZI, MARC S. (Hrsg.): Consciousness & Healing – Integral Approaches to Mind-Body Medicine. Elsevier – Churchill Livingstone, St. Louis 2005.

SCHMALE, A. H.: Relation of separation and depression to disease. Psychosomatic Medicine, Vol. 20 (1958), S. 259–277.

SCHMID, WILHELM: Philosophie der Lebenskunst. Eine Grundlegung. Suhrkamp, Frankfurt am Main 1998.

– Schönes Leben? Einführung in die Lebenskunst. Suhrkamp Verlag, Frankfurt am Main 2000.

SCHMUCK, P.; SHELDON, K. M. (eds.): Life Goals and Well-Being: Towards a Positive Psychology of Human Striving. Hogrefe & Huber, Seattle WA 2001.

SCHNABEL, ULRICH: Hauen ums Stechen. Die Zeit, Nr. 51 (11. Dezember 2008), S. 43.

SCHNEIDER JAMNER, MARGARET; STOKOLS, DANIEL (eds.): Promoting Human Wellness – New Frontiers for Research, Practice, and Policy. University of California Press, Berkeley 2000.

SCHÖLMERICH, PAUL; THEWS, GERHARD (Hrsg.): Lebensqualität als Bewertungskriterium in der Medizin. Akademie der Wissenschaften und Literatur Mainz. Urban & Fischer, Stuttgart 1990.

SCHORR, A.: Gesundheit und Krankheit: Zwei Begriffe mit getrennter Historie? In: Lutz, Rainer; Mark, Norbert (Hrsg.): Wie gesund sind Kranke? Verlag für Angewandte Psychologie, Göttingen 1995, S. 53–69.

SCHRÖDER, HARTMUT: Vorwort. In: Kubny, M.: Feng Shui: Die Struktur der Welt. Geschichte, Philosophie und Konzepte der traditionellen chinesischen Raumpsychologie. Drachen Verlag, Klein Jasedow 2008, S. 8–10.

SCHRÖDINGER, ERWIN: What is Life? Cambridge University Press, 1944. Deutsche Ausgabe: Was ist Leben? Francke, Bern 1946.

SCHÜFFEL, WOLFRAM; BRUCKS, U.; JOHNEN, R.; KÖLLNER, V.; LAMPRECHT, F.; SCHNYDER, U. (Hrsg.): Handbuch der Salutogenese – Konzept und Praxis. Ullstein Medical, Wiesbaden 1998.

SCHULZE, GERHARD: Die Erlebnisgesellschaft. Kultursoziologie der Gegenwart. Campus Verlag, Frankfurt a. M. 1992.

SCHUSTER, T. L.; DOBSON, M.; JAUREGUI, M.; BLANKS, R. H.: Wellness lifestyles I: A theoretical framework linking wellness, health lifestyles, and complementary and alternative medicine. Journal of Alternative and Complementary Medicine, Vol. 10, No. 2 (2004), S. 349–356.

– Wellness lifestyles II: Modeling the dynamic of wellness, health lifestyle practices, and Network Spinal Analysis. Journal of Alternative and Complementary Medicine, Vol. 10, No. 2 (2004), S. 357–367.

SCHWARTZ, GARY E.: The brain as a health care system. In: Stone, George C.; Cohen, F.; Adler, N. E., et al.: Health Psychology – A Handbook. Jossey-Bass, San Francisco 1979.

– World hypotheses and the evolution of integrative medicine: Combining categorical diagnoses and cause-effect interventions with whole systems research and nonvisualizable (seemingly »impossible«) healing. Explore (New York), Vol. 2, No. 6 (2006), S. 509–514.

SCHWARTZ, JEFFREY M.; BEGLEY, SHARON: The Mind and the Brain: Neuroplasticity and the Power of Mental Force. HarperCollins, New York 2002.

SCHWARZ, OSWALD: Medizinische Anthropologie. Eine wissenschaftstheoretische Grundlegung der Medizin. S. Hirzel, Leipzig 1929.

SCHWARZE, RUDOLF: Willich, Jodokus. Allgemeine Deutsche Biografie, Bd. 43 (1898), S. 278–282. Online auf Wikisource: http://de.wikisource.org/wiki/ADB:Willich_Jodokus.

SCHWARZER, R.; JERUSALEM, M.: Das Konzept der Selbstwirksamkeit. Zeitschrift für Pädagogik, Bd. 44 (2002), Beiheft, S. 28–53.

SCHWENK, OTTO G. (Hrsg.): Lebensstil zwischen Sozialstrukturanalyse und Kulturwissenschaft. Leske & Budrich, Opladen 1996.

SECORD, PAUL F.; JOURARD, SYDNEY W.: The appraisal of body cathexis. Journal of Consulting Psychology, Vol. 17, No. 5 (1953), S. 343–347.

SEEMAN, JULIUS: Toward a model of positive health. American Psychologist, Vol. 44, No. 8 (1989), S. 1099–1109.

SEGERSTROM, SUZANNE C.; MILLER, GREGORY E.: Psychological stress and the human immune system: A meta-analytic study of 30 years of inquiry. Psychological Bulletin, Vol. 130, No. 4 (2004), S. 601–630.

SEHNERT, K.: How to Be Your Own Doctor (Sometimes). Grosset & Dunlap, New York 1975.

SEIDLER, EDUARD: Primärerfahrung von Not und Hilfe. In: Schipperges, E.; Seidler, E.; Unschuld, P. U. (Hrsg.): Krankheit – Heilkunst – Heilung. Verlag Karl Alber, Freiburg – München 1978, S. 399–418.

– (Hrsg.): Medizinische Anthropologie. Beiträge für eine Theoretische Pathologie. Springer, Berlin 1984.

SEIN, U THAN: Constitution oft the World Health Organization and its Evolution. Regional Health Forum, Vol. 6, No. 1 (2002), S. 47–64.

SELIGMAN, MARTIN E. P.: Helplessness: On Depression, Development, and Death. W.H. Freeman, San Francisco 1975. Dt. Übersetzung: Erlernte Hilflosigkeit. Urban & Schwarzenberg, München 1979.

– Learned Optimism. How To Change Your Mind and Your Life. Knopf, New York 1991. Vintage Books/Random House, New York 2006. Dt. Ausgabe: Pessimisten küsst man nicht – Optimismus kann man lernen. Droemer Knaur, München 1991.

– Building human strength: psychology's forgotten mission. APA Online, Vol. 29, No. 1 (January 1998). wwww.apa.org/monitor/jan98/pres.html

– Authentic Happiness. Free Press/Simon & Schuster, New York 2002. Deutsche Ausgabe. Der Glücks-Faktor – Warum Optimisten länger leben. Ehrenwirth/Lübbe, Bergisch Gladbach 2003.

SELIGMAN, MARTIN E. P.; BEAGLEY, C.: Learned helplessness in the rat. Journal of Comparative Physiology and Psychology, Vol. 88 (1975), S. 534–541.

SELIGMAN, MARTIN E. P.; CSIKSZENTMIHALYI, MIHALYI: Positive psychology. American Psychologist, Vol. 55, No. 1 (Januar 2000), S. 5–14.

SELIGMAN, MARTIN E. P.; STEEN, TRACY A.; PARK, NANSOOK; PETERSON, CHRISTOPHER: Positive psychology progress – empirical validation of interventions. American Psychologist, Vol. 60, No. 5 (Juli/August 2005), S. 410–421.

SELYE, HANS: The general adaptation syndrome and diseases of adaptation. Journal of Clinical Endocrinology, Vol. 6 (1946), S. 117.

– Das allgemeine Adaptationssyndrom als Grundlage für eine einheitliche Theorie der Medizin. Deutsche Medizinische Wochenschrift, Jg. 76 (1951), S. 965–967 und 1001–1003.

– The Story of the Adaptation Syndrome. Acta Medical Publishers, Montreal 1952. Deutsche Ausgabe: Einführung in die Lehre vom Adaptationssyndrom. Georg Thieme Verlag, Stuttgart 1953.

– The Stress of Life. McGraw-Hill, New York 1956. Deutsche Ausgabe: Stress beherrscht unser Leben. Econ Verlag, Düsseldorf 1957.

– Homeostasis and heterostasis. Perspectives of Biological Medicine, Vol. 16, No. 3 (1973), S. 441–445.

– Stress without Distress. J.B. Lippincott, Philadelphia 1974. Deutsche Ausgabe: Stress – Bewältigung und Lebensgewinn. R. Piper Verlag, München 1974.

– The stress concept and some of its implications. In: Hamilton, V.; Warburton, D. M. (Hrsg.): Human Stress and Cognition – an Information Processing Approach. Wiley, Chichester 1979, S. 11–32.

SEN, AMARTYA: Commodities and Capabilities. North-Holland, Amsterdam 1985.

– Development as Freedom. Oxford University Press, New Delhi 2000.

SENATE SELECT COMMITTEE ON NUTRITION AND HUMAN NEEDS, GEORGE MCGOVERN, CHAIRPERSON: Dictary Goals for the United States. Publication No. 052-070-03913-2. Washington D. C. 1977.

SENNETT, RICHARD: The Corrosion of Character. W. W. Norton, New York 1998. Deutsche Ausgabe: Der flexible Mensch. Die Kultur des neuen Kapitalismus. Berlin Verlag, Berlin 1998.

SHAW, CHRISTOPHER; MCEACHERN, JILL (eds.): Toward A Theory of Neuroplasticity. Psychology Press, 2001.

SHEIKH, ANEES A.; SHEIKH, KATHARINA S. (Hrsg.): Eastern and Western Approaches to Healing – Ancient Wisdom and Modern Knowledge. Wiley-Interscience, New York 1989.

SHELDON, KENNON M.: Optimal Human Being: An Integrated Multi-level Perspective. Lawrence Erlbaum, Mahwah N. J. 2004.

SHEPHERD, MICHAEL; SARTORIUS, NORMAN (Hrsg.): Non-Specific Aspects of Treatment. Hans Huber, Toronto – Lewiston N. Y. – Bern – Stuttgart 1989.

SHUSTERMAN, RICHARD: Somaesthetics and self-cultivation in philosophy as a way of life. In: III. Jahrbuch für Lebensphilosophie 2007. Praxis der Philosophie – Gernot Böhme zum 70. Geburtstag. Hrsg. Gahlings, Ute; Croome, Doris; Kozljanič, Robert J. Albunea Verlag, München 2007, S. 111–123.

SIEBECK, RICHARD: Medizin in Bewegung. Klinische Erkenntnisse und ärztliche Aufgabe. Georg Thieme Verlag, Stuttgart 1949.

SIEDECK, HANS: Das vegetative System und pathologische Kreislaufreaktionen. Wiener Medizinische Wochenschrift, Jg. 63 (1951), S. 157–161.

SIEGEL, BERNIE: Love, Medicine, and Miracles. Harper & Row, New York 1986. Deutsche Ausgabe: Prognose Hoffnung – Liebe, Medizin und Wunder. Econ Verlag, Düsseldorf 1988.

– Peace, Love and Healing. Harper & Row, New York 1989. Deutsche Ausgabe: Mit der Seele heilen. Econ, Düsseldorf 1991.

SIEGEL, DANIEL J.: The Developing Mind – Toward a Neurobiology of Interpersonal Experience. Guilford Press, New York 1999.

SINGER, WOLF; RICARD, MATTHIEU: Hirnforschung und Meditation. Ein Dialog. Edition Unseld, Frankfurt am Main 2008

SINZ, RAINER: Zeitstrukturen und organismische Regulationen. Akademie Verlag, Berlin 1978.

– Chronopsychophysiologie, Chronobiologie und Chronomedizin. Akademie Verlag, Berlin 1980.

SLINGERLAND, EDWARD: Effortless Action: The Chinese spiritual ideal of wu-wei. Journal of the American Academy of Religion, Vol. 68, No. 2 (2000), S. 293–328.
– Effortless Action – Wu-Wei as Conceptual Metaphor and Spiritual Ideal in Early China. Oxford University Press, New York 2003.
SLOTERDIJK, PETER: Du musst dein Leben ändern. Über Anthropotechnik. Suhrkamp, Frankfurt am Main 2009.
SMITH, DONALD F.: Functional salutogenic mechanisms of the brain. Perspectives in Biology and Medicine, Vol. 45, No. 3 (2002), S. 319–328.
SMITH, WESLEY D.: The Hippocratic Tradition. Cornell University Press, Ithaca 1979.
SNYDER, C. RICHARD; LOPEZ, SHANE J. (eds.): Handbook of Positive Psychology. Oxford Universoty Press, New York 2002.
SNYDERMAN, R.; WEIL, A. T.: Integrative medicine: Bringing medicine back to its roots. Archives of Internal Medicine, Vol. 162, No. 4 (2002), S. 395–397.
SOBOCZYNSKI, ADAM: Üben, üben, üben! Die Zeit, Nr. 15 (2. April 2009), S. 51.
SOLOMON, GEORGE F.: The emerging field of psychoneuroimmunology. Advances: Journal of the Institute for the Advancement of Health, Vol. 2, No. 1 (1985), S. 6–19.
– The immune system as sensory organ. Noetic Sciences Review, Nr. 33 (Spring 1995), S. 10.
SOMERVILLE, MARGARET A.; RAPPORT, DAVID J. (Hrsg.): Transdisciplinarity: Recreating Integrated Knowledge. EOLSS Publishers, Oxford 2000.
SOROKIN, PITIRIM A.: Altruistic Love – A Study of American »Good Neighbors« and Christian Saints. Beacon Press, Boston 1950.
– (ed.): Explorations in Altruistic Love and Behavior: Symposium. Beacon Press, Boston 1950.
– (ed.): Forms and Techniques of Altruistic and Spiritual Growth. Beacon Press, Boston 1954.
SPIEGELBERG, HERBERT: Phenomenology in Psychology and Psychiatry. Northwestern University Press, Evanston 1972.
SPITZ, R.: Hospitalism: an enquiry into the genesis of psychiatric conditions in early childhood. In: Fenichel, O., et al. (Hrsg.): The Psychoanalytic Study of the Child, Vol. 1. International Universities Press, New York 1945, S. 53–74.
SPORK, PETER: Der zweite Code. Epigenetik – oder: Wie wir unser Erbgut steuern können. 2. Auflage. Rowohlt, Reinbek 2009.
SPRANGER, H. (Hrsg.): Aus den Konzeptionen der biosemiotischen Medizin. Deutscher Buchverlag, Bremen 2001.
STACHER, ALOIS; BERGSMANN, OTTO (Hrsg.): Grundlagen für eine integrative Ganzheitsmedizin. (Schriftenreihe Wiener International Akademie für Ganzheitsmedizin, Bd. 10). Facultas Universitätsverlag, Wien 1993.

STEIN, STEPHAN: Zwischen Heil und Heilung: Zur frühen Tradition des Yangsheng in China. Medizinisch-Literarische Verlagsgesellschaft, Uelzen 1999.

STEMPSEY, WILLIAM E.: Medical humanities: Introduction to the theme. Medicine, Health Care and Phislophy, Vol. 10, Nr. 4 (2007), S. 359–361.

STERNBERG, ESTHER M.: The Balance Within: The Science Connecting Health and Emotions. W. H. Freeman & Co., New York 2001.

STERLING, P.; EYER, J.: Allostasis: A new paradigm to explain arousal pathology. In: Fisher, S.; Reason, J. (Hrsg.): Handbook of Life Stress, Cognition and Health. Wiley, New York 1988, S. 629–649.

STOLLBERG, GUNNAR: Asian Medical Concepts in Germany and the United Kingdom: Sociological Reflections on the Shaping of Ayurveda in Western Europe. Traditional South Asian Medicine, Vol. 6 (2001), S. 1–9.

– Heterodoxe Medizin, Weltgesellschaft und Glokalisierung: Asiatische Medizinformen in Westeuropa. In: Gisela Brünner, Elisabeth Gülich (Hrsg.): Krankheit verstehen. Aisthesis, Bielefeld 2002 a, S. 143–158.

– Conceptualising Hybridisation – on the Diffusion of Asian Medical Knowledge to Germany. International Sociology, Vol. 19 (2002b), S. 71–88.

– Der Mythos vom mündigen Patienten. in: Saake, I.; Vogd, W. (Hg.): Moderne Mythen der Medizin. VS Verlag, Wiesbaden 2008, S. 345–362. www.uni-bielefeld.de/soz/pdf/mythospatientsuhrkamp.pdf

STRACK, FRITZ; ARGYLE, MICHAEL; SCHWARZ, NORBERT (Hrsg.): Subjective Well-Being: An Interdisciplinary Perspective. Pergamon Press, Oxford 1991.

STRAUS, ERWIN W.: Die Scham als historiologisches Problem. Schweizerisches Archiv für Neurologie und Psychiatrie, Jg. 31, Nr. 2 (1933), S. 1–5.

– Vom Sinn der Sinne. Springer, Berlin 1935.

– Psychologie der menschlichen Welt. Springer, Berlin 1960.

– Das Zeiterlebnis in der endogenen Depression. In: Psychologie der menschlichen Welt. Springer, Berlin 1960, S. 126.

SURGEON GENERAL'S REPORT ON SMOKING AND HEALTH. Department of Health and Human Services, Washington D. C.

SUŚRUTA-SAMHITA. With English translation of text and Dalhana's commentary along with critical notes. Chaukhamba Visvabharati, Varanasi (Indien) 1999.

SWOBODA, HELMUT: Die Qualität des Lebens – Vom Wohlstand zum Wohlbefinden. Deutsche Verlags-Anstalt, Stuttgart 1973.

SZASZ, THOMAS S.: The Myth of Mental Illness. Harper & Row, New York 1961.

SZYF, M.; MCGOWAN, P.; MEANEY, M.: The social environment and the epigenome. Environmental and molecular Mutagenesis, Vol. 49 (2008), S. 46.

TARGIEL, RALF-RÜDIGER: Frankfurt (Oder) so wie es war. Droste, Düsseldorf 1994, S. 19.

TARR, IRMTRAUD: Lob der Herzensbildung. Gütersloher Verlagshaus, Gütersloh 2008.

Taylor, Shelley E.: Positive Illusions – Creative Self-Deception and the Healthy Mind. Basic Books, New York 1989.

– The Tending Instinct – How Nurturing is Essential to Who We Are and How We Live. Henry Holt, New York 2002.

– The accidental neuroscientist: positive resources, stress responses and course of illness. In: Cacioppo, J. T.; Berntson, G. G. (Hrsg.): Essays in Social Neuroscience. MIT Press, Cambridge, Mass. 2004, S. 133–141.

Tellenbach, Hubertus: Zur Phänomenologie des Gesundseins und deren Konsequenzen für den Arzt. Zeitschrift für Klinische Psychologie und Psychotherapie, Jg. 28 (1980), S. 57–67.

Temkin, Owsei: Galenism: Rise and Decline of a Medical Philosophy. Cornell University Press, Ithaca 1974.

Therborn, Göran: Globalizations. International Sociology, Vol. 15, Nr. 2 (2000), S. 151–179.

Thomas, Carolin B.: Stamina: The thread of life. Journal of Chronic Disease, Vol. 34 (1981), S. 41–44.

Tiger, L.: Optimism: The Biology of Hope. Simon & Schuster, New York 1979.

Tillich, Paul: The Meaning of Health. North Atlantic Books, Richmond, CA. 1981.

Timmermann, Carsten: Constitutional medicine, neoromanticism, and the politics of antimechanism in interwar Germany. Bulletin of the History of Medicine, Vol. 75 (2001), S. 717–739.

Tiwald, Horst: Das Budo-Prinzip im Dilemma zwischen Bewegungs-Kultur und humaner Bewegungs-Natur. Vortrag aus der Ringvorlesung »Bewegungskultur als Gegenstand der Sportwissenschaft« im Sommersemster 1994 am Fachbereich Sportwissenschaften der Universität Hamburg. Kongressbericht: International Kyudo Symposium. Hamburg 12.–14. 8. 1994. www.horst-tiwald.de/wisstexte/mudo/budo_dilemma.doc

Toffler, Alvin: The Third Wave. Bantam, New York 1981.

Tomlin, Eric Walter Frederick: Psyche, Culture, and the New Science. The Role of PN. Routledge & Kegan Paul, London 1985.

Toulmin, Stephen: The Return To Cosmology: Postmodern Science and the Theology of Nature. University of California Press. Berkeley 1982.

Tovey, P.: Contingent legitimacy: UK alternative practitioners and intersectorial acceptance. Social Science and Medicine, Vol. 45 (1997), S. 1129–1133.

Travis, John W.: Wellness Inventory. Wellness Association Publications, 1975.

– In: Holistic Health Handbook. And/Or Press, San Francisco 1978, S. 94.

– The Society of Prospective Medicine's Handbook of Health Assessment Tools. SPM Press, 1999.

Travis, John W.; Ryan, Regina: Wellness Workbook. Ten Speed Press, Berkeley 1981.

– Simply Well: Choices for a Healthy Life. Ten Speed Press, Berkeley 1990.
TRAVIS, JOHN W.; CALLANDER, MERYN G.: Wellness for Helping Professionals: Creating Compassionate Cultures. Wellness Association Publications, 1990.
– A Change of Heart: The Global Wellness Inventory. Arcus Press, Sonoma CA 1993.
TROJAN, ALF (Hrsg.): Wissen ist Macht – Eigenständig durch Selbsthilfe in Gruppen. Fischer Taschenbuch Verlag, Frankfurt a. M. 1986.
TROJAN, ALF; STUMM, BRIGITTE: Gesundheit fördern statt kontrollieren. Eine Absage an den Mustermenschen. Fischer Taschenbuch, Frankfurt a. M. 1992.
TROMP, SOLCO W.: Medical Biometeorology. Elsevier, New York 1963.
TSUEI, JULIA J.: Guest Editorial: Eastern and Western Medical Paradigms and the Challenges of Integration. Journal of Advancement in Medicine, Vol. 12, No. 1 (Spring 1999), S. 5–11.
UEXKÜLL, JAKOB VON: Umwelt und Innenwelt der Tiere. 2. Verb. Aufl. Springer, Berlin 1921.
– Der Sinn des Lebens. H. Küpper Verlag, München 1977.
UEXKÜLL, THURE VON: Der Begriff der »Regulation« und seine Bedeutung für eine anthropologische Medizin. Psyche (Stuttgart), Bd. 6, Nr. 7 (1952), S. 425–442.
– Grundfragen der psychosomatischen Medizin. Rowohlts Deutsche Enzyklopädie, Nr. 179/180. Rowohlt Taschenbuch Verlag, Reinbek 1963.
– Einleitung zur deutschen Ausgabe. In: Cannon, W. B.: Wut, Hunger, Angst und Schmerz. Eine Physiologie der Emotionen. Hrsg. Von Thure von Uexküll. Urban & Schwarzenberg 1975, S. IX–XXIII.
– (Hrsg.): Lehrbuch der Psychosomatischen Medizin. Urban & Schwarzenberg, München 1979.
– Geschichte der deutschen Psychosomatik – philosophische und historische Wurzeln. Psychotherapie, Psychosomatik, Medizinische Psychologie, Jg. 36 (1986), S. 18–24.
– Integrierte Psychosomatische Medizin in Praxis und Klinik. 3. Auflage. Schattauer, Stuttgart 1994.
– Das Allgemeine in der Medizin als Aufgabe der Allgemeinmedizin. In: Helmich, Peter; Nöring, Regina; Schmitten, Jürgen in der; Schwantes, Ulrich; Seelbach, Harald; Sohn, Wolfgang (Hrsg.): Primärärztliche Patientenbetreuung – Lehre – Forschung – Praxis. Schattauer, Stuttgart 1997, S. 12–18.
UEXKÜLL, THURE VON; FUCHS, MARIANNE; MÜLLER-BRAUNSCHWEIG, HANS; JOHNEN, ROLF: SUBJEKTIVE Anatomie. Theorie und Praxis körperbezogener Psychotherapie. Schattauer, Stuttgart 1997.
UEXKÜLL, THURE VON; GEIGGES, WERNER; PLASSMANN, REINHARD (Hrsg.): Integrierte Medizin – Modell und klinische Praxis. Schattauer, Stuttgart 2002.
ULEMAN, JAMES S.; BARGH, JOHN A. (Hrsg.): Unintended Thought. Guilford Press, New York 1989.

UNSCHULD, PAUL U.: The social organization and ecology of medical practice in Taiwan. In: Leslie, Charles (Hrsg.): Asian Medical Systems – A Comparative Study. Indian Edition: Motilal Banarsidass, Delhi 1998, S. 300–316.

VAILLANT, GEORGE E.: Adaptation to Life. Little, Brown, Boston 1977. Rev. Ed. Harvard University Press, Cambridge, MA 1995. Dt. Ausgabe: Werdegänge – Erkenntnisse der Lebenslauf-Forschung. Rowohlt, Reinbek 1980.

VAN BREDA, ADRIAN D.: Resilience Theory: A Literature Review. South African Military Health Service, Military Psychology Institute, Pretoria, South Africa, 2001.

VEENHOVEN, RUUT: Healthy happiness – effects of happiness on physical health and the consequences for preventive health care. Journal of Happiness Studies, 2007.

VELIMIROVIC, HELGA: WHO und Traditionelle Medizin. In: Barthel, Günther (Hrsg.): Heilen und Pflegen – Internationale Forschungsansätze zur Volksmedizin. Hessische Blätter für Volks- und Kulturforschung, Neue Folge 19 (1986). Jonas Verlag, Marburg 1986, S. 83–88.

VERHOEF, M. J.; SUTHERLAND, L. R.: General practitioners' assessment of and interest in alternative treatment in Canada. Social Science and Medicine, Vol. 41 (1995), S. 511–515.

VERRES, ROLF: Was uns gesund macht. Ganzheitliche Heilkunde statt seelenloser Medizin. Herder, Freiburg 2005.

VICKERY, DONALD M.: Life Plan for Your Health. Addison-Wesley, Reading MA 1978.

– Take Care of Yourself: A Consumer Guide to Medical Care. Addison-Wesley, Reading MA 1980.

– Medical self-care: A review of the concept and program models. American Journal of Health Promotion, Vol. 5 (1986).

VIRCHOW, RUDOLF: Allgemeine Formen der Störung und ihre Ausgleichung. In: Handbuch der Speziellen Pathologie und Therapie, Bd. 1. Enke, Erlangen 1854, S. 25.

WACHOLDER, K.; BECKMANN, A.: Rhythmische, reziprok alternierende Schwankungen des weißen Blutbildes und ihre Bedeutung für die Erkenntnis der Funktionsweise des vegetativen Zentralnervensystems. Acta Medica Scandinavica, Suppl. 278 (1953), S. 79–82.

WADDINGTON, C. H.: An Introduction to Modern Genetics. Macmillan, New York 1939. Deutsche Ausgabe: Einführung in die moderne Genetik.

WAGNER, GERHARD: Herausforderung Vielfalt – Plädoyer für eine kosmopolitische Soziologie. UVK Universitätsverlag Konstanz, Konstanz 1999.

WAGNER, R.: Zur geschichtlichen Entwicklung der Erkenntnis biologischer Regelung. Naturwissenschaftliche Rundschau, Jg. 14, Heft 2 (1961), S. 65–68.

WAITZKIN, H. D.; WATERMAN, B.: The Exploitation of Illness in Capitalist Society. Bobbs, Indianapolis 1974.

WALACH, HARALD: Ganzheitliche Heilkunde – theoretische Überlegungen und der Versuch einer Vision. In: Albrecht, Henning (Hrsg.): Heilkunde versus Medizin? Gesundheit und Krankheit aus der Sicht der Wissenschaften. Hippokrates Verlag, Stuttgart 1993, S.117–147.

– Reconciling science and spirituality in the twenty-first century: Elements for a worldview incorporating spiritual and scientific insights. Studies in Spirituality, Vol. 13 (2005), S. 283–308.

– Mind – Body – Spirituality. Mind & Matter, Vol. 5, Nr. 2 (2007), S. 215–240.

WALACH, HARALD; REICH, K. HELMUT: Reconnecting science and spirituality: Toward overcoming a taboo. Zygon, Vol. 40, Nr. 2 (2005), S. 423–441.

WALLER, HEIKO: Gesundheitswissenschaft. Eine Einführung in Grundlagen und Praxis. 2. überarb. Aufl. W. Kohlhammer Verlag, Stuttgart 1996.

– Handlungskonzepte der Gesundheitswissenschaften. Studientext zum Weiterbildenden Fernstudium »Angewandte Gesundheitswissenschaften«, Fachhochschule Magdeburg/Universität Bielefeld 1998.

WALLIS, CLAUDIA: The New Science of Happiness. TIME Magazine, January 17, 2005.

WARNKE, ULRICH: Information transmission by means of electrical biofields. In: Popp, F. A.; Warnke, U.; Koenig, H. L.; Peschka, W. (Hrsg.): Electromagnetic Bio-Information. 2. Aufl. Urban & Schwarzenberg, München 1989, S. 74–101.

WEAR, DELESE: Trends and transitions in the medical humanities. AAMC Reporter, October 2006. www.aamc.org/newsroom/reporter/oct06/viewpoint.htm

WEBER, MAX: Grundriss der Soziologie, Wirtschaft und Gesellschaft. Mohr, Tübingen 1922; 5. rev. Aufl. Tübingen 1980.

WEIL, ANDREW: Health and Healing – Understanding Conventional and Alternative Medicine. Houghton Mifflin, Boston 1983. Deutsche Ausgabe: Heilung und Selbstheilung. – Über konventionelle und alternative Medizin. Beltz, Weinheim 1988.

– Natural Health, Natural Medicine. 1990. Deutsche Ausgabe: Natürliche Gesundheit – Natürliche Medizin. Ernst Kabel Verlag, Hamburg 1991.

– The significance of integrative medicine for medical education. American Journal of Medicine, Vol. 108 (2000), S. 441–443.

WEILAND, RENÉ (Hrsg.): Philosophische Anthropologie der Moderne. Beltz Athenäum Verlag, Weinheim 1995.

WEINBERG, PETER; ZIAJA, CHRISTOF: Mirror-log-normal distribution of body conductivity during nighttime sleeping. International Journal of Modelling, Identification and Control.

– Frequency representation of the body alive: order of the moving body-in-process. International Journal of Modelling, Identification and Control.

WEINER, HERBERT: Psychobiology and Human Disease. Elsevier, New York 1977.

– Die Geschichte der psychosomatischen Medizin und das Leib-Seele-Problem in der Medizin. Psychotherapie – Psychosomatik – Medizinische Psychologie, Bd. 36 (1986), S. 361–391.

– Perturbing the Organism. The Biology of Stressful Experience. University Of Chicago Press, Chicago 1992.

WEINER, HERBERT; MAYER, E.: Der Organismus in Gesundheit und Krankheit. Auf dem Weg zu einem integrierten biomedizinischen Modell: Folgerungen für die Theorie der psychosomatischen Medizin. PPmP Psychotherapie und medizinische Psychologie, Jg. 40 (1990), S. 81–101.

WEISS, E.; ENGLISH, S. O.: Psychosomatic Medicine. Saunders, Philadelphia 1949.

WEISS, PAUL A.; MOSCONA, A.: Type-specific morphogenesis of cartilages developed from dissociated limb and scleral mesenchyme in vitro. Journal of Embryology and Experimental Morphology, Vol. 6 (1958), S. 238–246.

WEISZ, GEORGE: A moment of synthesis: medical holism in France between the wars. In: Lawrence, C.; Weisz, G. (Hrsg.): Greater Than the Parts – Holism in Biomedicine 1920–1950. Oxford University Press, New York 1998, S. 70.

WEIZSÄCKER, VIKTOR VON: Der Arzt und der Kranke. Stücke einer medizinischen Anthropologie. Die Kreatur, 1 (1926), S. 69–86.

– Über medizinische Anthropologie. Philosophischer Anzeiger, Jg. 2 (1928), S. 236–254.

– Der Gestaltkreis, dargestellt als psychophysiologische Analyse des optischen Drehversuches. Pflügers Archiv, Jg. 231 (1933), S. 630.

– Der Gestaltkreis. Theorie der Einheit von Wahrnehmen und Bewegen. Leipzig 1940. In: Gesammelte Werke, Bd. 4. Suhrkamp, Frankfurt a. M.

– Der kranke Mensch – eine Einführung in die medizinische Anthropologie. Stuttgart 1951.

– Natur und Geist. In: Gesammelte Werke, Bd. 1. Suhrkamp, Frankfurt a. M. 1986, S. 11–190.

WELBRINK, A.; FRANKE, A.: Zwischen Genuss und Sucht – das Salutogenesemodell in der Suchtforschung. In: Wydler, P.; Kolip, P.; Abel, Th. (Hrsg.): Salutogenese und Kohärenzgefühl. Juventa, Weinheim 2006, S. 43–55.

WELLMER, ALBRECHT: zur Dialektik von Moderne und Postmoderne. Vernunftkritik nach Adorno. Suhrkamp, Frankfurt a. M. 1985.

WELLNER, ALISON STEIN; ADOX, DAVID: Happy Days – What can America Learn from the Positive Psychology Movement? Psychology Today, May/June 2000.

WELTER-ENDERLIN, ROSMARIE; HILDENBRAND, BRUNO (Hrsg.): Resilienz – Gedeihen trotz widriger Umstände. 2. Auflage. Carl-Auer-Systeme, 2008.

WENKE, KARL ERNST; ZILLESSEN, HORST (Hrsg.): Neuer Lebensstil – Verzichten oder Verändern? Auf der Suche nach Alternativen für eine menschlichere Gesellschaft. Westdeutscher Verlag, Opladen 1978.

WERNER, EMMY E.: The children of Kauai: Resiliency and recovery in adolescence and adulthood. Journal of Adolescent Health, Vol. (June 13, 1992), S. 262–268.
– Protective factors and individual resilience. In: Shonkoff, J. P.; Meisels, S. J. (Hrsg.): Handbook of Early Childhood Intervention. Cambridge University Press, Cambridge 2000, S. 115–132.
– Grundlagen der Resilienzforschung. In: Opp, Günther; Fingerle, Michael (Hrsg.): Was Kinder stärkt. Erziehung zwischen Risiko und Resilienz. Reinhardt, München 2007.
– Entwicklung zwischen Risiko und Resilienz. In: Opp, Günther; Fingerle, Michael (Hrsg.): Was Kinder stärkt. Erziehung zwischen Risiko und Resilienz. Reinhardt, München 2007, S. 25–36.

WERNER, EMMY E.; SMITH, R. S.: Vulnerable but Invincible: A Study of Resilient Children. McGraw-Hill, New York 1982.

WESIAK, WOLFGANG: Grundzüge der psychosomatischen Medizin. C. H. Beck, München 1974.

WESSEL, KARL F.; SCUPIN, OLAF; BEKEL, GERD; DIESNER, THOMAS (Hrsg.): Selbstsorge – wissenschaftstheoretische und gesundheitspolitische Dimensionen. Kleine Verlag, 2007.

WESTERMANN, R.: Verknüpfung natur- und geisteswissenschaftlicher Theorien als Aufgabe einer humanwissenschaftlichen Methodenlehre. In: Jüttemann, G. (Hrsg.): Psychologie als Humanwissenschaft. Ein Handbuch. Vandenhoek & Ruprecht, Göttingen 2004, S. 61–80.

WHITE, RHEA A.; MURPHY, MICHAEL: The Psychic Side of Sports. Addison-Wesley, Reading, MA 1978.

WIEDEMANN, ERNST: Physikalische Therapie. Grundlagen – Methoden – Anwendung. Walter De Gruyter, Berlin – New York 1987.

WILBER, KEN (Hrsg.): Quantum Questions: Mystical Writings oft he World's Great Physicists. Shambala, Boston 1984.

WILLIAMS, DAVID R.; STERNTHAL, MICHELLE J.: Spirituality, religion and health: Evidence and research directions. Medical Journal of Australia, Vol. 186, No. 10 (2007), S. S47–S50.

WILSON, PETER LAMBORN: Scandal – Essays in Islamic Heresy. Autonomedia; New York 1988. Deutsche Ausgabe: Skandal – Essays zur islamischen Häresie. Edition Selene, Klagenfurt 1997.

WIRTZ, MARKUS: Ist der informierte Patient auch ein mündiger Patient? In: Deutsche Arbeitsgemeinschaft Selbsthilfegruppen e. V. (Hrsg.): Selbsthilfegruppenjahrbuch 2005, Gießen 2005, S. 159–169.

WISNESKI, LEONARD A.; ANDERSON, LUCY: The Scientific Basis of Integrative Medicine. Second edition. CRC Press, Boca Raton FL 2009.

WHOQOL-SRPB (SPIRITUALITY, RELIGIOUSNESS AND PERSONAL BELIEFS) FIELD TEST INSTRUMENT). WHO Quality of Life Group, Department of Mental

Health & Substance Dependence, World Health Organization (WHO), Geneva, Switzerland, 2002.

WOLFF, HAROLD G.: Stress and Disease. Charles C. Thomas, Springfield, Illinois, 1953.

WYDLER, HANS; KOLIP, PETRA; ABEL, THOMAS (Hrsg.): Salutogenese und Kohärenzgefühl – Grundlagen, Empirie und Praxis eines gesundheitswissenschaftlichen Konzepts. Juventa, Weinheim 2000.

WYSS, DIETER: Die anthropologisch-existenzialontologische Psychologie und ihre Auswirkungen insbesondere auf die Psychiatrie und Psychotherapie. In: Balmer, H. (Hrsg.): Geistesgeschichtliche Grundlagen. Bd.1 der »Geschichte der Psychologie« in Kindlers »Psychologie des 20. Jahrhunderts«. Beltz, Weinheim 1982, S. 437–569.

YÜ, LU K'UAN: Geheimnisse der chinesischen Meditation. Rascher Verlag, Zürich 1967.

YUASA, YASUO: The Body, Self-Cultivation, and Ki-Energy. State University of New York Press, Albany 1993.

ZÄNKER, KURT S. (Hrsg.): Kommunikationsnetzwerke im Körper. Psychoneuroimmunologie – Aspekte einer neuen Wissenschaftsdisziplin. Spektrum Akademischer Verlag, Heidelberg 1991.

ZAJONC, RICHARD B.: Feeling and thinking: preferences need no inferences. American Psychologist, Vol. 35 (1980), S. 151–175.

ZIAJA, CHRISTOF: Kohärenz durch bewegliche Lebensführung. Doktor-Dissertation Sportwissenschaft, Fakultät für Erziehungswissenschaft, Psychologie und Bewegungswissenschaft, Universität Hamburg, Januar 2008.

ZILCH, MAX JOSEF (Hrsg.): Immunologie im Spannungsfeld individueller Disposition und Exposition. Beiträge vom XII. Kumpfmühler Symposium 1991. Forum-Medizin Verlagsgesellschaft, Gräfelfing 1992.

ZOHAR, DANA; MARSHALL, IAN: Spiritual Intelligence – The Ultimate Intelligence. Bloomsbury, London 2000.

Personenverzeichnis

Stichwortverzeichnis

A

B

F

G

H

Q

R

S

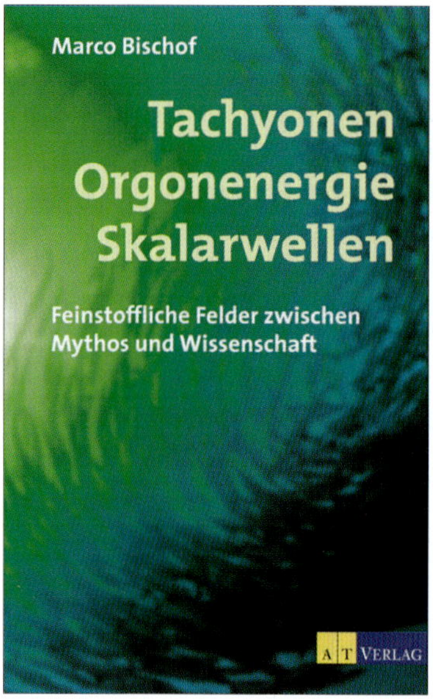

Marco Bischof

Tachyonen Orgonenergie Skalarwellen

Feinstoffliche Felder zwischen Mythos und Wissenschaft

In den letzten Jahren hören wir gehäuft Schlagwörter wie Tachyonen, Orgonenergie, Nullpunktenergie und Skalarwellen. Offenbar geht es dabei um hypothetische »Lebensenergien« oder »feinstoffliche Energien«, das heißt nicht-elektromagnetische Felder physikalischer oder bisher unbekannter Natur. Sie können angeblich sowohl von Menschen und anderen Lebewesen ausgehen wie auch durch bestimmte Vorrichtungen erzeugt werden und sollen in der Lage sein, Lebewesen auf physischer und möglicherweise auch auf psychisch-geistiger Ebene zu beeinflussen. Rund um diese hypothetischen Felder hat sich eine Mixtur aus verschiedensten Forschungsansätzen, theoretischen Überlegungen, Experimenten, Technologien, Kommerz, Spekulation und Mythen zusammengebraut, die für den Außenstehenden unüberblickbar verwirrend ist. Der Wissenschaftsautor und Wissenschaftshistoriker Marco Bischof gibt in diesem Buch einen allgemein verständlichen Überblick über dieses Thema, fasst die relevanten, derzeit bekannten Informationen anschaulich zusammen und unterzieht sie einer kritischen Betrachtung. Das Buch geht auch auf die verschiedenen Typen von Technologien und Geräten ein, die heute auf dem Markt sind, zum Beispiel in den Bereichen Radionik, Bioresonanz, Orgontechnologie, Energiemedizin, Tesla-Technologie, Torsionswellen, Transmaterielle Katalysatoren, Geräte zur Wasserinformierung und weitere.

ISBN 978-3-85502-786-6, 224 Seiten, 26,90 Euro

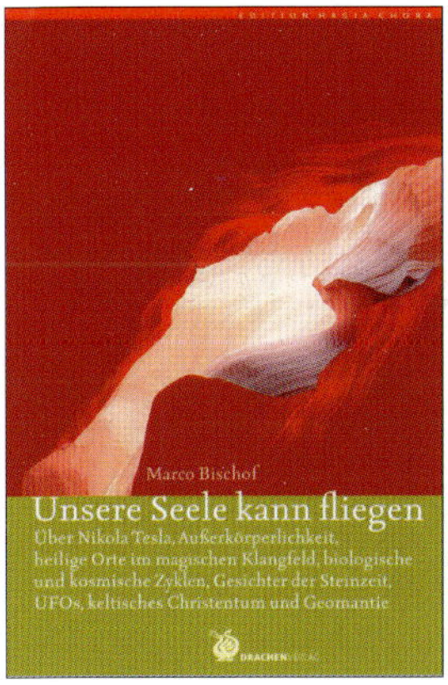

Marco Bischof

Unsere Seele kann fliegen

Über Nikola Tesla, Außerkörperlichkeit, heilige Orte im magischen Klangfeld, biologische und kosmische Zyklen, Gesichter der Steinzeit, UFOs, keltisches Christentum und Geomantie

Was hat einer der größten Physiker und Erfinder mit Schamanismus, was haben biologische Rhythmen mit mystischen Erfahrungen, was Klänge mit Steinkreisen und Landschaft, was irische Heilige mit Erdenergien zu tun? Marco Bischof öffnet mit diesem Buch Gucklöcher in eine faszinierende Welt, die ganz nahe bei uns ist und die wir nur immer wieder mit Festgefahrenem zudecken. Marco Bischofs Texte sind Stationen zu einer imaginativen »Wissenskunst«, die versucht, Wissen wieder leicht und leuchtend zu machen und damit der Seele ihre Flügel wiederzugeben.

ISBN 978-3927369-19-1, 308 Seiten, 16,50 Euro

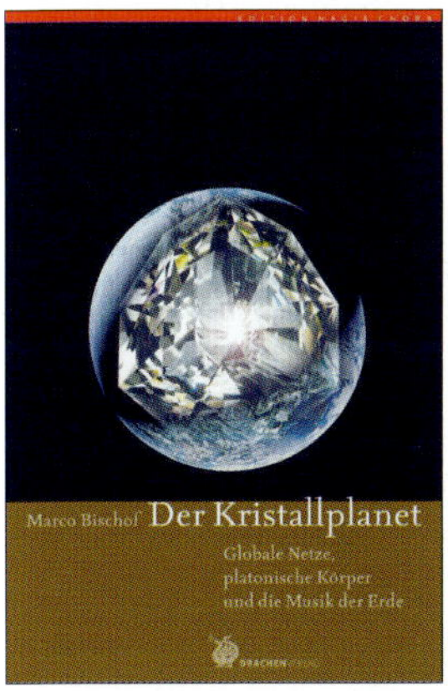

Marco Bischof

Der Kristallplanet

Globale Netze, platonische Körper und die Musik der Erde

Strukturiert sich unsere Erde nach unsichtbaren, globalen Gitternetzen? Gibt es darin Knotenpunkte von besonderer geologischer und geomantischer Bedeutung? Schwingt unsere Erde als großer Kristall? Was hat es mit all diesen Theorien wirklich auf sich? Marco Bischofs Buch deckt neben vielem Fragwürdigem Spuren zu einer philosophisch, naturwissenschaftlich wie spirituell bedeutenden Denkrichtung unserer Kultur auf: der pythagoräisch-platonischen Tradition, in der Mathematik, Musik und Mystik eine Einheit bilden.

ISBN 978-3927369-20-7, 308 Seiten, 19,50 Euro

Weitere Titel aus der Library of Healing Arts, der Schriftenreihe der Europäischen Akademie der Heilenden Künste, herausgegeben von Johannes Heimrath:

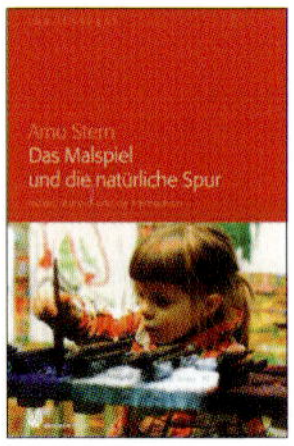

Arno Stern
Das Malspiel und die natürliche Spur
Malort, Malspiel und die Formulation
ISBN 978-3927369-14-6
22,50 Euro

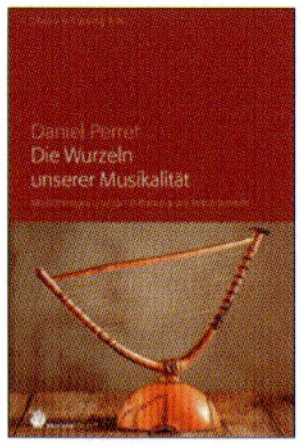

Daniel Perret
Die Wurzeln unserer Musikalität
Musiktherapie und die Entfaltung der Persönlichkeit
ISBN 978-3927369-15-3
24,80 Euro

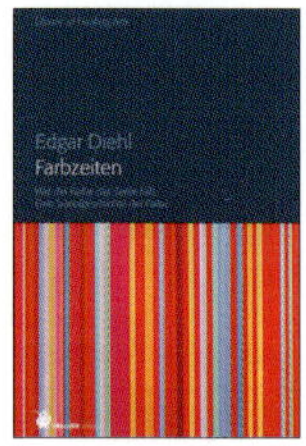

Edgar Diehl
Farbzeiten
Wie die Farbe der Seele hilft. Eine Sozialgeschichte der Farbe.
ISBN 978-3927369-13-9
29,80 Euro

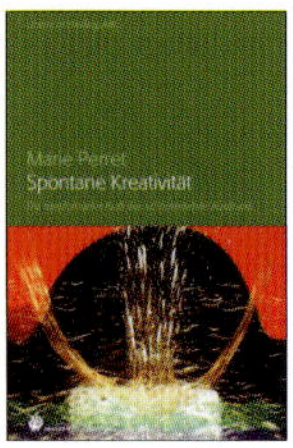

Marie Perret
Spontane Kreativität
Die transformative Kraft des schöpferischen Ausdrucks
ISBN 978-3927369-21-4
24,80 Euro

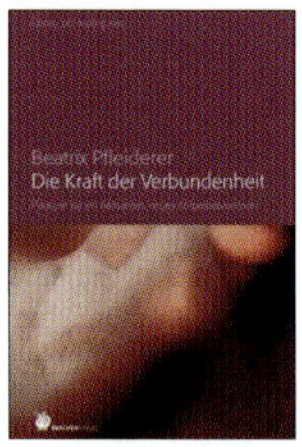

Beatrix Pfleiderer
Die Kraft der Verbundenheit
Plädoyer für ein heilsames, neues Körperbewusstsein
ISBN 978-3927369-38-2
22,50 Euro

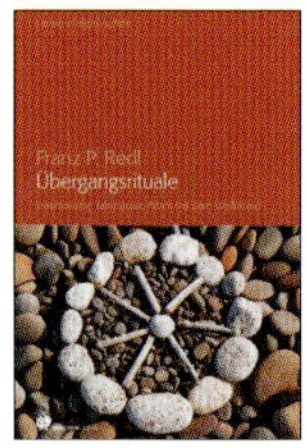

Franz P. Redl
Übergangsrituale
Visionssuche, Jahresfeste, Arbeit mit dem Medizinrad
ISBN 978-3927369-39-9
24,80 Euro

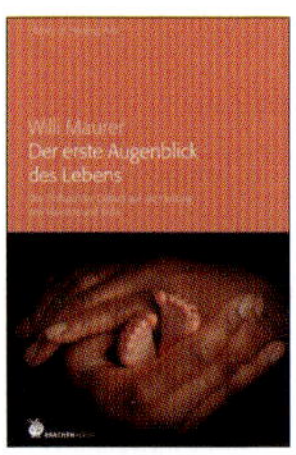

Willi Maurer
Der erste Augenblick des Lebens
Der Einfluss der Geburt auf die Heilung von Mensch und Erde
ISBN 978-3927369-43-6
29,80 Euro

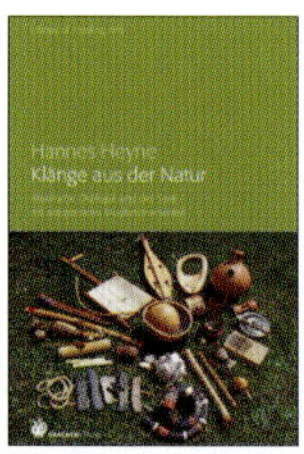

Hannes Heyne
Klänge aus der Natur
Akustische Ökologie und das Spiel auf elementaren Musikinstrumenten
ISBN 978-3927369-46-7
24,80 Euro

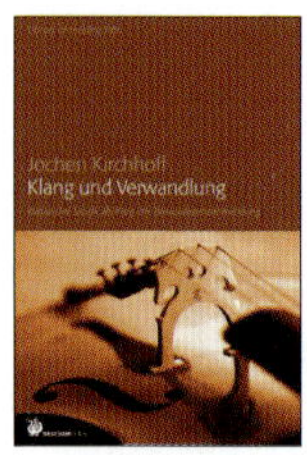

Jochen Kirchhoff
Klang und Verwandlung
Klassische Musik als Weg der Bewusstseinsentwicklung
ISBN 978-3927369-47-4
24,80 Euro

DRACHENVERLAG

Drachen Verlag GmbH, Am See 1, D-17440 Klein Jasedow
Telefon (03 83 74) 7 52 24, Telefax (03 83 74) 7 52 23
mail@drachenverlag.de, www.drachenverlag.de